医学大数据教程

主　编　陈先来　杨　荣

副主编　刘建炜　安　莹　刘　莉　李忠民

编　委（以姓氏笔画为序）

刘　莉　刘建炜　安　莹　李忠民　杨　荣

肖旎旖　陈先来　周宇葵　高武强

人民卫生出版社

·北京·

版权所有，侵权必究！

图书在版编目（CIP）数据

医学大数据教程 / 陈先来, 杨荣主编 . —北京：
人民卫生出版社, 2020.8
ISBN 978-7-117-30339-2

Ⅰ.①医… Ⅱ.①陈… ②杨… Ⅲ.①医学 - 数据处
理 - 医学院校 - 教材 Ⅳ.①R319

中国版本图书馆 CIP 数据核字（2020）第 145617 号

人卫智网	www.ipmph.com	医学教育、学术、考试、健康，购书智慧智能综合服务平台
人卫官网	www.pmph.com	人卫官方资讯发布平台

医学大数据教程
Yixue Dashuju Jiaocheng

主　　编：陈先来　杨　荣
出版发行：人民卫生出版社（中继线 010-59780011）
地　　址：北京市朝阳区潘家园南里 19 号
邮　　编：100021
E - mail：pmph @ pmph.com
购书热线：010-59787592　010-59787584　010-65264830
印　　刷：三河市尚艺印装有限公司
经　　销：新华书店
开　　本：787 × 1092　1/16　　印张：21　　插页：4
字　　数：511 千字
版　　次：2020 年 8 月第 1 版
印　　次：2020 年 9 月第 1 次印刷
标准书号：ISBN 978-7-117-30339-2
定　　价：65.00 元

打击盗版举报电话：010-59787491　E-mail：WQ @ pmph.com
质量问题联系电话：010-59787234　E-mail：zhiliang @ pmph.com

前　言

在高速发展的信息社会,数据已经成为一种重要的基础性战略资源。可以说,谁能够全面拥有并有效利用数据,谁就将主导其领域发展。全球都非常重视大数据建设,许多国家或地区相继推出了大数据发展战略。我国颁布了《促进大数据发展行动纲要》等大数据建设的指导性文件。医学作为与人类健康最密切相关的领域,其大数据建设显得尤其重要,2016年国务院办公厅专门印发了《关于促进和规范健康医疗大数据应用发展的指导意见》,明确指出"健康医疗大数据是国家重要的基础性战略资源"。同年,科技部启动了国家重点研发计划"精准医学研究"重点专项等一批与医学大数据相关的重点科研项目,推动了医学大数据的发展。通过医学大数据建设,可以有效改善医疗环境、提高临床诊疗质量、提升医学科研水平、支持卫生行政决策。此外,医学大数据还可以服务医疗保险、新药研发等相关领域。为此,政府、高校、科研机构、企业纷纷投入大量人力、物力、财力开展医学大数据建设。

医学大数据建设需要人才支撑,我国急需培养一批同时具有信息科学和医学知识的复合型人才。在人才培养支撑体系中,相关教材建设是一个亟待解决的问题。中南大学作为开设数据科学与大数据技术专业的首批高校,医学大数据建设起步较早,也是"精准医学研究"重点专项"精准医学大数据处理和利用的标准化技术体系建设"研究任务承担单位,相关教材建设受到学校高度重视。在学校精品教材建设项目立项资助下,组织编写了本书,希望为医学大数据相关人才的培养提供支撑。

本书内容涉及医学大数据相关的理论与技术,主要包括:医学大数据基本知识,医学大数据采集、集成、存储、处理与分析,医学大数据可视化理论与技术,医学大数据应用,医学大数据相关标准,以及医学大数据安全与隐私保护。

本书具有以下几个特点:

1. 综合性　本书是一本有关医学大数据内容的概括性图书,涉及医学大数据建设的各个环节。

2. 过程性　本书内容主要以医学大数据的各个环节为主线进行组织,包括数据收集、数据存储、数据处理与分析、数据利用、数据可视化,同时涉及与各个环节工作内容密切相关的标准化、安全与隐私保护等内容。

3. 浅显性　本书的编写力求通俗易懂,在阐述理论的基础上,尽量通过实例进一步进行说明,以便于读者理解。

本书主要由参加过中南大学湘雅医学大数据建设的教师进行编写,在编写过程中,参考了医学大数据建设过程中的经验和问题。本书第一章由刘莉、李忠民编写,第二至四章由刘建炜、周宇葵编写,第五章由安莹编写,第六章由陈先来、杨荣编写,第七章由刘莉、李忠民编写,第八章由李忠民、陈先来、刘建炜编写,第九章由高武强编写,第十章由安莹、肖旎旖编写。编写过程中,韩超鹏、王志娜、夏先运、谢丽敏等研究生参与了相关工作。

本书适用于生物医学信息学、大数据相关专业本科生,也可作为医学类、计算机类研究生相关课程的参考书。

本书的出版得到了中南大学精品教材项目、国家重点研发计划"精准医学研究"重点专项(2016YFC0901700)、医疗大数据应用技术国家工程实验室(中南大学)的大力支持和帮助。在此,对关心和帮助本书出版的各位朋友,表示衷心感谢。由于作者水平有限,书中难免有不妥之处,恳请广大读者批评指正。

陈先来

2020 年 2 月

内 容 简 介

医学大数据已经成为一种重要的国家基础性战略资源,对于它的开发利用,急需培养一批同时具有信息科学和医学知识的复合型人才。作者希望通过编写本书,能为医学大数据建设相关人才的培养提供支撑。本书是一部介绍医学大数据建设相关内容的概要性、综合性图书,主要内容涉及医学大数据的来源与采集、医学大数据的存储、医学大数据的融合、医学大数据的分析与处理、医学大数据的共享与利用、医学大数据的可视化、医学大数据标准、医学大数据安全与隐私保护等相关理论与方法。以大数据的采集、存储、分析、应用等主要流程为主线,对内容进行组织编排,并对医学大数据建设中的相关标准、安全与隐私保护等内容单独成章进行介绍。编写过程中,尽量结合实例,内容力求浅显,通俗易懂。通过本书的学习,希望能够让读者较全面地认识医学大数据,为从事医学大数据建设奠定基础。

本书适用于生物医学信息学、大数据相关专业本科生,也可作为医学类、计算机类研究生相关课程的参考书。

目　录

第一章

医学大数据概述

第一节　大　数　据

随着社会信息化进程的全面深入推进,以博客、微信等社交网络为代表的新兴信息发布技术的不断涌现,互联网/移动互联网、数据设备、物联网/传感器等技术的快速发展,各种设备产生的数据量正在以前所未有的速度增长。根据互联网数据中心(internet data center, IDC)报道,全球数据总量 2018 年已达 33ZB,预计 2025 年将达到 175ZB,增长 4 倍以上。其中,我国数据总量增速最大,平均每年的增长速度比全球快 3%。2018 年我国数据总量为 7.6ZB,占全球数据总量的 23.4%。预计到 2025 年将增至 48.6ZB,占全球数据总量的 27.8%,我国将拥有全球最大的数据总量。有公开数据显示百度 2013 年拥有数据量接近 EB 级别,阿里、腾讯声明自己存储的数据总量都达到了百 PB 以上。此外,电信、医疗、金融、公共安全、交通、气象等各个方面保存的数据量也都达到数十或者上百 PB 级别。海量数据的不断产生势必带来不同于传统数据管理的机会与挑战,需要有新的观念、技术和方法对数据进行有效的存储和管理,并提供更为有效的利用。大数据时代正是在这样的背景下悄然到来,并迅猛发展。

一、大数据的基本概念

在大数据概念出现之前,大数据的现象就已经存在,只是人们把大规模的数据量称为"海量数据"。大数据(big data)作为一个概念提出是在 1998 年 *Science* 上刊登的一篇介绍计算机软件 HiQ 的文章 "*A handler for big data*" 中第一次出现了 "big data",只是没有引起人们的普遍重视。2008 年,在 Google 成立 10 周年之际,*Nature* 出版了一期 "big data" 专刊,专门从互联网经济、超级计算、生物医药等方面讨论未来与大数据处理相关的一系列技术问题和挑战,使大数据这一概念在学术界得到认可,大数据开始受到各界的广泛关注。从宏观世界的角度来看,大数据是融合物理世界、信息空间和人类社会三元世界的纽带。从信息产业的角度来看,大数据是新一代信息技术产业(如云计算、移动互联网等)的强劲推动力。从社会经济角度来看,大数据是第二产业的核心内涵和关键支撑。从广义的概念上说,大数据指的是不能用一般 IT 技术和常规硬件对其进行提取、分析、管理和应用的大量数据的集合。但是,由于研究者的研究领域不同,各自关注的问题和重点也存在差异。美国国家标准和技术研究院(National Institute of Standards and Technology, NIST)将其定义为:数据的规模、数据的获取速度或者数据的表示限制了使用传统分析处理方法对数据的分析处理能力，需要使用水平扩展的机制以提高处理效率。2011年，麦肯锡全球战略咨询公司指出：大数据是指数据大小超过了常规数据软件对于数据的收集、处理、分析能力的大量数据集合，是未来创新和生产力的前沿。美国国家科学基金会（National Science Foundation，NSF）则将大数据定义为"由科学仪器、传感设备、互联网交易、电子邮件、音视频软件、网络点击流等多种数据源生成的大规模、多元化、复杂、长期的分布式数据集"。维基百科将大数据定义为：所涉及的资料量规模巨大到无法通过目前主流软件工具，在合理时间内达到撷取、管理、处理、并整理成为有助于企业经营决策的资讯的目的。

目前，对于大数据的定义依然未达成统一的共识。可以发现，无论怎样定义大数据，"需要处理的数据规模大"都是其最基本的特征。只是，数据大小的标准会随着时间的变化而不断增加，不同的企业、不同的部门，数据集合的大小也会存在差异。本文依从百度百科借用权威IT研究与顾问咨询公司Gartner对大数据的定义，即大数据是指无法在一定时间范围内用常规软件工具进行捕捉、管理和处理的数据集合，是需要新处理模式才能具有更强的决策力、洞察发现力和流程优化能力来适应海量、高增长率和多样化的信息资产，也可以说大数据是在一个或多个维度上超出传统信息技术的处理能力的极端的信息管理和处理问题。

二、大数据的发展背景

随着信息技术、互联网技术、移动通信技术等的发展，数据的产生速度越来越快，数据量越来越大，数据存储单位从最初的字节（B）逐渐发展到千字节（KB）、兆字节（MB）、吉字节（GB）、太字节（TB）、派字节（PB）乃至尧字节（YB）和艾字节（EB）等，各级单位间成1 024倍的关系。

20世纪70—80年代，由于历史上的商业数据从MB级别达到了GB的量级，进而出现了最早的"大数据"挑战。当时的迫切需求是存储数据并运行关系型数据查询以完成对商业数据的分析和报告。然而，此时的关系型数据库管理系统（relational database management system，RDBMS）虽然可以通过增加高昂的硬件向上扩展，却无法通过并行增加硬件实现向外扩展，且配备专用硬件的数据库计算机也难以跟上通用计算机的发展。一段时间后，集成了硬件和软件并以较小代价获得较好处理性能的数据库计算机随之产生，对硬件几乎没有限制的数据库系统可以运行在通用计算机上。

从20世纪80年代末期到90年代，数字技术的盛行导致数据容量从GB达到TB级别，超出了当时单个计算机系统的存储和处理能力。基于分配数据和相关任务到独立硬件上运行的思想，提出了数据并行化技术概念，以扩展存储能力和提高处理性能。随后提出了几种基于底层硬件结构的并行数据库，包括内存共享数据库、磁盘共享数据库和无共享数据库。其中，无共享数据库的构建是建立在互联集群基础上的，该数据库集群由多个计算机构成，每个计算机均有各自的CPU、内存和磁盘。这在节约数据库资源、提高数据管理和处理能力上具有里程碑意义。

20世纪90年代末期是进入互联网时代的关键时期，用于发布、浏览、查询信息的网络信息服务系统——Web1.0的迅猛发展不仅将世界带入了互联网时代，随之而来的还有达到PB级别的半结构化和无结构化网页数据和事务日志等。由于其数据的多样性和复杂性，在一定程度上也促进了计算机技术的又一次飞跃。如果仍然用传统方式对迅速增长的网页内容进行索引和查询,势必会影响到工作效率和工作质量,因为并行关系型数据库只能够较好地处理结构化数据,对于处理非结构化数据尤其是完全无结构的数据几乎不能提供任何支持。此外,并行数据库系统的处理能力只能达到几个 TB 左右。为了应对 Web 规模的数据管理和分析挑战,Google 提出了能够向上和向外扩展且能处理无限数据的文件系统 GFS 和 MapReduce 编程模型。

21 世纪初期,Web2.0 环境下,众多在线社交网络(如博客、论坛、各社交网站等)中产生了大量的用户制造内容,多种多样的传感器和其他泛在的数据源也产生了大量的混合结构数据,要求在计算架构和大规模数据处理机制上实现范式的转变。模式自由、快速可靠、高度可扩展的 NoSQL 数据库技术应运而生,数据库技术再一次得到突破。

与此同时,移动通信技术和移动设备技术发展进程加快,移动网络和移动设备变得越来越普及,各种移动应用的开发利用,个人位置信息、健身监测信息等实时数据剧增。可以预期,大公司存储和分析的数据毫无疑问将在不久后从 PB 级别达到 EB 级别。然而,现有技术只能处理 PB 级别的数据,要想实现处理更大的数据集,需要进一步研发革命性的新技术。

自 2011 年 7 月 EMC 发布讨论大数据的思想和潜在价值的研究报告 “*Extracting value from chaos*” 以来,各国政府、产业界和学术界对大数据研究及其发展的热情不断高涨。美国政府把大数据研究和生产计划提高到国家战略层面,认为未来国家层面的竞争力将部分体现为一国拥有数据的规模及运用数据的能力,并于 2012 年 3 月提出 “大数据的研究和发展计划”,拨出超过 2 亿美元的研究开发预算,以提高对大数据的收集与分析能力。这是继 1993 年美国宣布 “信息高速公路” 计划后的又一次重大科技发展部署。以美国科学与技术政策办公室(Office of Science and Technology Policy, OSTP)为首,国土安全部、国家科学基金会、国防部、国家安全局、能源部、国立卫生研究院(National Institutes of Health, NIH)、国家自然科学基金(NSF)等国家机构开始了与民间企业或大学开展大数据相关的各种研究开发。据悉,美国国防部积极开展部署大数据行动,利用海量数据挖掘高价值情报,提高快速响应能力,实现决策自动化。而美国中央情报局通过利用大数据技术,将以往可能需要为期 63d 的情报搜集分析工作缩减到只需 27min。一些重要的企业(如 Microsoft、Google、Amazon 和 Facebook 等),都启动了各自的大数据项目。

与此同时,欧盟委员会全新的开放数据门户(open data portal, ODP)已经向公众开放,截至 2013 年 1 月 12 日,ODP 已经开放 5 913 个数据集,其中的 5 634 个数据库来自欧盟统计局(Eurostat),数据涉及地理、大气、国际贸易、农业等各类信息。ODP 提供的不仅是数据,还建立了数据的统一语法规则,保证数据发布机构、公众、应用开发者,乃至任何人都可以在这里下载和利用这些数据开发新的应用。

2013 年 6 月,日本政府正式公布了《创建最尖端 IT 国家宣言》,全面阐述了 2013—2020 年期间以发展开放公共数据和大数据为核心的日本新 IT 国家战略,提出要把日本建设成为具有 “世界最高水准的广泛运用信息产业技术的社会”。

我国政府部门在 2012 年批复了《 “十二五” 国家政务信息化建设工程规划》,开始包括人口、法人、空间、宏观经济和文化等五大资源库的建设工程。2013 年 8 月,国务院印发了《关于促进信息消费扩大内需的若干意见》,推动商业企业加快信息基础设施演进升级,增强信息产品供给能力,形成行业联盟,制定行业标准,构建大数据产业链,促进创新链与产业链有效嫁接,同时,构建大数据研究平台,整合创新资源,实施"专项计划",突破关键技术。科学技术部于 2012 年 3 月发布的《"十二五"国家科技计划信息技术领域 2013 年度备选项目征集指南》也明确指出"面向大数据的先进存储结构和关键技术",国家"973 计划""863 计划"、国家自然科学基金等也分别设立了针对大数据的研究指南,不少高校和研究所也开始成立大数据研究机构,甚至专门设置大数据学院或相关专业培养大数据方面人才。

在 IT 产业界,国内企业百度、阿里巴巴、腾讯等已从不同角度进行数据挖掘,以此改善自身服务,创造更大的商业价值,成为国内大数据企业的代表。目前,大数据已在通信、医疗、农业、金融、气象、交通等方面广泛应用,并带来了巨大的社会价值和产业空间。大数据时代已经来临,大数据背后隐藏着巨大价值,开发先进技术解决大数据问题,挖掘大数据价值,以满足服务于社会发展和技术进步的迫切需要,已经刻不容缓。

三、大数据的特点

大数据是增长速度极快,用常规的数据工具无法在一定时间内进行采集、处理、存储和计算的数据集合。相比较于传统数据,人们习惯将大数据的特征总结为"3V"特点、"4V"特点乃至"5V"特点等。了解大数据的特点,对于在大数据从产生到消亡整个生命周期中,如何有效地进行数据的采集、处理和分析利用,具有至关重要的意义。

(一)大数据 V 特点

从大数据概念提出以来,人们逐渐认识到、并从不同角度对其特点进行归纳分析。目前,大数据的 V 特点已经普遍受到人们的认同。

1. 3V 特点   比较有代表性的是麦塔集团(Meta Group)分析师 Doug Laney 在报告中提出的大数据 3V 特点:①volume:数据量大,在采集、存储和计算过程中,数据规模日趋庞大,从 TB 级别快速跃升到 PB 级别。据国际数据公司 IDC 研究结果,全球数据量大约每两年翻一番,每年产生的数据量按指数增长,2020 年,全球数据量将扩大 50 倍。②variety:数据多样,数据产生方式的多样性带来数据源变化,如传统的数据主要产生于位置相对固定的服务器或个人电脑,随着移动终端设备的快速发展,智能手机、平板电脑、智能手环和手表、传感器等设备产生的数据量呈现爆炸式增长,且产生的数据带有很明显的时空特性。有的数据是来自社交网络,呈现为网络日志、文本、图片、视频、音频、地理位置信息等不同形式的数据,数据的种类和格式冲破了关系数据库能处理的结构化数据范畴,既包括结构化数据,更包括半结构化和无结构化数据,对数据的处理能力也提出了更高的要求。③velocity:生成和处理速度快,数据以快速、实时或者近乎实时的情形产生和利用,主要体现为大数据的时效性。数据的采集和分析等过程必须迅速及时,从而最大化地利用大数据的商业价值。这也是大数据区分于传统数据挖掘的最显著特征。根据 IDC 的"数字宇宙"报告,2020 年,全球数据使用量将达到 35.2ZB。在如此海量的数据面前,处理数据的效率就是企业生存和发展的生命力。

2. 4V 特点   随着信息技术不断地往前推进,数据的复杂性越来越高,3V 已满足不了对大数据特征的定义,IDC 在大数据 3V 特点的基础上增加一个新的 V 特点——value:价值性,主要是指大数据的价值巨大但密度低。数据量大不一定就代表着信息量或数据价值的增加,相反,很多时候意味着信息垃圾的泛滥。以监控视频为例,一部 1h 的视频,在连续不间断的监控中,有用数据可能仅有一二秒。如何通过强大的机器算法更迅速地完成数据的价值"提纯"成为目前大数据背景下亟待解决的难题。同样对数据集成和数据清洗等前期工作也提出了挑战。因为,相对细微的有用信息混杂在庞大的数据量中,如果清洗的粒度过细,很容易将有用的信息过滤掉,而清洗粒度过粗又无法达到真正的清洗效果,影响数据质量。大数据 4V 特点指出了大数据最为核心的问题,即如何从规模巨大、种类繁多、生成快速的数据集中挖掘出有价值的信息。

3. 5V 特点　IBM 在大数据 4V 特点的基础上增加了大数据的第五大特征——veracity:真实性,认为数据的重要性在于能否提供决策支持。因此,数据的真实性和质量,而不是数据的规模,才是获得真知和思路最重要的因素,是制订成功决策最坚实的基础。

除此之外,人们还把大数据的特点扩展到其他特性,如复杂性(complexity)、可变性(variability)、模糊性(vague)、可视化(visualization)、有效性(validity)等。另外,还有人用 3S 以及 3I 描述大数据的特征,其中,3S 指大小(size)、速度(speed)和结构(structure),3I 指定义不明确(undefined)、令人生畏(intimidating)和即时(immediate)。无论怎样概括,都离不开大数据数量多、复杂、异构、分布广、产生速度快、动态增长等基本特点。最后,用一句话可以概括出大数据基本特征之间的关系,即大数据技术通过使用高速的采集、发现或分析,从超大容量的多样数据中经济地提取价值。

（二）不同形式的数据特点

根据数据处理的时效性,大数据处理系统包括批量(batch)大数据、流式(streaming)大数据、图(graph)数据、交互式数据等类型。其中,批量大数据又被称为历史大数据,流式大数据又被称为实时大数据。

1. 批量数据的特点　在数据仓库和大中型数据库的实际应用中,常常需要大批量处理数据。例如,当机构是根据行政区域来设置,业务根据服务种类来划分时,数据往往存储于不同平台,处于离散、不统一和不规范的分布状况。随着信息时代的发展,尤其是大数据时代的到来,要求数据必须按照国家级、省部级、厅级等不同级别,教育、公安、金融、税务等不同行业进行全集中管理。在数据大集中的发展趋势下,需要从海量数据中抽取具有共性特征的数据集,并对这些具有共性特征的数据集进行快速交互地批量处理或批量加工。

根据目前的研究报道,批量数据的特征主要体现在以下三个方面:①数据量巨大:数据从 TB 级别跃升到 PB 级别,数据通常以静态的形式存储在硬盘中,很少进行更新,存储时间长,可以重复利用;②数据精确度高:批量数据往往是从应用中沉淀下来的数据,因此精度相对较高,是企业资产的宝贵财富,如电子商务中产生的大量历史购买记录、商品评论、商品网页的访问次数和驻留时间等数据,通过分析这些批量数据可以为用户推荐热卖或客户感兴趣的商品;③数据价值密度低:在连续不断的积累过程中,尽管数据有其价值,但真正利用起来的历史数据可以说是微乎其微。因此,要用新的技术和方法以低成本快速挖掘出数据中的高价值。

2. 流式数据的特点　为了响应数据处理和利用的实时性,往往需要对实时产生、不断流入的数据进行实时存储、处理、分析和提供不同场景下的应用。而不同的场景下,流式数据在流速大小、元素特性数量、数据格式等方面往往体现出不同的特征,但大部分流式数据都含有共同的特征:即流式数据是一个无穷的数据序列,往往包含时序特性,或者其他的有序标签,序列中的每一个元素(即一个元组)来源各异,格式复杂,同一流式数据往往是按顺序处理的。具体来说:第一,数据源不受接收系统的控制,数据的产生是实时的、不可预知的;第二,数据的流速往往有较大的波动,因此要求流式数据处理系统具有很好的可伸缩性,能够动态适应不确定流入的数据,具有很强的系统计算能力和大数据流量动态匹配的能力;第三,即使数据发送顺序可预期,由于时间和环境的动态变化,数据的到达顺序是不可预知的,导致了数据的物理顺序与逻辑顺序不一致,也无法保证重放数据流与之前数据流中数据元素顺序的一致性;第四,数据流中的数据格式可以是结构化的、半结构化的甚至是完全无结构化的,也可能是两到三种数据的结合;第五,数据流中往往含有错误元素、垃圾信息等;第六,与传统的数据存储查询处理模型不同,流式数据是流动的,且随着时间的推移不断增长,要求系统能够根据局部数据进行计算,保存数据流的动态属性。概括而言,流式数据具有数据连续不断、来源众多、格式复杂、物理顺序不一、数据的价值密度低等特征。

3. 图数据的特点　图数据主要包括图中的节点以及连接节点的边,通常具有 3 个特征:第一,节点之间的关联性。节点之间的关联形成边,边的数量通常是节点数量的指数倍。在图中,节点和边代表的关系信息同等重要。如果对边做不同的限制,由点和边实例化形成的图结构体现为各种不同类型的图,包括属性图、语义图以及特征图等;第二,图数据的种类繁多。在许多领域中,如生物、化学、计算机视觉、模式识别、信息检索、社会网络、知识发现、动态网络交通、语义网、情报分析等,使用图来表示该领域的数据。每个领域对图数据的处理需求不同,因此,没有一个通用的图数据处理系统能满足所有领域的需求;第三,图数据计算的强耦合性。图中数据之间是相互关联的,因此,对图数据的计算提出了巨大的挑战。尤其是对大图数据进行并行处理时,对于每一个顶点之间都是连通的图来讲,难以分割成若干完全独立的子图进行独立的并行处理,即使可以分割,也会面临并行机器的协同处理,以及将最后的处理结果进行合并等一系列问题。

4. 交互式数据的特点　交互式数据主要有人机交互数据和人际交互数据。前者主要是系统和操作人员之间对话时所处理的数据,操作人员提出请求,数据以对话的方式输入,通过信息处理系统提供相应的数据或提示信息,引导操作人员完成所需的操作,直至获得最后结果。人际交互数据是人与人之间通过各种网络平台,如微博、博客、电子邮件等社交网络,进行交流与分享的信息。人际交互时,数据文件存储在系统中,可以被及时地处理和修改,处理结果也能被立即使用,进而使交互继续进行下去。随着互联网领域搜索引擎、电子邮件、即时通信工具、社交网络、微博、博客、电子商务等平台的发展、普及和技术的进步,这种类型的数据交互变得越来越简单和频繁,实时性更强,数据更复杂,数据量更大。

四、大数据的主要应用领域

大数据应用就是利用数据分析的方法,从大数据中挖掘有效信息,为用户提供辅助决策,实现大数据价值的过程。在过去的 20 多年中,随着大规模的数据增长,大数据的应用已经深入到医药卫生、智能电网、高校图书馆、农业、零售业、电信业、商业银行、物流、应急管理、天文学等诸多领域。

(一)智能电网

配电网处在电力系统的终末端,具有地域分布广、电网规模大、设备种类多、网络连接多样、运行方式多变等特点。随着城镇化建设和用电需求的增加,配电网一直在不断地改造和扩建,规模也在不断扩大,国网公司系统内大多数县级以上配电网的规模都已达到百条馈线以上,一些中、大型城市的中压馈线已达到或超过千条。

智能电网是大数据的重要技术应用领域之一。智能电网利用布置在发电侧和配电侧的大量的传感器网络,通过高速专用电力通信网络将采集到的数据集中到电网运营调度中心,通过智能信息处理技术对海量数据进行分析和计算,根据需要对电网进行实时自动化控制,智能调节电网运行状态并在线分析和决策电力输送,实现电能生产和使用的可测可控,使电力系统的运行更加高效、可靠和安全。其中,对各种传感器网络产生的海量数据的提取、分析、计算、管理和决策是智能电网运行过程中至关重要的一部分。通过总结配电网大数据的来源和特征,从智能电网的应用场景出发,有效地处理和利用大数据分析技术对配电网中众多数据进行分析,如配电网负荷预测、运行状态评估与预警、电能质量监测和评估、基于配电网数据融合的停电优化等成为智能电网应用的关键。

(二)高校图书馆

图书馆学科知识服务和针对用户的个性化服务一直是高校图书馆数据服务的两个重要主题。大数据在高校图书馆领域的应用主要体现在以用户需求为目标,采用信息领域的相关数据技术和工具对图书馆不同类型的海量数据进行有效整合,并在此基础上开展实时分析和数据挖掘,为用户提供学科知识服务和个性化知识服务。前者侧重于应用可视化算法和工具进行热点主题可视化分析、引文网络和作者合著关系可视化分析等,并基于数据处理和分析的结果,构建知识网络可视化模型,生成表达学科、领域、专业、文献、著者之间关系的知识地图,显示相关知识领域的发展和演化趋势;后者则侧重于利用用户及其信息利用方面的数据分析用户的兴趣,准确定位用户需求,构建用户分析模型,从而提供个性化的信息推送服务。

(三)农业

大数据技术在农业领域的应用主要体现在结合物联网技术对农业各主要生产领域在生产过程中采集的大量数据进行分析处理,对农业资源进行"精准化"配置、合理开发,"智慧化"的管理决策和设施控制,从而实现农业的高产优质和节能高效,达到农业增产、农民增收的目的。另外,大数据在农业的生态环境管理、设备与设施监控、食品安全管理、农业科研活动中都有广泛的应用。推动大数据技术在农业领域的实践和应用,对把握农业信息内在联系和规律意义重大。

(四)零售业

零售业数据经历了手工记录和电子收款机、PC 机和 POS 系统、用户原创的互联网以及移动和感知式物联网四个阶段的演进,从而形成零售业大数据。在此背景下,对零售企业记录或搜集的顾客在各种渠道和产品生命周期各个阶段的行为数据和偏好数据进行点、线、面全方位数据分析,宏观上可以把握顾客的结构、流量、购买周期以及不同顾客群的利润率和贡献率;微观上可以了解用户行为数据,实现精准销售。可以具体到每一个顾客的购买频率、购买兴趣、忠诚度和流失的可能性,从而确定最忠诚的顾客群体,预测其消费意愿,主动为其提供专属性的个性化产品和服务。同时,零售企业形成了基于大数据的创新思维:第一,整合企业内部与外部的大数据,分析多渠道、互联网与移动网、线上线下消费者行为图谱及其联系,通过对顾客的数据识别,设计潜在的个性化服务,满足不同细分市场的需求;第二,基于大数据平台的数据实时分析,预测顾客实际行为的动态变化,更新与之适应的销售策略;第三,基于大数据平台的零售业新型商业模式创新,即从海量的可拓展数据中挖掘有价值的信息,去影响零售企业运营系统中的销售模式、组织结构调整、劳动生产率、经营绩效、管理决策和管理效率,实现大数据的商业模式创新给零售企业带来的价值提升。零售业大数据的应用,有利于新型数据竞争力的构建、顾客需求的精准化洞察以及数据创新思维的实现。

(五)电信行业

目前,大数据技术在电信行业的具体应用主要集中在流量经营精细化、智能客服中心建设、基于个性化服务的客户体验提升以及对外数据服务等方面。在流量经营精细化上,大数据应用的价值主要体现在深入洞察客户、助力精准营销和指导网络优化三个方面:首先,根据对用户特征及其行为偏好进行深入分析理解,建立用户与业务、资费套餐、终端类型、在用网络的精准匹配。其次,做到在推送渠道、推送时机、推送方式上满足客户的个性化需求,推送合适的业务,实现全程精准营销。第三,利用大数据技术实时采集处理网络信令数据、监控网络状况、识别价值小区和业务热点小区,更精准地指导网络优化,实现网络、应用和用户的智能指配。在智能客服中心建设方面,可以基于呼入客户习惯与需求的事先预测而设计按键菜单、访问路径和处理流程,合理控制人工处理量,缩短梳理时限,为客户服务中心内部流程优化提供数据支撑,有助于提升热线服务管理水平,加速热线营销渠道资源整合,有效识别客户投诉风险。现阶段电信运营商利用其拥有的大数据进行全面、深入、实时的分析和应用,是应对新形势下的挑战、避免运营商沦为管道化的关键。

(六)医疗领域

大数据在医疗领域的主要应用详见第七章。

综上所述,大数据的研发正在如火如荼地展开,且在各个领域得到广泛的应用。大数据在未来将成为企业、社会和国家层面重要的战略资源,是提升机构和公司竞争力的重要武器。

五、大数据的未来发展趋势

(一)大数据技术的发展趋势

新生事物的出现与推崇必定会导致传统观念、科学、技术的改变和进步。在互联网、云计算技术发展的推动下,大数据技术未来的发展将会朝着更加智能化、先进化、广泛化的方向发展,从而更加方便人们的生活,并为科技发展注入新的力量。

1. **数据分析将是大数据的核心** 科学研究经历了从实验科学、理论科学到计算科学三种范式的转变。在大数据背景下,数据密集型科学从计算科学中分离出来形成了科学研究中的第四种范式。大数据已成为一种用于协同解决诸多领域问题的基础资源,其价值链由数据生成、数据获取、数据存储和数据分析四个阶段构成,其价值则体现在对大规模数据集合的智能处理。其中,数据的生成、获取和存储均是数据分析的基础,数据分析是大数据价值链的关键阶段,想要在混杂的众多数据中找到有价值的数据,先进的数据分析技术及其应用无疑是大数据的核心。在技术上,大数据使从数据当中提取信息的常规方式发生了变化。在搜索引擎和在线广告中发挥重要作用的机器学习,能够在海量的数据中统计分析出人的行为方式、习惯等,可以更好地学习模拟人类智能,被认为是大数据发挥真正价值的重要领域之一。

2. **实时数据处理技术是大数据的必然选择**　现在使用的大数据处理技术主要是批量处理技术,即数据首先被分块进行存储,然后并行处理数据块,并以分布式的方式产生中间结果,最后将中间结果合并成最终结果。但是,目前乃至今后更多的数据均是以流的形式产生,且要求在分钟级别或秒级别内处理数据得出结果,如用户在浏览网页时,各种消息或广告的个性化推荐、股票实时交易处理等,都需要及时对获取的信息进行处理并进行适当舍弃,节省空间,得出重要结论,批处理技术显然无法满足要求。因此,大数据处理技术需要不断地改进和提高,实时性数据处理将成为数据处理方式的主流,并结合其他已发现或未发掘的数据处理技术共同推动大数据的发展和进步。

3. **基于云计算的数据平台更加完善**　随着计算机技术、物联网、车联网等技术的推进,近几年,云计算技术的发展进程也在加快,其应用范围越来越广,作用越来越强,为大数据技术的发展提供了数据处理平台和技术支持。

不同文献和资料对云计算的定义有不同的表述,有观点认为,云计算是一种能够在短时间内迅速按需提供资源的服务,可以避免资源过度和过低使用。有的则将云计算定义为是一种并行的、分布式的系统,由虚拟化的计算资源构成,能够根据服务提供者和用户事先商定好的服务等级协议动态地提供服务。还有观点认为云计算是一种可以调用的虚拟化的资源池,这些资源池可以根据负载动态重新配置,以达到最优化使用的目的。用户和服务提供商事先约定服务等级协议,用户以付费模式使用服务。

云计算的特点主要体现在以下几个方面:

(1)服务资源池化:通过虚拟化技术,对存储、计算、内存、网络等资源,按用户需求动态地分配。

(2)可扩展性:用户随时随地可以根据实际需求,快速弹性地请求和购买服务资源,扩展处理能力。

(3)宽带网络调用:用户使用各种客户端软件,通过网络调用云计算资源。

(4)可度量性:服务资源的使用可以被监控、报告给用户和服务提供商,并可根据具体使用类型(如带宽、活动用户数、存储等)收取费用。

(5)可靠性:自动检测失效节点,通过数据的冗余能够继续正常工作,提供高质量的服务,达到服务等级协议要求。

云计算和大数据正在引发全球范围内深刻的技术和商业变革,两者的关系可以非常形象地比喻为一个硬币的两面。云计算是大数据成长的驱动力,越来越多、越来越复杂、越来越实时的数据更需要云计算去处理。云计算与大数据的关系也是动与静的关系,云计算强调的强大的数据处理和计算能力,是动的概念;大数据则是计算的对象,是静的概念。两者之间相辅相成,如果数据是财富,那么大数据就是宝藏,而云计算就是挖掘和利用宝藏的利器。

在云计算时代背景下,数据中心需要向大规模集中共享平台推进,逐步过渡到"云",既包括私有云又包括公有云。私有云是对企业现有的数据中心进行改造和架构调整,通过云计算对资源进行自动调度和分配,实现实时动态扩容、自动部署、自动管理和自动运维的数据中心架构。公有云则是由服务商建立 IT 基础架构,并向外部用户提供商业服务,而用户可以在不拥有云计算资源的条件下通过网络访问和利用各种服务。云计算丰富的 IT 资源为大数据提供了分布式的计算方法,可弹性扩展、相对便宜的存储空间和计算资源,大数据也为云计算提供了新的商业价值,是异构系统较多的企业及时准确处理数据的有力方式,中小企业可以通过云计算来完成大数据分析。

4. 开源软件的开发将成为推动大数据发展的新动力 在软件开发领域,商业软件和开源软件历来并行不悖,却也各自体现出不同的特点。

商业软件的优势主要在于:①单一供应商:单个供应商可以提供你所需的所有应用程序和工具的"一站式购物"体验;②企业级产品:商业软件通常是为大型企业量身定做,能相对清楚地将行业标准和对标准公司的需求体现在产品中,可以帮助公司保持竞争力;③专业的接口:提供适合大多数用户的需求的更好的、更标准的接口;④日常更新:经常更新,修补漏洞,同时从客户那里获得更多的费用进行功能升级;⑤不需要编程:即购即用,企业可能不需要自定义或向软件添加代码;⑥集成:商业软件通常与其他应用程序集成,以提升用户使用的便利性。

商业软件的局限性则在于:①产品臃肿:可能包含大量臃肿和不必要的组件或功能。理论上用户可以只选择安装需要的组件,但是大部分用户其实并不清楚这些组件的作用,只能盲目地选择全部安装;②额外的费用:除了必要的成本,可能会包含额外费用,如月度或年度费用,更新费用的上涨,或其他隐藏的因素;③供应商锁定:企业可能会过度依赖于供应商,锁定在一个相对封闭的系统中;④替换很难:切换到竞争或替代软件的购买、培训、运行所带来的时间成本等问题,迫使企业通常会继续使用可能无法完全满足他们需求的产品;⑤退出风险:供应商的退出可能会对使用该专有软件的企业产生负面影响。

开源软件的优势则体现为:①成本:在软件上节省下的开支可以让企业在其他地方进行投资,比如建设更快的网络或更快的存储阵列等;②灵活性:能够根据自身的需要定制和修改源代码;③方便:避免烦琐头疼的许可或激活,同时,可以帮助公司规避违反软件著作权等潜在风险;④自由:用户可以非常自由地选择用或不用;⑤持续性:因为有开发者社区支持,开源软件通常会持续很长时间。

开源软件的缺点则在于:①支持性差:除了付费支持订阅,开源软件很难保证完善的支持服务;②文档弱:开源产品往往缺乏良好的文档记录,甚至根本就没有文档记录;③复杂性:开源软件或许很强大,但也很难学习和管理,尤其是在缺乏支持的情况下,试图解决出现的问题时,往往是一个非常复杂的挑战过程;④广告:不少开源软件的盈利模式就是广告,用户被迫接受各种广告组件;⑤漏洞:如果代码包含了可以被利用的漏洞,恶意者可能会利用这些漏洞。如果没有专门的供应商来发布更新,修补程序可能会比较慢。

目前,在大数据领域,商业化的软件发展十分迅速,但开源软件在大数据技术发展过程中依然源源不断地研发并得到应用。二者可以优势互补,互为推动,共同进步,从而更好地服务于应用程序开发工具、应用、服务等各个不同的领域。开源软件在其自身发展的同时,将持续为大数据技术的发展贡献力量。

5. 分布式、并行式处理成为大数据处理的普遍模式 传统的数据处理方法在存储空间、处理时间和效率上都难以满足人们处理快速、大规模、异构数据的要求。目前,分布式、并行处理方式已经成为大数据各环节的通用处理方法,分布式文件系统、大规模并行处理数据库、分布式编程环境等技术得到广泛应用。分布式、并行处理时,信息不只分布在一个软件或计算机上,而是分布于多个软件、一台或多台计算机,通过网络实现信息的共享。并行处理是利用多个功能部件或多个处理机同时工作来提高系统性能或可靠性,并行系统至少包含指令级或指令级以上的并行。分布式处理则是将不同地点的,或具有不同功能的,或拥有不同数据的多台计算机通过通信网络连接起来,在控制系统的统一管理控制下,协调地完成大规模信息处理任务。随着通信技术的发展,两者的界限越来越模糊。广义上说,分布式处理也可以认为是一种并行处理形式。

相比传统数据处理方式,分布式、并行式处理有明显的优势:①平衡负载和共享资源:共享资源更加方便,并可以根据实际需要合理选择适当的计算机进行任务处理,从而实现计算负载的平衡;②分布式网络中的每台机器都能存储和处理数据,降低了对机器性能的要求,所以不必购买昂贵的高性能机器,可以大大降低硬件投资成本;③扩展性极佳:在当前系统存储或计算能力不足时,可以简单地通过增加廉价 PC 机的方式来增加系统的处理和存储能力;④处理能力极强:庞大的计算任务可以在合理分割后由分布式网络中的机器并行地处理。

6. 新的技术革命或将诞生　犹如计算机和互联网一样,大数据时代的来临可能将引领新一波的技术革命。基于大数据的深度学习、数据挖掘、机器学习和可视化展示分析过程等可能会改变基于小数据的众多算法和基础理论。用户界面与交互设计、面向各领域的不确定性的量化、并行化等问题可能会产生理论级别的突破。

(二)大数据面临的挑战

随着大数据时代各种诉求和技术的发展,由于大数据的异构性、规模性、实时性、复杂性和隐私性等特点,大数据在给我们带来机遇的同时,也带来了新的问题和要求。在大数据的整个生命周期中,从大数据采集、存储和管理,到建立有效的大数据分析模型、可视化展示等各环节都必将迎接更多的挑战,诸如数据计算模型的升级、数据安全与隐私护和计算机软硬件的升级换代等。

1. 隐私保护问题　隐私保护一直是计算机技术发展过程中大家比较关注的问题之一。如若仅考虑隐私而将现有数据都加以隐藏,大数据的价值势必无法得到根本体现。大数据时代,数据的共享公开是必要的,也是现实存在的。尤其是随着电子商务和社交网络的不断升级扩容,人们在商场购物、在网络社交媒体交流、在酒店住宿消费等相关信息都可能会被大数据系统经过计算、筛选后轻易地罗列出来。信息在给人们带来便利,为社会管理、商业、服务业带来巨大价值的同时,也存在许多风险和危害。网络病毒的泛滥、黑客的攫取及一些利益链之间的数据买卖等都成为人们隐私信息保护所面临的主要威胁。

目前,常规的隐私保护的法规和技术手段往往难以适应大数据环境下对隐私数据安全保护的需求,同时会面临数据保护与公开之间的矛盾问题,为大数据时代隐私安全保护带来新的重大挑战。制定一系列的政策和法律法规对不法个人和机构进行约束、管理,避免数据的滥用和公民隐私安全的暴露是各国政府应当积极面对的问题。预计未来各国都将会有一系列关于数据隐私保护的标准和条例出台,同时也将致力于在隐私保护技术方面取得新的革命性突破。

2. 数据集成　在对大数据进行管理和利用的过程中,需要对广泛散布在不同的数据管理系统中的数据进行集成。数据集成看起来似乎不是一个新的问题,但是,在大数据时代,数据产生方式的多样性带来了数据源的变化;数据类型从以结构化数据为主转向以半结构化和非结构化数据类型为主,甚至需要不同数据类型的融合;数据存储方式的变化带来了数据转换的困难和挑战;数据的价值密度低,数据的清洗、质和量的选择等需要更复杂和准确的考量等,都对数据集成提出了新的挑战和要求。

3. 数据分析技术   在大数据时代,传统的分析技术如统计分析、机器学习等,面临着一些新的挑战,需要做出调整。第一,数据量大并不一定意味着数据价值的增加,相反,往往意味着数据噪音的增加。因此,在数据分析之前必须进行数据清洗等预处理工作,而对大量数据进行预处理不仅对机器硬件,更对各种算法都是严峻的考验;第二,大数据时代的算法需要进行调整。大数据的应用常常具有实时性的特点,算法的准确率不再是大数据应用的最主要指标。很多场景中,算法需要在处理的实时性和准确率之间取得一个合理的平衡,比如在线的机器学习算法。云计算是进行大数据处理的有力工具,也要求很多算法必须做出调整以适应云计算的框架,需要变得具有可扩展性。而当数据量增长到一定规模以后,在选择算法时更要持谨慎的态度,因为,可以从小量数据中挖掘出有效信息的算法并不一定适用于大数据,统计学中的邦弗朗尼原理就是一个典型的例子;第三,数据结果好坏的衡量。大数据时代的数据量大、类型庞杂,进行分析时往往对整个数据的分布特点掌握的不太清楚,这会导致最后在设计衡量和评价的方法以及指标时会遇到诸多困难。因此,利用分析技术和方法获得分析结果并不难,但是,对结果的衡量和评价,则是对大数据时代数据分析的新挑战。

总之,大数据是资源,是机遇,也是挑战。大数据有巨大的社会和商业价值,善于运用数据分析的结果才能真正发挥大数据的巨大价值。同时大数据又是一个应用驱动性很强的服务,必须重视和加大力度发展大数据的采集、存储、加工、传输和分析利用技术,做好大数据产业,为经济发展提供更大的动力。当然,在科技发展的过程中,不能忽略人的主观能动性,人类的作用始终是不可替代的。首先,不能以数据分析来代替人的思考。其次,大数据建设的每个环节都需要依靠相关的专业人员完成。大数据的发展还需要注入大量有活力、符合社会需求的跨学科人才,如计算机与管理学、信息技术与生物医学等各领域交叉复合型人才参与其中,不仅需要收集各领域的数据,而且需要对数据进行处理、加工、从而为相关领域的管理决策等提供实际支持。因此,必须培养和造就一支大数据建设专业队伍,跨学科人才培养也将成为未来大数据人才培养的重要的趋势。只有这样,才能真正把大数据——21世纪这一最重要的资源充分利用起来,为人类社会的持续发展做出贡献。

第二节   医学大数据

一、定义和特点

在过去的40年间,随着移动电话、个人计算机、互联网、数码设备、基因测序、社交网络、云计算、物联网和人工智能等新兴技术的产生和快速融入健康医疗领域,数据采集方式和数据来源大为扩展,数据存储与处理技术更加高效,越来越多的医学数据源源不断地产生和积累,数据量呈现爆发式增长,为医学领域的重大转折——医学大数据时代的到来打下了基础。例如,在医院内,美国心脏病学会所属主要心血管疾病相关医院,不论是心脏导管手术,还是普通心血管病诊断治疗,产生的医疗信息都集成到国家级数据库。在医院外,智能手机、智能手环等可穿戴设备以及非医疗级别的家庭保健电子产品开始逐渐进入普通家庭,越来越多的健康、亚健康、病患在内的各种人群开始拥有反映自己日常起居、生活习惯、生理变化、潜在病灶、病情发展、用药频次、康复状况等方面的数据。有报道称,仅一家医疗仪器设备的跨国巨头,其监护装置每年就监测 2.75 亿患者的状况。根据互联网数据中心产业研究报告,政府、银行、医疗卫生、电信四大行业均是数据高度密集的行业。截至2020 年,医疗数据量将达 40 万亿 GB,是 2010 年的 30 倍。然而,就现状而言,医学数据资源 95% 以上没能得到充分、有效的利用,也可以说,医学大数据由 95% 的无效信息和 5%的有效信息构成,其价值密度很低。因此,如何利用先进的大数据处理技术和分析方法,在院内、院外为大数据创造标准化的"无障碍通道",从浩渺的数据之海中分析挖掘出有利于临床诊疗、医学科研、医院管理、健康管理、卫生行政管理的信息,使医学数据得到充分有效的利用,已经越来越受到人们的重视。有学者预期,有效挖掘和利用医学大数据可以为医患各方降低至少 20% 的医疗成本和经济负担。据麦肯锡全球研究院研究报告指出,如果美国的健康医疗事业能够有效地运用大数据,那么这一行业每年将多创造 3 000 亿美元的价值,每年减少的医疗保健支出可以支持美国国家航天局及美国健康与人类服务部每年的支出。

为了顺应时代的发展,在医学大数据这一全新的领域内快速抢占先机,各国政府都从政策层面采取了积极的行动。如《美国联邦政府医疗信息化战略规划(2015—2020)》明确了实现健康医疗数据共享的目标,要在保护健康信息隐私和安全的前提下,建立起信息共享和交互的技术标准,加强公众、医疗机构和公共卫生机构快速查找、获取电子健康信息的能力。我国政府从 2015 年起,密集出台了与大数据及医学大数据发展相关的政策和指导性文件,如《国务院关于推进"互联网+"行动的指导意见》《全国医疗卫生服务体系规划纲要(2015—2020 年)》《促进大数据发展行动纲要》《关于促进和规范健康医疗大数据应用发展的指导意见》《"健康中国 2030"规划纲要》《"十三五"全国人口健康信息化发展规划》等,指出健康医疗大数据行业已经起步发展,要求顺应新兴信息技术发展趋势,建立和完善全国健康医疗数据资源目录体系,制定分类、分级、分域健康医疗大数据开放应用政策规范,在依法加强安全保障和隐私保护的前提下,规范和稳步推动健康医疗大数据融合共享、开放应用,全面深化健康医疗大数据在行业治理、临床和科研、公共卫生、教育培训等领域的应用。

人们也开始了医学大数据领域的各种研究和实践。2013 年,牛津大学创办"李嘉诚健康资讯及研发中心",该中心号称全球首个"大数据"科研基地,旨在把英国的医疗保健发展推进至世界最前端。2014 年 1 月,中南大学启动了湘雅医学大数据项目建设,目前已建成湘雅医学大数据中心,在线汇聚湘雅医院、湘雅二医院和湘雅三医院的临床医疗数据。2014年 10 月 18 日,首都医科大学附属北京安贞医院启动我国首个心血管医疗大数据中心的战略合作项目,建立新型科研合作和交流平台,探索并逐步完善我国心血管疾病领域的大数据应用模式。"2015 中华医院信息网络大会"上,阿里云正式宣布推出医疗云,将患者在医院外的数据整合到云平台上,进而提供给医院内的医生作为诊断参考;同时,也会将天猫医药馆纳入互联网生态之中,实现检查、诊断和医药的全覆盖,并且通过支付宝这个入口呈现给患者,以整合医疗行业资源,实现"互联网+医疗"这一重要布局。

（一）医学大数据的概念

从概念上来说，医学大数据是大数据的概念在医药行业中的延伸，是医药行业中产生的、无法在一定时间范围内用常规软件工具进行捕捉、管理和处理的数据集合，是需要新处理模式才能具有更强的决策力、洞察发现力和流程优化能力的海量、高增长率和多样化的信息资产。但从数据产生的角度而言，信息网络技术与传统的医疗服务、公共卫生、医疗保障、药品管理、计划生育、综合管理六大业务的深度融合，以及互联网＋健康医疗、精准医学、人工智能等新兴领域所产生的大量与医疗、健康相关的大数据，都可以称为医学大数据。

（二）医学大数据的特点

医学大数据是大数据的一个分支，具有大数据的多 V 特点，即：大量性（volume）、多样性（variety）、快速性（velocity）、可变性（variability）等。具体体现在以下几个方面：①数据量更大：一张 CT 图像约为 150MB，一个基因组序列文件约为 750MB，一张标准的病理图像则接近 5GB，一个中型医院年医疗数据量往往以 TB 为单位计量，历年的累积量则以 PB 为单位计量。理论上讲，大数据的起始计量单位至少是 100 TB，但医学大数据以 PB 计将是常态。②数据种类更多样：如来源于医疗临床、医学科研、行政管理、医保服务、医学教育等不同领域的数据，包含文本、影像、音频、视频、波形、图片、地理位置等不同的数据类型，存储在不同的机构和系统。多信息源并发形成大量的异构数据，使得对医学大数据的处理和利用更为复杂。③数据的半结构化、非结构化特征更加明显：从信息结构类型角度，医学数据包括结构化数据、半结构化数据和非结构化数据，其中，非结构化数据所占的比例达 85% 以上，其庞大的规模和复杂性需要使用特殊的分析工具，如可视化工具，来创建和利用一种人们更易于感知和交互的方式。④增长速度更快：医药行业是数据量增长最快的行业之一，每年以 48% 的速度增长，尤其随着各种健康可穿戴设备、移动设备大量使用于血压、心率、体重、血糖、心电图等指标的实时监测，信息获取和分析的速度已经从原来的按"天"为单位进行计算，发展到了以"小时""秒"为单位进行计算。⑤数据价值高：尽管医学大数据的价值密度低，但通过有效地结合业务逻辑，开展深入的数据挖掘，同样可以在医学临床、科研和医政管理方面显示其巨大的价值所在，必将产生巨大的社会效益和经济效益。据贵阳大数据交易所《智慧医疗与大数据 2015 年度报告》预计，2020 年中国医学大数据应用市场规模将达到 390 亿元。除此之外，医疗工作的特殊性决定了对医学数据的准确性、时效性要求更高。

也有学者将医学大数据归纳为 3V 内涵和 3H 特点。3V 是指数据量大、处理数据速度快、数据源多变。3H 特点则主要强调其高维度（high dimension）、高度计算复杂性（high complexity）和高度不确定性（high uncertainty）。高维度主要在于数据多源、多种类、多应用场景等决定对医学大数据进行处理和分析时往往需要从多角度进行，需要对多维数据进行叠加、索引、挖掘等。医学实践和研究的目标及其过程的复杂性，决定了数据整合需求、方法需求、分析需求、结果的统计验证等有所不同，均需要基于大数据进行数据建模并归纳蕴藏于其中的深层规律，从而体现出医学大数据的高度计算复杂性。而医学大数据的异源、异构等往往会导致研究对象的高度不确定性和不吻合性。医学大数据的特点为深入发掘蕴含于其中的规律提供了基础，同时也对数据整合与分析提出了挑战。需要在对数量巨大的数据做统计性的搜索、比较、聚类和分类等分析归纳的基础上，利用医药领域本身的规律和知识，建立合理的假设和数学模型，对数据进行分析，对结果进行验证和解释。

二、医学大数据分类

医生在对病患的诊疗过程中,患者在其整个生命周期,包括日常的健康管理、患病后的就医过程中,产生的医学数据多种多样,纷繁复杂。人们尝试从不同的角度对医学大数据进行分类,目前尚没有比较统一的看法。本节主要从数据的结构化程度和数据来源的角度对医学大数据进行分类。

(一)数据结构化程度

根据数据结构化程度,可以把医学大数据分为结构化和非结构化数据。

1. 结构化数据　结构化数据是存储在数据库里,可以用二维表结构来逻辑实现的数据。其特点是任何一列的数据具有相同的数据类型并不可细分。关系型数据库中的数据大多为结构化数据。关系型数据库存储的结构化数据示例如表 1-1 所示。

表 1-1　患者挂号信息

身份证号码	患者姓名	挂号费	挂号科室	医生姓名	序号
430104……2519	张三	50	心血管内科	王主任	15
430110……1452	李四	8	泌尿外科	黄医师	3

2. 非结构化数据　非结构化数据是相对于结构化数据而言,不方便用二维表结构表现的数据,又包括半结构化数据和完全无结构的非结构化数据。

(1)半结构化数据:半结构化数据是介于结构化数据和完全无结构的非结构化数据之间的数据。最常见的半结构化数据是日志文件、XML(extensible markup language)、JSON(javascript object notation)等格式的数据,一般都以纯文本的方式输出。每条记录可能包括不同的信息、字段、字段名、字段类型等,但基本都有预定义的规范。在需要使用这些数据时,可以对格式进行解析,从而得到每项数据。以下是某位患者的部分 XML 病历文档:

<? xml version=" 1.0" encoding=" gb2312"? >

< 医院甲电子病历 >

< 病历首页 >

< 病历号 >0001</ 病历号 >

< 患者姓名 > 张三 </ 患者姓名 >

< 入院时间 >2017-08-12</ 入院时间 >

< 出院时间 >2017-9-02</ 出院时间 >

< 国籍 > 中华人民共和国 </ 国籍 >

< 民族 > 汉族 </ 民族 >

< 职业 > 工人 </ 职业 >

< 文化程度 > 大学 </ 文化程度 >

< 出生日期 >××××年××月××日 </ 出生日期 >

< 年龄 >32</ 年龄 >

< 婚否 > 已婚 </ 婚否 >

< 性别 > 男 </ 性别 >

```
< 患者情况 >
< 籍贯 > 四川成都 </ 籍贯 >
</ 患者情况 >
</ 病历首页 >
< 个人史 >
< 长住地 > 四川成都 </ 长住地 >
< 吸烟史 >
< 日均量 >6</ 日均量 >
< 时间 >15 年 </ 时间 >
</ 吸烟史 >
……
```

（2）无结构的非结构化数据：无结构的非结构化数据是指非纯文本类数据，没有标准格式，无法直接解析出相应的值。在需要使用这些数据，如采集、查询、分析等时，需要采取不同的处理方式。常见的非结构化数据有 Web 网页、电子邮件、富文本文档、富媒体文件、实时多媒体数据、即时消息或事件数据、图数据、语义 Web 等。其中，富媒体文件是具有动画、声音、视频和 / 或交互性的信息传播媒介，可以是流媒体、声音、Flash 以及 Java、Javascript、DHTML 等程序设计语言形式之一，或几种形式的组合，常用于各种网络服务，如网站、电子邮件、网络广告等。实时多媒体数据强调的是在各行业数字化过程中存在的实时多媒体数据，如视频会议、视频监控、卫星图像、遥感图像、实景游戏、医学影像、传感器数据等，包括各种视频、图像和音频文件。如文末彩图 1-1 所示为医学非结构化数据的部分示例。

（二）医学大数据来源

医学大数据来源非常广泛。如从机构的角度，可以来源于医院、基层医疗机构、第三方医学检测机构、体检机构、药店、药企等医药卫生机构，也可以来自社保中心、商业保险机构、物流配送中心、第三方支付机构等相关机构。由于所处的学科、行业、机构、应用场景的不同，从数据来源角度对医学大数据进行分类时往往会有不同的结果。有的将医学大数据分为医疗大数据、健康大数据、生物大数据和经营管理大数据四大类。有的把医学大数据分为电子病历数据、医学影像数据、临床检验数据、医患关系数据、医保政务数据、医学文献数据、制药行业数据、医药销售数据、生命科学数据、人口学数据、环境科学数据、互联网数据、社交媒体数据等；有的把医学大数据分为医疗、健康保健、疾病控制、卫生监督、药企、医学研究、医学文献、医疗保险、环境监测等相关数据。总体来说，医学大数据可以分为以下几类。

1. **医疗大数据**　2014 年，我国对医疗大数据做了顶层设计，原国家卫生和计划生育委员会发布"46312"工程，其中的"3"就是指三大数据库，分别为电子健康档案数据库、电子病历数据库和全员人口个案数据库。其中，全员人口个案数据库包含人口信息，数据来源于各大部门并交互共享。健康档案数据库主要包含定期或不定期的健康体检记录、卫生服务过程中的各种服务记录、专题健康或疾病调查记录，数据来源于体检机构、医院和基层卫生服务中心。电子病历数据库主要包含医院对患者开展诊断和治疗过程中产生的数据集合，主要包括患者的基本数据以及门急诊、住院、急救过程中产生的各种诊疗及其相关数据，如 HIS、LIS、RIS、PACS、EMR、数字化医疗设备等采集、存储的医院管理、药品管理、实验室检查、医学影像、电子病历、标准化临床路径等数据。数据主要由开展疾病诊断、治疗活动的医疗服务机构中的医务人员予以记录,往往是最原始的记录形式,尽管可能存在记录不完整或错误的数据,但都隐藏了有待挖掘和利用的重要医学信息。

2. 药企数据 在药物、器械、设备等产品的研发、生产、制造、流通及销售过程中,会密集产生大量的数据。一般来说,中小型企业产生的数据都会在 TB 量级以上。药品研发涉及设计、制备/提取、筛选/测试各种生物医药分子材料,需要采集和分析与生物医药大分子及小分子结构与性质相关的,主要来源于高通量实验、高效能模拟计算、信息化、科技出版物和专利文献等方面的各种相关数据。

在化合物创新方面,高通量化学合成技术使大规模地探索化学结构多样性与材料性质的关系成为可能,新物质制造能力空前提高。旨在通过小单元的拼接,快速可靠地完成形形色色分子的化学合成的"点击化学",在药物开发和生物医用材料等诸多领域中已经成为目前最为有用和吸引人的合成理念之一,对化学合成领域有很大的贡献,将使人类根据性能要求设计组装小分子的能力更上一层楼。大规模的小分子设计、制造与测试过程中产生了大量的红外、紫外、核磁共振、质谱、色谱、晶体结构等实验数据。关于物质结构的实验数据分辨率越来越高、维数也越来越高,占有的存储空间越来越大,分析方法越来越复杂,涉及的数据格式越来越多。在制造新物质的过程中,需要大量的、品种繁多的生物和化学试剂,这些生物化学制剂对存储条件有极高的要求,用量少,价格贵(从每毫克几百元到几万元),为了避免造成物资积压和浪费,需要智能仓储系统动态地管理这些资源。

在小分子性能测试方面,高通量筛选技术使人类可以在短期内测试百万种分子的各种性质。获 2014 年诺贝尔化学奖的超高分辨率显微镜技术使人类超越了光学显微成像极限,可在 $0.2\mu m$ 以下的尺度追踪单个分子在生物系统中的行为。高内涵筛选技术(high content screening, HCS)使人们能够同时观察到细胞在外界分子作用下的各种行为的改变,产生了巨量的基于芯片的测试数据和图像数据,对这些数据的正确处理决定了药物发现的成败。

计算机辅助药物设计(computed-aided drug discovery, CADD)包括分子动力学(molecular dynamics, MD)模拟,已经成为当代药物创新的主要工具之一。CADD 与高性能计算(high performance computing, HPC)的结合,使高通量、高命中率的虚拟筛选(victual screening, VS)成为可能。MD 模拟实验过程中,平均产生约 2GB/ns 以上的数据,如果要模拟微秒时间范围的生物大分子与小分子相互作用的动力学行为,将产生约 2TB 数据,约 100 万帧生物大分子构象,如果用基于 MD 模拟的药物虚拟筛选,将会产生更大量的数据。

3. 生命科学数据 在生命科学研究领域,生物信息大数据是关于生物标本和基因测序的信息,由各种组学数据,如基因组学、转录组学、蛋白组学、代谢组学等数据组成。随着生物信息学的发展,尤其是计算能力和基因测序能力的逐步增加,生命科学已经成为名副其实的大数据科学。通常情况下,一个基因组序列文件大小约为 750MB,人类基因测序一次,产生的数据就可高达 600G。大数据时代的来临使生物医学研究由假设驱动向数据驱动转变。在此之前,分子生物学水平上的实验目的主要是获得结论或者是提出一种新的假设。而在生命科学大数据时代,利用先进的生物分析技术对海量的生物医学大数据进行深入研究同样可以直接提出假设甚至得出可靠的结论。

4. 公共卫生数据 卫生信息化建设经历了计算机化、数字化、智能化和智慧化等阶段,积累了大量的公共卫生数据。首先,通过国家药品不良反应监测系统、国家传染病疫情与突发公共卫生网络直报系统等平台,提供了大量有关卫生资源与卫生服务利用、疾病报告与监测、卫生人力资源等方面的数据。其次,在卫生监督、食品药品监督、慢性病管理、妇幼保健管理、计划生育管理、预防接种等工作中,各级公共卫生机构使用的业务信息系统同样会积累大量数据。第三,公共卫生数据还来源于卫生行政部门基于大量人群的医学研究和疾病监测数据,如各种全国性抽样调查、全国营养和健康调查、出生缺陷监测研究、传染病及肿瘤登记报告数据等。第四,国家正在建立的人口健康数据中心和各区域卫生服务平台则是逐步以居民为中心进行院级、区域级别的数据整合和跨部门信息共享。

5. **互联网数据**　随着互联网技术的飞速发展,人们不仅仅是互联网信息的使用者,也是互联网信息的生产者和传播者。首先,网站中有大量有关疾病、健康、寻医、购药等方面的信息。其次,随着移动设备和移动互联网的发展,各种便携式医疗设备产生的血压、心跳、血糖、呼吸、睡眠、体育锻炼等个人或家庭的医疗健康数据随时都在通过便携式设备、远程医疗设备、移动互联网等途径记录、存储和处理。第三,人们会在社交网络中交流和咨询自己感兴趣的健康话题和健康信息。第四,医院、药企、健康管理机构等通过网络提供的各种服务(如网络挂号、网售药品器材、网售健康服务等)会产生大量数据。另外,通过社交网络服务器、搜索引擎等进行咨询、查询、访问相关信息时,同样会产生大量音频、视频、图片、文本等数据。因此,如果世界上每个人的个体健康信息都能连入互联网,由此产生的数据量将不可估量。

6. **医疗保险数据**　目前,我国建立了城镇职工基本医疗保险制度和城乡居民基本医疗保险制度两种基本医疗保险,参保人数超过 13 亿,覆盖率在 95% 以上。此外,随着人们健康意识和经济承受能力的增加,各商业健康保险的产品及其购买率也在显著增加。患者在就医过程中将产生大量的费用信息、报销信息,使医疗保险部门和商业保险公司逐渐积累了病种、费用等相关数据。

7. **医学文献数据**　医学文献记载着人类有关医学的大量实践经验和理论研究成果。伴随着现代科学技术的迅速发展及互相渗透,在医学领域形成了很多分支学科,相关的医学文献的数量逐年以指数级增长。据估计,目前全世界每年出版生物医学杂志达两万余种。目前,美国国立医学图书馆主导的 PubMed 被公认为全球最大、最权威的生物医学文献数据库,其收录了 1950 年以来,70 多个国家近 5 000 种生物医学期刊论文,涉及基础医学、临床医学、药理学、精神病学、心理学、兽医学、牙科学、护理学及卫生教育和卫生服务管理等各个学科。在国内,由中国医学科学院医学信息研究所于 1994 年研制开发的中国生物医学文献数据库(China Biology Medicine disc, CBMdisc)是一个综合性中文医学文献数据库,收录了1978 年以来 1 800 余种中国生物医学期刊,以及汇编、会议论文的文献记录,总计超过 800万条,年增长量约 50 万条。每条记录分别从著者、主题词、关键词、期刊等 30 多个字段对每篇文献的信息进行详细描述,也提供相应的检索入口。除此之外,中国期刊全文数据库、万方数据资源系统等也积累有大量的医学文献数据及其利用和分析数据。

三、医学大数据处理的基本流程

(一)医学大数据全生命周期

医学大数据全生命周期涵盖医学数据从数据创建 / 采集到数据销毁的各个阶段,如图 1-2 所示。其中,医学大数据的数据创建 / 采集阶段主要包括在医院内外产生各种问诊数据、检测数据、小微终端采集数据、诊疗数据、随访数据、药物数据、政策数据、管理数据、组学数据及环境数据的过程。数据销毁则是将存储的数据彻底消除来避免非授权用户利用数据残留恢复原始数据。而在这两者之间,还包括传输、存储、管理、分析、发布、交易、使用、归档等各个环节。在数据的整个生命周期中,会涉及数据创建/数据采集者、数据存储者、数据挖掘者、数据使用者和数据归档者等不同角色,囊括医生、患者、大众、药企、研究人员、管理人员、公卫人员以及护理人员等各类用户,涉及的数据类型和应用需求千差万别。

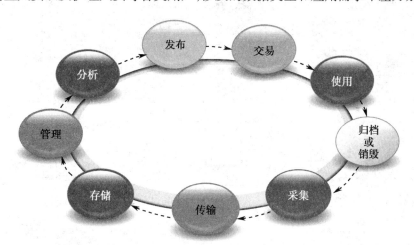

图1-2　医学大数据全生命周期

医学大数据处理则是依据医学大数据的生命周期特点,在合适的工具辅助下,对广泛异构的医学大数据源进行采集、抽取和集成,选择适当的硬件基础设施和数据管理软件将数据按照一定的标准统一存储和管理,然后利用合适的数据分析技术对存储的数据进行分析,从中挖掘有价值的知识并利用恰当的方式将结果展现给终端用户。具体来说,主要包括数据采集、数据存储、数据挖掘分析、数据使用四大过程。

(二)数据采集

大数据的多V特点和医学大数据的特殊性决定医学大数据类型极为繁杂,在处理医学大数据时,首先必须对采集到的医学大数据进行抽取和集成,从中提取出数据的关联性和实体,经过关联和集成之后采用统一定义的结构和标准来存储这些数据。目前常用的数据采集方法有传感器采集、手机电子渠道、传统搜索引擎以及条形码技术等。如图1-3所示,以将数据由医院各信息系统汇聚到医学大数据平台为例,包含两大过程:标准化数据清洗转换规则的定义和数据标准化的执行。

1. 标准化数据清洗转换规则的定义　在数据集成和抽取时首先需要对采集的数据进行清洗和转换,从而保证数据的质量及可信性。其中,数据清洗是指通过检测除去数据中的明显错误和不一致性,来达到减少人工干预和用户编程量的目的;数据转换则是指按照已经设计好的规则对清洗后的数据进行转换,来达到统一异构数据格式的目的;数据集成是指为后继流程提供统一且高质量的数据集合来达到解决"信息孤岛"现象的目的。

标准化数据清洗转换规则的定义有三个步骤:①在各医院前置区的备份库上梳理出医院信息系统的数据结构、各业务系统之间的实体关系以及相关字段的值域代码(如ICD-9、ICD-10、数据源值域);②在制定医学大数据标准规范的基础上定义医院前置区标准库和医学大数据平台的数据结构;③梳理出备份库与标准库之间的数据映射关系。

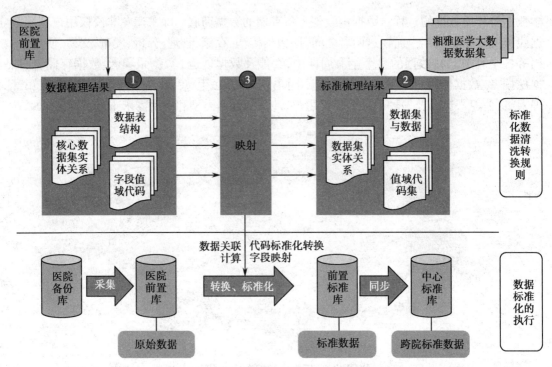

图 1-3 医学大数据全生命周期中的数据采集

2. 数据标准化的执行 数据标准化的执行过程,首先是将备份库数据按照医院信息系统的数据结构导入到前置区;然后,根据数据清洗转换规则定义过程梳理出来的数据映射关系,进行数据关联、计算、代码标准化转换、字段映射等相关工作,完成医院数据到大数据平台前置标准库的汇聚采集,再完成大数据平台前置标准库到中心标准库的同步。

3. 采集形式 根据数据规模以及实时性要求,医院业务数据的采集形式可以分为批量数据采集和实时数据采集。

(1)批量数据采集:批量数据采集是针对某个数据源首次接入到医学大数据平台,将其历史数据完整地导入到大数据平台的情况。如湘雅大数据平台在对批量数据进行采集时,主要采用如图 1-4 所示的系统架构,主要通过关系数据批量数据采集或者 ETL 工具制定数据导入计划,提交给 MapReduce 来执行数据导入逻辑,在 Map 阶段加载数据,然后在 Reduce 阶段把数据保存到关系数据库或者 HBase 数据库中。

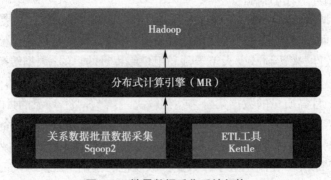

图 1-4 批量数据采集系统架构

（2）实时数据增量采集：实时数据增量采集是针对数据源实时产生的数据，通过主动抽取、被动接受的方式定时增量采集变化数据，时间间隔根据需求确立。如图1-5所示列出了经典的实时数据增量采集系统架构。其中，普通关系型数据库（如PostgreSQL）负责写入标准化后的数据，并把变化的数据同步到Kafka分布式队列。Kafka分布式队列负责将SQL语句消息发送给数据采集服务。数据采集服务负责解析SQL语句，然后把变化的数据更新到NoSQL数据库。HBase数据库负责处理各种复杂多变的数据。

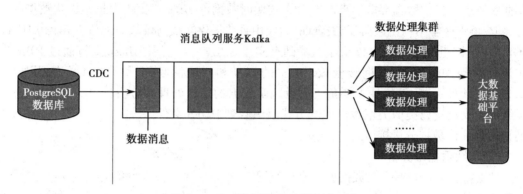

图1-5 实时数据增量采集系统架构

（三）数据存储

数据存储是指利用存储器把采集到的数据存储到大数据平台中的过程，可以存储在自己搭建的大数据平台，也可以存储在公有或私有云中。大数据系统中的数据存储子系统应能持久和可靠地以适当的格式存储和容纳收集到的数据，并能提供可伸缩的访问接口供用户查询和分析巨量数据，以实现其价值提取。

大数据存储涉及硬件基础设施和数据管理软件两大方面，其中，硬件基础设施主要实现信息的物理存储。根据存储技术的不同，大致可分为：①随机存取存储器（RAM）：计算机数据的一种存储形式，在断电时将丢失存储信息；②磁盘和磁盘阵列：现代存储系统的主要部件，断电后仍能保留数据信息，但读写速度比RAM慢；③存储级存储器：非机械式存储媒体，如闪存。数据管理软件则主要有：①文件系统：如适合存储海量非结构化数据的分布式文件系统HDFS等；②数据库技术：不同的数据库系统被设计用于不同规模的数据集合应用，传统的关系型数据库难以解决大数据带来的多样性和规模的需求。

大数据存储过程中，需要重点解决结构化、半结构化和完全无结构化数据的管理与处理技术，解决大数据的可存储、可表示、可处理、可靠性及有效传输等主要关键问题，如可靠的分布式文件系统（DFS）、能效优化的存储、计算融入存储、大数据的去冗余、高效低成本的大数据存储技术、分布式非关系型大数据管理与处理技术、数据组织技术、大数据索引技术、大数据移动、备份、复制等技术等。

医学大数据的存储目前普遍基于Hadoop实现，Hadoop是一个对大数据进行分布式处理的开源云计算基础架构，具备按位存储和处理数据的高可靠性，非常适合处理海量的多源异构数据。利用Hadoop，可存储海量的医学结构化数据、文本数据、影像数据、基因数据等，提供并行的计算和非结构化数据的处理能力，实现低成本的存储和低时延、高并发的查询能力。同时，Hadoop在设计时充分考虑了硬件设备的不可靠因素，在软件层面提供数据和计算的高可靠保证。基于 Hadoop 的医学大数据平台为海量医学数据的存储提供了丰富的架构组件,主要包括:①对象存储接口:该组件为分布式对象存储系统提供上传下载数据文件接口,实现医学非结构化数据的存取。②分布式对象存储系统:该组件主要负责海量非结构化的医学数据,比如影像、录像等数据的存储。③分布式检索服务:该服务主要负责为大数据平台上的结构化数据建立全文索引并提供查询接口。④分布式块存储系统:该组件采用Hadoop HDFS 实现,为分布式实时数据库 HBase、资源调度服务 YARN、数据仓库 Hive 等大数据服务组件提供数据存取服务。⑤分布式实时数据库 HBase:提供海量结构化数据的实时存取,负责医学结构化数据存储、查询,为应用系统提供在线高效数据读写服务。⑥HBase SQL 接口:该组件在 HBase 数据库的基础上实现 SQL 接口,使得 HBase 支持通过 JDBC 方式进行访问,并将 SQL 查询转换成 HBase 的扫描和相应的动作,简化 HBase 使用难度。⑦分布式计算引擎:该组件主要负责海量医学数据的批量处理和分析计算。⑧数据仓库:该组件主要负责以类似关系数据库的方式组织管理 HDFS 文件系统上的数据文件,并且提供 SQL 语言的数据分析接口。

(四)数据挖掘分析

数据挖掘分析是整个大数据处理流程的核心,也是实现大数据价值的关键所在,是指从存储的大量数据中自动搜索隐藏于其中的有着特殊关系的信息的过程,主要通过统计、在线分析处理、情报检索、机器学习/深度学习、专家系统、模式识别、可视化等诸多方法予以实现。针对不同的数据类型和应用场景可以选择不同的分析方法,其中,深度学习、在线分析等是大数据分析的基础,而可视化既是数据分析,也是数据分析结果呈现的关键技术。

医学大数据的分析挖掘一般由医学专家和 IT 专家合作完成,其中医学专家负责提出需求与建议,并对分析结果进行评估和医学解读;IT 专家负责对需求进行技术分析,实现相关软件,并完成数据的处理和收集。

1. **数据分析利用管理流程** 医学大数据的主要使用角色包括:各医院科研团队、医院信息化人员、管理人员等,在数据安全可控的前提下,还可提供给外部科研团队、患者、社会公众人员使用。除了拥有多方汇聚的数据以外,医学大数据平台的整体框架中,还分层提供了大数据分析的功能组件和应用工具,包括:实时/批量数据导入、NoSQL 存储、分布式计算引擎、透明计算服务、数据主题域、数据检索服务、数据处理服务、统计分析服务、图计算服务、机器学习服务等。可形成针对科研、教学、辅助医疗等多样化服务,如:在线检索、临床决策、统计分析、深度挖掘、数据可视化展示等。

医学大数据挖掘分析利用的管理过程一般包括:①申请分析数据和应用运行环境:数据分析需求方根据自身科研项目需要,提交数据接口需求和应用运行环境需求。大数据平台提供数据接口列表给需求方选择,假如接口不满足需求时,平台会根据需求开发新的接口;应用运行环境的需求包括虚拟服务器和基础软件。虚拟服务器的需求主要描述、CPU、存储空间、内存等,大数据平台默认提供的基础软件有 PostgreSQL 数据库、应用容器软件(JBoss/Tomcat)等,对基础软件有其他需求的由需求方自己提供。②建立主题库:在大数据基础平台的基础上,建立相应的主题库,用以支撑科研教学、开发测试、专病主题数据处理等。③分配虚拟机环境:根据需求,在大数据支撑平台(云平台)上分配虚拟机环境。④分配安全终端并在终端上做数据分析,保障数据安全。⑤提供数据在线处理、图计算、机器学习、数据可视化等大数据分析工具。⑥根据用户请求进行数据分析,并进行可视化展示。

2. 医学大数据挖掘分析过程　面向医学大数据的数据挖掘分析往往是一个不断循环反馈迭代的过程,主要分为五个主要步骤,分别是定义问题、数据准备、观察数据、生成数据模型、验证数据模型。①定义问题:医学大数据挖掘的目的是通过对海量医学大数据的分析计算,发现潜在的、可用的、且能够较为准确地反映现实规律的信息,例如:挖掘疾病与症状之间的关联性、疾病与疾病之间的关联性等,因此,确定要挖掘的信息是整个过程中的首要问题。在问题定义过程中,一方面明确实际应用的需求,另一方面通过对算法的比较,选择适用的算法。在选取挖掘算法时需要考虑以下两点:首先,需要根据数据的特点选取挖掘算法;其次,选择的算法必须能够满足实际应用的要求,以及对模型和知识描述简洁度的要求。②数据准备:数据准备可分为数据选取、数据预处理及数据变换三个步骤。数据选取的目的是根据实际需求从原始医学大数据平台中选取部分数据作为后续的操作对象,即目标数据。数据预处理常包括缺省数据补全、消除重复数据、消除噪声及完成数据类型转换等。数据变换的目的是对数据进行变换,使之满足分析挖掘的要求,如离散化、数值化、归一化、降维等。③观察数据:医学大数据挖掘前需要了解数据,可以确定数据集是否包含缺陷数据,随后可以根据浏览情况设计用于解决该问题的策略或者更深入地理解业务的典型行为。浏览技术包括计算最小值最大值,计算平均偏差、标准偏差,以及查看数据的分布等,有助于提供有关结果的稳定性和准确性的判断信息。④生成数据模型:根据定义的挖掘问题和明确的数据挖掘操作对象,通过选择的数据挖掘方法,以挖掘出数据中潜在的信息和规律。⑤验证数据模型:挖掘的结果可能会存在冗余或是无关的模式,因此需要经过评估。评估后,如果模式不满足实际需求,挖掘过程需要重新选取数据、更换数据变换方法、设定新的参数值或新选择算法。

(五)数据使用

数据使用指访问和使用医学大数据平台所存储的原始数据及其数据挖掘分析结果过程,可以分为直接使用和间接调用等形式。数据使用涉及数据使用管理、数据共享、数据可视化等环节,该环节还应特别注意数据安全与隐私保护。

1. 数据使用管理　该环节需制定完善的数据使用管理方案,确保大数据平台中的数据使用能够合规、合理、安全、高效、可追溯。

2. 数据共享　数据共享是最大程度发挥医学大数据价值的重要途径,这方面有两个实现思路:一是建立统一的医学大数据共享平台,国内外已有一些尝试,比如国家人口与健康科学数据共享平台等。

3. 数据可视化　数据信息类型各异,可分为时空数据、非时空数据两大类。大数据分析技术不仅对结构化数据有很强的处理能力,对非结构化数据的分析能力也日益加强,例如医疗影像(X射线、CT、MRI)数据可以借助于图像识别技术,通过区分不同灰度值,来判断病灶的精确位置,从而使得临床决策支持系统更加智能化,给医生提供更合理的诊疗建议。尽管医疗大数据信息类型繁多,但强大而灵活的可视化技术,可以增强医疗大数据的可读性。从大数据分析以挖取信息和洞悉知识作为目标的角度出发,信息可视化技术将在大数据可视化中扮演更为重要的角色。

总之,对医学大数据进行全生命周期管理是确保医学大数据平台规范、有序运行的必要前提和保障,也是当前以数据为核心的数据科学时代发挥医疗健康数据最大价值的根本要求。

思 考 题

1. 什么是大数据？大数据的主要特征是什么？
2. 试述大数据的主要应用领域有哪些。
3. 什么是医学大数据？医学大数据的主要特征是什么？
4. 从数据结构化程度的角度对医学大数据进行分类。
5. 从数据来源的角度对医学大数据进行分类。
6. 医学大数据处理主要包括哪些过程？

第二章

医学大数据采集

医学大数据环境下,数据的来源、种类繁多,对数据存储和处理的需求量大,对数据表达需求高,因此数据处理的高效性与可用性非常重要。而采集信息的信息量及类型,直接影响大数据应用的效果。为保证大数据的可用性,必须在数据的源头即数据采集上把好关,因此数据源的选择和原始数据的采集方法是大数据采集的关键。

第一节　医学大数据采集概述

一、医学大数据的种类

如第一章所介绍的,医学大数据主要来源于医院临床医疗〔如电子病历(electronic medical record, EMR)、医院信息系统(hospital information systems, HIS)、医学影像存档与通信系统(medical image archive and communication system, PACS)〕,生命科学(如高通量测序),制药企业(如药物研发),社交网络及智能健康终端(如个人移动健康应用),医疗保险数据和医学文献数据等。这些数据主要应用于临床决策、医保控费和防诈骗、健康管理、个性化医疗和创新医疗服务等领域。

二、数据采集

数据采集是数据处理的第一步,具有至关重要的作用。大数据的一个重要特点就是多样性,这就意味着数据来源极其广泛,数据类型极为繁杂。这种复杂的数据环境给大数据的处理带来极大的挑战。要想处理大数据,首先必须对所需数据源的数据进行采集和集成。

数据采集(data acquisition, DAQ)是从数据源中获取数据的过程。具体来说,就是搜索整个数据源,使用某些标准选择合乎要求的数据,并把这些数据传送到目的文件中。简单来说,数据采集就是从数据源中获取数据的过程。数据源可以简单分为结构化数据、半结构化数据和非结构化数据。

数据采集需要在调研阶段做大量工作,首先要搞清楚数据是从哪些业务系统中来的,每个业务可能都有各自的数据库,是否有非结构化数据等。大数据与传统海量数据的差别主要在于传统海量数据一般都是指存储在数据库中的结构化数据,而大数据面对的是大量非结构化的业务数据,如医学图像、Office 文档及 XML 结构文档等。

由于医学信息化建设和发展的历史原因,各类临床医疗数据大多以结构化数据的形式存放在各类关系型数据库中或者以半结构化和非结构化数据的形式存放在文件系统中。半结构化和非结构化数据在非分布式的环境下难以利用。众所周知,关系型数据库作为传统的 IT 架构,在大数据的面前也无能为力。相比之下,Hadoop 对各种类型的大数据处理能力让人欣慰。Hadoop 包括 HDFS 和 MapReduce,前者提供低延迟高吞吐量访问的大数据存储能力,后者是 Hadoop 的计算框架和编程框架,使用 MapReduce 编程框架开发的应用可获得 Hadoop 集群强大的计算能力来处理存储在 HDFS 上的大数据。然而,存储在文件系统或者关系型数据库中的医疗大数据对于 Hadoop 并不是非常方便访问和处理。另一方面,基于 Hadoop 开发的分布式应用程序如果通过现有临床数据中心直接进行数据分析,频繁的数据访问和分析会给临床业务系统带来巨大的压力。因此,将所需要的医疗大数据采集到 HDFS 上存储起来再进行分析处理是最好的方式。

第二节　医学大数据采集的技术方法

一、医学信息系统中的大数据采集

医院业务数据的采集形式根据数据规模以及实时性要求可以分为批量数据采集和实时数据采集。批量数据采集是针对某个数据源首次接入到医学大数据平台,将其历史数据完整地导入到大数据平台的情况。而实时数据采集是针对数据源实时产生的数据,通过主动抽取变化数据、被动接受变化数据的方式定时采集,时间间隔根据需求确立。

(一)批量(历史)数据采集

批量数据采集架构通过关系数据批量数据采集或者 ETL 工具制定数据导入计划,提交给 MapReduce 来执行数据导入逻辑,在 Map 阶段加载数据,然后在 Reduce 阶段把数据保存到关系数据库或者 HBase 数据库中。各部分的功能职责如下:

1. 关系数据批量数据采集　主要负责从关系数据批量导入数据到 Hadoop 平台上的 HDFS、NoSQL 数据库和 Hive 数据仓库中。采用 Sqoop 工具定义关系数据库的相关连接信息、查询数据的 SQL 语句、HBase 连接信息、表信息以及数据导入任务配置信息,并根据关系数据库的数据量以及用户配置的任务信息生成数据导入计划,将任务提交给 Map/Reduce。

2. ETL 工具　主要负责从各类异构数据源(如关系数据库、文件系统、FTP 服务器、Web service 服务等)导入数据到 Hadoop 平台。在该组件提供的可视化 ETL 流程设计工具定义数据导入流程,实现多种异构数据源的数据导入。采用开源 ETL 产品 Kettle(Pentaho Data Integration)实现。

3. 分布式计算引擎　主要负责数据的批量处理和分析计算。它基于高性能通用并行框架 Spark 和 MapReduce 实现,与传统数据仓库和分析技术相比,适合处理各种类型的数据,包括结构化、半结构化和非结构化数据。

4. 关系数据库和 HBase 数据库 负责保存经过分布式计算引擎处理过的结果数据,主流的关系数据库产品有 Oracle、MySQL、PostgreSQL、DB2、Sybase 等。

(二)实时数据增量采集

下面列出了经典的增量数据采集步骤。

1. 普通关系型数据库(如 PostgreSQL)负责写入标准化后的数据,并把变化的数据同步到 Kafka 分布式队列。

2. Kafka 分布式队列负责将 SQL 语句消息发送给数据采集服务。

3. 数据采集服务负责解析 SQL 语句,然后把变化的数据更新到 NoSQL 数据库。

4. HBase 数据库负责处理各种复杂多变的数据。

二、系统日志采集方法

很多互联网企业都有自己的海量数据采集工具,可用于系统日志采集,如 Hadoop 的 Chukwa、Cloudera 的 Flume、Facebook 的 Scribe 等。这些系统均采用分布式架构,能满足每秒数百 MB 的日志数据采集和传输需求。

例如,Scribe 是 Facebook 开源的日志收集系统,在 Facebook 内部已经得到大量的应用。Scribe 能够从各种日志源上收集日志,存储到一个中央存储系统(可以是 NFS、分布式文件系统等)上,以便于进行集中统计分析处理。它为日志的"分布式集中,统一处理"提供了一个可扩展的高容错的方案。

Chukwa 基本架构如图 2-1 所示。

其中主要的部件如下:

1. 代理 负责采集最原始的数据,并发送给收集器。

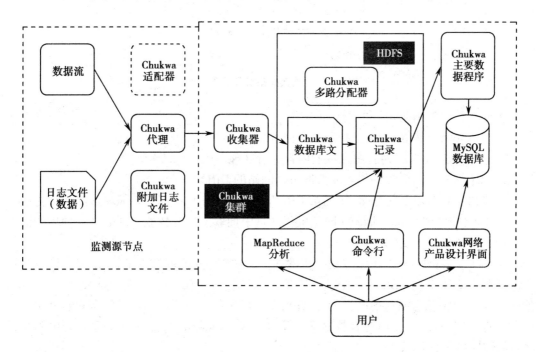

图 2-1 Chukwa 基本架构

2. 适配器　直接采集数据的接口和工具,一个代理可以管理多个适配器的数据采集。

3. 收集器　负责收集代理送来的数据,并定时写入集群中。

4. MapReduce 分析　定时启动,负责把集群中的数据分类、排序、去重和合并。

5. 多路分配器　负责对数据分类、排序和去重,放在集群上的数据是通过 MapReduce 作业来实现数据分析的。多路分配器是 Chukwa 在 MapReduce 分析阶段提供的内置作业的类型。

三、网络数据采集方法

网络数据采集是指通过网络爬虫或网站公开 API(应用程序编程接口)等方式从网站上获取互联网中相关网页内容的过程,并从中抽取出用户所需的属性内容。该方法可以将非结构化数据从网页中抽取出来,将其存储为统一的本地数据文件,并以结构化的方式存储。它支持图片、音频、视频等文件或附件的采集,附件与正文可以自动关联。除了网络中包含的内容之外,对于网络流量的采集可以使用深度包检测(deep packet inspection, DPI)或深度 / 动态流检测(deep/dynamic flow inspection, DFI)等带宽管理技术进行处理。

网络数据采集和处理流程如图 2-2 所示,包括四个主要模块:网络爬虫(Spider)、数据处理(data processing, DP)、URL 队列(URL queue)和数据(data)。

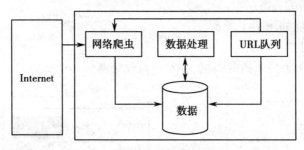

图 2-2　网络数据采集和处理流程

这四个主要模块的功能如下:

1. 网络爬虫　从 Internet 上抓取网页内容,并抽取出需要的属性内容。

2. 数据处理(DP)　对爬虫抓取的内容进行处理。

3. URL 队列　为爬虫提供需要抓取数据网站的 URL。

4. 数据　包含以下三方面:①网站 URL 信息(site URL):即需要抓取数据网站的 URL 信息。②爬虫数据(Spider data):即爬虫从网页中抽取出来的数据。③数据处理后的数据(DP data):即经过 DP 处理之后的数据。

整个网络数据采集和处理的基本步骤如下:①将需要抓取数据的网站 URL 信息写入 URL 队列。②爬虫从 URL 队列中获取需要抓取数据的网站 URL 信息。③爬虫从 Internet 抓取与网站 URL 信息对应的网页内容,并抽取出网页特定属性的内容。④爬虫将从网页中抽取出的数据(Spider data)写入数据库。⑤DP 读取 Spider data,并进行处理。⑥DP 将处理之后的数据写入数据库。

目前网络数据采集的关键技术为链接过滤,其实质是判断一个链接(当前链接)是不是在一个链接集合（已经抓取过的链接）里。在对网页大数据的采集中，可以采用布隆过滤器（Bloom filter）来实现对链接的过滤。

四、便携式设备及移动数据采集方法

对于一些医学信息系统里的数据，可使用特定系统接口等相关方式采集数据。

尽管大数据技术层面的应用可以无限广阔，但由于受到数据采集的限制，能够用于商业应用、服务于人们的数据要远远小于理论上大数据能够采集和处理的数据。因此，解决大数据隐私问题是数据采集技术的重要目标之一。现阶段的医疗机构所用数据更多来源于内部，外部数据没有得到很好的应用，对于外部数据，医疗机构可以考虑借助如百度、阿里、腾讯等第三方数据平台解决数据采集难题。例如百度推出的疾病预测大数据产品，可以对全国不同的区域进行全面的监控，智能化地列出某一地级市和区域的流感、肝炎、肺结核、性病等常见疾病的活跃度、趋势图等，民众可以实时了解到自己所面临的疾病风险，并有针对性地进行预防，从而降低染病的概率。对于医院而言，通过大数据的应用可以更加快速、清楚地预测到疾病发展的趋势，这样在大规模暴发疾病的同时能够提前做好预防措施和医疗资源的储蓄和分配，优化医疗资源。

随着传感器、芯片、通信、移动互联网技术的日益成熟，国民健康意识的不断增强和对健康服务需求的显著提升，可穿戴及便携式设备（简称可穿戴设备）在健康领域表现出强大的应用潜力。聚焦诊疗环节，大多依赖于大型的、固定的专业检测设备，实现患者医疗数据的院内收集，为临床诊断治疗提供决策支持。近年来，在现代通信和信息技术的驱动下，传统医疗照护服务模式得以改革，逐渐实现从以医院为中心向以患者为中心的转变。在关注诊疗的同时，也关注院前的健康促进、慢性病管理和院后的恢复及康复监护，通过将院内医疗服务资源有效投射至院外，使患者能够随时随地得到个性化服务。在这一新型服务模式中，可穿戴设备发挥了重要的端口作用，其连续数据采集能力以及使用方便、易于携带的特点，使随时随地的健康医疗服务成为了可能，突破了时间和空间的限制，并带来了成本的大幅下降。

医疗可穿戴设备通过集成各种不同的传感器（如 MEMS、光学、生物电、压力、温湿度等传感器）、处理器芯片和通信模块（如有线通信、蜂窝无线通信、短距离无线通信等），实现人体数据的采集、分析处理和传输，从而满足健康医疗等相关需求。

（一）健康医疗可穿戴设备的分类

可穿戴设备形态各异，功用丰富，其采集的目标数据不同，因此佩戴方式及出现在人体的部位也不相同，包括隐形眼镜、头带、项链、马甲、衣服、腰带、手环/手表、脚环以及其他便携式的生理生化指标采集设备（采集位置可在手指、额头、口腔等处）。其中，以佩戴在手腕处的手环/手表最为常见，大多数手环/手表主要聚焦健康数据采集，如运动、睡眠、心率和周围环境参数（如紫外线指数）等，也有少数手环/手表通过技术攻关，实现了基于光学传感器的血压水平和血液成分的连续监测。

我们可以从采集模式、采集数据类别、功用形式等三个角度，对健康医疗可穿戴设备进行分类。

（1）采集模式：可穿戴设备的数据采集模式可分为不间断采集、定时采集和需要时采集，这取决于具体的应用场景和用户需求，见表2-1。

表 2-1　健康医疗可穿戴设备的采集模式分类

采集模式	举例
不间断采集	面向健康 / 亚健康人群的运动 / 睡眠监测设备:不间断跟踪用户日常健康行为
定时采集	面向 2 型糖尿病患者的血糖监测设备、高血压患者的血压监测设备以及孕妇的胎心 / 胎动监测设备:按照医嘱制定固定的监测计划,实现定时采集
需要时采集	面向临床医疗诊断的生理、生化指标和影像数据采集设备:在需要时(如身体不适、感冒发烧等)进行个别、离散的数据采集

(2)采集数据类别:可穿戴设备采集的数据类型包括生理参数、生化数据、综合数据等,见表 2-2。

表 2-2　健康医疗可穿戴设备的采集数据类型分类

采集数据类型	举例
生理参数	血压、血氧、心电、心率、脑电、呼吸、运动步数、卡路里等
生化数据	血液 / 泪液 / 尿液、葡萄糖、白血球、红血球、血小板、血红蛋白、尿胆素原水平、pH、便携式 B 超、身体各部位照片等
综合数据	包括生理、生化、影像等在内的多模态数据

(3)功用形式:可穿戴设备按照其功用形式,可分为监测,筛查,诊断、干预,治疗等,见表 2-3。

表 2-3　健康医疗可穿戴设备的功用形式分类

功用形式	举例
监测	血糖、脉搏、血压、血氧等参数的连续监测
筛查	心电采集设备 Holter 采集 1h 的心电数据,通过智能分析软件,实现冠心病导致的心肌缺血的早期筛查
诊断、干预	实现口腔、喉咙、眼睛、心脏、肺部、耳朵和皮肤等身体部位的居家智能检查和温度测量,同时可将影像等数据分享至医生,实现远程诊断干预;美国马萨诸塞综合医院和波士顿大学"仿生胰腺":植入皮下、内含传感器的细针实时监控血糖水平,手机 APP 根据血糖值自动控制两个小型设备"分泌"胰高血糖素或胰岛素,在血糖过低或过高时进行干预调节
治疗	通过窄频红外线,实现过敏性鼻炎(花粉病)的光学治疗

可穿戴设备种类繁多,形态各异,功能丰富,可实现多模态健康医疗数据的采集、处理和传输。除了将可穿戴设备作为数据感知端口外,如果在此基础上加以数据处理和智能分析算法的支撑,并进一步形成真正意义上有效的健康医疗应用和服务,指导生活方式的改善和生活质量的提高,则能更好地激励可穿戴设备用户的持续参与,为其提供更多价值。目前,基于可穿戴设备的健康医疗应用和服务已经贯穿于患者临床照护路径的全方位。在健康促进环节,通过对用户日常的运动、睡眠、饮食和营养摄入行为的持续跟踪,进一步提供信息反馈和行为激励,促进健康生活方式的养成。在慢性病管理环节,通过对血压和血糖等体征参

数的定时监测,提供关于体征变化趋势的洞察见解,实现有效的患者自我管理和家人及护理团队管理。在诊断治疗环节,医疗级可穿戴设备及时采集生理、生化指标和影像数据,并分享至专业人员进行远程诊断。在院外康复环节,通过可穿戴设备将出院 / 术后患者的关键指标实时反馈给医院的医护人员,实现院内医疗服务向院外的拓展延伸。

(二)健康医疗可穿戴设备案例

以下将列举几个典型案例,具体说明如何基于可穿戴设备实现健康医疗应用和服务提供。

1. 睡眠障碍检测及质量评估　近年来,睡眠障碍逐渐成为困扰中国人的健康问题之一。中国医师协会《2015 年中国睡眠指数报告》显示,31.2% 的中国人存在严重睡眠问题,中国潜在的睡眠呼吸暂停综合征患者约 5 000 万人。睡眠呼吸暂停综合征可能导致高血压、冠心病、中风和猝死等问题,严重威胁人们的健康。目前,睡眠障碍筛查和检测主要在医院睡眠监护室进行,然而它存在费用高、周期长、舒适性差、无法代表真正睡眠环境等问题。因此,人们对于居家睡眠监护的需求非常强烈。针对睡眠障碍患者筛查和远程居家监护需求,研发出的端到端的睡眠健康远程监护系统(包括智能节点、智能手机 APP 和移动健康创新平台)及相应的各种智能处理和分析算法,让用户可以在舒适的家庭环境中享受睡眠障碍检测及质量评估等全方位服务,其工作流程如下:

(1)用户佩戴智能节点采集睡眠期间的心电、体温、加速度数据,并通过低功耗蓝牙或者 USB 将数据传输至智能手机。

(2)智能手机麦克风采集用户睡眠期间的鼾声及环境音,通过特定的智能分析算法,在手机上实现鼾声及环境音的识别以及呼吸暂停事件的检测判断,分析结果和来自智能节点的心电、温度、加速度数据一同被上传到移动健康创新平台。

(3)移动健康创新平台的智能分析算法可基于智能节点采集的数据,实现睡眠姿态判定(俯卧、侧卧、平躺)、睡眠结构分析(深睡、浅睡、夜醒)和睡眠质量评估。

(4)睡眠中心的专业医生对智能算法的分析结果加以确认,并给出专业的睡眠指导建议,最终反馈给用户,形成闭环服务。

在本案例中,以智能节点和智能手机采集的心电、温度、加速度和声音数据为基础,通过智能算法的处理分析和专业医生的支持,为用户提供可理解的呼吸暂停检测及睡眠质量评估结果和可执行的行动指南,形成线上、线下相结合的闭环服务,最终指导其提高睡眠质量,摆脱睡眠障碍。

2. 心律不齐筛查及严重程度评估　国家心血管疾病中心统计显示,我国心血管病患者人数高达 2.9 亿,平均每 5 个成年人就有 1 人患有心血管病,平均每 5 例死亡就有 2 例死于心血管病,死亡率居各种疾病之首。面对如此严峻的形式,如何有效预防心血管病、降低心血管病的危害已经成为社会各界关注的重点。事实上,心律失常是心脏功能发生异常的早期症状,如果能够及时检测心律失常,就可以及早发现、预防和治疗心脏疾病。随着可穿戴设备和移动互联网技术的发展,针对移动和家庭场景的远程心脏监护和心律失常筛查成为有效预防心血管病的手段。基于以上背景,研发了端到端的远程心脏监护系统(包括智能心电节点、智能手机 APP 和移动健康创新平台),可为用户提供集心电采集、信号质量分析、心律失常筛查及严重程度评估于一体的远程心脏监护服务,其工作流程如下:

(1)用户佩戴智能心电节点采集心电数据(单导联或者三导联),并通过低耗蓝牙将数据实时传输至智能手机。

（2）智能手机的信号质量检测算法对心电数据进行分析，用户根据信号质量分析结果调整佩戴位置，当心电数据信号质量合格后，智能手机将保存一段时间（如30s）的心电数据，并通过智能算法分析，实现心律失常检测（如心动过缓/过速、早搏、房颤等）和严重程度评估（无碍、中度、严重）。

（3）原始心电数据和算法分析结果通过移动健康创新平台共享至专业服务中心的医生，一旦情况异常，医生将及时通知用户去医院做进一步检查，从而实现疾病的早发现、早治疗。

在本案例中，通过将智能心电节点、智能分析算法和专业医疗资源相结合，为亚健康人群、心脑血管患者和出院患者提供心血管病预防筛查及远程监护服务。一方面，可减少患者做检查的费用，节约时间，使得患者足不出户就可以完成检查；另一方面，可减少医生的重复劳动，通过智能算法分析辅助人工检查，过滤心脏正常的情况，将医生的精力放在少数需要重点关注的心脏异常情况上。

3. 异常计步检测及运动行为分析 针对计步器/运动手环等运动监测类可穿戴设备，在实现步数、距离、卡路里消耗等运动数据量化的基础上，通过智能算法对用户运动行为进行深入分析，提出个性化的运动指导建议，从而改善用户的行为方式和身体健康状况，这是其获得用户持续青睐的关键。另外，竞赛性质健步走比赛的广泛组织，也对运动类可穿戴设备的防作弊机制和计步精准性提出了更高的要求。

基于以上两方面的需求，研发的端到端的智能运动监测系统（包括计步器、智能手机APP和移动健康创新平台）及相应的各种智能处理和分析算法，实现防作弊的精准计步和全面的用户行为分析与指导，其工作流程如下：

（1）计步器采集用户的加速度数据，并通过嵌入式智能算法，实现异常计步（即非步行产生的错误计步，如手摇、手绕、抖腿、单摆等）检测，生成去除异常计步的精准运动步数。同时，计步器智能算法以加速度数据为基础，对活动频率进行统计，动频统计结果和精准的运动步数将通过内置SIM卡上传至移动健康创新平台。

（2）移动健康创新平台的行为分析算法基于动频统计结果，识别用户的运动行为类型，包括静止、乘车、零散活动、步行、锻炼、跑步等，并进一步生成运动指导建议。

（3）精准的运动步数、行为分析结果和运动指导建议最终被推送至用户的智能手机，帮助用户养成健康的生活习惯，改善身体健康状况。

（三）可穿戴设备应用于移动医疗面临的挑战

可穿戴设备推动移动医疗应用可持续发展过程中还面临诸多挑战。下面，从技术、服务、政策和付费等角度，探讨可穿戴设备在推动移动医疗应用可持续发展方面所面临的挑战。

1. 技术角度 从技术角度，健康医疗可穿戴设备主要面临以下三个方面的问题和挑战：

（1）小型化、低功耗、精准化：目前，电池微型化与高容量技术仍有所欠缺，智能操作系统及其应用耗电量大，硬件与软件的协调工作功耗仍存在改进空间。随着纳米材料、SoC和ASIC技术的发展，集成多传感器的SoC芯片、大容量小体积的薄膜微电池、Power Gating超低功耗技术，都将让可穿戴设备在功耗和体积上取得进一步突破。在数据精准化方面，可穿戴设备采集数据的准确性尚未取得专业医疗人员的认可,随着传感器技术准确度的提高以及传统医疗行业的逐步开放,未来越来越多的可穿戴设备的数据将在临床中使用,连续采集的体征数据将会具有一定的诊断价值。

(2)数据传输协议标准化:可穿戴设备作为移动互联网新的端口接入形式,在与其他智能设备交互数据时,涉及数据传输协议的标准化问题。只有兼容统一的数据传输协议(如IEEE11073-104XX 设备规范、Bluetooth Health Device Profile 等)实现更广范围的互联互通,方能推动生态环境的良好构建和可穿戴设备的持续发展。

(3)外观设计、材料工艺:可穿戴设备的外观设计和材料工艺将直接影响设备品质和用户选择。未来可穿戴设备将与人体更好地融合,通过贴片、纺织材料、可消化/服用等多种形态,提供无感知化的用户体验。

2. 服务角度 可穿戴设备作为数据采集和感知的端口,只有进一步提供临床有效的健康医疗应用和服务,才能为用户创造更大的价值,从而获得可持续发展和广泛采纳。可穿戴设备厂商应与应用开发商、服务提供商深度合作,着力打造医疗级应用服务,通过多源数据融合和智能算法分析,结合用户实际需求和临床医疗经验,为其提供可执行的反馈,激励用户持续互动。

3. 政策和付费角度 可穿戴设备一旦应用于临床医疗领域,需要通过国家药品监督管理局(National Medical Products Administration, NMPA)等监管机构的认证,获得临床认可。此外,设备制造商还应与保险公司等付费方共同研发解决方案,通过改善医疗照护流程,降低医疗成本。可穿戴设备未来将不再仅是消费品,而是获得 NMPA 批准,进入医生处方且能被医保或商业保险公司报销的医疗设备。

总体来看,可穿戴设备应用于健康医疗领域,使医疗照护空间得到了拓展,不再受时间和空间的限制,而设备对个人数据的采集也为医护服务的个性化和精准化提供了可能。与此同时,可穿戴设备必须服务于主流临床流程。仅提供单纯的数据采集功能很难激励用户的持续参与,只有服务于主流临床流程,使之成为能有效提供健康医疗服务的一个有机组成部分,通过智能算法的处理分析或者由专业医疗人员进一步提供有益见解,向用户反馈有临床意义的信息和可执行的行动指南,帮助用户改善健康,才是可穿戴设备及移动医疗应用获得可持续发展和广泛采纳的关键。

五、医学文献库的采集

中国知网、万方等各大数据库、知识发现网络平台面向海内外读者提供中国学术文献、外文文献、学位论文、报纸、会议、年鉴、工具书等各类资源统一检索、统一导航、在线阅读和下载服务。各大知识库作为医疗数据采集的工具软件,可进行医疗大数据采集,通过文献检索和查阅方式,采集所需的医疗数据。

六、组学数据的采集

(一)组学原始数据库系统

生命科学的发展已进入组学大数据时代,然而中国至今尚未形成可服务于科学研究的公共数据库存储体系。为了弥补这一空白,中国科学院北京基因组研究所生命与健康大数据中心开发并构建了组学原始数据存储归档系统(Genome Sequence Archive, GSA, http://bigd.big.ac.cn/gsa 或 http://gsa.big.ac.cn）。GSA 的系统建设遵循了国际核酸序列共享联盟（International Nucleotide Sequence Database Collaboration, INSDC）的相关标准,并作为 INSDC 的补充,旨在减轻国际相关数据库数据存贮及数据传输的压力;立足中国,服务全球。

第二代高通量测序技术革新推动了生命科学研究的纵深发展与应用,尤其在人口与健康领域,世界众多国家相继启动了大型研究计划,如美国的精准医学研究计划、英国万人基因组计划、冰岛人群基因组计划、中国精准医学研究计划等。这些研究计划都将产生大量的组学数据,从而导致了生命健康组学大数据的爆炸性增长。与此同时,数据存储、整合与挖掘、转化与应用将成为重要的技术问题与挑战。

国际上,美国、欧洲和日本于 2005 年建立了国际核酸序列共享联盟（International Nucleotide Sequence Database Collaboration, INSDC）,包括美国国立生物技术信息中心（National Center for Biotechnology Information, NCBI）、欧洲生物信息研究所（European Bioinformatics Institute, EBI）和日本 DNA 数据库（DNA Data Bank of Japan, DDBJ）三大数据库系统,形成领域内数据存储和共享使用的标准,接收并存储来自全世界科学家提交的组学数据。然而,中国是一个生物资源大国,也是一个数据产出大国;迫于学术论文的发表及学术期刊的要求,中国的科学家需要将大量的数据跨过海底线缆,提交到国际数据库。但由于中国国际网络出口带宽的瓶颈问题,数据传输效率低下。以中国科学院北京基因组研究所的 150Mbs 出口带宽为例,向 NCBI 数据库递交 1TB 的数据需要花费 2 周以上的时间。当前,中国已经启动国家级的精准医学研究计划以及若干大型的具有地域特色的研究任务。可以预见,未来中国每年将产生数十 PB 的组学数据;这将为目前的数据传输、存储与共享提出新的挑战。

为了解决上述困难和问题,中国科学院北京基因组研究所开发并构建了组学原始数据库系统,专注于组学原始数据收集与整合,并提供免费的数据存储、共享与访问服务。GSA 遵循国际 INSDC 的数据标准及数据库建设标准,可收集来自不同测序平台产出的数据,并存储序列数据及其对应的元数据信息,确保数据的完整性。GSA 立足于中国,极大的方便了中国科学家的数据递交;同时,服务于全球,为全世界的科研领域共享并贡献数据。

（二）数据库内容和使用

1. 数据结构与模型　为了确保与 INSDC 数据库系统的兼容性,GSA 遵循了 INSDC 数据库系统的数据标准和数据结构,并将数据分为四类,即项目信息（BioProject）、样本信息（BioSample）、实验信息（Experiment）和测序信息（Run）;数据结构如图 2-3 所示。

项目信息的数据获取号（Accession Number）以 "PRJCA" 为前缀,其中字母 "C" 表示中国。项目信息提供了一个针对本研究任务的概要性描述,并包括研究目的、涉及的物种、数据类型、数据递交者、基金资助机构、发表的文章等信息。样本信息的数据获取号以 "SAMC" 为前缀,包含一些有关生物样本的描述信息如样本类型、样本属性等。实验信息以 "CRX" 为前缀,为特定样本实验处理方式,包括实验目的、文库构建方式、测序类型等信息。测序信息的数据获取号以 "CRR" 为前缀,内容主要包括测序文件和对应的校验信息。在四类数据中,项目信息和样本信息是独立运行的模块,而实验信息和测序信息形成了测序序列的归档库。基于上述标准和结构,GSA 不仅方便数据递交,而且便于管理数据权限,实现数据共享与交换。

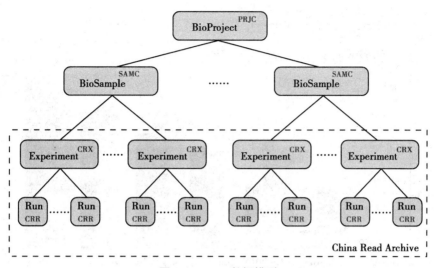

图 2-3　GSA 数据模型

除此之外,GSA 考虑大型项目管理的需求,引入 Umbrella Project 概念,提供大型合作型项目的伞状结构管理。目前,已有两个中国科学院战略先导项目和一个中国科学院重点研究项目正在使用 GSA 系统管理和共享项目数据。

2. 数据归档与统计　　GSA 接收来自全球的数据递交,接收不同测序平台产出的组学数据,并支持通用的数据文件格式如 FASTQ、BAM、VCF。同时,GSA 对接收到的数据进行质量评估,确保数据的完整性和可用性。在数据安全方面,类似于 INSDC 数据库系统,GSA 允许数据递交者设置其数据的访问权限(公开访问或受控限制);公开即意味着数据可被任何人访问或下载使用,受控即其他人的访问在一段时间内将被受到限制。在 GSA 系统后台,可被公开访问和受控访问的数据存储于不同的磁盘空间内,以确保数据的安全性。从 2015 年 8 月份 GSA 系统上线至今,系统中的数据呈现显著增长的趋势,如图 2-4 所示,截止到 2016 年底,GSA 已经接收了来自 39 个研究机构 160 余位科研人员的用户注册信息,并收录 198 个项目,8 674 个样本,9 263 个实验和 10 745 个测序信息,涵盖了超过 80 个物种的信息。

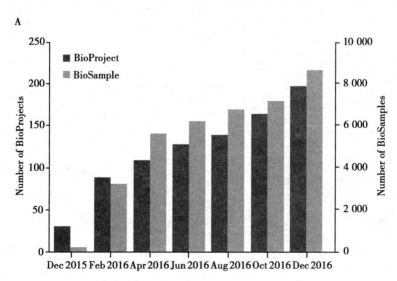

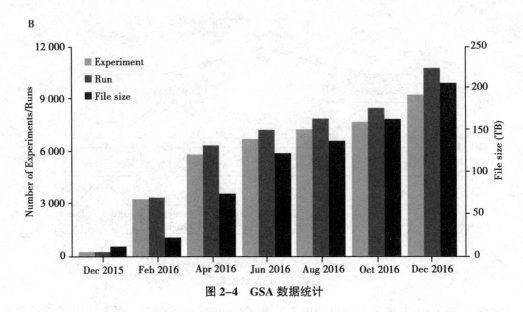

图 2-4　GSA 数据统计

3. 数据递交与信息检索　GSA 系统提供用户注册和登录功能,因此在创建一个数据递交前,首先需要通过 GSA 系统注册用户账户,在用户账号被验证通过并激活后,方可登录系统并创建数据递交页面。通常情况下,在 GSA 中完成一个数据递交需要执行五个操作,分别为注册项目、样本、实验、测序四类元数据信息和提交序列文件,如图 2-5 所示。在元数据信息收集页面,GSA 系统提供友好访问的页面向导帮助用户实现信息录入;而针对测序文

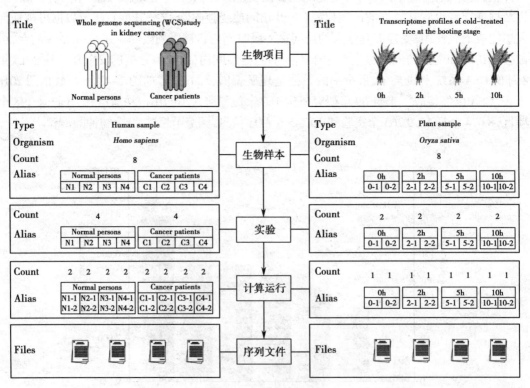

图 2-5　GSA 数据提交

件上传,GSA 提供基于 IPV4 和 IPV6 两条网络链路的 FTP 服务器,确保数据传输的高效性。GSA 系统实现了数据全局检索功能,并对检索的结果进行分类统计;同时,用户可以预览检索出的每一个数据的详细信息。

(三)发展与展望

俗话说"能力有多大,责任就有多大"。当今的中国已是世界第一大经济体,并在全球的经济体中发挥着越来越重要的作用。同样,在科研领域,在当今中国组学测序数据产量显著增加的情况下,我们应该承担起相应的责任,建立国际化的组学数据存储体系,分担国际数据库数据存储压力,服务于全球的生命科学研究机构。

GSA 与国际同类数据库一样,致力于存储生命科学研究产出的组学大数据,并致力于中国组学数据汇交、管理、共享与应用体系的建设,促进中国在生命组学大数据领域的发展,提升中国在国际组学数据共享领域的地位,服务于全世界的生命科学研究与产业创新应用。基于此,中国科学院北京基因组研究所发起"中国基因组数据共享倡议"(http://bigd.big.ac.cn/gdsd),呼吁中国产出的组学数据递交 GSA 进行统一存储、管理与共享。在倡议发出后很短的时间内,得到全国超过 380 个机构的 1 000 余人支持。这代表了中国人的心声,也代表了中国众多科研资助机构的心声。

(四)总结

GSA 是一个公共的、免费的组学原始数据存储库,在建设标准上遵循国际 INSDC 数据库体系的数据标准和数据库结构标准,在内容上收集生命科学研究中产生的组学测序数据及其元数据信息,并且接受来自全世界科研人员的数据递交与获取请求。在组学大数据时代,GSA 不仅作为当前 INSDC 数据库体系的补充以缓解组学大数据远距离传输与储存的压力,而且承担推动国际组学大数据共享的责任。

未来,GSA 将逐步扩展与完善系统功能,提供专业化的组学大数据管理解决方案,如面向国家精准医学研究计划的组学大数据存储与管理,面向宏基因组数据的存储与管理等;另一方面将重点加强 IT 基础设施的建设,并提升数据存储能力和共享效率。

第三节　数据清洗

已经采集来的数据必须进行适当的清洗、去噪以及进一步的集成存储。医学大数据的多样性,决定了经过多种渠道获取的数据种类和数据结构都非常复杂,这就给之后的数据分析和处理带来了极大的困难。由于所采集的数据里并不是所有的信息都是必需的,而是掺杂了很多噪声和干扰项,因此还需要对这些数据进行去噪和清洗,以保证数据的质量和可靠性。常用的方法是在数据处理的过程中采用一些数据过滤器,通过聚类或关联分析的规则方法将无用或错误的离群数据挑出来过滤掉,防止其对最终数据结果产生不利影响,然后将这些整理好的数据进行集成和存储。

造成数据"污染"的原因一般包括滥用缩写词、数据输入错误、不同的惯用语、重复记录、丢失值、拼写变换、不同的计量单位、过时的编码和含有的各种噪声。为了使进入数据仓库系统的数据更准确、一致,消除"脏数据"对建立数据仓库系统造成的不良影响,数据清理是非常有必要的。

数据清理处理内容包括数据格式的标准化、异常数据清除、纠正错误和重复数据的清除。目前数据清理方法有"脏数据"的预处理、排序邻居方法、优先排队算法、多次遍历数据清理方法、增量数据清理、采用邻域知识进行清理、领域无关的数据清理和采用数据库管理系统的集成数据清理等。例如,为了处理大数据集,CURE 采用了随机抽样技术,许多文献也采用这种抽样方式来加快对大型数据集的聚类分析。基于网格的 WaveCluster 算法,在数据的特征空间中利用小波变换的多分辨率特征来识别任意形状和规模的大数据集。

此外,还有针对大数据处理的 Bloom 过滤,它是由巴顿·布隆于 1970 年提出的。它实际上是一个很长的二进制向量和一系列随机映射函数,只需要哈希表 1/8~1/4 的大小就能解决同样的问题。Bloom 过滤的优点是空间效率和查询时间都远远超过一般的算法,缺点是有一定的误识别率(假正例,false positives,即 Bloom 过滤报告某一元素存在于某集合中,但是实际上该元素并不在集合中)和删除困难,但是没有识别错误的情形(即假反例,false negatives,如果某个元素确实在该集合中,那么 Bloom 过滤是不会报告该元素不存在于集合中的,所以不会漏报)。Bloom 过滤主要运用在过滤恶意网址。

一、数据清洗流程

可以将数据清洗的过程分成以下几个过程:数据预处理、确定清洗方法、校验清洗方法、执行清洗工具和数据归档五个阶段。每个阶段还可以再细分为若干任务。

1. 数据预处理 在数据清洗的最初阶段,往往是对数据进行预处理,以检查数据源的记录是否存在各种问题,并获得有关特征。这个阶段包括数据元素化(elementizing)、标准化(standardizing)等。

2. 确定清洗方法 根据数据源的特点,确定相应清洗方法。

3. 校验清洗方法 在正式执行清洗之前,先要验证所用的方法是否合适。往往是从数据源中抽取小样本进行验证,判断其召回率和准确率,如果没有达到要求,还需要对清洗方法进行改进。

4. 执行清洗工具或程序 经过校验的清洗方法,其算法经编程后,得到可执行的清洗程序然后对数据源执行清洗操作。

5. 数据归纳 数据清洗的执行中和执行后往往还需要人工操作,将新旧数据源分别做归纳处理,这样可以更好地进行后续的清洗过程。

数据清洗的原理,就是通过分析"脏数据"的产生原因和存在形式,利用现有的技术手段和方法去清洗"脏数据",将"脏数据"转化为满足数据质量或应用要求的数据,从而提高数据集的数据质量。数据清洗主要利用回溯的思想,从"脏数据"产生的源头上开始分析数据,对数据集流经的每一个过程进行分析,从中提取数据清洗的规则和策略。最后在数据集上应用这些规则和策略发现"脏数据"和清洗"脏数据"。这些清洗规则和策略的强度,决定了清洗后数据的质量。

一般情况下,数据清洗的基本流程如下:

(一)数据分析

数据分析是数据清洗的前提与基础,通过详尽的数据分析来检测数据中的错误或不一致情况,除了手动检查数据或者数据样本之外,还可以使用分析程序来获取关于数据属性的元数据,从而发现数据集中存在的质量问题。

一般情况下,模式中反映的元数据对于判断一个数据源的数据质量是远远不够的。因此,分析具体实例来获得有关数据属性和不寻常模式的元数据就变得很重要。这些元数据可以帮助发现数据质量问题,也有助于发现属性间的依赖关系,根据这些依赖关系实现数据转换的自动化。

分析数据关系主要有两种方法:数据派生和数据挖掘。数据派生主要对单独的某个属性进行实例分析。数据派生可以得到关于属性的很多信息,比如,数据类型、长度、取值区间、离散值和它们的出现频率、不同值的个数,出现空缺值的次数和典型的字符串模式等。通过对数据应用领域的理解以及应用数理统计技术,可以得到属性值的平均值、中间值、最大值、最小值和标准差等统计值。

数据挖掘帮助在大型数据集中发现特定的数据模式。可以通过数据挖掘来发现属性间的一些完整性约束,如:函数依赖或者一些特定应用的商业规则等。它们可以用来填充缺失值,纠正不正确的值和确定多数据源间的重复记录。比如一个有着很高的置信度关联规则可以暗示出凡是违背它的数据都可能含有某些数据质量问题,需要进一步的检查。

(二)定义清洗转换规则与工作流

根据上一步进行数据分析得到的结果来定义清洗转换规则与工作流。根据数据源的个数,数据源中不一致数据和"脏数据"多少的程度,需要执行大量的数据转换和清洗步骤。要尽可能地为模式相关的数据清洗和转换指定一种查询和匹配语言,从而使转换代码的自动生成变成可能。

(三)验证

定义的清洗转换规则和工作流的正确性及效率应该进行验证和评估。可以在数据源的数据样本上进行清洗验证,当不满足清洗要求时要对清洗转换规则、工作流、或系统参数进行调整和改进。真正的数据清洗过程中往往需要多次迭代地进行分析、设计和验证,直到获得满意的清洗转换规则和工作流。它们的质量决定了数据清洗的效率和质量。

(四)清洗数据错误

当直接在源数据上进行清洗时,需要备份源数据,以防需要撤销上一次或几次的清洗操作。清洗时根据"脏数据"存在形式的不同,执行一系列的转换步骤来解决模式层和实例层的数据质量问题。为处理单数据问题并且为其与其他数据源的合并做好准备,一般在各个数据源上应该分别进行几种类型的转换,主要包括:

1. 从自由格式的属性字段中抽取属性值(属性分离)　自由格式的属性一般包含很多信息,而这些信息有时候需要细化成多个属性,从而进一步支持后面重复记录的清洗。

2. 确认和改进　这一步骤处理输入和拼写错误,并尽可能地使其自动化。基于字典查询的拼写检查对于发现拼写错误是很有用的。

3. 标准化　为了使实例匹配和合并变得更方便,应该把属性值转换成一个一致和统一的格式。

(五)干净数据回流

当数据被清洗后,干净的数据应该替换数据源中原来的"脏数据"。这样可以提高原系统的数据质量,还可避免将来再次抽取数据后进行重复的清洗工作。

二、数据清洗框架

（一）与领域无关的数据清洗框架

与领域无关的数据清洗框架由三个工作流构成：

1. **数据分析流**　分析所要清洗的数据源，定义出数据清洗的规则，并选择合适的清洗算法，使其能更好地适应所要清洗的数据源。

2. **数据清洗工作流**　把数据源中需要清洗的数据通过接口调入到中间数据库中来。调用算法库中的相应算法对数据源进行预处理，如数据标准化，并根据预定义的规则，把数据记录中的相应字段转化成同一格式。然后，分步执行数据清洗，其清洗过程一般为：首先清洗错误数据，然后清洗不完整数据，最后清洗相似重复记录。

3. **清理结果检验工作流**　数据清洗运行结束后，在系统窗口中显示出数据清洗结果，根据清洗结果和警告信息，手工清洗不符合系统预定义规则的数据、处理未清洗的数据，从而完成系统的数据清洗。此外，通过查看数据清洗日志，可以检验数据清洗的正确性，对清洗错误进行修正。

元数据是指"关于数据的数据"，指在数据清洗过程中所产生的有关数据源定义、目标定义、转换规则等相关的关键数据。元数据在数据清洗的过程中包括以下几个组件：

1. **基本组件**　该功能主要是对元数据的特征进行描述，它包括：可以提供元数据的数据库名、数据库编号、这些数据库的表及表的编号、表中的属性及属性编号等。

2. **清洗规则组件**　数据质量规则定义了元数据中的质量问题和数据清洗规则。它包括错误数据表、含有错误类型编号、错误表现形式、可能的修改规则编号等。转化公式表含有数据格式之间的转换公式。同时，这个组件还包括一张数据清洗规则表，含有可能清洗规则的定义等。

3. **数据加载组件**　数据加载组件是用于确定异构的源数据什么时候将什么数据加载到目的数据库中。它包括输出模型表，反映了清洗后的数据到目的数据库之间的映射等。

（二）基于领域知识的数据清洗框架

基于知识的数据清洗框架，在领域知识的指导下从样本数据中抽取、验证知识，然后通过专家系统引擎对整体数据进行清洗，对于系统不能处理的数据，通过用户参与进一步处理。同时，系统可以通过机器学习的方法不断修改和优化规则库，以后碰到类似情况时，它就知道怎样做出相应的处理了。这个过程包括四个阶段：

1. **规则生成阶段**　在这个阶段，首先要生成一个样本数据集，样本数据集是从整个数据库中抽取出的一小部分样本数据，在此基础上通过专家的参与产生规则库。在得到初步的规则之后，把它们应用到样本数据集上，通过观察结果，可以进一步修改已有规则，或者添加新的领域知识，如此反复，直到对所得结果满意为止。在这个过程中，可以用机器学习或者统计学技术来帮助建立规则，降低所需的人工分析工作量。

2. **预处理阶段**　在这一阶段，根据生成的预处理规则纠正我们能检测到的所有异常。基本的预处理包括：数据类型检测、数据格式标准化、解决数据中不一致的缩写。

可以用查找表完成这样的转换，转换通常与领域知识有很密切的联系。这一阶段将输出一个满足一定条件的记录集合，而它将作为下一步处理的输入。这个阶段所做的预处理是可扩展的，针对不同的数据清洗种类会有不同的内容。

3. **处理阶段**　满足一定条件的预处理后的数据接着流入带有一个规则库的专家系统引擎,典型的规则包括:

（1）"脏数据"检测规则:这些规则指确认"脏数据"的条件。

（2）重复数据检测／合并规则:这些规则指定如何检测／合并重复数据,一个简单的合并规则是在一组重复的记录里面,保留最近使用记录而把其余的记录删除掉。

相似重复记录可以采用自动匹配检测。在程序自动匹配发现相似重复记录时,自动产生规则,填写规则中的部分项。例如在进行相似重复记录的合并时,对于可以自动处理的,规则中可以预先定义处理策略,如两条记录之间没有信息互补关系,表示的信息内容完全一样,这样直接删除其中一条即可,否则,应该交由用户手工处理。

（3）错误数据更正规则:这些规则指定在特定的情况下改正"脏数据"的方法。

当预处理过的数据流入专家系统引擎后,便激发这些规则。规则库是可扩展的,针对不同的业务需求将会包含不同的规则。

规则库中含有系统日志,用来跟踪记录处理阶段所有的操作及其原因,通过检查日志进行一致性和准确性检查,一旦发现错误,还可以撤销错误的数据清洗,还可应用它来检查规则库的有效性,如果一个规则经常错误地归类重复记录,或者错误地修改值,那么就应该删除或修改此规则。

4. **数据加载阶段**　通过数据加载规则,把清洗后的数据加载到目的数据库中。在整个数据清洗的体系框架中,无论是元数据库中定义的规则还是规则库中的规则,规则的定义与执行是数据清洗的主线。在清洗框架中,对于清洗规则的执行,既可采用批量执行,也可采用即时执行。批量执行对整体来说执行速度较快,但是即时执行交互性更好,清洗质量一般也较高。

三、数据清洗相关技术

（一）不完整数据

在异构数据集成过程中,由于数据源模式的不同以及数据抽取方式的不同或人为的原因等,造成所得到的数据通常并不完整。数据不完整是产生数据质量问题的一个重要因素,在这里引入一个不完整数据的概念。为了清理不完整数据,一般采取两个步骤来完成,首先检测不完整的数据,其次处理不完整数据的处理。对不完整数据的处理又可分成以下三步:

1. **判断数据的可用性**　如果一条记录中字段值缺失得太多,或者是关键的字段值缺失,就没有必要去处理该记录。因此,对于检测出的不完整数据,要根据每一条记录的不完整程度以及其他因素,判断数据的可用性,以决定这些记录是保留还是删除。

2. **忽略缺失字段的值**　对于不重要的字段值缺失的处理方法,一般是采取删除属性或记录的方法。

3. **填充缺失字段的值**　填充缺失字段的值是指对那些要保留的记录,要采取一定的方法来处理该记录中缺失的字段值,然后删除不可用的记录。在多数情况下,数据源之间的字段值并不是相互独立的。所以,通过字段值之间的关系可以推断出缺失的字段值,然后填充所缺失的字段值。

使用忽略缺失字段值的清洗方法,比较简单,但也有可能将潜在的有价值的信息一并删除,这比含有不完整数据的情况还要严重。因此,一般建议是把那些不完整的数据填充,而不是删除掉。缺失值填充算法也是数据清洗研究的热点之一。缺失值的填充，即把缺失值用最接近它的值来替代，从而提高可用数据的质量。

对于不完整数据，一般采取以下几种处理方法：①常量值替代法：常量替代法就是对所有缺失的字段值用同一个常量来填充，采用的常量可以为数据集的最大值或者最小值，由于所有的缺失值都被当成同一个值，容易导致错误的结果。②统计学方法：这类方法主要通过对数据的分析，得出数据集的统计信息，然后利用这些信息填充缺失值。其中最简单也最常用的方法是平均值填充方法和最大概率填充方法。均值填充法是最常用的缺失值填充法，它把完整数据的算术平均值作为缺失数据的值。它根据的是正态分布的原理，在正态分布下，样本均值是估算出的最佳的可能取值。应用均值填充法将会影响缺失数据与其他数据之间的相关性。最大概率法则是选择数据集中出现次数最多的值来填充缺失值。③估算值方法：估算值替代法是比较复杂，但也是比较科学的一种方法。采用这种方法来填充缺失字段值的过程为：首先采用相关算法，如判定树归纳等算法预测该字段缺失值的可能值，然后用预测值填充缺失值。④分类方法：分类的概念是在已有数据的基础上构造出一个分类函数或模型，即通常所说的分类器（classifier）。该函数或模型能够把数据库中的数据记录映射到给定类别中的某一个类别。数据分类技术，如决策树、贝叶斯网络、神经网络、粗糙集等也都可用来处理缺失值。

（二）异常数据处理

异常数据的产生可能有多种原因：数据源本身难以得到精确的数据，收集数据的设备可能出现故障，在数据输入时可能出现错误，数据传输过程中可能出现错误，存储介质有可能出现损坏等。数据错误是最重要的数据质量问题。简单地说，数据错误是指数据源中记录字段的值和实际的值不相等。

在数据清洗中，异常数据的处理是数据清洗的一个重要环节。在对含有异常的数据进行清洗的过程中，现有的方法通常是找到这些含有异常数据的记录并删除掉，其缺点是事实上通常只有一个属性上的数据需要删除或修正，将整条记录删除将丢失大量有用的干净的信息。对于异常数据的数据清洗，许多文献提出了噪声数据的概念，可简单地将其定义为：噪声数据是指包含错误的数据或存在偏离期望的孤立点值。

噪声数据的处理可分为三个步骤：①识别噪声数据并判断是否可以判定引起噪声的属性。②对于能判定引起噪声属性的记录，用干净数据（包括清洗过的噪声数据）包含的信息对其进行矫正；对于不能判定引起噪声的属性记录，根据"噪声记录去除非噪声属性后的仍然是噪声记录"这个基本原则，判定其引起噪声的属性，并进行矫正。③在矫正过程中生成噪声在属性上的分布统计。

噪声数据处理的方法有：①分箱（binning）：利用属性值的相邻性进行数据的平滑化。将这组属性值按照大小次序排成一个线性队列，再按照一定的步长将其分成若干个小组，最后对每个小组局部进行数据的平滑。②聚类（clustering）：将一组数据按照某种相似性划分为若干组，如数据值的大小、数据语义的分类等，而那些遗留在分组之外的零散数据将被作为一种噪声数据而剔除。③人机结合检查：可以通过人工检查和计算机结合的办法来识别孤立点。④回归（regression）：定义一个回归函数来平滑数据。线性回归涉及找出适合两个变量"最佳"直线，使得一个变量能够预测另一个，多元线性回归是线性回归的扩展，它涉及多个变量，数据要适合一个多维面。

数据清洗的一个关键技术是异常记录检测,异常记录检测常用的算法分统计学算法和聚类算法两类。聚类算法比较经典的又有层次聚类算法和分区聚类算法。

(三)重复记录处理

产生重复记录的原因有很多,包括数据录入不正确、数据本身不完整、数据演变、数据缩写及拼写错误等。这些因素使得数据源中存在大量不一致的、重复的数据。因此,准确高效地识别数据源中的重复数据,消除矛盾的数据,被认为是数据清洗最主要问题之一。

在数据集成过程中,由于不同数据库之间对数据表示的差异,或者因为人为的差异,导致集成后的数据库中同一实体对应多条记录,这些重复的记录可能导致建立错误的数据挖掘模型,给后期数据的分析产生很大的影响。因此,判断两条记录是否相似重复在数据集成、数据挖掘中尤为重要。

所谓相似重复记录是指客观上表示现实世界中的同一实体,但由于表述方式不同或因其他原因而使数据库不能识别其为重复的记录。在关系数据库中,如果两条记录在所有属性上的值都完全相同,就可认为是重复的。

相似重复记录判断是一个复杂的问题。在关系数据库中判断两条记录是否重复,这需要通过记录的比较决定记录间的相似程度,即通过记录各字段值语法上的比较结果,决定两条记录语义上的等价性,这也称为记录的匹配问题。现实中的数据又是比较复杂的,两条记录是否为同一实体,有时还要根据实际情况来判断。

要想清理数据源中的相似重复记录,必须要先通过某种方法检测出相似重复记录,然后采取一定的策略清除这些重复记录,目前比较常用的重复记录清洗是先将数据库中的记录排序,然后,通过比较临近记录是否匹配来检测相似重复记录。

重复记录清洗的基本过程一般包括以下几个阶段:

1. 记录排序

(1)预处理:制定初步的记录匹配策略,建立算法库和规则库。

(2)初步聚类:主要是对数据库中的记录进行初步排序。

2. 相似记录检测

(1)字段匹配:选择用于记录匹配的属性,调用算法库中字段匹配算法,计算出字段的相似度。

(2)记录匹配:根据属性在决定两条记录相似性中重要程度的不同,为每个属性分配不同的权重,调用算法库中记录匹配算法,根据上一步中字段相似度的结果计算出记录相似度,判断是否是相似重复记录。

(3)重复记录检测:在数据库中应用重复记录检测算法对整个数据集中的重复记录进行检测。为了能检测到更多的重复记录,一次排序不够,要采用多轮排序,多轮比较,每次排序采用不同的键,然后把检测到的所有重复记录聚类到一起,从而完成重复记录的检测。

3. 相似记录合并/清除 根据已定义的规则库中的合并/删除规则,对同一重复记录聚类中的重复记录进行合并或者删除,只保留其中正确的那条记录。重复记录清洗的完整性和准确性是很重要的。例如在银行管理系统中,如果没有对相同客户记录进行匹配,银行会把一个客户当作两个甚至更多客户对待,客户数量就被夸大了,根据美国 Meta 集团的研究,银行客户资料约有 5%~12% 是重复的。另一方面,如果把本不应该合并的记录合并了,这时对客户的看法也是错误的。这些不完整、不准确和不可靠的重复记录都会导致不准确的分析结果和决策,导致银行费用增加和利润减少:如对客户信用等级有着错误的认可,就可能导致投资风险;对某个客户价值没有充分认识,就可能导致失去顾客,错误记录可能导致营销资源的浪费。

重复记录检测的常用算法:

数据清洗的另一个关键技术是重复记录检测,最可靠的重复记录检测方法是比较数据仓库中每对记录,但该算法时间复杂度太大,需要 $n(n-1)/2$ 次比较。其中 n 是数据仓库中记录的总数。排序合并算法是检测数据库中重复记录的标准算法,它的基本思想是:先对数据集进行排序,然后比较相邻记录是否相似,这一算法也为在整个数据库级上检测重复记录提供了思路,目前已有的检测重复记录的算法也大多以此思想为基础。主要的检测重复记录的算法有:基本近邻排序算法 SNM、多越近邻排序算法 MPN 和优先权队列算法等,这里不赘述。

(四)数据清洗工具

从特定的清洗工具、ETL 工具及其他工具三个角度来对数据清洗工具进行介绍。

1. 特定功能的清洗工具 特定的清洗工具主要处理特殊的领域问题,基本上是姓名和地址数据的清洗,或者消除重复。转换是由预先定义的规则库或者和用户交互来完成的。在特殊领域的清洗中,姓名和地址在很多数据库中都有记录而且有很大的基数。特定的清洗工具提供抽取和转换姓名及地址信息到标准元素的功能,并基于清洗过的数据来确认街道名称、城市和邮政编码。特殊领域的清洗工具有 IDCENTRIC、PURE INTEGRATE、QUICKADDRESS、REUNION、TRILLIUM 等。消除重复的工具根据匹配的要求探测和去除数据集中相似重复记录。有些工具还允许用户指定匹配的规则。目前已有的用于消除重复记录的清洗工具有 DATACLEANSER、MERGE/PURGE LIBRARY、MATCH IT、ASTERMERGE 等。

2. ETL 工具 现有大量的工具支持数据仓库的 ETL 处理,如 COPYMANAGER、DATASTAGE、EXTRACT、WERMART 等。它们使用记录在 DBMS 上的知识库以统一的方式来管理所有关于数据源、目标模式、映射、脚本程序等的数据。模式和数据通过本地文件和 DBMS 网关、ODBC 等标准接口从操作型数据源收取数据。这些工具提供规则语言和预定义的转换函数库来指定映射步骤。ETL 工具很少内置数据清洗的功能,但是允许用户通过 API 指定清洗功能。通常这些工具没有用数据分析来支持自动探测错误数据和数据不一致。然而,用户可以通过维护源数据和运用集合函数(sum、count、min、max 等)决定内容的特征等办法来完成这些工作。这些工具提供的转换工具库包含了许多数据转换和清洗所需的函数,例如数据类转变、字符串函数、数学/科学和统计的函数等。规则语言包含 if-then 和 case 结构来处理例外情况,例如,错误拼写、缩写,丢失或者含糊的值和超出范围的值。而在我国,对数据清洗的研究甚少,还没有一个成型的完善的 ETL 工具应用于数据仓库的系统中。

3. 其他工具 其他与数据清洗相关的工具包括基于引擎的工具(COPYMANAGER、DECIS IONBASE、POWERMART、DATASTAGE、WAREHOUSEADM IN ISTRATOR)、数据分析工具(MIGRATIONARCHITECT、WIZRULE、DATAM ININGSUITE)和业务流程再设计工具(INTEGRITY)、数据轮廓分析工具(如 Migration Architect、Cevoke Software 等)、数据挖掘工具(如 WIZRULE 等)。

思 考 题

1. 何谓数据采集?
2. 数据清洗过程包括哪些阶段?
3. 简述数据清洗的基本流程。
4. 简述数据清洗的原理。
5. 元数据在数据清洗的过程中包括哪几个组件?
6. 简述不完整数据的处理的过程。
7. 简述重复记录清洗的基本过程。
8. 噪声数据处理的方法有哪些?
9. 简述噪声数据处理的步骤。
10. 简述 Hadoop 的 Chukwa 的主要部件。
11. 简述网络数据采集和处理的基本步骤。

第三章

医学大数据集成

本章主要介绍大数据价值提炼的一个关键步骤数据集成。首先介绍数据集成的基本概念、集成模式,数据仓库技术 ETL,然后介绍数据集成的通用关键技术实体识别,接下来介绍医疗信息系统集成技术——患者主索引(enterprise master patient index, EMPI),最后简单介绍数据集成的实现方案。

第一节　数据集成概述

近几十年来,科学技术的迅猛发展和信息化的推进,使得人类社会所积累的数据量已经超过了过去 5 000 年的总和,数据的采集、存储、处理和传播的数量也与日俱增。企业实现数据共享,可以使更多的人更充分地使用已有数据资源,减少资料收集、数据采集等重复劳动和相应费用。但是,在实施数据共享的过程当中,由于不同用户提供的数据可能来自不同的途径,其数据内容、数据格式和数据质量千差万别,有时甚至会遇到数据格式不能转换或数据转换格式后丢失信息等棘手问题,严重阻碍了数据在各部门和各软件系统中的流动与共享。因此,如何对数据进行有效的集成管理已成为增强企业商业竞争力的必然选择。

数据集成(data integration, DI),主要是指把来源不同、格式不一、特点性质各异的数据在逻辑上或者物理上有机地集中在一个统一的数据集合里,为企业和部门提供更加全面的数据共享,是对各种异构数据提供统一的表示、存储和管理,这些功能在异构数据集成系统中实现。数据集成屏蔽了各种异构数据间的差异,通过异构数据集成系统进行统一操作。因此集成后的异构数据对用户来说是统一的和无差异的。

数据集成的核心任务是要将相互关联的分布式异构数据源集成到一起,使用户能够以透明的方式访问这些数据源。集成是指维护数据源整体上的数据一致性、提高信息共享利用的效率;透明的方式是指用户无须关心如何实现对异构数据源数据的访问,只关心以何种方式访问何种数据。实现数据集成的系统称作数据集成系统,如图 3-1 所示,它为用户提供统一的数据

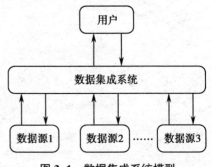

图 3-1　数据集成系统模型

源访问接口,执行用户对数据源的访问请求。

数据集成是其他形式(API、方法等)集成的基础,因为企业应用系统的基础是数据,企业应用集成(enterprise application integration,EAI)通常是以数据作为集成的起点。一般情况下,数据集成是必须要实现的。相对其他应用集成的形式而言,数据集成是一种简单、基础的集成方式。主要任务是将数据在存储之间进行转移,在应用程序之间进行业务信息的共享。目前存在大量的工具和技术允许从数据库到数据库之间的数据集成与转换。相对于应用程序中的逻辑或数据库结构,对数据库的访问和数据转换相对来说比较容易。

在 EAI 环境下的数据访问运行于应用程序逻辑和用户接口之下,可以通过一个接口从数据库中提取或加载数据。在过去的十几年中,数据库通常与应用程序和接口是分离的,这样就使得数据集成的难度降低。然而,许多数据库与应用程序的逻辑是紧密耦合的,这样就不能在无视应用程序逻辑的情况下直接处理数据库中的数据。企业和部门数据集成领域已有不少成熟的模式,比如联邦数据库方式、中间件模式或数据仓库方法等。这些技术在解决数据共享和为企业提供决策支持上有着各自的特色。

一、联邦数据库系统

模式集成是最早使用的数据集成方法,是其他数据集成方法的基础。联邦数据库是一种比较早期的模式集成的方法,由许多半自治数据库系统组合而成。联邦数据库系统结构如图 3-2 所示。在这个系统中,各数据源互相分享自己的数据并提供访问接口。与此同时,联邦数据库系统既可以是集中数据库系统,又可以是分布式数据库系统,或者还可以是其他的联邦式系统。这种模式之下,按照集成度又分成了紧耦合和松耦合两种方法。两种方法各有优缺点,紧耦合采用统一的全局模式,提供了统一的访问模式,一般是静态的,具有集成度比较高的优点,但是增加数据源较为困难。而松耦合则采用联邦模式,不提供统一的接口,具有动态性能好的优点,但是集成度不如紧耦合。

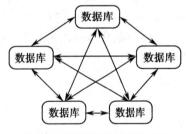

图 3-2 联邦数据库系统结构

二、中间件模式

中间件集成方法是现在较为通用的一种使用全局模式的集成方法。相比于联邦数据库,中间件系统用统一的模型访问异构的数据库,能集成数据源中的半结构化或非结构化的数据,如 Web 信息等。中间件位于应用软件与系统平台中间的位置,面向应用软件,它为应用访问集成数据提供了统一的数据模式以及数据访问通用接口。面向数据源,它帮助协调了各个数据源系统。各个数据源的应用依然完成各自的任务,而中间件系统主要任务是给异构数据源提供一个集中的、高层次的检索服务。

如图 3-3 所示,中间件可以让用户把集成数据源看成一个整体,这是中间件模式与联邦数据库模式相比的一个优点。中间件提供了一个统一的数据逻辑视图来隐藏底层的数据细节,使得更加重视全局查询的优化,查询性能较好。缺点则是一般是只读的。

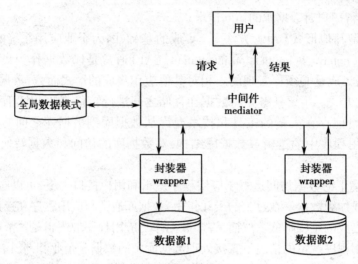

图 3-3 基于中间件的数据集成模型

三、数据仓库模式

所谓数据仓库,就是一个数据的存储中心,各个数据源的数据被抽取进数据仓库的方法,也就是一种数据复制法,复制到一处,便于为用户提供用于决策支持的数据。同时它是集成的、和时间相关的以及不能修改的。并且数据仓库在企业的决策中是面向主题的,其中的数据被归类成广义的和功能上独立的主题。这大大改善了应用间的数据共享以及互通的问题,但当集成的系统数量非常庞大时,实际开发时候会很艰难。

而数据仓库技术则是从另外一个层面上来表达数据相互之间的共享,它主要是一个面向主题,为企业提供决策和管理上支持的,以及提供数据挖掘的这样一个系统。数据仓库集成模型如图 3-4 所示。

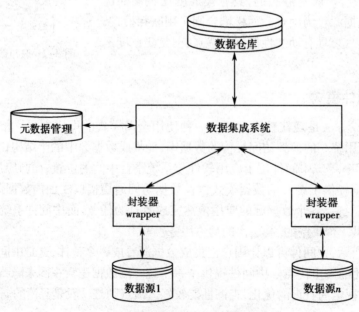

图 3-4 基于数据仓库的数据集成模型

下面谈谈元数据在数据仓库中的应用：

1. **元数据的作用** 元数据通常被定义为："关于数据的数据"。它是描述数据仓库内数据的结构和建立方法的数据。元数据可以按系统用户的角度主要分为两类：技术元数据（technical metadata）和业务元数据（business metadata）。

（1）技术元数据：它是关于数据仓库系统技术细节的数据。例如，源系统的数据模型，数据抽取规则和计划，数据转换规则和版本控制，数据仓库数据模型，数据汇总规则等。它主要为负责开发，维护和管理数据仓库的 IT 人员服务。

（2）业务元数据：它从业务的角度来描述数据仓库中的数据。例如，预定义的查询和报表，企业的概念模型，数据转换的商业规则等。它为最终用户服务，使最终用户能够理解系统的各项操作，以便更好地应用数据仓库为其服务。

元数据贯穿数据仓库的创建、维护、管理和使用的全过程，是联系数据仓库中各部分的纽带。元数据对于整个数据仓库系统的作用主要表现在以下几个方面：①元数据是进行数据集成所必需的：数据仓库最大的特点就是它的集成性，不同数据源中的数据通过采集，整理等流程，按照一定的模式存放在数据仓库中这些数据源与数据仓库中数据的对应关系和转换规则等都存储在元数据存储库中，方便用户的访问。②元数据是保证数据质量的关键：由于底层的技术实现对用户来说是不"透明"的，数据仓库的使用者常常会对数据产生怀疑。借助元数据管理系统，他们能够方便地了解数据的来龙去脉，以及数据抽取和转换规则等信息。这样，他们自然会对数据具有信心，同时，也比较容易发现数据所存在的质量问题。③元数据定义的语义层能够帮助最终用户理解数据仓库中的数据：元数据可以实现业务模型与数据模型之间的映射，因而可以将数据以用户需要的方式"翻译"出来，从而达到帮助最终用户理解和使用数据的目的。④元数据提高了系统的灵活性：元数据记录了整个系统中数据的来龙去脉，使得技术人员在数据仓库系统开发、维护和升级工作中，便于实现新的设计与规划。成功的元数据管理系统，可以把整个业务的工作流、数据流和信息流有效地管理起来，从而提高系统的灵活性和可扩展性。⑤元数据是进行影响分析所必需的：通常情况下，在对数据仓库系统执行实际的变化操作前，管理员需要对潜在变化的影响进行评估。例如，源模式的变化可能影响转换规则，而且也可能对数据仓库或者数据集市的结构造成影响。明显地，只有获取元数据存储库的信息，才可以自动检测到哪些源变化可能对数据仓库造成影响。

2. **元数据规范** 良好的元数据规范是成功构建数据仓库的重要前提，其应包括以下几部分的内容：①元数据包括数据仓库数据库中数据的描述和 ETL、数据挖掘及 OLAP 的过程描述。元数据居于整个系统的核心，统一管理数据仓库数据库创建、展示和数据仓库应用的各个环节的数据和过程，使数据仓库数据库体系结构各个环节有机地结合在一起。②保持元数据的有效性和一致性：主要包括元数据的所有权和操作权；元数据的共享；元数据的变化历史；元数据的存储；各应用如何访问元数据等。③元数据库管理要提供统一的用户接口，以便元数据的共享和交换。④建立一个元数据访问和整个元数据生命周期管理的系统，它是元数据访问和集聚的平台。数据仓库所有的元数据都存放在元数据库中，实现元数据的集成。⑤建立一种元数据交换协议，不同子系统中的元数据都通过这种协议来交换数据，从而提供不同子系统元数据集成的良好机制，便于系统在分布式和异构系统集成方面应用的扩展。

第二节 ETL 技 术

ETL 是由英文单词 extract、transform 和 load 的缩写组合而成的,分别指的是数据抽取、数据转换以及数据加载。

一、ETL 的体系架构

如图 3-5 所示,ETL 体系结构通常包含以下 6 个组件:

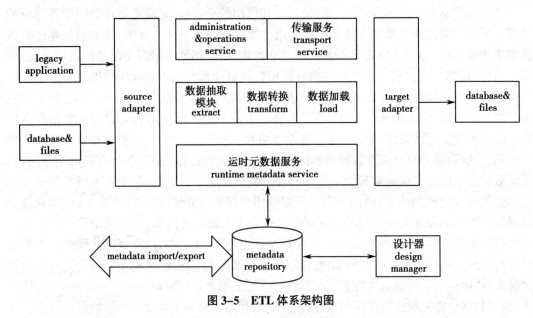

图 3-5 ETL 体系架构图

1. 设计器(design manager) 设计器是一个图形化数据集成流程自定义工具,能使用户方便快捷地定义从源到目标的映射关系、转换、处理流程。

2. 元数据管理器(metadata management) 提供一个元数据资源库,用来存储设计好的 ETL 流程定义数据及其他相关定义数据。ETL 运行过程中各组件都将从中访问元数据。

3. 数据抽取模块(extract) 通过内置结构访问各种数据源,从元数据资源库中抽取相关元数据,并按照定义好的规则抽取数据。

4. 数据转换(transform) 按照定义规则将抽取出的数据转换为目标数据格式,并且将之加载到指定存储位置。

5. 数据加载(load) 数据经过抽取和转换,然后通过加载将数据更新到目标数据仓库,这里可以实现批量加载或者 SQL。

6. 传输服务(transport services) 通过网络以及文件协议传输数据源与目标系统之间的数据,并且通过内存实现数据在 ETL 各组件中的交换。

二、数据抽取

数据仓库必须在不同的系统中抽取数据,ETL 作为构建数据仓库的重要一环,主要任务是从分布异构的数据源中将数据抽取出来,交由后面的转换步骤处理并最终到加载到数据仓库里,为联机分析处理和数据挖掘提供支持。在 ETL 的三个环节中,数据抽取是直接接触分散的、异构的各种数据源的,其中主要有两种抽取方式:

1. 全量抽取　全量抽取就是将数据源中的数据全部抽取出来加载到数据仓库中,一般应用在集成端进行数据的初始化时。相当于数据迁移或者数据复制,就是将数据源中表的数据原封不动地进行抽取,并且将之转化为自己的 ETL 能够识别出的格式,流程相对来说比较简单。

2. 增量抽取　增量抽取属于后续的抽取操作,它是在全量抽取完成之后,接着抽取上次抽取后表里新增的以及修改过的数据,它的应用比起全量抽取更加广泛。在 ETL 中,增量抽取的关键难点是怎样抽取变化的数据。抽取方法一般在数据准确性和对系统的性能影响上有一定的要求,不仅要能按照一定的频率把系统中的变化数据精确捕获,还不能影响系统,给系统造成太多压力。当前增量数据抽取方法通常为以下几种:

(1)触发器:触发器方法通常要在目标表上建立三个触发器,分别针对数据插入、数据修改和数据删除。除此之外,还需要建立一张临时表,当目标表中的数据产生变化时,触发器就把变化的数据写进临时表中。临时表中的数据被抽取后被标记或者删除。

(2)时间戳:时间戳方式需要先在源表上添加一个时间戳字段,用来记录数据变更时间。它是一种建立在快照比较上的捕获方法,也就是当数据进行抽取的时候,它通过用时间戳字段的值和系统时间来比较决定抽取哪部分数据。有的数据库支持时间戳字段自动更新,表的数据发生改变,时间戳字段的值就会自动改变。对于不支持自动更新的数据库,就需要在系统更新数据时,手动更新时间戳字段值。

(3)全表删除插入:全表删除插入方式每次加载数据之前将表中数据先全部删除,然后全量抽取数据源中数据。这种方式适合用在数据量小的情况下。

(4)全表比对:全表比对的方式是利用 ETL 工具提前建立一个临时表,临时表与数据源表结构类似,主要记录源表主键和据所有数据计算出来的 MD5 校验码,每当进行数据抽取时,首先比较临时表与数据源源表 MD5 的验证码,如果不同,就进行更新操作,若是目标表没有这个主键值,则进行插入操作。

(5)日记表:日记表方式是在数据库中创建业务日志表,每当收到监控的业务数据变化时,相应的业务系统程序就要更新和维护日志表中的内容。增量抽取时,哪些数据要加载以及怎样加载,都是通过日志表里的数据来决定,这主要是建立业务系统的生产数据库运用的方式。日志表平常需要通过业务系统用代码来完成维护。

三、数据转换

数据仓库中的数据往往来自多个不同业务系统的数据库,这些异构数据源之间通常存在着数据不一致问题,这将严重影响数据仓库中数据的质量。数据转换就是处理这些不一致数据的过程。

数据转换主要做以下工作：

1. 不一致数据转换　不一致数据转换是一个整合的过程，不同业务系统里，数据的类型各异，不一致数据转换所做的就是将里面不同类型的数据转换成统一的格式。

2. 数据粒度的转换　业务系统中存储的数据一般都是非常明细的数据，而数据仓库中数据一般是供分析查询的，并不需要非常明细的数据。一般情况下，转换过程会将数据源中的数据按照数据仓库粒度进行聚合。

3. 业务规则的计算　ETL将各企业中不同的数据指标按照不同的业务规则计算好后存储到数据仓库中，以供分析使用。

四、数据加载

数据加载也叫数据装载。这是ETL过程的最后一步。它主要负责把数据加载到数据存储中心，准备好数据，供应用查询。

加载数据主要有两个方法：①利用现有的应用程序代码插入数据。②直接通过代码插入。

相比第二种方法插入，第一种方法一般是较好的选择，因为现有应用代码积累了一些关于数据怎样储存在目标数据结构中的知识。

为了方便查询，加载这一步还需要组织维度框架，也就是把数据物理地组织成简单、对称的框架模型，现在维度框架运用在很多查询工具上，这样的框架提高了效率，降低了查询的时间，让开发过程大大简化。

第三节　实 体 识 别

对于大数据的处理，一般遵循这样的流程：数据预处理、数据集成、数据挖掘与分析。其中，数据集成和数据分析是整个流程的关键，而数据集成更为数据分析提供数据基础。只有将多个数据源的数据准确地集成在一起，才能有效地挖掘大数据中潜在的价值。因此，数据集成相关的理论和具体技术是由大数据向价值进行转化的关键。其中实体识别更是数据集成关键技术。

一、实体识别的含义

现实世界中存在着许多实体，同时数字世界中也对应存在着代表该实体的记录、标识等。这些记录和标识可能采用许多不同的形式，但是它们都指向现实世界中的同一个实体。如图3-6所示为一个现实世界的实体和数字世界的标识的例子。在现实世界中，人是真实存在的，但是在数字世界中，同一个人有多种多样的表示方式，这些表示方式可能包括这个人的身份信息、收入信息、住房信息等。我们有时需要知道哪些表示方式描述的是同一个人，进而从所有的表示方式中完整的刻画这个人，得到这个人所有的相关信息。因此，实体识别是从同一数据源或者从不同数据源中找出所有代表同一实体的记录或者标识的过程。

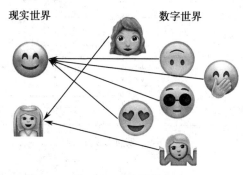

现实世界　　　　　　数字世界

图 3-6　实体和标识

实体识别是一个出现在许多信息集成场景中的问题,对于同一个现实世界中的实体,单个或者多个数据源中可能存在着对应该实体的多条记录。这里存在的一个问题是没有明确的标识可以分辨一个数据源中的哪些记录与其他数据源中的哪些记录对应同一个实体,甚至同一个数据源内部也存在这样的问题,而且即使不同的记录表示的是相同的信息,也有可能存在着不一致的现象。例如对于顾客的地址信息,一条记录中可能有几个单词拼写错误,而另一条记录中可能漏掉了一些字段。实体识别的目的是从单个或者多个数据源中确认匹配同一实体的多条记录,并且尽可能好地将这些记录进行合并。

实体识别技术可以应用在许多问题的解决方案中。实体识别可以对单个数据集中的记录进行去重操作,可以有效地解决数据集内部的数据不一致问题。实体识别可以对多个数据集进行数据质量的改进,通过识别技术,将辅助数据集中的信息补全到基准数据集中,从而达到提高数据质量的目的。此外,实体识别还可以广泛地应用于数据清洗以及数据挖掘、数据集成、自然语言处理、人工智能、机器学习、信息检索等问题的解决方案中。因此,实体识别深受学术界和企业界的关注,近年来取得了显著的研究成果。

例如,在社交网络中,需要从数以亿计的人群中检索出与某人兴趣相投的人作为好友进行推荐;在推介系统中,需要从众多人群中选择出对推介项目感兴趣的相似人群组成推介社群,以提高推介成功率;电子商务网站需要从众多消费者的购物数据中提取出消费者的购物趋向,以便向消费者推荐相关产品;网络查询需要检索出所有相似的符合用户期望的结果条目等。这些在以往已经解决或者是取得有效进展的领域,面对数据量的迅速积聚,出现了许多前所未有的新问题。实体识别作为信息集成的关键技术,在上述领域中发挥着重要的作用,在大数据的背景下,同样也面临着新的挑战。例如,数据量增大导致的并行化的需求;高度的异构性导致的数据结构的统一化需求等。这些都给实体识别技术的发展提出了更高的要求。如图 3-7 所示为实体识别技术过去和现在面临的挑战。历史上实体识别技术主要纠结于如何处理数据的错误、格式不同及拼写简化等问题,这些问题大都集中于数据的完整程度和格式对齐等方面。而现在在大数据的背景下,实体识别技术面临着多领域、多关联、多应用、高度异构等方面的新挑战。这些新的问题在传统挑战的基础上为实体识别的研究提出了更高的要求。

实体识别的处理过程可以分为两个阶段:实体匹配和实体合并,如图 3-8 所示,实体匹配从数据源中发现所有满足域值约束的相似记录对。实体合并划分实体匹配过程发现的相

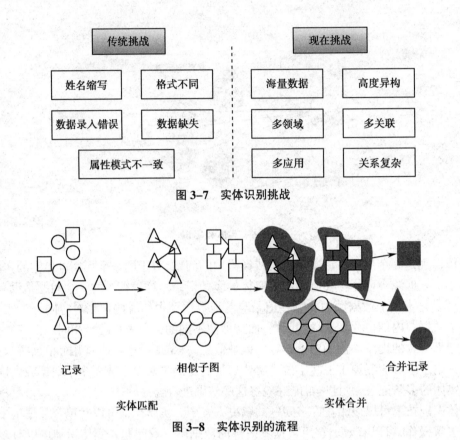

图 3-7 实体识别挑战

图 3-8 实体识别的流程

似记录对,形成相似子图集合,合并相似子图记录。实体匹配为实体合并提供依据,实体合并需要在实体匹配结果的基础上进行,实体合并依赖于实体匹配。

在大数据背景下,实体识别处理过程的研究更多的集中于分布式的解决方案,这是传统的实体识别技术所面临的最大的挑战。基于分布式的前提考虑,必须对待处理的数据采用分块的策略,使得分块后的数据量能够满足单机处理的要求。由于数据进行分块处理之后,块与块之间的处理是分别进行的,这就要求不能单纯采用 Hash 的策略进行分块,而要设计更加合理的分块策略,保证块内相似程度高,块间相似程度低。由于实体识别的数据量特别大,因此数据与数据之间的相似性比较次数决定着整个识别算法的效率问题。为了保证实体识别的效率,不同学者提出了不同过滤方法来减少候选对数量,从而减少比较次数,达到提高效率的目的。比较常用的过滤方法包括前缀过滤、长度过滤、位置过滤等,但是一味追求极致的过滤反而可能导致效率的降低,因此在实体识别的过程中应该合理地权衡过滤带来的好处。

实体匹配的过程产生了相似对的结果集,这并不是处理过程的结束,将这些相似对结果集通过合并过程进行相似记录合并后才能生成最终的结果。这是一个不相交集合的合并问题,而且由于大数据量,这个合并是基于分布式环境的。对于这个问题,一般采用等价关系的方法或者聚类的方法,但是这两种方法都有各自的缺点。等价关系的方法需要不断地迭代,直到数据全部处理完毕,这样的迭代是非常耗费时间的,因此效率比较低,而且难控制处理过程。聚类方法由于本身的特性导致处理后的结果是一个与准确结果相似的结果,这在一定程度上影响了数据的质量。因此,需要寻找一种新的方法来解决实体合并的问题。

综上所述,在大数据背景下,有效的解决分布式环境下的实体识别和合并的执行效率问题是非常有必要的。

二、数据预处理

由于数据库系统所获数据量的迅速膨胀(已达 TB 或 PB 数量级),从而导致了现实世界数据库中常常包含许多含有噪声、不完整甚至是不一致性的数据。故对实体识别所涉及的数据对象必须进行预处理。那么,如何对数据进行预处理以改善数据质量,就成为影响实体识别结果质量的重要一环。

实体识别的数据预处理主要是指数据清洗(data cleaning)。实体识别之前对数据进行的预处理操作,生成了实体识别所需的数据。数据预处理是实体识别过程之前的一个重要的步骤,尤其是在对包含有噪声、不完整,甚至是不一致数据进行识别时,更需要进行数据的预处理,以提高实体识别的对象数据的质量,并最终达到提高实体识别结果质量的目的。例如:对于一个负责进行公司销售数据分析的商场主管,他会仔细检查公司数据库和数据仓库的内容,精心挑选与识别任务相关数据对象的描述特征或数据维度,包括商品类型、价格、销售量等,但这时他或许会发现在数据库中有几条记录的一些特征值没有被记录下来;甚至数据库中的一些记录还存在着一些错误、不寻常甚至是不一致情况,对于这样的数据对象进行实体识别,首先必须进行数据的预处理,然后才能进行正式的识别任务。

所谓噪声数据是指数据中存在着错误或者异常(偏离期望值)的数据;不完整数据是指感兴趣的数据没有值;而不一致数据则是指数据内涵出现不一致情况(如:作为关键字的同一部门编码出现不同值)。

对与大规模的数据库而言,不完整、有噪声和不一致是非常普遍的情况。不完整数据的产生有以下几个原因:①有些属性的内容有时没有,如:参与销售事务数据中的顾客信息;②有些数据当时被认为是不必要的;③由于误解或检测设备失灵导致相关数据没有记录下来;④与其他记录内容不一致而被删除;⑤历史记录或对数据的修改而被忽略了;⑥遗失数据,尤其是一些关键属性的遗失数据或许需要推导出来。

噪声数据的产生原因有:①数据采集设备有问题;②在数据录入过程中发生了人为或计算机错误;③数据传输过程中发生了错误;④由于命名规则或数据代码不同而引起的不一致。

数据清洗例程通过填写缺失的值,平滑噪音数据,识别、删除局外者,并解决不一致来"清理"数据。脏数据造成挖掘过程陷入困惑,导致不可靠的输出。尽管大部分挖掘例程都有一些过程,处理不完整或噪音数据,但它们并非总是强壮的。相反,它们更致力于避免数据过分适合所建的模型。这样,一个有用的预处理步骤是使用某些清理例程清理你的数据。数据清洗的基本方法主要针对遗漏值、噪音数据、不一致数据。

对于缺失值的处理有多种方法,主要包括:

1. 忽略元组　当类标号缺少时通常这样做。除非元组有多个属性缺少值,否则该方法不是很有效。当每个属性缺少值的百分比很高时,它的性能非常差。

2. 人工填写缺失值　一般地说,该方法很费时,并且当数据集很大,缺少很多值时,该方法可能行不通。

3. 使用一个全局常量填充缺失值　将缺失的属性值用同一个常数(如"unknown"或

∞)替换。尽管该方法简单,但是会导致很多相同值,因此一般不推荐使用。

4. **使用属性的平均值填充缺失值** 例如,假定顾客的平均收入为 $18 000,则使用该值替换收入属性中的缺失值。

5. **使用与给定元组属同一类的所有样本的平均值** 例如,如果将顾客按信用度分类,则用具有相同信用度的顾客的平均收入替换收入属性中的缺失值。

6. **使用最可能的值填充缺失值** 可以用回归、贝叶斯形式化方法或判定树归纳等基于推导的工具确定。例如,利用数据集中其他顾客的属性,可构造一棵判定树,来预测收入属性中的缺失值。方法 3~6 使数据倾斜,填入的值可能不正确。然而,方法 6 是最常用的方法。与其他方法相比,它使用现存数据的最多信息来推测遗漏值。

噪音是测量变量的随机错误或偏差。平滑数据,去掉噪音的方法主要包括:

1. **分箱** 分箱方法通过考察"邻居"(即周围的值)来平滑存储数据的值。存储的值被分布到一些"桶"或箱中。由于分箱方法考察紧邻值,因此它可以进行局部平滑。

2. **离群点分析** 可通过诸如聚类来检测离群点。聚类将类似的值组织成群或"簇"。直观地,落在簇集合之外的值被视为离群点。

3. **计算机和人工检查结合** 可通过计算机和人工检查结合的办法来识别异常。例如,在一种应用中,使用信息理论度量,帮助识别手写体字符数据库中的异常。度量值反映被判断的字符与已知的符号相比的"差异"程度。异常模式可能是提供信息的(例如:识别有用的数据例外,如字符"0"或"7"的不同版本)或者是"垃圾"(例如:错误的字符)。其差异程度大于某个阈值的模式输出到一个表中。人可以审查表中的模式,识别真正的垃圾。这比人工地搜索整个数据库快得多。

4. **让数据适合一个函数(如回归函数)** 线性回归涉及找出适合两个变量的"最佳"直线,使得一个变量能够预测另一个。多元线性回归是线性回归的扩展,它涉及多于两个变量,数据要适合一个多维面。使用回归,找出适合数据的数学方程式,能够帮助消除噪音。

对于有些事务,所记录的数据可能存在不一致。有些数据不一致可使用其他材料人工地加以更正。例如,数据输入式的错误可以使用纸上的记录加以更正。这可以与用来帮助纠正编码不一致的例程一块使用。知识工程工具也可以用来检测违反限制的数据。例如,知道属性间的函数依赖,可以查找违反函数依赖的值。

概言之,现实世界的数据一般是脏的、不完整的和不一致的。数据预处理技术可以改进数据的质量,从而有助于提高其后的识别过程的精度和性能。由于高质量的识别必然依赖于高质量的数据,因此数据预处理对实体识别过程非常重要。检测数据异常、尽早地调整数据,将在实体识别过程中获得高回报。

三、相似性度量

在信息集成、数据挖掘、模式识别、计算机视觉等多个领域,都会涉及相似性的度量这一问题。相似性度量一般采用两种形式:距离和相似度。相似性度量的对象可以是网页、图像,也可以是文本、集合,但最终在数学上都可以表示为向量。对于不同长度的向量相似程度的度量,在此不做讨论,这里只介绍相同长度的向量相似程度的度量。

假设两个向量为 X 和 Y,分别为 n 维的向量 $X=(x_1, \cdots, x_n)$ 和 $Y=(y_1, \cdots, y_n)$。一般而言,相似度采用 $\mathrm{sim}(x, y)$ 表示,距离度量采用 $d(x, y)$ 表示。通常情况下相似度满足

$0 \leqslant \text{sim}(x, y) \leqslant 1$，而对于一个距离度量 $d(x, y)$，需要满足的条件为：

1. $d(x, y) \geqslant 0$（距离非负）
2. $d(x, y) = 0$ 当且仅当 $x = y$（只有点到自身的距离为 0，其他距离都大于 0）
3. $d(x, y) = d(y, x)$（距离对称性）
4. $d(x, y) \leqslant d(x, z) + d(z, y)$（三角不等式）

三角不等式是上述条件中最为复杂的条件。它的意义是，如果从 x 点到 y 点，如果一定经过特征点 z，不会有任何好处。三角不等式准则使所有的距离测度表现得如同其描述的是从一个点到另一个点的最短路径长度。

最常使用的相似度度量为 Jaccard 相似系数，表示方式为 $\text{sim} = \dfrac{|x \cap y|}{|x \cup y|}$。Jaccard 相似系数一般用来比较两个集合之间的相似度，是以两个集合交集的数量与并集的数量的商来表示两个集合的相似度。很显然，Jaccard 相似度满足 $0 \leqslant \text{sim}(x, y) \leqslant 1$。有一类重要问题能够在采用 Jaccard 相似度的情况下取得较好的效果，该问题是在大语料库（如 Web 或新闻语料）中寻找文本内容相似的文档。这种相似性的度量主要侧重字面上的相似而非意义上的相似。文本字面上的相似有着非常重要的应用，其中很多应用都涉及检查两篇文档之间是否完全重复或近似重复。首先，检查两篇文档是否完全重复非常容易，只要一个字符一个字符的比较，只要有一个字符不同，则两篇文档就不同。但是，很多应用当中两篇文档并非完全重复，而是大部分文本重复，下面给出几个例子：

1. 抄袭文档 抄袭文档的发现可以考验文本相似度发现的能力。抄袭者可能会从其他文档中将某些部分的文本据为己有，同时他可能对某些词语或原始文本的句序进行改变。尽管如此，最终的文档中仍然有 50% 甚至更多的内容来源于他人的文档。

2. 镜像页面 重要或流行的 Web 站点往往会在多个主机上建立镜像以共享加载内容。这些镜像站点的页面十分相似，但是也基本不可能完全一样。例如，这些网页可能包含与所在的特定主机相关的信息，或者包含对其他镜像网站的链接。一个相关的现象就是课程网站的相互套用。这些网页上可能包含课程说明、作业及讲义等内容。相似的网页之间可能只有课程名称与年度的差别，而从前一年到下一年只会做出微小的调整。能够检测出这种类型的相似网页是非常重要的，因为如果能够避免在返回的第一页结果中包含几乎相同的两个网页，那么搜索引擎就能产生更好的结果。

3. 同源新闻稿 通常一个记者会撰写一篇新闻稿然后分发到各处，比如通过美联社到多家报社，然后每家报纸会在其 Web 网站发布该新闻稿。每家报纸会对该新闻稿进行某种程度的修改。比如去掉某些段落加上自己的内容。最可能的一种情况是，在新闻稿的周围会有自己的徽标、广告或者指向自己 Web 站点的其他文章的链接等。但是每家报纸的核心内容还是原始的新闻稿。诸如 Google News 之类的新闻信息汇集系统能够发现此类文章的所有版本，但为了只显示一篇文章的内容，系统需要识别文本内容相似的两篇文章，尽管这两篇文章并不完全一样。

尽管 Jaccard 相似度可以度量两个集合的相似程度，但是它并不是一个真正意义上的距离测度。也就是说，集合越相近，Jaccard 相似度却越大而不是像距离一样应该越短。

但是 Jaccard 相似度却可以转换成距离度量，1 减去 Jaccard 相似度即是一个距离度量，称为 Jaccard 距离。然而，Jaccard 距离并不是唯一有意义的能够评估相似程度的距离度量，下面介绍了一些在实际中使用的其他距离测度。

1. 欧氏距离　欧氏距离是最为人熟知的距离测度。在 n 维欧氏空间中，每个点是一个 n 维实数向量。该空间中的传统距离测度定义如公式 3-1 所示：

$$d([x_1, x_2, \ldots, x_n], [y_1, y_2, \ldots, y_n]) = \sqrt{\sum_{i=1}^{n}(x_i - y_i)^2} \qquad (式 3\text{-}1)$$

上述距离测度方法亦称 L_2 范式，欧氏空间还有一些其他的距离测度方法。对于任意常数 r，L_r 范式的定义如公式 3-2 所示：

$$d([x_1, x_2, \ldots, x_n], [y_1, y_2, \ldots, y_n]) = \left(\sum_{i=1}^{n}|x_i - y_i|^r\right)^{\frac{1}{r}} \qquad (式 3\text{-}2)$$

当 $r=2$ 时，就是刚才所提到的 L_2 范式距离。另一个常用的距离测度是 L_1 范式距离或者称为曼哈顿距离（Manhattan distance）。即两个点的距离是每维距离的绝对值之和。另一个有趣的距离测度是 L_∞ 范式，也就是当 r 趋向于无限大时 L_r 范式的极限值。当 r 增大时，只有那个具有最大距离的维度才真正起作用，因此，正式来讲 L_∞ 范式定义为在所有维度 i 下 $|x_i - y_i|$ 中的最大值。

2. 余弦距离　在有维度的空间下余弦距离才有意义，这些空间包括欧氏空间化及离散欧氏空间，而后者包括坐标只采用整数值或布尔值（0 或 1）来表示的空间。在上述空间下，点可以代表方向。两个点的余弦距离实际上是点所代表的余弦向量之间的夹角，不管空间有多少维，该夹角的范围是 0°~180°。于是，可以首先计算夹角的余弦，然后利用反余弦函数将结果转化为 0°~180° 之间的角度，从而最终得到余弦距离。

3. 编辑距离　编辑距离只适用于字符串的比较。两个字符串 $x=x_1, x_2, \cdots, x_n$ 及 $y=y_1, y_2, \cdots, y_n$ 的编辑距离等于将 x 转换为 y 所需要的单字符插入、替换及删除操作的最小数目。另一种定义和计算编辑距离的方法是基于 x 和 y 的最长公共子序列的计算。通过在 x 和 y 的某些位置上进行删除操作能够得到某个字符串，基于上述方法构造出 x 和 y 的最长公共字符串，即 LCS。编辑距离等于 x 和 y 的长度之和减去它们的 LCS 长度的两倍。

4. 海明距离　给定一个向量空间，海明距离定义为两个向量中不同分量的个数。很显然，海明距离是一种距离测度。海明距离非负，当且仅当两个向量相等时，海明距离为 0。海明距离在计算时与向量的先后顺序无关。海明距离也明显满足三角不等式：如果 x 和 z 有 m 个分量不同，z 和 y 有 n 个分量不同，那么 x 和 y 中不同的分量个数不可能超过 $m+n$ 个。海明距离往往应用于布尔向量，但是理论上来说，向量的分量可以来自任何集合。

除此之外，在某些特定的数据环境下还会用到其他的一些对相似性进行度量的方法。例如：对于单词缩写、别名及同义问题，可以采用映射表格的方式进行相似性的度量；对于财务结算、工资税务结算等经常处理数字的情况，可采用均值、方差、绝对差等方式计算数字的相似度；对于语音识别中语音相似性的问题，可采用音标规律映射、字母发音规律映射等方法对相似性进行度量。

相似性度量在许多领域都有重要的应用，因此得到了广泛深入的研究。为了给相似性度量提供便利，许多组织和机构开发了功能强大的计算工具，包括 SecondString、SimMetrics 和 LinePipe 等，这些工具给使用者提供了方便快捷的相似性度量方法，大大提高了使用者的工作效率。

第四节 主索引技术——EMPI

患者主索引（enterprise master patient index，EMPI）是患者基本信息检索目录。其主要用途是在医院复杂的医疗信息体系内，通过唯一的患者标识将多个医疗信息系统有效地关联在一起，以实现各个系统之间的互联互通，保证对分布在不同系统中同一个患者的个人信息采集的完整性和准确性。EMPI 把来自不同的独立系统、机构的患者标识和统计信息实现统一的维护管理，并把这些信息映射成统一的标识。通过 EMPI 构建的独立个人身份识别系统与现有系统电子病历系统整合，在复杂的医疗环境中基本能够实现患者身份识别管理。同时，考虑未来发展到以患者为中心的区域医疗网络，患者主索引系统还可以发挥更多的作用，包括在区域内实现患者的医疗身份统一和信息共享，为患者提供完整的个人医疗历史信息，个性化诊疗建议等等。建立患者主索引是实现大型医院内部系统集成、资源共享，以及建立居民健康档案，实现区域医疗共享的必要条件。

EMPI 本质上是一个数据整合的系统，它把来自多个不同的系统中的患者标识统一成一个，实现对同一患者仅仅有一个标识对应，同一患者的信息也归并在同一个标识下。这样就有效地解决了多系统中识别患者身份的问题。因此，EMPI 系统应当是一个独立的系统，它不依附于任何其他的医疗系统，例如 HIS、LIS、CIS 等。同时，其数据来源于这些医疗系统。

健康档案是以居民为核心的，每一个居民都需要通过一个唯一的识别号来识别集中管理的居民健康记录，EMPI 就是建立居民的唯一识别号，对来自不同的、独立的系统和机构的居民标识实现统一的维护管理，把这些信息映射成统一的标识。通过居民主索引可以检索到所有关于该居民的医疗卫生相关信息。EMPI 提供居民唯一 ID，同时存储居民基本信息，以及一些外围信息。

一、EMPI 的功能

EMPI 主要实现功能包括：

1. **患者主索引** 实现患者的区域性唯一标识（ID）（分配、删除、合并等）。

2. **ID 映射管理** 基于患者唯一号，实现患者在各医疗卫生服务机构间的 ID，以及其他各种身份 ID 的映射管理和查询；保证多个医疗机构之间信息（patient profile）的一致性。

3. **基本信息管理** 患者个人基本信息、基本健康信息管理。

4. **主索引查询** 主索引患者信息访问控制，基于患者的基本信息模糊查询。

5. **主索引数据维护** 主索引数据人工维护，如人工合并重复患者主索引等。

6. **重复信息匹配** 自动识别匹配重复患者主索引，自动合并功能。

面对患者身份的唯一标识，主要通过具有 IHE ITI 的 PIX 规范的区域医疗患者统一身份标识平台（PIX 平台）来实现。其功能如下：

1. **患者身份提交** 身份提交时实现跨域区域医疗信息共享的基础，通过身份提交，中心端按照一定的规则实现不同医疗机构之间患者身份的自动匹配，并且为患者形成一个在区域内跨域接入的患者唯一身份标识。

2. **患者身份注册** 当医院中有新患者需要向市数据中心注册时,医院将新患者信息传送给 PIX 平台,提交的身份信息一般包括:姓名、身份证号、出生地、出生日期、社保卡号、联系电话等。提示 PIX 平台应提供患者身份信息更新服务。

3. **患者身份匹配** PIX 平台在各家医院对患者身份注册的基础上,按照配置的患者身份匹配规则,为系统建立自动匹配算法,实现患者身份主索引机制,实现一个患者在不同医院所使用的身份间的对照关系。对于无法按照匹配规则完成匹配的患者,身份需要人工干预完成匹配。

4. **患者身份变更通知** PIX 平台通过建立患者在不同医院的身份关系实现了患者身份的统一。这个统一是通过配置的匹配规则来保证的。患者身份的信息可能会在一家医院进行了更新,这个更新首先通过患者身份注册告知 PIX 平台,PIX 平台将此更新通知给所有相关的医院。

5. **患者身份检索** IHE 提供的患者身份检索有两种方式,其一是不同域之间的身份检索,其二是患者详细信息检索。患者不同域之间的身份检索主要是借助 PIX 的机制,能够实现患者身份标识在不同的域之间的切换查询。患者详细信息检索是依据患者姓名、卡类型 / 卡号、证件类型 / 证件号检索患者的详细信息,包括患者在不同域内的身份标识、患者的联系人等信息。

二、EMPI 的内容

在 EMPI 系统中,具有了创建、查找、修改、合并主索引的基本功能。并且在 EMPI 中的权限分为两类:操作权限和数据权限。操作权限是指:哪些操作员可以进行主索引的创建、修改、浏览。数据权限是指:哪些操作员只能修改哪些具体的索引内容。在医院信息系统中,建立了 EMPI 最基本、最核心的患者基本信息表。其实,在国外很多医院和大型社区医疗机构中,患者主索引很早就已经开始应用在计算机系统中,并且根据使用经验,总结出了 EMPI 系统的核心数据元素(见表 3-1):

表 3-1 **EMPI 中核心数据元素**

数据元素	定义
患者主索引 ID	患者唯一的身份标识
设备标识符	设备读取主索引的数据来识别设备传输到索引的数据
患者身份证号	患者权限的标识
姓名	患者合法的名字
出生日期	患者合法的出生年、月、日
性别	患者的性别
种族	患者的种族
种族划分	区分患者的不同种族
住址	患者常住的地址
别名 / 曾用名 / 婚前姓名	任何患者曾经用过的姓名
社会保险号	社保机构分配给每个人的 ID 号
电话号码	能够联系患者的家庭电话或办公电话或手机

三、PIX 集成规范介绍

患者标识交叉引用（patient identifier cross-referencing, PIX）是 IHE 中关于患者标识交叉索引的集成规范，PIX 集成规范可用于各种规模的医疗机构，如综合医院、专科医院、医疗联合体等。它的作用是在多个患者标识域之间，提供同一个患者的不同标识间的相互索引。

如图 3-9 所示包含有两种标识域：患者标识域和患者标识交叉索引域。

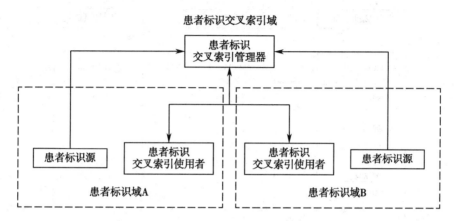

图 3-9 患者标识交叉索引流程

患者标识域是指一个独立的系统或者一组内部互联的系统。它们使用同样的标识规则和标识授权方式。一个患者标识交叉索引域中包含着多个患者标识域，患者标识交叉索引管理器负责生成、维护和提供同一个患者在多个患者标识域中的标识清单。

四、EMPI 实现患者身份统一管理

（一）EMPI 的结构设计

1. 患者身份信息分类　按照原卫生部 2009 年颁布的《电子病历基本构架与数据标准》的规定，患者身份信息就包括标准的 H.02 服务对象标识、H.03 人口学、H.04 联系人、H.05 地址、H.06 通信等数据组。将患者信息分解成三类：①患者具有唯一性的特殊身份信息，如身份证号等具有唯一性的信息。②患者的不具唯一性的扩展信息，如住址、职业等易发生变化的信息。③患者的其他身份标识信息，如患者持有的就诊卡或其他系统内患者的身份标识，见表 3-2。

表 3-2 患者身份分类

类别	类别所含项目	类别特点
身份信息	姓名、性别、身份证号、出生年月等	不易发生变化
扩展信息	地址、联系方式、联系人、职业等	容易发生变化
其他标识信息	就诊卡、住院号、其他电子凭证等	种类多、格式各异

2. EMPI 的结构设计　患者身份的唯一标识是 EMPI 的核心关键。虽然各种凭证均可作为判断患者身份的关键标识，但是信息的更改变化容易引起患者身份的混淆，因此作为一个成熟的系统，其识别标识是唯一的，必定不会跟其他凭证捆绑在一起。并且此唯一标识也可

起到将患者各类信息串联起来的作用。具体步骤:首先,为患者建立唯一标识,此标识也作为各系统信息互联时传递患者信息的唯一标识。其次,把患者信息中具有共性的、不易变化的以及与医疗行为密切相关的部分(如姓名、性别、出生年月、身份证号等),与患者唯一标识组成患者基本信息。第三,把患者信息中易变化的、与医疗行为基本无关的部分,组成其他扩展信息。第四,把患者的所有电子凭证组成电子凭证信息,并且电子凭证与患者信息是多对一关系,一个患者有多个电子凭证信息,通过任一电子凭证可查询到唯一患者信息,见图3-10。

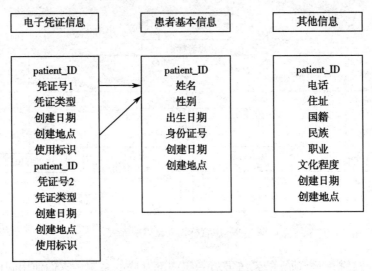

图3-10 患者信息架构

(二)EMPI 注册建档

建立起完整的 EMPI 架构体系后,实现 EMPI 的关键是建立一个合理的、有逻辑的、高效的、完整的注册流程。首先,患者可以出示各种电子凭证,根据电子凭证查询患者信息,查询到信息后取得患者的唯一标识——主索引号,就可以在各系统中进行处理。其次,对于未取得信息的患者,由患者提供能唯一标识身份的凭证,如身份证、医保卡、本院住院号、就诊卡号等,进行关键信息的查询,查询到信息的,一定要将患者此次出示的电子凭证更新到患者电子凭证信息中,取出患者的唯一标识——主索引号,在各系统中进行处理。第三,以上都未取到信息,则按新患者开始进行建档,在建档过程中,把患者的基本信息进行匹配,匹配到的由现场工作人员进行核实,将患者凭证信息更新到系统中。不能核实的将信息存入疑似记录中,后台再进行比对,然后对患者进行注册。EMPI 注册流程如图3-11所示。

(三)个人身份识别

1. **患者标识交叉索引** 对于未能通过关键信息匹配成功或者不能提供关键身份信息的患者,有很大一部分是已经注册过的患者,如何对这一部分人的身份进行识别,是 EMPI 能否高效运行的另一个关键。而且个人身份识别是区域医疗卫生系统所要解决的基本问题,对于医院信息系统的建设起着至关重要的作用。这里就要引入患者标识交叉引用(PIX)进行患者的身份识别。集成医疗企业的概念是由北美放射协会及国际医疗信息管理系统协会发起的,旨在提供一种促进医疗信息系统之间集成的解决方案。作为其基础技术框架的患者标识交叉索引已是国际上公认的解决患者身份唯一性问题的技术框架,可广泛用于医院及区域医疗联合工程。

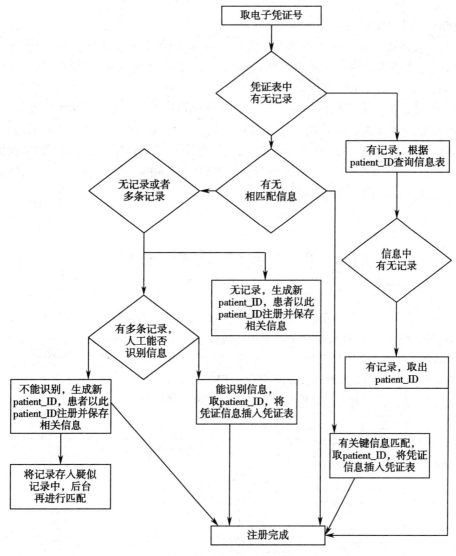

图 3-11　EMPI 注册流程

2. PIX 匹配算法　PIX 匹配算法根据患者身份信息匹配的重要程度,将患者身份信息定义不同的权重值,然后通过加权公式计算出各个信息的加权和,最大值为 1,最小值为 0,加权公式表达如公式 3-3 所示:

$$Sim(v_i, v_j) = \sum_{k=1}^{n} a_k \cdot Sim(v_{ik}, v_{jk}) \qquad (式 3-3)$$

a_k 表示第 k 项信息的权重,$Sim(v_{ik}, v_{jk})$ 表示要对比的两条记录 (v_i, v_j) 中第 k 项信息的相似度,相似为 1,不相似为 0。一般来说,两条记录匹配度很难达到 1,认为匹配度达到 0.95 就可以定义为匹配了。而对于公式中身份信息的划分,权重值的设定,决定了这个匹配算法的成功与否。

（四）EMPI 应用

1. **主索引查询服务**　对于任一患者,有且只能有一个 ID 标识,而该患者的所有电子凭证都需要对应该患者的唯一 ID 标识,任何系统之间都是使用 ID 标识进行交互。在任一应用场景中,患者可以出示任何电子凭证,通过主索引查询服务,查询到患者的 ID 标识,然后使用 ID 标识再进行后续的应用操作。

2. 主索引注册服务　在患者第 1 次就诊时,可以调用主索引注册服务,为患者分配唯一的 ID 标识,将患者出示的电子凭证与 ID 标识进行关联,然后对患者进行注册。分配的唯一 ID 标识,在各个系统之间流转。

3. 主索引合并服务　任何应用场景中,患者可持任一电子凭证进行医疗服务,通过主索引查询服务,EMPI 系统会将电子凭证进行检索,查询到该患者唯一的 ID 标识,如果未找到信息,可以根据患者提供的基本身份信息,与系统中相似的信息进行匹配,如果根据身份信息加权计算后,找到相似度极高,达到合并阈值的记录,则调用主索引合并服务,将患者信息与匹配信息进行合并,将匹配信息的 ID 标识作为患者的 ID 标识。

第五节　数据集成的实现

在大数据领域中,数据集成技术也是实现大数据方案的关键组件。大数据中的集成是将大量不同类型的数据原封不动地保存在原地,而将处理过程适当地分配给这些数据。这是一个并行处理的过程,当在这些分布式数据上执行请求后,需要整合并返回结果。大数据集成是基于数据集成技术演化而来的,但其方案和传统的数据集成有着巨大的差别。大数据架构如图 3-12 所示,图中的箭头表示了各种各样数据结构之间进行数据传输和整合的数据集成方案。

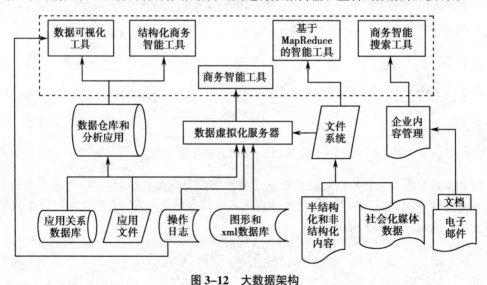

图 3-12　大数据架构

狭义上讲,大数据集成是指如何合并规整数据;广义上讲,数据的存储、移动、处理等与数据管理有关的活动都称为大数据集成。大数据集成一般需要将处理过程分布到源数据上进行并行处理,并仅对结果进行集成。因为,如果预先对数据进行合并会消耗大量的处理时间和存储空间。集成结构化、半结构化和非结构化的数据时,需要在数据之间建立共同的信息联系,这些信息可以表示为数据库中的主数据或键值,也可以表示为非结构化数据中的元数据标签或者其他内嵌内容。

数据集成时应解决的问题包括数据转换、数据的迁移、组织内部的数据移动、从非结构化数据中抽取信息和将数据处理移动到数据端。

1. 数据转换　数据转换是数据集成中最复杂和最困难的问题，所要解决的是如何将数据转换为统一的格式。需要注意的是要理解整合的数据和整合成数据的数据结构。将数据转换为通用格式如图3-13所示。

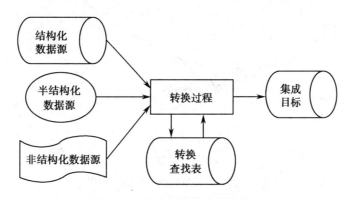

图3-13　将数据转换为通用格式

2. 数据的迁移　数据的迁移即从一个系统迁移到另一个新的系统。在组织内部，当一个应用被新的所替换时，就需要将旧系统中的数据迁移到新的应用中。

3. 组织内部的数据移动　组织内部的应用系统中拥有不同的数据库或其他的数据存储形式，这些应用间能够实现信息共享，传统的数据接口是用"点对点"的方式构建的，大数据的数据集成虽然包含这种情况，但更多的是多个应用系统与多个来自其他应用系统的数据发生更新时的实时通知。因此，大数据的数据集成策略与方案需要采用不同于"点对点"的方式来完成数据的移动。

4. 从非结构化数据中提取信息　当前数据集成的主要任务是将数据库的数据（结构化、半结构化或非结构化的数据）进行集成。存储在数据库外部的数据，如文档、电子邮件、网站、社会化媒体、音频及视频文件，可以通过客户、产品、雇员或者其他主数据引用搜索。主数据引用作为元数据标签附加到非结构化数据上，在此基础上就可以实现与其他数据源和其他类型数据的集成，如图3-14所示。

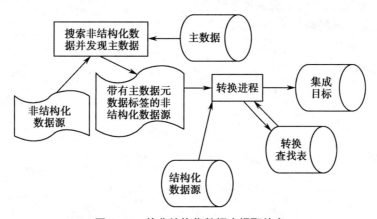

图3-14　从非结构化数据中提取信息

5. 将数据处理移动到数据端 将数据处理过程分布到数据所处的多个不同的位置,这样可以避免冗余,可以更加经济、高效,如图 3-15 所示。

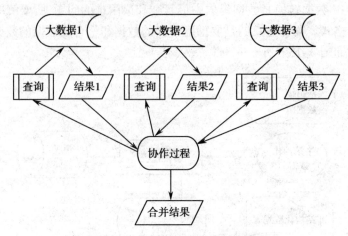

图 3-15 将数据处理移动到数据端

目前,数据集成已被推至信息化战略规划的首要位置。要实现数据集成的应用,不仅要考虑集成的数据范围,还要从长远发展角度考虑数据集成的架构、能力和技术等方面内容。

思 考 题

1. 何谓数据集成? 数据集成的核心任务是什么?
2. 何谓实体识别? 实体识别的目的是什么?
3. 简述实体识别的处理过程。
4. 简述不完整数据和噪声数据产生原因。
5. 遗漏值的处理有哪些方法?
6. 平滑数据、去掉噪音主要包括哪些工作?
7. 何谓 EMPI? EMPI 主要实现了哪些功能?
8. 简述数据集成时应解决的主要问题。

第四章

医学大数据存储

数据仓库由于具有面向主题、集成性、时变性和非易失性等特点,成为数据分析和联机分析的重要平台。然而,随着网络的普及和 Web 2.0 的兴起,智能手机和社交网络的广泛应用,基于互联网的数据库和非关系型数据库等技术应运而生,使得各种类型的数据呈指数增长,渐渐超出了传统关系型数据库的处理能力,数据中存在的关系和规则难以被发现,而大数据技术很好地解决了这个难题,它能够在成本可承受的条件下,在较短时间内,将数据采集到数据仓库中,用分布式技术框架对非关系型数据进行异质性处理,通过数据挖掘与分析,从大量化、多类别的数据中提取价值。

第一节 新兴数据存储系统

在传统关系型数据库已不能满足互联网应用需求的情况下,开始出现一些针对结构化、半结构化,甚至非结构化数据的管理系统。在这些系统中,数据通常采用多副本的方式进行存储,以保障系统的可用性和并发性;采用较弱的一致性模型(如最终一致性模型),在保证低延时的用户响应的同时,维持副本之间的一致状态;并且这些系统都提供良好的负载平衡策略和容错手段。

按照存储管理方式划分,这些新兴的数据存储管理系统可以归为两大类。

1. 集中式数据存储管理系统 这类系统采用传统的服务器群架构。整个系统需要一个主控节点的元数据,是一种集中控制的管理手段。其优势在于,集中管理的方式人为可控且维护方便,在处理数据同步时更为简单。其劣势在于,系统存在单点故障的危险。这类系统包括谷歌的 Bigtable 和雅虎的 PNUTS。

Bigtable 是谷歌开发的一套结构化存储系统。数据以多维顺序表的方式进行存储。整个系统采用传统的服务器群形式,由一个主控服务器和多个字表服务器构成,并使用分布式锁服务 Chubby 进行容错等管理。

PNUTS 是雅虎内部使用的,用于跨数据中心进行部署的大规模并行数据管理系统。它在数据中心内部与 Bigtable 类似的集中式管理系统。PNUTS 支持以顺序表和哈希表两种方式进行结构化数据的组织存储,并通过一定的优化手段在保证用户低延时访问服务的同时,提高数据批量载入的性能。

　　2. 非集中式数据存储管理系统　　在这类系统中,各节点无主从之分,各节点通过相应的通信机制相互感知,自我管理性较强。其优势在于:由于没有主控节点,因而避免单点失效带来的危险;不需要过多人工干预。其劣势在于:由于无主控节点,一些元数据更新操作的实现较为复杂;不易进行人工控制。亚马逊(Amazon)的 Dynamo 和 Facebook 的 Cassandra 即采用这种方式。

　　Dynamo 是一个基于分布式哈希的去中心化大规模数据管理系统。在 Dynamo 中,数据按照键/值对(key-value)进行组织,主要面向原始数据的存储。这种架构下,系统中每个节点都能相互感知,自我管理性能较强,没有单点失效。Cassandra 是 Facebook 开发的一套采用对等网络计算技术实现的结构化数据存储系统。与 Dynamo 有所不同的是,Cassandra 采用类似 Bigtable 的多维表数据模型组织数据。

第二节　医疗大数据存储与管理技术

　　大数据的出现以及结构数据的改变使常规技术的数据存储和管理面临新的挑战。在大数据环境下,根据存储系统为上层提供的访问接口和功能侧重不同,存储和管理解决方案主要有分布式文件系统和分布式数据库。

一、分布式存储系统

　　分布式存储系统的主要特征为:所管理的数据存储在分散的物理设备或节点上,存储资源通过网络连接。对于分布式文件系统的研究主要涉及以下几个关键技术。

　　1. 元数据管理　　在大数据环境下,元数据的体量也非常大,元数据的存取性能是整个分布式文件系统性能的关键。常见的元数据管理可以分为集中式和分布式元数据管理架构。集中式元数据管理架构采用单一的元数据服务器,实现简单,但是存在单点故障等问题。分布式元数据管理架构则将元数据分散在多个结点上,进而解决了元数据服务器的性能瓶颈等问题,并提高了元数据管理架构的可扩展性,但实现较为复杂,并引入了元数据一致性的问题。另外,还有一种无元数据服务器的分布式架构,提高在线算法组织数据,不需要专用的元数据服务器。但是该架构对数据一致性的保障很困难,实现较为复杂。文件目录遍历操作效率低下,并且缺乏文件系统全局监控管理功能。

　　2. 系统弹性扩展技术　　在大数据环境下,数据规模和复杂度的增加往往非常迅速,对系统的扩展性能要求较高。实现存储系统的高可扩展性首先要解决两个方面的重要问题,包含元数据的分配和数据的透明迁移,前者主要通过静态子树划分技术实现,后者则侧重数据迁移算法的优化。此外,大数据存储系统规模庞大,结点失效率高,因此还需要完成一定的自适应管理功能。系统必须能够根据数据量和计算的工作量估算所需要的结点个数,并动态地将数据在结点间迁移,以实现负载均衡;同时,结点失效时,数据必须可以通过副本等机制进行恢复,不能对上层应用产生影响。

3. 存储层级内的优化技术 构建存储系统时,需要基于成本和性能来考虑,因此存储系统通常采用多层不同性价比的存储器件组成存储层次结构。大数据的规模大,因此构建高效合理的存储层次结构,可以在保证系统性能的前提下,降低系统能耗和构建成本,利用数据访问局部性原理,可以从两个方面对存储层次结构进行优化。从提高性能的角度,可以通过分析应用特征,识别热点数据并对其进行缓存或预取,通过高效的缓存预取算法和合理的缓存容量配比,以提高访问性能。从降低成本的角度,采用信息生命周期管理方法,将访问频率低的冷数据迁移到低速廉价存储设备上,可以在小幅牺牲系统整体性能的基础上,大幅降低系统的构建成本和能耗。

4. 针对应用和负载的存储优化技术 传统数据存储模型需要支持尽可能多的应用,因此需要具备较好的通用性。大数据具有大规模、高动态及快速处理等特性,通用的数据存储模型通常并不是最能提高应用性能的模型,而大数据存储系统对上层应用性能的关注远远超过对通用性的追求。针对应用和负载来优化存储,就是将数据存储与应用耦合,简化或扩展分布式文件系统的功能,根据特定应用、特定负载、特定的计算模型对文件系统进行定制和深度优化,使应用达到最佳性能。这类优化技术在 Facebook 等互联网公司的内部存储系统上,管理超过千万亿字节级别的大数据,能够达到非常高的性能。

二、主要数据库存储方案

大数据时代,行业特性对数据的管理、查询以及分析的性能需求变化促生了一些新的技术出现。需求的变化主要集中在数据规模的增长,吞吐量的上升,数据类型以及应用多样性的变化。数据规模和吞吐量的增长需求对传统的关系型数据库管理系统在并行处理、资源管理、容错以及互联协议实现等方面带来了很多挑战。而数据类型以及应用的多样性带来了支持不同应用的数据管理系统。

1. 关系型数据库 医疗大数据的建设包括大量传统的信息化系统的建设,关系型数据库是传统信息系统的数据基础。通过异构数据交换平台,从各业务系统中获取数据并存储。当前主流的关系型数据库有 Oracle、DB2、Microsoft SQL Server、MySQL 等。

2. 非关系型(NoSQL)数据库 在医疗业务中,需要面对大量不适合传统关系数据库存储的业务数据,在信息融合分析的过程中,也会产生大量的中间数据需要高效的顺序存储,这些数据如果使用传统关系数据库管理效率会十分低,同样不能满足数据量平行扩展的需求,所以性价比不高。

3. 实时数据库 在医疗大数据应用中,主要应用场景中所面对的数据实时性要求通常是在秒级别上对数据进行处理分析,并提供给业务系统使用。例如为医生在线提供近期用药重复提醒、用药安全等智能提醒业务。在现在的实时数据库解决方案中,内存数据库是最佳的实时存储实施者。通过将内存作为数据的存储媒介,从而获得优异的存储速度,以及高速的 CPU 交换效率,解决了传统数据库的外存速度和读取时间无法控制等技术瓶颈。

4. 列式数据库 列式数据库是以列相关存储架构进行数据存储的数据库,主要适合于批量数据处理和即时查询。面向列的数据存储架构更适用于联机分析处理这样在海量数据

（可能达到万亿字节规模）中进行有限复杂查询的场景。

三、不同数据存储方案的选择

著名的 CAP 理论是 NoSQL 数据库的基石，由 Eric Brewer 教授提出：在设计和部署分布式应用时，存在三个核心的系统需求———一致性（consistency）、可用性（availability）、分区容错性（partition tolerance）。"一个分布式系统不可能同时很好满足一致性、可用性和分区容错性这三个需求，最多只能同时较好地满足两个。"

于广军等总结了目前主流的大数据存储方案，并对其 CAP 特性进行了分析，如图 4-1 所示。

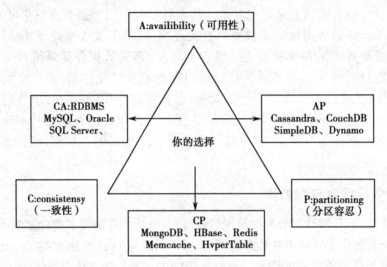

图 4-1　目前主流大数据存储方案的 CAP 特征

下面以图 4-1 中最有代表性的数据存储方案 Apache HBase、Cassandra 及 MongoDB 为例进行简单的说明。

Apache HBase 分布式存储系统具有高可靠性、高性能、面向列以及可伸缩等特点，同时利用 HBase 可以完成在大规模廉价 PC 上搭建高效的结构化存储集群。Apache HBase 是 Google Bigtable 的开源实现项目，以 Hadoop HDFS 为文件存储系统，以 Hadoop MapReduce 为处理架构，以及利用 Zookeeper 作为协同服务。HBase 是标准的列式数据库，由于列式数据库查询数据只有三种方式：单个行键访问、给定行键的范围访问及全表扫描。所以 HBase 实现了在一致性和分区容错性两个特性，它适合吞吐量大，数据量大的场合。

Cassandra 是一个典型的键值对数据库，由著名互联网公司 Facebook 设计研发，其主要特点为数据存储体系由众多数据库结点构成的分布式网络构建，每一个对 Cassandra 写操作都会被复制到其他结点，读操作也会被路由到某个节点上去。另外，分布式集群的存储特性也决定了系统的可扩展性较好。但是 Cassandra 只能支持最终一致性，因而不太适用于订单管理等对一致性要求较高的业务后场景，却能较好完成大数据量和精确查询定位数据等业务。

MongoDB 是基于分布式文件存储的，介于关系型和非关系型数据库之间的数据库产品。

由于其被设计为支持多种数据结构类型的存储系统,因此可以存储比较复杂的数据类型。它主要解决的是海量数据的访问效率问题,作为一个关系型数据库的可替代方案,其具备较强一致性能力。

医疗大数据种类多样,使用方式也不尽相同。例如,医疗影像数据通常是大数据量的媒体文件,虽然数量不多但数据很大,这些数据的访问通常是采用流媒体的访问方式,需要连续地读取。智能终端设备监控数据通常是时间序列的浮点数据,根据采集频率不同,数据量也有很大差别,这些数据通常需要与其他数据融合,按照时间序列处理。健康档案数据通常是带有格式信息的数据,常用的格式是 XML,这类数据需要携带元数据或者元数据关联信息存储,在利用的时候也通常与其他数据,如健康监护数据、医疗数据等综合分析使用。因此,医疗大数据并不能采用单一的存储方式,而是需要综合运用关系数据库、NoSQL 数据库、实时数据库、列式数据库、分布式文件存储等多种技术。同时对于经常访问的热点数据,需要采用缓存机制进一步保证数据访问的及时性。

第三节 不同类型医学大数据的存储

医学的各类数据集中起来后,其数据量是非常庞大的,和以往统一将这些数据集中存放在一个大的磁盘阵列中不同,现在需要将它们存储在多台计算机上,这是因为这些数据不仅要存起来,还要能被随时使用。这些大数据采用分布式方式存放在计算机设备上,以便可同时在多台计算机上进行并行处理。按照数据的结构不同,可以将其分为非结构化的大数据、结构化的大数据和半结构化的大数据,分布式文件系统、分布式数据库系统和数据流处理系统分别是针对这三类数据的存储方式。

一、非结构化数据的存储

常见的非结构化数据包括文件、图片、视频、语音、邮件、聊天记录等,和结构化数据相比,这些数据是未抽象出有价值信息的数据,需要经二次加工才能得到其有价值信息。由于非结构化数据的生产具有不受格式约束、不受主题约束、人人随时都可以根据自己的视角和观点进行创作生产的特点,所以其数据量比结构化数据大。

随着各种移动终端的普及和移动应用的不断丰富,非结构化数据呈几何指数迅速增长,近年来,这些数据已成为统计分析和数据挖掘的一个重要来源,逐渐被越来越多的医务人员所重视。在医院医疗影像数据占医院数据量的 70% 以上,对医疗影像数据的分析,还有心音数据的分析,手术视频数据的分析,都具有重大的意义。

非结构化数据对医疗行业的价值极大,所以进行有针对性的采集和存储是一件非常有意义的事。由于非结构化数据具有形式多样、体量大、来源广、维度多、有价内容密度低、分析意义大等特点,所以要为了分析而存储,而不能为了存储而存储。

为了分析而存储,就是说存储的方式要满足分析的要求,存储工作就是分析的前置工作。当前针对非结构化数据的特点均采用分布式方式来存储这些数据,存储非结构化数据的这一系统也叫分布式文件系统。

分布式文件系统将数据存储在物理上分散的多个存储节点上,对这些节点的资源进行统一管理与分配,并向用户提供文件系统访问接口,主要是解决本地文件系统在文件大小、文件数量、打开文件数等限制问题。目前比较主流的分布式文件系统通常包括主控服务器(或称元数据服务器、名字服务器等,通常会配置备用主控服务器,以便在出故障时接管服务,也可以两个都为主模式)、多个数据服务器(或称存储服务器、存储节点等),以及多个客户端(客户端可以是各种应用服务器,也可以是终端用户)。

分布式文件系统的数据存储解决方案归根结底是将大问题划分为小问题。大量的文件均匀分布到多个数据服务器上后,每个数据服务器存储的文件数量就少了。另外,通过使用大文件存储多个小文件的方式,能把单个数据服务器上存储的文件数降到单机能解决的规模;对于很大的文件,可以将大文件划分成多个相对较小的片段,存储在多个数据服务器上。

二、结构化数据存储

结构化数据就是人们熟悉的数据库中的数据,它本身就已经是一种对现实已发生事项的关键要素进行抽取的有价信息。现在各级医院都有自己的医院信息系统,随着时间的推移,其积累的结构化数据越来越多,一些问题也显现出来,这些问题大致可以分为四类:

(1)历史数据和当前数据都存在一个库中,导致系统处理速度越来越慢;

(2)历史数据和当前数据的期限如何界定;

(3)历史数据应如何存储;

(4)历史数据的二次增值如何解决。

第一和第二个问题可以放在一起处理。导致系统处理速度越来越慢的原因除了传统的技术架构和当初建设系统的技术滞后于业务发展之外,最主要的是对于系统作用的定位问题。从过去 30 年医院信息系统发展的历史看,随着信息技术的发展和信息系统领域的不断细分,是时候要分而治之来处理问题了,即将医院管理信息系统分成两类,一类是基于目前的数据生产管理信息系统,一类是基于历史的数据应用医院管理信息系统。

数据生产管理信息系统是管理一段时间频繁变化数据的系统,这个"一段时间"可以根据数据增长速度进行界定。数据应用管理信息系统是将数据生产管理信息系统的数据作为处理对象,是数据生产管理信息系统各阶段数据的累加存储的数据应用系统,用于对历史数据进行查询、统计、分析和挖掘。

第三和第四个问题可以放在一起处理。由于历史数据量规模庞大,相对稳态,其存储和加工处理与数据生产管理系统的思路应有很大的不同。和非结构化数据存储一样,结构化数据的存储也是为了分析而存储,并且采用分布式方式。其目标有两个:一是能在海量的数据库中快速查询历史数据,二是能在海量数据库中进行有价值信息的分析和挖掘。

分布式数据库是数据库技术和网络技术相结合的产物,在数据库领域已形成一个分支。分布式数据库的研究始于 20 世纪 70 年代中期,世界上第一个分布式数据库系统 SDD-1 是由美国计算机公司(CCA)于 1979 年在 DEC 计算机上实现的。20 世纪 90 年代以来,分布式数据库系统进入商品化应用阶段,传统的关系数据库产品均发展成为计算机网络及多任务操作系统为核心的分布式数据库产品,同时分布式数据库逐步向客户机/服务器模式发展。

分布式数据库系统通常使用体积较小的计算机系统,每台计算机可单独放在一个地方,每台计算机中都有 DBMS 的一份完整的副本,并具有自己局部的数据库。位于不同地点的许多计算机通过网络互相连接,共同组成一个完整的、全局的数据库。

分布式数据库系统应具有以下一些主要特点:

（1）物理分布性：数据不是存储在一个场地上,而是存储在计算机网络的多个场地上;

（2）逻辑整体性：数据物理分布在各个场地,但逻辑上是一个整体,它们被所有的用户（全局用户）共享,并由一个主节点统一管理;

（3）具有灵活的体系结构,适应分布式的管理和控制机构;

（4）适当增加数据冗余度,系统的可靠性高,可用性好;

（5）可扩展性好,易于集成现有的系统。

三、半结构化数据存储

半结构化数据中既有结构化数据,也有非结构化数据,比如,CT 图像数据不仅有姓名、年龄、拍摄时间等结构化数据,还有图片这种非结构化数据。有些数据是以数据流的形式传递的,半结构化数据也叫流数据。对流数据进行处理的系统叫做数据流系统,数据流系统是随着物联网技术的不断发展而产生的新的信息领域。

随着物联网技术的发展,人们对产品这一客体的智能化程度要求越来越高。产品已经由一个不能产生数据的物品变成了一个可以产生数据的物品,原来只能人机交互产生数据,现在物联交互也能产生大量的数据,并且物联交互产生的数据量比人机交互产生的数据频度更快、单位时间内的数据量更大。物联交互不仅产生了新的数据来源,而且也带来了新的数据处理问题。比如,大量涌入的物联数据在很长一段时间都是重复的数据,如果将这些数据原封不动地进行存储,那么其消耗的存储设备将是惊人的,也是资金投入所不能承受的。

数据流的特点是数据不是永久存储在传统数据库中的静态数据,而是瞬时处理的源源不断的连续数据流。因此,对这种新型数据模型的处理应用也逐渐引起了相关领域研究人员的广泛关注。在大量的数据流应用系统中,数据流来自分布于地理上不同位置的数据源,非常适合分布式查询处理。

分布式处理是数据流管理系统发展的必然趋势,而查询处理技术是数据流处理中的关键技术之一。在数据流应用系统中,系统的运行环境和数据流本身的一些特征不断地发生变化,因此,对分布式数据流自适应查询处理技术的研究成为数据流查询处理技术研究的热门领域之一。

四、大数据存储的问题

随着大数据应用的爆发性增长,它已经衍生出了自己独特的架构,而且也直接推动了存储、网络以及计算技术的发展。硬件的发展最终还是由软件的需求推动的,可以很明显地看出大数据分析应用需求正在影响着数据存储基础设施的发展。从另一方面看,这一变化对存储厂商和其他 IT 基础设施厂商也是一个机会。随着结构化数据和非结构化数据量的持续增长,以及分析数据来源的多样化,此前存储系统的设计已经无法满足大数据应用的需要。存储厂商已经意识到这一点，并开始修改基于块和文件的存储系统的架构设计以适应这些新的要求。

对于大数据的存储，以下问题不可忽视。

1. 容量问题　这里所说的"大容量"通常可以达到 PB 级的数据规模，因此，海量数据存储系统也一定要有相应等级的扩展能力。同时存储系统的扩展一定要简便，可以通过增加模块或磁盘柜来增加容量，扩展时甚至不需要停机。

2. 延迟问题　"大数据"应用还存在实时性的问题，特别是涉及与网上交易或者金融类相关的应用。有很多"大数据"应用环境需要较高的 IOPS（input/output per second，即每秒的输入输出量（或读写次数））性能，比如高性能计算（high performance computing，HPC）。此外，服务器虚拟化的普及也导致了对高 IOPS 的需求，正如它改变了传统 IT 环境一样。为了迎接这些挑战，各种模式的固态存储设备应运而生，小到简单地在服务器内部做高速缓存，大到通过高性能闪存存储的全固态介质可扩展存储系统，以及自动、智能地对热点数据进行读/写高速缓存的系列产品等都在蓬勃发展。

3. 安全问题　某些特殊行业的应用，比如金融数据、医疗信息以及政府情报等都有自己的安全标准和保密性需求。虽然对于 IT 管理者来说这些并没有什么不同，都是必须遵从的，但是，大数据分析往往需要多类数据相互参考，而在过去这种数据混合访问的情况并不会有，因此大数据应用催生出一些新的、需要考虑的安全性问题。

4. 成本问题　对于那些正在使用大数据环境的企业来说，成本控制是关键的问题。想控制成本，就意味着我们要让每一台设备都实现更高的"效率"，同时还要减少那些昂贵的部件。目前，重复数据删除等技术已经进入主存储市场，而且现在还可以处理更多的数据类型，这都可以为大数据存储应用带来更多的价值，提升存储效率。在数据量不断增长的环境中，尽可能减少后端存储的消耗，哪怕只是降低几个百分点，这种锱铢必较的服务器是用户的首选。

5. 数据的积累　许多大数据应用都会涉及法规遵从问题，这些法规通常要求数据要保存几年或者几十年。比如，医疗信息通常是为了保证患者的生命安全，其保存时间为 15 年，而财务信息通常要保存 7 年。有些使用大数据存储的用户希望数据能够保存更长的时间，因为任何数据都是历史记录的一部分，而且数据的分析大都是基于时间段进行的。要实现长期的数据保存，就要求存储厂商开发出能够持续进行数据一致性检测的功能以及其他保证长期高可用特性的产品，同时还要满足数据直接在原位更新的功能要求。

6. 灵活性　大数据存储系统的基础设施规模通常都很大，因此必须经过仔细设计，才能保证存储系统的灵活性，使其能够随着应用分析软件一起扩容及扩展。在大数据存储环境中，已经没有必要再做数据迁移了，因为数据会同时保存在多个部署结点。一个大型的数据存储基础设施一旦开始投入使用，就很难再调整了，因此它必须能够适应各种不同的应用类型和数据场景。

7. 应用感知　最早一批使用大数据的用户已经开发了一些针对应用的定制化的基础设施，比如针对政府项目开发的系统，还有大型互联网服务商创造的专用服务器等。在主流存储系统领域，应用感知技术的使用越来越普遍，它也是改善系统效率和性能的重要手段。所以，应用感知技术也应该用在大数据存储环境里。

8. 针对小用户　依赖大数据的不仅仅是那些特殊的大型用户群体,作为一种商业需求,小型企业未来也一定会应用到大数据。目前有些存储厂商已经在开发一些小型的"大数据"存储系统,主要是吸引那些对成本比较敏感的用户。

第四节　大数据存储的关键技术

扩展性是互联网应用需求下海量数据存储的首要问题。构建一个 TB 级甚至 PB 级的数据存储系统,需要有自适应的数据划分方式、良好的负载均衡策略来满足数据、用户规模的不断增长需求。同时,在保证系统可靠性的同时,需要权衡数据一致性与数据可用性,来满足互联网应用低延时、高吞吐率的要求。本节主要从数据划分、数据一致性与可用性、负载均衡、容错机制四个主要方面来讨论构建一个高可靠、可扩展的海量数据存储系统的关键问题和技术。

一、数据划分

在分布式环境下,数据存储需要跨越多个存储单元。如何进行数据的划分是影响扩展性、负载平衡以及系统性能的关键问题。为了提供低延时的系统响应,克服系统性能的瓶颈,系统必须在用户请求到来时将请求进行合理分发。现有的海量数据管理系统主要采用哈希映射和顺序分裂这两种方式。在互联网应用中,数据通常以键 / 值对方式进行组织以适应数据的多样性和处理的灵活性。哈希映射是根据数据记录的键值进行哈希,根据哈希值将数据记录映射到相应的存储单元。但是这种数据划分方式带来的性能收益依赖于哈希算法的优劣。而顺序分裂则是一种渐进式的数据划分方式。数据按键值排序写入数据表中,数据表在其大小到达阈值后进行分裂,分裂后的数据将被分配到不同的节点上去继续提供服务。这样,新流入的数据根据键值自动找到相应的分片插入表中。

Dynamo 和 Cassandra 都采用了一致性哈希的方式进行数据划分。这种方式在数据流入时就将数据均匀地映射到相应的存储单元,从而最大限度地避免系统热点的产生。同时一致性哈希算法也为系统带来了良好的扩展性。

而 Bigtable 则使用顺序分裂的方式进行数据划分。这种渐进式的数据划分方式,可以有效利用系统资源,并能提供很好的扩展性。但是某个键值范围的频繁插入可能产生负载热点。与哈希方式不同的是,顺序分裂的数据与存储节点并不存在直接映射的关系,在 Bigtable 中需要有一个主控节点来集中管理这种分裂和映射行为。因此,整个系统的扩展性最终受限于主控节点的管理能力。

虽然 PNUTS 提供了顺序表和哈希表两种数据的组织形式,但是其哈希表中的数据按照键的哈希值有序存放。也就是说,PNUTS 采用了顺序分裂的方式来按照键或者键哈希值划分顺序表或者哈希表中的数据。

虽然这些系统采用不同的数据模型(键 / 值对、顺序表、哈希表等)来进行数据的组织,但是它们都根据这些数据组织的特征实现可扩展的数据划分方式。根据应用数据的特征,确定合理的数据划分策略以达到高可扩展性是海量数据存储系统数据的首要问题。

二、数据一致性与可用性

数据可用性是分布式环境下数据存储的基石,而数据一致性模型则为保证数据操作的正确性做出了限定。在分布式环境下,通常采用副本冗余、日志等方式来解决数据的可用性问题。但是副本冗余存储也带来了数据一致性的问题。在采用副本冗余方式的分布式系统中,数据一致性与系统性能是一对不可调和的矛盾,往往需要在系统的性能(如响应时间等)与数据的严格一致性之间进行折中。在低延时用户响应的互联网应用需求下,通常牺牲数据严格的一致性来调和这种矛盾,即允许系统通过弱化一致性模型来保证高效的系统响应,同时通过异步复制的手段来保证数据的可用性。

Dynamo、Bigtable 和 PNUTS 都是通过副本冗余的方式来保证数据的高可用。但是,其具体实现又不尽相同。由于 Dynamo 采用非集中的管理方式,整个系统中无主从节点之分,因此是在整个哈希环上通过 gossip 机制进行通信来完成副本的异步复制、而采用集中管理方式的 Bigtable 和 PNUTS 均采用日志的方式保证服务节点内存中数据的可用性。不同的是,在数据存储可用性方面,Bigtable 依赖于底层分布式文件系统的副本机制;而 PNUTS 则采用基于发行/订阅(put/sub)通信机制的主从式异步复制方式来完成数据的冗余存储;数据首先被同步到主副本然后通过发行/订阅机制异步更新到所有副本。

如上所述,需要跨数据中心部署的 Dynamo 和 PNUTS 都采用异步复制的方式进行副本更新,牺牲一定程度的数据一致性来保证系统的高性能。可见,数据一致性、可用性与系统性能的权衡考虑是一个与应用特性和部署方式紧密相关的问题。

三、负载均衡

负载均衡是分布式环境下进行高效数据管理的关键问题。它主要包括数据的均衡和访问压力的均衡这两个方面。在分布式环境中,数据通过一定的划分策略(哈希或顺序分裂等)进行划分并存储在不同的节点上,用户的访问请求也将由不同的节点处理。由于用户访问请求发布规律的不可预测性导致最终数据存储分布的不均衡,以及节点访问压力的不均衡。在数据分布、访问负载不均衡的情况下,频繁的并发访问和持续的数据加载压力将会影响整个系统的性能。为了保证数据加载的高吞吐率、系统响应的低延时以及系统的稳定性,海量存储系统需要有一套良好的均衡机制来解决上述问题。

Dynamo 采用了虚拟节点技术,通过虚拟化的手段将节点的服务能力单元化,将访问压力较大的虚拟节点映射到服务能力较强的物理节点,达到访问压力的均衡。访问压力的均衡同时伴随着数据的均衡。为了最小化数据均衡过程中数据迁移的开销,Dynamo 同样采用虚拟化技术,量化节点的存储能力,将虚拟后的存储节点相对均匀地分散到集群哈希环上,避免数据均衡过程中全环的数据移动。在非集中式系统中,这些均衡操作可以由任一节点发起,通过 gossip 通信机制与集群中的其他节点协调完成。

与 Dynamo 这种非集中式管理不同的是,Bigtable 通过主控节点(master)来监控各个子表服务器(tablet server)上的访问负载状态,利用主控节点调度管理子表的分裂和迁移,将访问压力均匀地分散到各个子表服务器上。由于 Bigtable 采用分布式文件系统作为数据的底层存储,因而访问压力均衡过程中并不涉及存储数据的迁移操作,以一种巧妙的方式避免了数据均衡的问题。在集中式管理系统中,PNUTS 也采用类似的方式进行访问压力的均衡。不同的是,采用本地文件系统或者本地数据库系统的 PNUTS 在进行子表(tablet)的分裂和迁移时,需要进行存储数据迁移。

由此可见,有效的数据划分方式为系统扩展性提供了一个基础,但是同时也给系统带来了负载均衡的问题。通过虚拟化节点或者表分裂等方式改变数据分布格局,均衡访问负载的同时,尽可能减少存储数据迁移量或者避免数据迁移,是海量存储系统的一个挑战。

四、容错机制

容错是分布式系统健壮性的标志。节点的实效侦测以及失效恢复已经成为保证系统的可用性、可靠性的关键问题。

(一)失效侦测

在非集中式系统中,各节点之间定期进行交互以了解节点的活动状态,从而侦测失效的存在,如 Dynamo、Cassandra。而在集中式系统中,整个系统需要有专门的部件(节点)来维护整个分布式系统中节点的状态信息,并通过"心跳"机制完成失效节点的侦测,如 Bigtable 通过分布式锁服务 Chubby 来跟踪主控节点和子表节点的服务状态,完成节点的失效侦测;PNUTS 则利用子表控制器(tablet controller)部件维护的活动节点路由信息来判断节点失效的存在。

(二)失效恢复

在系统侦测到失效节点的存在后,需要一定的恢复策略来完成对失效节点的恢复,保证系统的可用性和可靠性。在分布式系统中,节点的失效分为临时失效(如网络分区等)和永久失效(如节点死机、磁盘损坏等)两种情况。在副本冗余存储的分布式系统中,失效通常会造成多副本之间的数据不一致,需要对失效节点的数据进行同步来完成失效的恢复。同时,永久失效通常会造成失效节点内存数据的丢失,日志重做通常是解决这类问题的一种办法。当然,具体的失效恢复策略在不同的系统中又各有特色。

以 Bigtable 为例。临时失效和永久失效在 Bigtable 中并不做区分。Bigtable 依靠主控节点通过"心跳"机制来侦测失效的存在,即在规定时间内主控节点无法通过"心跳"获得从节点响应就认为该从节点失效。即使临时失效的节点可能再次与主控节点建立连接,这些节点也将被主控节点停止,因为这些节点上的服务已经被重新分配到其他节点上。服务的迁移并不涉及存储数据的移动,不会引入额外的系统开销,因而也就无须区分各种失效状态。这种依赖于底层分布式文件系统的共享存储方式,简化了系统的失效恢复。

在集中式系统中,主从节点的功能差异使得主节点各种失效恢复的方式不尽相同。由于主节点维护系统元信息,因此其失效将是灾难性的。在集中式系统中,通常采用备份节点(双机、多机备份)来防止主节点失效的发生。然而 Bigtable 则通过 Chubby 来管理集群节点的状态信息,利用子表服务器来管理整个系统的存储元信息,弱化主节点的管理功能,减小主节点失效导致灾难性的可能性,同时也降低了主节点恢复的复杂性。

而在以 Dynamo 为代表的非集中数据存储系统中,由于哈希方式的数据划分策略,使得系统中各个节点既作为存储节点也作为服务节点,服务迁移的过程伴随着大量的数据迁移,因而系统必须认真应对各种失效状态,以使失效恢复过程中尽量避免大规模存储数据迁移带来的系统开销。基于上述原因,在 Dynamo 中临时失效和永久失效被区别对待。

从上面两个方面的讨论,可以发现失效侦测技术的选择是一个与集群管理方式(集中式、非集中式)密切相关的问题;这种选择通常相对固定。而失效恢复策略的实现则是因应用而异。系统的设计者可以根据应用特性,权衡数据一致性、可用性以及系统性能等多方面因素选择较优的失效恢复策略。

五、海量数据存储的硬件支持

海量数据存储的实现离不开存储技术的不断发展,作为先进存储技术代表的 RAID、SAN、NAS 和 IP 技术均应用于海量数据的存储中。

(一)磁盘阵列(RAID)

RAID 是冗余独立磁盘阵列(redundant array of independent disks)的英文缩写。1988 年由美国加州大学 Berkeley 分校的 David Patterson 等人提出。冗余是为了补救错失、保证可靠性而采取的一种方法;独立是指阵列不在主机内而自成一个系统。一般将 RAID 分为不同级别,最常用的是 RAID0~RAID6。

1. RAID0　RAID0 是最早出现的 RAID 模式,即数据分条技术(data stripping),如图 4-2 所示。RAID0 是组建磁盘阵列中最简单的一种形式,只需要两块以上的硬盘即可,成本低,可以提高整个磁盘的性能和吞吐量。RAID0 没有提供冗余或错误修复能力,但实现成本是最低的。

RAID0 最简单的实现方式就是把 N 块同样的硬盘用硬件的形式通过智能磁盘控制器或用操作系统中的磁盘驱动程序以软件的方式串联在一起创建一个大的卷集。在使用中数据依次写入到各块硬盘中,它的最大优点就是可以整倍地提高硬盘的容量。如使用了三块 80GB 的硬盘组建成 RAID0 模式,那么磁盘容量就可以扩展到 240GB。其速度方面,各个硬盘的速度完全相同。最大的缺点在于任何一块硬盘出现故障,整个系统将会受到破坏,可靠性仅为单独一块硬盘的 1/N。

虽然 RAID0 可以提供更多的空间和更好的性能,但是整个系统是非常不可靠的,如果出现故障,无法进行任何补救。所以,RAID0 一般只是在那些对数据安全性要求不高的情况下才使用。

2. RAID1　RAID1 称为磁盘镜像,如图 4-3 所示,原理是把一个磁盘的数据镜像到另一个磁盘上,也就是说数据在写入一块磁盘的同时,会在另一块闲置的磁盘上生成镜像文件,在不影响性能的情况下最大限度地保证系统的可靠性和可修复性,只要系统中任何一对镜像盘中至少有一块磁盘可以使用,甚至可以在一半数量的磁

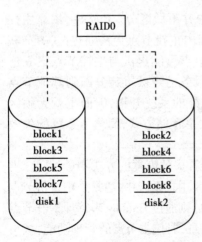

图 4-2　RAID0 组织结构图

盘出现问题时系统都可以正常运行,当一块硬盘失效时,系统会忽略该硬盘,转而使用剩余的镜像盘读写数据,具备很好的磁盘冗余能力。虽然对数据来讲提高了安全性,但是成本也会明显增加,磁盘利用率为50%,以四块80GB容量的硬盘来讲,可利用的磁盘空间仅为160GB。另外,出现硬盘故障的RAID系统不再可靠,应当及时更换损坏的硬盘,否则剩余的镜像盘也出现问题时,整个系统会崩溃。更换新盘后原有数据会需要很长时间同步镜像,外界对数据的访问不会受到影响,只是这时整个系统的性能有所下降。因此,RAID1多用在保存关键性的重要数据的场合。

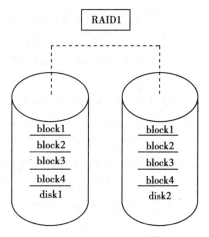

图4-3　RAID1组织结构图

RAID1主要是通过二次读写实现键盘镜像,所以磁盘控制器的负载也相当大,尤其是在需要频繁写入数据的环境中。为了避免出现性能瓶颈,使用多个磁盘控制器就显得很有必要。

3. RAID2　从概念上讲,RAID2同RAID3类似,两者都是将数据条块化分布于不同的硬盘上,条块单位为位或者字节。然而RAID2使用一定的编码技术提供错误检查及恢复。这种编码技术需要多个磁盘存放检查及恢复信息,使得RAID2技术实施更复杂。因此,在商业环境中很少使用。由于海明码的特点,它可以在数据发生错误的情况下将错误校正,以保证输出的正确。它的数据传送速率相当高,如果希望达到比较理想的速度,则最好提高保存校验码的硬盘,对于控制器的设计来说,它又比RAID3、RAID4或RAID5要简单。没有免费的午餐,这里也一样,要利用海明码,必须付出数据冗余的代价。输出数据的速率与驱动器组中速度最慢的相等。

4. RAID3　RAID3是一种带奇偶校验码的并行传送,这种校验码与RAID2不同,只能查错不能纠错。它访问数据时一次处理一个带区,这样可以提高读取和写入速度。校验码在写入数据时产生并保存在另一个磁盘上,需要实现时用户必须要有三个以上的驱动器,写入速率与读出速率都很高,因为校验位比较少,因此计算时间相对而言比较少。用软件实现RAID控制将是十分困难的,控制器的实现也不是很容易。它主要用于图形(包括动画)等要求吞吐率比较高的场合。不同于RAID2,RAID3使用单块磁盘存放奇偶校验信息。如果一块磁盘失效奇偶盘及其他数据盘可以重新产生数据。如果奇偶盘失效,则不影响数据使用。RAID3对于大量的连续数据可提供很好的传输率,但对于随机数据,奇偶盘会成为写操作的瓶颈。

5. RAID4　RAID4是一种带奇偶校验码的独立磁盘结构,RAID4和RAID3很像,不同的是,它对数据的访问是按数据块进行的,也就是按磁盘进行的,每次是一个盘。在图上可以这么看,RAID3是一次一横条,而RAID4是一次一竖条。它的特点和RAID3也挺像,不过在失败恢复时,它的难度可以要比RAID3大得多,控制器的设计难度也要大许多,而且访问数据的效率不怎么好。

RAID技术主要包括RAID0~RAID50等数个规范,它们的侧重点各不相同。这里不再一一介绍。RAID通过在多个磁盘上同时存储和读写数据来大幅提高存储系统的数据吞吐量(throughput)。在RAID中,可以让很多磁盘驱动器同时传输数据,而这些磁盘驱动器在逻辑上又是一个磁盘驱动器,所以使用 RAID 可以达到单个磁盘驱动器几倍、几十倍甚至上百倍的速率。这也是 RAID 最初想要解决的问题。因为当时 CPU 的速度增长很快,而磁盘驱动器的数据传输速率无法大幅提高,所以需要有一种方案解决二者之间的矛盾。

RAID 技术通过数据校验提高容错功能。普通磁盘驱动器无法提供容错功能,如果不包括写在磁盘上的 CRC(循环冗余校验)码的话。RAID 容错是建立在每个硬盘驱动器的硬件容错功能之上的,所以它提供更高的安全性。在很多 RAID 模式中都有较为完备的相互校验/恢复的措施,甚至是直接相互的镜像备份,从而大大提高了 RAID 系统的容错度,提高了系统的稳定冗余性。

（二）存储区域网（SAN）

存储区域网(storage area network, SAN)是通过专用高速网将一个或多个网络存储设备和服务器连接起来的专用存储系统,未来的信息存储将以 SAN 存储方式为主,SAN 在最基本的层次上定义为互连存储设备和服务器的专用光纤通道网络,它在这些设备之间提供端到端的通信,并允许多台服务器独立地访问同一个存储设备。与局域网(LAN)非常类似,SAN 提高了计算机存储资源的可扩展性和可靠性,使实施的成本更低,管理更轻松。与存储子系统直接连接服务器(称为直接存储, direct attached storage, DAS)不同,专用存储网络介于服务器与存储子系统之间,如图 4-4 所示。

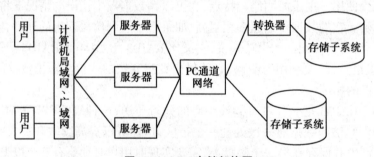

图 4-4　SAN 存储架构图

SAN 通过一个单独的网络把存储设备和服务器群相连。将数据存储管理集中在相对独立的存储区域网内,并提供内部任意节点之间的多路可选择数据交换。当有海量数据的存取需求时,数据通过 SAN 在相关服务器和后台存储设备之间高速传输。SAN 可在多种存储部件之间以及存储部件与交换机之间进行通信,将网络和设备的通信协议与传输介质隔离开,使系统在构建成本和复杂程度上大大降低,提高了网络利用率。另外,SAN 中容量扩展、数据迁移、远程容灾数据备份都比较方便。SAN 技术的存储设备性能高,提高了数据的可靠性和安全性,但设备的互操作性较差,构建、管理和维护成本高,只能提供存储空间共享而不能提供异构环境下的文件共享。

（三）网络附加存储（NAS）

网络附加存储(network attached storage, NAS)是一种将分布式的、独立的数据整合为大型、集中化管理的数据中心,以便于对不同主机和应用服务器进行访问的技术。

从结构上讲,NAS 是功能单一的精简型电脑,因此在构架上不像个人电脑那么复杂,在外观上就像家电产品,只需电源与简单的控制钮,如图 4-5 所示。

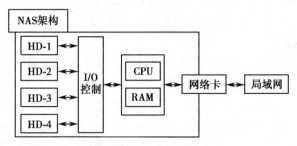

图 4-5 NAS 结构图

在以往,NAS 被视作网络上一种附加的存储设备,NAS 发展到现在,已经不单单是作为一种存储设备使用,更多的是作为数据备份和恢复的设备。这是由于 NAS 可以实现数据自动备份和恢复,而且由于 NAS 所使用的是嵌入式操作系统,有着很高的安全性,所以它的强项并不是所谓文件共享。真正适合文件共享的是 SAN 而不是 NAS,因为 SAN 是基于块(block)级数据传输为目的的设备,它的性能比 NAS 高 N 倍,但价格也高了 N 倍。当然,用户同样可以使用 NAS 作为存储设备。NAS 真正面向的用户群是那些对历史数据极度依赖,一旦丢失就会带来灾难性后果的用户,如财务数据、资产数据、客户资料等,特别是 IT 资产投入预算相对较少的中小企业和用户。

NAS 备份存在一些优势:

(1)工业级标准的部件及制作工艺,让它们与其他存储设备区别开,这些在某种程度上可以体现在使用当中的稳定性、可靠性和安全性等方面;

(2)作为以数据存储、备份为专业的存储设备,采取精准的磁轨备份技术结合增量化、差异化体现了它们数据备份的有效性,数据还原的可靠性,部分网络附加存储(NAS)产品内嵌的高度智能化、自动化的专业数据备份软件高效地减少了数据备份对人的依赖;

(3)精简化的操作平台、IE 式的访问、操作模式在有效防范病毒、黑客的同时,大大提升了产品的易用性;

(4)账号式的管理模式简化了企业或者个人对数据管理工作,企业通过账号式的管理可以根据企业内部不同角色的人员设置不同的数据存储、备份区域及操作权限,有效防患内部数据的混乱、泄密等状况发生;

(5)磁盘阵列柜的特性在这些设备中得到了传承,通过组 RAID 的形式结合热插拔更换磁盘的特性,同时那个自动恢复设备内部数据使它的维护成本大大降低;

(6)没有地域限制、支持远程实时访问、备份、操作等特性,让它的部署更加容易,同时这些特性在构建数据容灾系统中得到充分的体现;

(7)良好的异构平台兼容性,对各种操作平台,如 Windows、Linux、UNIX、Mac 等,有着良好的兼容性,让它们可以轻松实现对各种基于上述操作平台的设备,提供一机同时为多种平台进行数据备份的功能,在确保各项 IT 设备投入的有效性的同时,避免了企业对 IT 设备重复投资造成资源的浪费的问题出现。

从本质上讲,NAS 是存储备份设备,NAS 不是简装版的文件服务器,它具有某些服务器没有的功能特征,例如增量备份、差异备份、磁轨备份等技术。服务器的作用是进行业务处理,存储设备(NAS)的作用是进行数据存储和备份。在一个完整的应用环境,应将两种设备有机地结合起来使用,服务器重点在前端,存储备份设备(NAS)的重点在后端。

(四)IP存储(SoIP)

随着网络存储技术的飞速发展,各种存储设备和技术正趋于融合。总有一天,现在的光纤和SCSI磁盘阵列NAS文件服务器、磁带库等设备都可以运行在一个统一标准的构架中。

IP存储(storage over IP,SoIP)在IP网络中传输块级数据,使得服务器可以通过IP网络连接SCSI设备,并且像使用本地的设备一样,无须关心设备的地址或位置。而网络连接则是以IP和以太网为骨干,这令人联想起今天耳熟能详的存储区域网络(SAN)结构。只是一廉价而成熟的IP和以太网技术,替代光纤通道技术。

由于既有的成熟性和开放性,IP存储技术,使企业在制定和实现"安全数据存储"的策略和方案时,有了更多的选择空间。例如远程的数据备份、数据镜像和服务器集群等领域,IP存储的介入都可以大大丰富其内容。同时,IP存储也消除了企业IT部门在设计传统SAN方案时,必须面对的产品兼容性和连接性方面的问题。最重要的是,基于IP存储技术的新型SAN,兼具了传统SAN的高性能和传统NAS的数据共享优势,为新的数据应用方式提供了更加先进的结构平台。

近年来,存储和网络厂商的注意力主要集中在IP存储技术的两个方面,即存储隧道(storage tunneling)和本地IP存储(native IP-based storage)。下面是这两个方面的一些粗略概况。

顾名思义,存储隧道技术是将IP协议作为连接两个异地光纤SAN的隧道,用以解决两个SAN环境的互联问题。光纤通道协议帧被包裹在IP数据包中传输。数据包被传输到远端SAN后,由专用设备解包,还原成光纤通道协议帧。

由于这种技术提供的是两个SAN之间点到点的连接通信,从功能上讲,这是一种类似于光纤的专用连接技术。因此,这种技术也被称为黑光纤连接(dark fiber optic links)。由于其专用性,使得这种技术实现起来成本较高,缺乏通用性,而且较大的延迟也对性能造成一定影响。其最大的优势在于,可以利用现有的城域网和广域网,这一优势,也被追捧,但仍是至今无法充分利用的宽带资源。另一方面,虽然IP网络技术非常普及,其管理和控制机制也相对完善,但是,利用IP网络传输的存储隧道技术,却无法充分利用这些优势。其原因主要在于,嵌入IP数据包中的光纤通道协议帧。IP网络智能管理工具不能识别这些数据,这使得一些很好的管理控制机制无法应用于这种技术,如目录服务、流量监控、QoS等。因此,企业IT部门的系统维护人员,几乎不可能对包含存储隧道的网络环境,进行单一界面的统一集中化管理。

目前的存储隧道产品还有待完善,与光纤隧道SAN相比,只能提供很小的数据传输带宽。例如,一个光纤SAN上,用2~3h可以完成的传输过程,在两个光纤SAN之间以OC-3标准传输大约需要14h,这是目前存储隧道产品比较典型的传输速度。当然,这样的性能表现,不会限制到该技术在一些非同步功能中的应用。如远程的数据备份,就不一定需要很高的数据传输带宽。

总之,存储隧道技术,借用了一些IP网络的成熟性优势,但是并没有摆脱复杂而昂贵的光纤通道产品。

本地IP存储技术是将现有的存储协议,例如SCSI和光纤通道,直接集成在IP协议中,以使存储和网络可以无缝地融合。当然,这并不是指,可以在企业 IT 系统中,把存储网络和传统的 LAN,物理上合并成一个网络。而是指在传统的 SAN 结构中,以 IP 协议替代光纤通道协议,来构建结构上与 LAN 隔离,而技术上与 LAN 一致的新型 SAN 系统 IP-SAN。

这种 IP-SAN 中,用户可以在保证性能的同时,有效地降低成本,而且以往用户在 IP-SAN 上获得的维护经验、技巧都可以直接应用在 IP-SAN 上。俯拾皆是的 IP 网络工具,使 IP-SAN 的网络维护轻松而方便。同样,维护人员的培训工作,也不会像光纤技术培训那样庞杂而冗长。

与存储隧道技术相比,本地 IP 存储技术具有显著的优势。首先,一体化的管理界面,使得 IP-SAN 可以和 IP 网络完全整合。其次,用户在这一技术中,面对的是非常熟悉的技术内容:IP 协议和以太网。而且,各种 IP 通用设备,保证了用户可以具有非常广泛的选择空间。事实上,由于本地 IP 存储技术的设计目标,就是充分利用现有设备,传统的 SCSI 存储设备和光纤存储设备都可以在 IP-SAN 中利用起来。

本地 IP 存储技术,更进一步地模糊了本地存储和远程存储的管理。在 IP-SAN 中,只要主机和存储系统都能提供标准接口,任何位置的主机就都可以访问任何位置的数据,无论是在同一机房中,相隔几米,还是数公里外的异地。

访问的方式可以是类似 NAS 结构中,通过 NFS、CIFS 等共享协议访问,也可以是类似本地连接和传统 SAN 中,本地设备级访问。

第五节　数据存储技术的实现与工具

一、集中式数据存储管理系统 Bigtable

Bigtable 是 Google 设计的分布式数据存储系统,用来处理海量数据的一种非关系型数据库。Bigtable 是非关系的数据库,是一个稀疏的、分布式的、持久化存储的多维度排序 Map。Bigtable 的设计目的是可靠地处理 PB 级别的数据,并且能够部署到上千台机器上。Bigtable 已经实现了以下几个目标:广泛适应性、可扩展性、高性能和高可用性。Bigtable 已经在超过 60 个 Google 的产品和项目上得到了应用,包括 Google Analytics、Google Finance、Orkut、Personalized Search、Writely 和 Google Earth。这些产品对 Bigtable 提出了迥异的需求,有的需要高吞吐量的批处理,有的则需要及时响应,快速返回数据给最终用户。它们使用的 Bigtable 集群的配置也有很大的差异,有的集群只有几台服务器,而有的则需要上千台服务器、存储几百 TB 的数据。

在很多方面,Bigtable 和数据库很类似;它使用了很多数据库的实现策略。并行数据库和内存数据库已经具备可扩展性和高性能,但是 Bigtable 提供了一个和这些系统完全不同的接口。Bigtable 不支持完整的关系数据库模型;与之相反,Bigtable 为客户提供了简单的数据模型,利用这个模型,客户可以动态控制数据的分布和格式,用户也可以自己推测底层存储数据的位置相关性。数据的下标是行和列的名字,名字可以是任意的字符串。Bigtable将存储的数据都视为字符串,但是 Bigtable 本身不去解析这些字符串,客户程序通常会把各种结构化或者半结构化的数据串行化到这些字符串里。通过仔细选择数据的模式,客户可以控制数据的位置相关性。最后,可以通过 Bigtable 的模式参数来控制数据是存放在内存中还是硬盘上。

Bigtable 是设计用来管理那些可能达到很大大小(比如可能是存储在数千台服务器上的数 PB 数据)的结构化数据的分布式存储系统。Google 的很多项目都将数据存储在Bigtable 中,比如网页索引、Google Earth、Google Finance。这些应用对 Bigtable 提出了很多不同的要求,无论是数据大小(从单纯的 URL 到包含图片附件的网页)还是延时需求。尽管存在这些各种不同的需求,Bigtable 成功地为 Google 的所有这些产品提供了一个灵活的、高性能的解决方案。

二、非集中式的大规模数据管理系统 Dynamo

Dynamo 是一个基于分布式哈希的非集中式的大规模数据管理系统。在 Dynamo 中,数据按照键/值对组织,主要面向原始数据的存储。这种架构下,系统中每个节点都能相互感知,自我管理性能较强,没有单点失效。

Dynamo 有如下特点:

1. 简单的存取模式 只支持 KV 模式的数据存取,同时特定于小于 1M 的数据。

2. 高可用性 即便在集群中部分机器故障,网络中断,甚至是整个机房下线,仍能保证用户对数据的读写。

3. 高可扩展性 除了能够跨机房部署外,可动态增加、删除集群节点,同时对正常集群影响很小。

4. 数据的高可用性大于数据的一致性,短时间的数据不一致是可以容忍的,采用最终一致性来保证数据的高可用。

5. 服务于内网,数据间没有隔离。

6. 服务保证条约 在 Amazon 一切皆服务的原则下,每个模块都要为其使用者提供服务时间保证,比如在每秒 500 个请求的压力下,99% 的请求要在 300ms 内返回。

三、Bigtable 的开源实现 HBase

HBase 是一个高可靠、高性能、面向列、可伸缩的分布式存储系统,利用 HBase 技术可在廉价 PC Server 上搭建起大规模结构化存储集群。HBase 是 Google Bigtable 的开源实现,类似 Google Bigtable 利用 GFS 作为其文件存储系统,HBase 利用 Hadoop HDFS 作为其文件存储系统,如图 4-6 所示。Google 运行 MapReduce 来处理 Bigtable 中的海量数据,HBase 同样利用 Hadoop MapReduce 来处理 HBase 中的海量数据;Google Bigtable 利用 Chubby 作为协同服务,HBase 利用 Zookeeper 作为对应。图 4-6 描述了 Hadoop 生态系统中的各层系统,其中 HBase 位于结构化存储层,Hadoop HDFS 为 HBase 提供了高可靠性的底层存储支持,Hadoop MapReduce 为 HBase 提供了高性能的计算能力,Zookeeper 为 HBase 提供了稳定服务和 failover 机制。

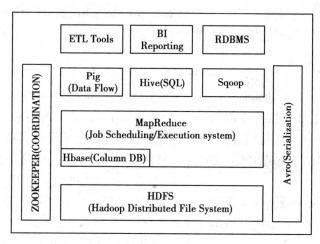

图 4-6 Hadoop 的生态系统

此外,Pig 和 Hive 还为 HBase 提供了高层语言支持,使得在 HBase 上进行数据统计出来变得非常简单。Sqoop 则为 HBase 提供了方便的 RDBMS 数据导入功能,使得传统数据库数据向 HBase 中迁移变得非常方便。

四、MongoDB

MongoDB 是一个基于分布式文件存储的数据库,由 C++ 语言编写。旨在为 Web 应用提供可扩展的高性能数据存储解决方案。MongoDB 是一个介于关系数据库和非关系数据库之间的产品,是非关系数据库当中功能最丰富、最像关系数据库的。它支持的数据结构非常松散,是类似 JSON 的 BSON(binary JSON)格式,因此可以存储比较复杂的数据类型。MongoDB 最大的特点是它支持的查询语言非常强大,其语法有点类似于面向对象的查询语言,几乎可以实现类似关系数据库单表查询的绝大部分功能,而且还支持对数据建立索引。

MongoDB 主要特性有:面向文档存储、支持完全索引、高可靠性、自动分片支持云级扩展性、查询记录分析、快速就地更新、支持 Map/Reduce、提供分布式文件系统 GridFS、商业支持。除此之外,MongoDB 还具有模式自由、支持动态查询、支持手机复制与故障恢复、使用高效的二进制数据存储、包括大型对象、支持非常多的语言、文件存储格式为 BSON。

MongoDB 的主要目标是在键 / 值存储方式与传统的 RDBMS 系统之间架起一座桥梁,集两者的优势于一身。MongoDB 适用于许多场景,包括:①网站数据:MongoDB 非常适合实时地插入、更新与查询,并具备网站实时数据存储所需的复制及高度伸缩性;②缓存:由于性能很高,MongoDB 也适合作为信息基础设施的缓存层,在系统重启之后,由 MongoDB 搭建的持久化缓存层可以避免下层的数据源过载;③大尺寸、低价值的数据:使用传统的关系型数据库存储一些数据时可能会比较昂贵,在此之前,很多时候程序员往往会选择传统的文件进行存储;④高伸缩性的场景:MongoDB 非常适合由数十或数百台服务器组成的数据库。MongoDB 的路线图中已经包含对 MapReduce 引擎的内置支持;用于对象及 JSON 数据的存储,MongoDB 的 BSON 数据格式非常适合文档化格式的存储及查询。

MongoDB 的使用也会有一些限制。MongoDB 不适合高度事务性的系统,例如银行或会计系统,传统的关系型数据库目前还是更适用于需要大量原子性复杂事务的应用程序。

MongoDB 不适用于传统的商业智能应用,针对特定问题的 BI 数据库会产生高度优化的查询方式。对于此类应用,数据仓库可能是更合适的选择。

五、CouchDB

CouchDB 是一个开源的面向文档的数据库管理系统,可以通过 RESTful JSON API 访问。术语 "Couch" 是 "cluster of unreliable commodity hardware" 的首字母缩写,它反映了 CouchDB 的目标具有高度可伸缩性,提供了高可用性和高可靠性,即使运行在容易出现故障的硬件上也是如此。CouchDB 最初是用 C++ 编写的,但在 2008 年 4 月,这个项目转移到 Erlang OTP 平台进行容错测试。

CouchDB 是用 Erlang 开发的面向文档的数据库系统。CouchDB 不是一个传统的关系数据库,而是面向文档的数据库,其数据存储方式有点类似 lucene 的 index 文件格式,CouchDB 最大的意义在于它是一个面向 Web 应用的新一代存储系统,事实上,CouchDB 的口号就是:下一代的 Web 应用存储系统。

CouchDB 有以下特点:

(1) CouchDB 是分布式的数据库,它可以把存储系统发布到很多台物理的节点上面,并且很好地协调和同步节点之间的数据读写一致性。这当然也得靠 Erlang 无与伦比的并发特性才能做到。对于基于 Web 的大规模应用文档应用,分布式可以让它不必像传统的关系数据库那样分库拆表,在应用代码层进行大量的改动。

(2) CouchDB 是面向文档的数据库,存储半结构化的数据,比较类似 lucene 的 index 结构,特别适合存储文档,因此很适合 CMS、电话本、地址本等应用,在这些应用场合,文档数据库要比关系数据库更加方便,性能更好。

(3) CouchDB 支持 RESTful JSON API,可以让用户使用 Javascript 来操作 CouchDB 数据库,也可以用 Javascript 编写查询语句。

其实 CouchDB 只是 Erlang 应用的冰山一角,在最近几年,基于 Erlang 的应用也得到蓬勃发展。特别是在基于 Web 的大规模、分布式应用领域,几乎都是 Erlang 的优势项目。

六、Redis

Redis 是一款开源的、高性能的键 / 值存储(key-value store)。它常被称作是一款数据结构服务器(data structure server)。Redis 的键值可以包括字符串(strings)、哈希(hashes)、列表(lists)、集合(sets)和有序集合(sorted sets)等数据类型。对于这些数据类型,开源执行原子操作。例如对字符串进行附加操作(append),递增哈希中的值,向列表中增加元素,计算集合的交集、并集和差集等。

为了获得优异的性能,Redis 采用了内存数据集(in-memory dataset)的方式。根据使用场景的不同,可以每隔一段时间将数据集转存到磁盘上来持久化数据,或者在日志尾部追加每一条操作命令。

Redis 同样支持主从复制(master-slave replication),并且具有非常快速的非阻塞首次同步(non-blocking first synchronization)、网络断开自动重连等功能。同时 Redis 还具有其他一些特性,其中包括简单的 check-and-set 机制、pub/sub 和配置设置等,以便使得 Redis 能够表现得更像缓存。

Redis 还提供了丰富的客户端,以便支持现阶段流行的大多数编程语言。详细的支持列表可以参看 Redis 官方文档:http://redis.io/clients。Redis 自身使用 ANSI C 来编写,并且能够在不产生外部依赖的情况下运行在大多数 POSIX 系统上,如 Linux、*BSD、OSX 和 Solaris 等。

七、Hypertable

Hypertable 是一个正在进行中的开源项目,以 Google 的 Bigtable 论文为基础指导,使用 C++ 语言实现。

Hypertable 的目标是为了解决大并发、大数据量的数据库需求。目前的 Hypertable 不支持事务,也不支持关联查询,对单条查询的响应时间可能也不如传统数据库。

Hypertable 的优点如下:

1. 并发性　可以处理大量并发请求,关联大量数据。

2. 规模　可扩缩性好,扩容只需要增加集群中的机器。

3. 可用性　任何阶段失效,既不会造成系统瘫痪也不会丢失数据,在集群节点足够的情况下,并发量和数据量对性能基本没有影响。

八、其他开源 NoSQL 数据库

其他开源 NoSQL 数据库还有:Neo4j、Riak、Oracle Berkeley DB、Apache Cassandra、Memeached、Keyspace、MariaDB、Drizzle、HyperSQL、MonetDB、Persevere、eXist-db、Gladius、CloudStore、OpenQM、SearletDME、SmallSQL、LucidDB、HyperGraphDB、InfoGrid、Apache Derby、Hamsterdb、H2 Database、EyeDB、txtSQL、db4o、Tokyo Cabinet、Voldemort 等,这里不再一一赘述。

思　考　题

1. 简述新兴的数据存储管理系统的种类。
2. 简述医疗大数据存储与管理解决方案的种类。
3. 谈谈分布式文件系统的关键技术。
4. 简述 CAP 理论。
5. 简述不同类型医学大数据的存储方式。
6. 对于大数据的存储应关注哪些问题?
7. 简述大数据存储的关键技术。
8. 简述分布式存储系统的主要特征。
9. 简述主要的数据库存储方案。

第五章

医学大数据处理与分析

本章首先介绍了传统数据处理与分析技术,讨论了在大数据时代背景下传统技术的缺点与不足。然后,针对医学领域的大数据应用以及医学数据多源、异构、异类的实际特点,对医学大数据的主要处理与分析技术进行了阐述,包括:并行分布式处理技术、分布式流处理技术以及内存计算处理技术等。接着,在简要介绍机器学习、深度学习的相关概念和经典算法的基础上,结合医学大数据分析的实际应用,着重对医学大数据分析中的分类挖掘、文本分析、言语分析、影像分析、联合分析以及可视分析等技术和方法进行了详细的探讨。

第一节 大数据处理与分析概述

一、传统数据处理与分析

数据(data)是对事实、概念或指令的一种表达形式,可由人工或自动化装置进行处理。数据经过解释并赋予一定的意义之后,便成为信息。数据处理(data processing)则是对数据的采集、存储、检索、加工、变换和传输。

数据处理的基本目的是从大量的、可能是杂乱无章的、难以理解的数据中抽取并推导出对于某些特定人群来说有价值、有意义的数据。数据处理是系统工程和自动控制的基本环节,它贯穿于社会生产和社会生活的各个领域。数据处理技术的发展及其应用的广度和深度,极大地影响着人类社会发展的进程。

数据处理是对数据(包括数值的和非数值的)进行分析和加工的技术过程,包括对各种原始数据的清洗、转换、整理、计算、排序等相关的加工和处理。随着计算机的日益普及,在计算机应用领域中,数值计算所占比重很小,通过计算机数据处理进行信息管理已成为主要应用。如测绘制图管理、仓库管理、财会管理、交通运输管理,技术情报管理、办公室自动化等。在地理数据方面既有大量自然环境数据(土地、水、气候、生物等各类资源数据),也有大量社会经济数据(人口、交通、工农业等),常要求进行综合性数据处理。故需建立地理数据库,系统地整理和存储地理数据减少冗余,发展数据处理软件,充分利用数据库技术进行数据管理和处理。

　　传统的数据分析通常指用适当的统计分析方法对收集来的大量数据进行分析,提取有用信息和形成结论并对数据加以详细研究和概括总结的过程。在实际应用中,数据分析可帮助人们作出判断,以便采取适当行动。

　　数据分析是数学与计算机科学相结合的产物。数据分析的数学基础在20世纪早期就已确立,但直到计算机的出现才使得实际操作成为可能,并使数据分析得以推广。

　　大部分早期的医疗相关数据是以纸质形式存在而非电子数据化存储,如官方的医药记录、收费记录、护士医生手写的病例记录、处方药记录、X线摄片记录、磁共振成像(MRI)记录、CT影像记录,等等。在大数据时代出现之前,受限于数据的不可获得性和低下的计算能力,传统的数据管理和分析采用了不同的思路和流程。其中,对于问题的研究通常建立在假设的基础上进行验证,进而研究事物的因果性。而对于数据管理,在20世纪60年代,数据一般存储在文件介质中,由应用程序直接管理;70年代构建了关系型数据模型,数据库技术为数据存储提供了新的手段;80年代中期,数据仓库由于具有面向主题、继承性、非易失性特点,成为数据分析和联机分析的重要平台。

　　传统的数据处理与分析主要建立在关系型数据模型之上,其中,数据主题之间的关系在系统内已经被创立。其主要的处理和分析对象是已知数据范围中易处理的数据,大多数据仓库都有一个完善的ETL流程和数据库限制,这意味着加载进数据仓库的数据是容易理解的、洗清过的并符合业务流程的元数据。

二、大数据处理与分析

(一)大数据的产生背景

　　随着计算机和信息技术的迅猛发展和应用普及,行业应用系统的规模迅速扩大,行业应用所产生的数据呈爆炸性增长趋势。据相关统计,新浪微博每天的发帖量达到了8 000万条,Twitter消息的日均发布量超过2亿条;淘宝累计的交易数据量高达100PB,百度的总数据量目前已突破1 000PB,平均每天需要处理的网页数据达到10~100PB。而且,各行业数据的增长速度和幅度仍在不断地提升,世界权威IT信息咨询分析公司IDC的研究报告中预测,全世界数据量在2009年至2020年的十年里将增长44倍,从0.8ZB激增到35ZB(1ZB=1 000EB=1 000 000PB),年均增长率达到近40%。这些动辄达到数百TB甚至数千PB规模的行业/企业大数据已经远远超出了现有传统计算技术和信息系统的处理能力。因此,寻求有效的大数据处理和分析技术、方法及手段已成为现实世界的迫切需求。

　　大数据顾名思义就是数量极其庞大的数据资料。根据百度百科给出的定义:大数据是指无法使用传统和常用的软件技术和工具在一定时间内完成获取、管理和处理的数据集。当前,"大数据"一词的重点已经不仅仅在于数据规模的定义,更代表着爆炸性的数据信息给传统计算技术和信息技术带来的技术挑战,代表着大数据处理与分析所需的新技术和新方法。由于大数据行业应用需求的日益增长,大数据技术将渗透到每个涉及大规模数据和复杂计算的应用领域。大数据使得很多在小数据集上有效的传统的串行化算法在面对大数据处理和分析时难以在可接受的时间内完成;同时,大数据含有的多噪音、样本稀疏、样本不平衡等特点也使得现有的很多机器学习算法有效性大大降低。正如微软全球副总裁陆奇博士在2012年全国第一届"中国云/移动互联网创新大奖赛"颁奖大会主题报告中所说的:"大数据使得绝大多数现有的串行化机器学习算法都需要重写"。这预示着大数据分析和应用迎来了全新的发展机遇,数据分析处理和信息技术的发展将步入崭新的时代。

（二）医疗大数据

在众多的行业和领域中,医疗卫生领域是大数据处理和分析应用需求最为突出的领域之一。通常,我们将留存于医疗卫生领域的大数据理解为医疗大数据。它主要可分为以下四类:

（1）诊疗数据:指来自患者在医院诊所就医过程中产生的数据。其包括电子病历、传统检测项目结果（生化、免疫、PCR 等）、新兴检测项目结果（基因测序等）、医生用药选择、诊疗路径记录等。

（2）研发数据:指来自器械医药研发企业、研发外包公司、科研机构等研发过程中产生的数据。其主要数据来源包括:①医药研发过程,如医院临床试验;②科研机构最新科研进展。

（3）患者数据:指患者自身的、在院外的行为和感官产生的数据,主要采集终端为可穿戴设备和各类轻医疗平台,包括:①通过可穿戴设备收集的体征类健康管理数据;②网络行为数据,如挂号问诊、网络购药、健康管理、医患交流等。

（4）支付数据:指一切与付费方有关的审核/报销记录,主要包括患者支付记录、报销记录、医药流通记录等。

随着医疗信息化的推进,传统医疗数据都在不同程度上向数字化转化。有报告显示,2011 年,仅美国的医疗健康系统数据量已经达到了 150EB。就目前的增势而言,ZB 和 EB 级别的增长速度也会很快达到。Kaiser Permanente 是一个在加州发展起来的医疗健康网络系统,它拥有近 9 百万的会员,收集了 26.5~44PB 的电子健康记录数据。基因数据也拥有非常庞大的数据量,一次全面的基因测序产生的个人数据达到 300GB,公开发布的基因 DNA 微阵列有 50 万之多,每一阵列包含数万的分子表达值。功能性磁共振影像的数据量也达到了数万 TB 级别,每一幅影像包含有 5 万像素值。此外,各种健身、健康可穿戴设备的出现,使得血压、心率、体重、血糖、心电图（EKG）等的监测都变为现实,信息获取和分析的速度已经从原来的按"天"计算,发展到了按"小时",按"秒"计算。例如,一家名为 Blue Spark 的科技公司已经生产出能 24h 实时监测体温的新型温度计贴片 temptrag,可以记录下大量体温监测数据。

这些医疗健康数据的扩展速度和覆盖范围是前所未有的,数据的格式也多种多样,分为无格式文件（flat file）、CSV、关系表、ASCII/纯文本文件,等等。同时,数据的来源也纷繁复杂,包括不同的地区、不同的医疗机构、不同的软件应用等。只有通过利用云计算和并行计算等技术,并设计适应大数据分析处理需求的新算法才能实现对这些多格式、多源头、呈爆炸性增长的医疗大数据的有效整合和分析利用,从而大幅度提高医疗质量,降低医疗风险,缩减医疗成本。

（三）大数据处理

大数据处理的关键技术一般包括大数据采集、大数据预处理、大数据存储及管理、大数据安全、大数据分析及挖掘、大数据展现及应用技术。具体的大数据处理方法多种多样,基本的大数据处理流程可以分四步,包括数据的采集、导入和预处理、统计和分析、挖掘。

传统的数据采集来源单一,且存储、管理和分析工作量也相对较小,主要采用关系型数据库和并行数据仓库进行处理。对依靠并行计算提升数据处理速度而言,传统的并行数据库技术追求高度一致性和容错性,根据 CAP 理论,难以保证其可用性和扩展性。

传统的数据处理方法是以处理器为中心,而大数据环境下,需要采取以数据为中心的模式,减少数据移动带来的开销。因此,传统的数据处理方法,已经不能适应大数据的需求。

大数据的基本处理流程与传统数据处理流程并无太大差异,主要区别在于:大数据要处理大量非结构化的数据,因此,在各个处理环节中都可以采用 MapReduce 等方式进行并行处理。

大数据处理的基本流程如图 5-1 所示,可以一般化为:在合适工具的辅助下,对异构数据源进行抽取和集成,并按照一定的标准统一存储,利用合适的数据分析技术对存储的数据进行分析,从中提取有益的知识并利用恰当的方式将结果展示给终端用户。

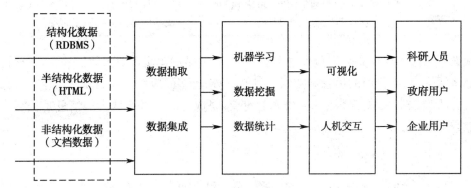

图 5-1　大数据处理的基本流程图

(四)大数据分析

大数据的特点可以概括为 5 个 V,包括:数据量大(volume)、速度快(velocity)、类型多(variety)、价值(value)、真实性(veracity)。大数据分析是指对规模巨大的数据进行分析。

大数据时代,海量数据的涌现提供了从多角度更细致、全面观察和研究数据的可能,从而激发了人们的探索欲望,人们想知道数据诉说了什么,而不仅仅是个人猜想得到数据的验证。人们逐渐用大数据挖掘各种感兴趣的数据间的相关性,然后再进一步比较、分析、归纳、研究。

基于海量的数据和多样的分析思路,大数据的分析与传统数据分析的差异日益加大。大数据环境下,数据来源丰富,数据类型多样,需要进行存储和分析挖掘的数据量庞大,对数据展现的要求更高,并且更加看重数据处理的高效性和可用性。此外,大数据具有明显的混杂多样性。SAS 的一份调查报告显示,机构内的非结构化数据最多可以占到总数据量的85%,而这些非数字、非结构化的数据却必须被量化分析和用于决策分析中。这也导致传统的回答特定问题的单一预设结构化数据库无法完全胜任海量、混杂的大数据处理工作。大数据分析与传统数据分析的主要区别具体如表 5-1 所示。

表 5-1 传统数据分析与大数据分析对比

项目	传统数据仓库分析	大数据分析
数据类型	对已知的数据范围中容易理解的数据进行分析。数据经过精致的提取、转换和加载（ETL）存入数据库，数据是容易理解的、已被洗清过，并符合业务的元数据。	数据是非结构化数据，不能保证输入的数据是完整的、清洗过的和没有任何的错误。更有挑战性，同时提供了在数据中获得更多的洞察力的范围。
数据存在形式	建立在关系数据模型之上的，主题之间的关系在系统内就已经被创立，也在此基础上进行数据分析。	以图片、视频、移动产生的信息、无线射频识别（RFID）等非结构化形式存在
分析的实时性	定向的批处理，在获得所需的洞察力之前需要等待提取、转换和加载（ETL）以及转换工作的完成。	大数据分析是利用对数据有意义的软件的支持针对数据的实时分析。
分析系统	传统的分析系统中，是通过昂贵的硬件，如大规模并行处理（MPP）系统和/或对称多处理（SMP）系统来实现。	大数据分析的应用系统，可以通过通用的硬件和新一代的分析软件，像 Hadoop 或其他分析数据库来实现。

大数据已经不仅仅是数据量大的事实，更重要的是如何实现对大数据的有效分析，从中获取更多深层次、有价值的信息和知识。目前，越来越多的应用与大数据密切相关，因此，大数据的分析方法在大数据领域就显得尤为重要，将成为决定最终获得的信息是否有价值的决定性因素。

第二节 医学大数据处理技术

随着医疗信息化的快速发展，医学科研活动的不断推进，医学数据积累丰富，急需展开医学大数据的处理工作。根据数据的结构、获取方式、响应性能等特征的不同，医学大数据处理技术可以相应地划分成不同的类别。

（1）按数据结构划分：根据数据结构特征，大数据处理技术可以分为结构化/半结构化数据处理与非结构化数据处理。

（2）按数据获取方式划分：按照数据获取方式，大数据可以分为批处理与流式处理方式。

（3）按实时、响应性能划分：从数据处理响应性能角度看，大数据处理可分为实时/准实时处理与离线处理。流式处理通常属于实时计算，批处理和复杂数据挖掘通常属于非实时或线下计算。

一、基于并行计算的分布式数据处理技术

大数据处理的核心是分布式存储和并行计算技术。随着人们对计算系统的计算能力

和数据处理能力的要求日益提高,不断增长的计算问题规模和数据量使得传统的串行计算方式力不从心,并行计算由此应运而生。并行计算(parallel computing)是指同时对多条指令、多个任务或多个数据进行处理的一种计算技术。其主要目的是以并行化的计算方法实现计算速度和计算能力的大幅提升,从而解决传统串行计算难以完成的计算任务。目前,MapReduce 是最具代表性的大数据分布式并行处理框架。作为 Apache 软件基金开发的 Hadoop 分布式系统基础架构的核心技术之一,MapReduce 凭借其非结构化处理、大规模并行处理和简单易用等优势,在互联网搜索和其他大数据处理分析技术领域取得重大进展,成为当前最主流的技术之一。

在 MapReduce 计算框架下,计算任务的输入和输出都存放于文件中,这些文件又被存放在 Hadoop 分布式文件系统 HDFS(Hadoop distributed file system)中,系统会尽量调度计算任务到数据所在的节点上运行,而不是将数据移动到计算节点上,因此减少了大量数据在网络中的传输,节省带宽消耗。如图 5-2 所示为 MapReduce 与单机程序计算流程的对比。

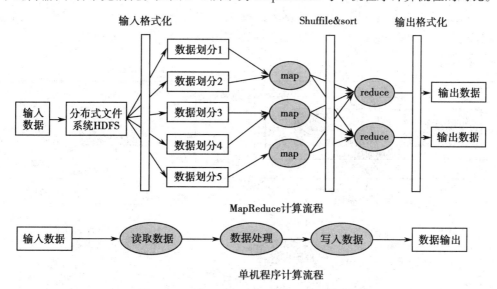

图 5-2　MapReduce 对比单机程序计算流程

MapReduce 是一种线性的、可伸缩的编程模型,其可扩展性得益于 share-nothing 结构、各节点间的松耦合和较强的软件级容错能力。MapReduce 被设计在处理时间内解释数据,所以对非结构化、半结构化的数据处理非常有效。针对 MapReduce 并行编程模型的易用性,产生了多种大数据处理高级查询语言,如 Facebook 的 Hive、雅虎的 Pig、谷歌的 Sawzall 等。虽然 MapReduce 作为典型的离线计算框架,无法满足在线实时计算的需求。但是,MapReduce 的简单易用性仍然使其成为了目前大数据处理最为成功、最为广泛接受使用的主流并行处理技术。

(一)MapReduce 编程模型

MapReduce 采用"分而治之"的思想,把对大规模数据集的操作,分发给一个主节点管理下的各个分节点共同完成,然后通过整合各个节点的中间结果,得到最终结果。简单地说,MapReduce 就是"任务的分解与结果的汇总"。

在 Hadoop 中,用于执行 MapReduce 任务的机器角色有两个:一个是 JobTracker;另一个是 TaskTracker, JobTracker 是用于调度工作的, TaskTracker 是用于执行工作的。一个 Hadoop 集群中只有一台 JobTracker。

在分布式计算中, MapReduce 框架负责处理了并行编程中分布式存储、工作调度、负载均衡、容错均衡、容错处理以及网络通信等复杂问题, 把处理过程高度抽象为两个函数: map 和 reduce, map 负责把任务分解成多个任务, reduce 负责把分解后多任务处理的结果汇总起来。

需要注意的是, 用 MapReduce 来处理的数据集(或任务)必须具备这样的特点: 待处理的数据集可以分解成许多小的数据集, 而且每一个小数据集都可以完全并行地进行处理。

(二)MapReduce 处理过程

如图 5-3 所示, 在 Hadoop 中, 每个 MapReduce 任务都被初始化为一个作业(Job), 每个 Job 又可以分为两种阶段: Map 阶段和 Reduce 阶段。这两个阶段分别用两个函数表示, 即 map 函数和 reduce 函数。map 函数接收一个 <key, value> 形式的输入, 然后同样产生一个 <key, value> 形式的中间输出, Hadoop 函数接收一个如 <key, (list of values)> 形式的输入, 然后对这个 value 集合进行处理, 每个 reduce 产生 0 或 1 个输出, reduce 的输出也是 <key, value> 形式的。

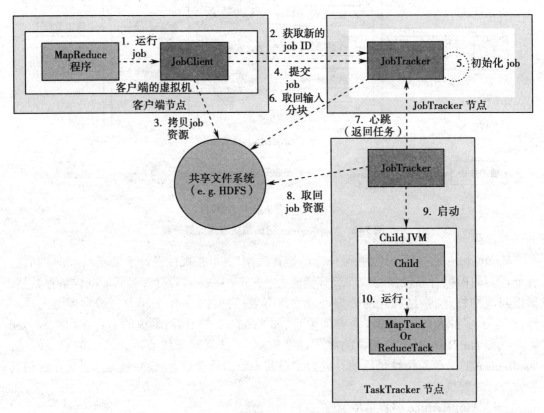

图 5-3 MapReduce 处理流程

如图 5-4 所示描述了 MapReduce 分布式处理的数据流向。一切都从 user program 开始, user program 链接了 MapReduce 库, 实现了最基本的 map 函数和 reduce 函数。图中的数字标记代表了执行的顺序。

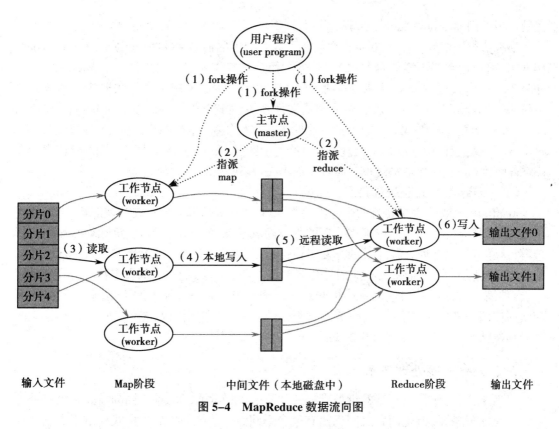

图 5-4 **MapReduce 数据流向图**

（1）MapReduce 库先将 user program 的输入文件划分为 M 份（M 为用户定义），每一份通常有 16~64MB，如图 5-4 左方所示输入文件被分成了分片 0~4；然后使用 fork 操作将用户进程拷贝到分布式集群内其他机器上。

（2）user program 经过 fork 处理后得到的副本中有一个为主控节点（master），其余副本为工作节点（worker），master 负责调度，为空闲 worker 分配作业（Map 作业或者 Reduce 作业），worker 的数量可以由用户指定。

（3）被分配了 Map 作业的 worker，开始读取对应分片的输入数据，Map 作业数量是由 M 决定，与分片一一对应；Map 作业从输入数据中抽取出键 / 值对，每一个键 / 值对都作为参数传递给 map 函数，map 函数产生的中间键 / 值对被缓存在内存中。

（4）缓存的中间键 / 值对会被定期写入本地磁盘，而且被分为 R 个区，R 的大小由用户定义，将来每个区会对应一个 Reduce 作业；这些中间键 / 值对的位置会通报给 master，master 负责将信息转发给 Reduce worker。

（5）master 通知已被分配了 Reduce 作业的 worker 负责的分区在什么位置（不止一个地方，每个 Map 作业产生的中间键 / 值对都可能映射到所有 R 个不同的分区），当 Reduce worker 把所有负责的中间键 / 值对都读取后，先对它们进行排序，使得相同键的键 / 值对聚集在一起。因为不同的键可能会映射到同一个分区也就是同一个 Reduce 作业，所以必须排序。

（6）Reduce worker 遍历排序后的中间键 / 值对，对于每个唯一的键，都将键与关联的值传递给 reduce 函数，reduce 函数产生的输出会添加到这个分区的输出文件中。

最后，当所有的 Map 作业和 Reduce 作业都完成了，master 唤醒正本 user program，MapReduce

函数调用返回 user program 的代码。

所有执行完毕后，MapReduce 输出放在了 R 个分区的输出文件中（分别对应一个 Reduce 作业）。用户通常并不需要合并这 R 个文件，而是将其作为输入交给另一个 MapReduce 程序处理。整个过程中，输入数据来自底层分布式文件系统（GFS），中间数据放在本地文件系统中，最终输出数据被写入底层分布式文件系统（GFS）中。要注意 Map/Reduce 作业和 map/reduce 函数的区别：Map 作业处理一个输入数据的分片时，需要调用多次 map 函数来处理每个输入键/值对；Reduce 作业处理一个分区的中间键/值对时，要对每个不同的键调用一次 reduce 函数，Reduce 作业最终也对应一个输出文件。

（三）MapReduce 框架优缺点

MapReduce 的优点主要有两个方面：其一，通过 MapReduce 分布式处理框架，不仅能用于处理大规模数据，而且能将很多繁琐的细节隐藏起来，如自动并行化、负载均衡和灾备管理等，这样将极大地简化程序员的开发工作；其二，MapReduce 的伸缩性非常好，也就是说，每增加一台服务器，就能将其相应的计算能力接入到集群中，而过去的大多数分布式处理框架，在伸缩性方面都与 MapReduce 相差甚远。然而 MapReduce 最大的不足则在于，其不适应实时应用的需求，因此在 Google 实时性很强的新一代搜索引擎 Caffeine 中，MapReduce 的主导地位已经被可用于实时处理的 Percolator 系统所代替。

二、分布式流处理技术

一般来讲，我们将大数据的批处理模式和流处理模式看成两种不同的模式。虽然处理对象都是海量数据，但是两者之间仍然有很多不同点。传统的批处理模式更重视数据处理的吞吐量，因此会在处理的时效性上略显不足。在批处理模式中，静态数据的中间结果数据被持久化到外部存储介质上，等待节点处理完毕之后才会发送到下一个节点，这种方法显然会浪费大量的 I/O 时间，从而成为数据处理实时性的瓶颈。

而流式处理就是指当源源不断的数据流过系统时，系统能够不停地连续计算。在流处理模式中，处理的中间结果在写入缓存后直接发送给下一个节点，因此，不仅拥有更低的处理延迟，还可以应对不断更新的动态数据，在不断进行数据输入的同时，不断进行数据处理并且很快产生结果，因此在很多需要实时处理的系统中得以使用。流式计算的主要特点如表 5-2 所示。

表 5-2　流式计算的特点

特点	描述
高实时性	流式数据所产生的实时计算结果反馈往往也需要保证及时性。流式大数据价值的有效时间往往较短
高可扩展性	随着业务不断增大、数据不断增多，需要方便地进行横向扩展
无数据丢失	为了保证无数据丢失，系统需要在数据处理失败后选择另外的路径进行作业的重复提交，即新的调度策略，否则系统可能永远在相同节点中出错
自动容错	用户不关心容错机制，系统自动处理容错，调度并管理资源
数据持久性	为了保证高可用性和无数据丢失，数据的持久性问题是无法回避的，但要保持数据的持久性会影响性能，增加延时，系统必须要权衡

在进行大数据的线下批处理时,MapReduce 十分有效,但其并不适应高实时性和高数据相关性的大数据处理需求。在很多场合下,数据处理的时效性是非常关键的,对数据处理过程的整体延迟要求非常高,要求很快得出处理结果并进行下一步计算,因此流处理模式得以发展。在分布式数据流处理产生之前,已经出现了很多早期的数据流处理系统。尽管采用相似的流处理模式进行数据处理,但是传统的集中式架构无法满足海量数据处理的需求,而且传统系统普遍面向单一的应用领域,模块之间具有较高的耦合度,扩展性差,难以适应和发展。

随着大数据和云计算的快速发展,面对不断累积的海量数据,亟需一个低延时、高可靠的实时流式分布式计算系统来解决上述遇到的问题。Hadoop 的出现为我们提供了理想的解决方案,它提出很多高性能、低延迟的大数据流处理平台,例如 Storm、Spark Streaming、Samza 等。这些平台采用分布式架构,其数据处理能力会随着分布式节点的数目增长而增长,可以满足海量数据的处理需求,同时实现平台化,即自身只有基础模块,负责数据传输和任务分配等工作,而逻辑模块由用户自己编码开发,因此具有很高的扩展性,适用于各类系统。

(一)三种流处理框架

1. Apache Storm 如图 5-5 所示,在 Storm 中,先要设计一个用于实时计算的图状结构,称之为拓扑(topology)。这个拓扑将会被提交给集群,由集群中的主控节点(master)分发代码,将任务分配给工作节点(worker node)执行。一个拓扑中包括 Spout 和 Bolt 两种角色,其中 Spout 发送消息,负责将数据流以 tuple 元组的形式发送出去;而 Bolt 则负责转换这些数据流,在 Bolt 中可以完成计算、过滤等操作,Bolt 自身也可以随机将数据发送给其他 Bolt。由 Spout 发射出的 tuple 是不可变数组,对应固定的键/值对。

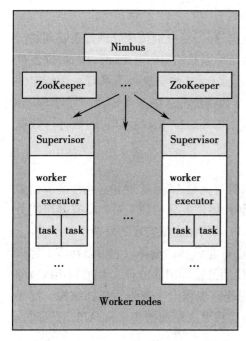 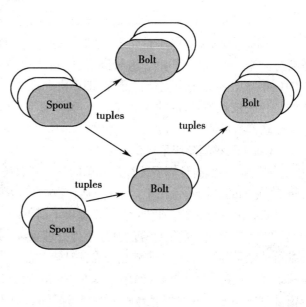

图 5-5 Storm 数据处理流程

2. Apache Spark 如图 5-6 所示，Spark Streaming 是核心 Spark API 的一个扩展，它并不会像 Storm 那样一次一个地处理数据流，而是在处理前按时间间隔预先将其切分为一段一段的批处理作业。Spark 对持续性数据流的抽象称为 DStream（discretized stream），一个 DStream 是一个微批处理（micro-batching）的 RDD（弹性分布式数据集）；而 RDD 则是一种分布式数据集，能够以两种方式并行运作，分别是任意函数和滑动窗口数据的转换。

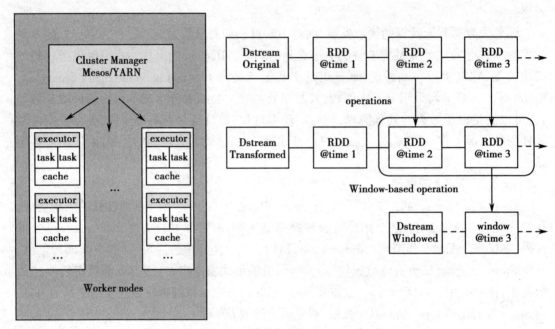

图 5-6 Spark 数据处理流程

3. Apache Samza 如图 5-7 所示，Samza 处理数据流时，会分别按次处理每条收到的消息。Samza 的流单位既不是元组，也不是 DStream，而是一条条消息。在 Samza 中，数据流被切分开来，每个部分都由一组只读消息的有序数列构成，而这些消息每条都有一个特定的 ID（offset）。该系统也支持批处理，即逐次处理同一个数据流分区的多条消息。尽管 Samza 的特色是依赖 Hadoop 的 YARN（另一种资源调度器）和 Apache Kafka，但它的执行与数据流模块都是可插拔式的。

（二）三种框架应用场景

以上三种实时计算系统都是开源的分布式系统，具有低延迟、可扩展和容错性高等诸多优点，它们的共同特色在于：允许在运行数据流代码时，将任务分配到一系列具有容错能力的计算机上并行运行。此外，它们都提供了简单的 API 来简化底层实现的复杂度。

对于一个允许增量计算的高速事件处理系统，Storm 是最佳的选择。它可以在应对客户端等待结果的同时，进一步满足分布式计算的需求，使用开箱即用的分布式 RPC（DRPC）即可。重要的原因是：Storm 使用 Apache Thrift，可以用任何编程语言来编写拓扑结构。如果需要状态持续，同时达到恰好一次的传递效果，应当看看更高层面的 Trident API，它同时也提供了对微批处理方式的支持。

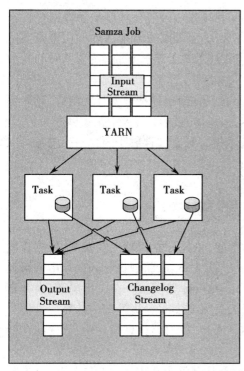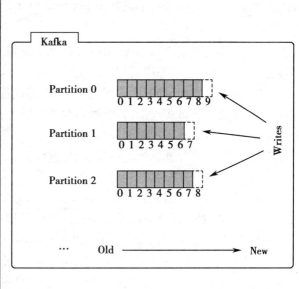

图 5-7 Samza 数据处理流程

对于微批处理,如果执行的是必须有状态的计算,恰好一次的递送,并且不介意高延迟的话,那么可以考虑 Spark Streaming。特别是如果还计划图形操作、机器学习或者访问 SQL 的话,Apache Spark 的 stack 允许将一些 library 与数据流相结合(Spark SQL、MLLib、GraphX),提供便捷的一体化编程模型。

如果有大量的状态需要处理,比如每个分区都有许多十亿位元组,那么可以选择 Samza。由于 Samza 将存储与处理放在同一台机器上,在保持处理高效的同时,还不会额外载入内存。这种框架提供了灵活的可插拔 API:默认 execution、消息发送、存储引擎操作都可以根据用户的选择随时进行替换。此外,当处于大量的数据流处理阶段,且分别来自不同代码库的不同团队,那么 Samza 的细颗粒工作特性会尤其适用,因为它们可以在实现最小化的前提下完成增加或移除的工作。

三、内存计算处理技术

内存计算不是近期提出的概念,早在 20 世纪 90 年代就有关于内存计算雏形的论述,由于当时硬件发展有限,没有得到进一步地研究。然而,关于内存计算的概念,至今仍没有统一的定义。

IBM 为内存计算给出的解释是:内存计算主要是将数据存放在服务器的内存中,以此作为数据处理加速的一个手段,其主要适用于数据访问密集型的应用。Grid Grain 则将内存计算描述为:通过使用一种中间件的软件将数据存储于分布式集群的内存中,并且实现并行处理。TIBCO 认为,内存计算是对处理大数据时所遇到瓶颈的一种突破。Gartner 将内存计算定义为:一种应用平台中间件,实现分布式、可靠及可扩展性、强一致性或最终一致性的内存

NoSQL 数据存储，可供多个应用共享。此外，Techopedia 则认为，内存计算是随着内存价格大幅下跌，内存容量增长发展而来的技术产物。它使得信息能够更好地存入专用服务器内存，而不是存储速度较慢的磁盘，从而帮助商务用户快速地进行模式识别，实现及时的大数据分析。

从上面的相关定义和描述不难发现，内存计算不仅仅是简单地把数据驻留内存，还需要对软件体系、计算模型等进行专门的设计。因此，内存计算主要有以下特性：

（1）在硬件方面，拥有大容量内存，可将待处理数据尽量全部存放于内存中。内存可以是单机内存或者分布式内存，且单机内存要足够大；

（2）具有良好的编程模型和编程接口；

（3）主要面向数据密集型应用，数据规模大，处理实时性要求高；

（4）大多支持并行数据处理。

综上所述，我们把内存计算归纳为以大数据为中心，依托计算机硬件的发展，依靠新型的软件体系结构，即通过对体系结构及编程模型等进行重大革新，将数据装入内存中进行处理，尽量避免 I/O 操作的一种新型的、以数据为中心的并行计算模式。在应用层面，内存计算主要用于实现数据密集型计算，尤其是数据量极大且需要实时分析处理的计算。这类应用以数据为中心，需要极高的数据传输及处理速率。因此，在内存计算模式中，数据的存储与传输取代计算任务成为新的核心。

在内存计算模式下，所有的数据在初始化阶段全部加载到内存中，数据及查询的操作都在高速内存中执行，CPU 直接从内存读取数据，进行实时地计算和分析，减少了磁盘数据访问，降低了网络与磁盘 I/O 的影响，大幅度提升计算处理的数据吞吐量与处理的速度，减少占大量计算资源的 I/O 开销。使用内存计算的应用，避免了 I/O 瓶颈，从而使得以前在数小时、数天时间内计算的结果，在内存计算环境中，可以在数秒内完成。

内存计算的高速性是数据处理计算的一个重要发展趋势。Spark 是一个具有快速、灵活的迭代计算能力的分布式内存计算系统，其实现了基于分布式内存的弹性数据集的快速迭代计算。Spark 分布式的内存计算框架，特点是能够处理大规模数据，计算速度快。Spark 延续了 Hadoop 的 MapReduce 计算模型，由于 Spark 的计算过程保持在内存中，减少了硬盘读写，能够将多个操作进行合并后计算，因此提升了计算速度。同时 Spark 也提供了更丰富的计算 API。Spark 自身只对计算负责，其计算资源的管理和调度由第三方框架，如，YARN、Mesos 等来实现。

以弹性分布式数据集（resilient distributed datasets，RDD）到输出结果的整个计算过程为主线，Spark 的计算过程可以分为：

（1）RDD 构建：构建 RDD 之间的依赖关系，将 RDD 转换为阶段的有向无环图。RDD 是 Spark 中最主要的数据结构，可以直观地认为 RDD 就是要处理的数据集。作为分布式的数据集，每个 RDD 都支持 MapReduce 类操作，经过 MapReduce 操作后会产生新的 RDD，而不会修改原有 RDD。此外，RDD 的数据集是分区的，因此可以把每个数据分区放到不同的分区上进行计算，实际上大多数 MapReduce 操作都是在分区上进行计算的。Spark 不会对每一个 MapReduce 操作都发起运算，而是尽量把操作累计起来一起计算。即，它将操作划分为转换（transformation）和动作（action），对 RDD 进行的转换操作会叠加起来，直到对 RDD 进行动作操作时才会发起计算。这种特性也使得 Spark 减少了中间结果的吞吐，从而能够快速地进行多次迭代计算。

（2）任务调度：根据空闲计算资源情况进行任务提交，并对任务的运行状态进行监测和处理。

（3）任务计算：搭建任务运行环境，执行任务并返回任务结果。

（4）Shuffle 过程：两个阶段之间有宽依赖时，需要进行 Shuffle 操作。Shuffle 是一个对数据进行分组聚合的操作过程，原数据将按照规则进行分组，然后使用一个聚合函数应用于分组上，从而产生新数据。Shuffle 操作的目的是把同组数据分配到相同分区上，从而能够在分区上进行聚合计算。为了提高 Shuffle 性能，还可以先在原分区对数据进行聚合，然后再分配部分聚合的数据到新分区，最后在新分区上再次进行聚合。

（5）计算结果收集：从每个任务收集并汇总结果。

第三节 机 器 学 习

上一节介绍了大数据环境下相关的大数据处理技术与平台，对大数据的处理主要目的是更便捷、高效地进行大数据的分析挖掘，从海量数据中寻找所需要的规律和知识。在现有的大数据分析挖掘方法中，机器学习是目前最为流行、应用最广的方法之一，其在大数据分析中的地位与优势也已经在实践中得以验证。接下来，我们将对机器学习的基本概念、主要算法及其在医学大数据分析中的典型应用进行简要的介绍。

一、机器学习的概念

学习是人类具有的一种重要智能行为，但究竟什么是学习，长期以来却众说纷纭。同样的，对于机器学习（machine learning，ML）的认识，不同的学者也都有着各自不同的看法和观点。例如，Langley 认为机器学习是一门人工智能的科学，该领域的主要研究对象是人工智能，特别是如何在经验学习中改善具体算法的性能。Tom Mitchell 将机器学习解释为是对能通过经验自动改进的计算机算法的研究。而 Alpaydin 则将机器学习定义为是利用数据或以往的经验，以此优化计算机程序的性能标准。

尽管这些关于机器学习的认识存在一定程度的差异性，但是为了便于进行讨论，我们结合其他人的相关观点，对机器学习这一概念给出一个简单的解释，即使它可能是不完全或不充分的。顾名思义，机器学习是研究如何使用机器来模拟人类学习活动的一门学科。从稍微严格一点的观点来看，我们也可以把机器学习定义为：一门涉及概率论、统计学、逼近论、凸分析、算法复杂度理论等多个领域的交叉学科，专门研究计算机怎样模拟或实现人类的学习行为，即重新组织已有的知识结构，使之不断改善自身的性能，以获取新的知识或技能。

二、机器学习的算法

机器学习是人工智能的核心，是使计算机具有智能的根本途径，其应用遍及人工智能的各个领域，它主要使用归纳、综合而不是演绎。我们可以从学习方式、算法类似性等角度对机器学习算法进行分类，具体分类如下。

（一）根据不同学习方式分类

根据数据类型的不同,对一个问题的建模有不同的方式。同样,在机器学习或者人工智能领域中,人们首先考虑到的是有哪些学习方式。因此,将算法按照学习方式分类是目前比较常用的方法,这样可以让人们在建模和算法选择的时候,能根据输入数据的特性和业务的需求来准确选择最合适的算法,从而获得较好的结果。通常,机器学习算法按照其学习方式的不同可粗略地分为以下几种:

1. 监督式学习 在监督学习中,输入数据被称为"训练数据",每组训练数据有一个明确的标识或结果,如在一个自动屏蔽垃圾邮件的系统中具有"垃圾邮件"和"非垃圾邮件"两个标识,在手写数字识别系统中具有"1""2""3""4"等标识。在建立预测模型的时候,监督式学习建立一个学习过程,将预测结果与"训练数据"的实际结果进行比较,不断地调整预测模型,直到模型的预测结果达到一个预期的或者比较理想的准确率。监督式学习的常见应用场景主要包括分类问题和回归问题。常见的算法有逻辑回归(logistic regression)和反向传递神经网络(back propagation neural network)等,如图 5-8 所示是监督学习数据处理流程。

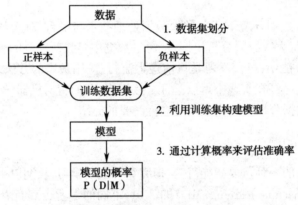

图 5-8 监督学习数据处理流程

2. 非监督式学习 在非监督学习中,数据并不被特别标识,学习模型是为了推断出数据的一些内在结构。常见的应用场景包括关联规则的学习以及聚类等。常见算法包括 Apriori 算法以及 k-Means 算法等,如文末彩图 5-9 是 k-Means 的聚类结果,原始数据经过模型的训练将会被分成三大类,某一大类中的数据存在一定的内在关系,但是并没有明确的类别标识。

3. 半监督式学习 在此学习方式下,输入数据部分被标识,部分没有被标识,这种学习模型可以用来进行预测,但是模型首先需要学习数据的内在结构以便合理的组织数据来进行预测。应用场景包括分类和回归,如文末彩图 5-10 所示为回归结果展示。算法主要是基于常用监督式学习算法的延伸,这些算法首先试图对未标识数据进行建模,在此基础上再对标识的数据进行预测。如图论推理算法(graph inference)、拉普拉斯支持向量机(Laplacian SVM)等。

4. 强化学习 在强化学习中,不像监督模型那样,输入数据仅仅用来检查模型的对错,并直接反馈给模型,而模型必须针对反馈信息立刻作出相应的调整。常见的应用场景包括动态系统以及机器人控制等。常见算法包括 Q-Learning 以及时间差学习(temporal difference learning)。

在企业数据应用的场景下,人们最常用的可能就是监督式学习和非监督式学习的模型。在图像识别等领域,由于存在大量的非标识的数据和少量的可标识数据,目前半监督式学习是一个很热的话题。而如图 5-11 强化学习更多的应用在机器人控制及其他需要进行系统控制的领域。

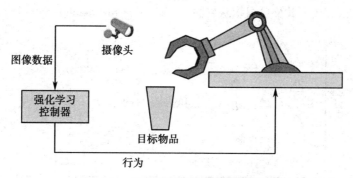

图 5-11　强化学习应用于机器人图示

(二)根据算法类似性分类

根据算法的功能和形式的类似性,可以将算法进行分类,比如基于树的算法、基于神经网络的算法等。当然,机器学习的范围非常庞大,有些算法很难明确归类到某一类。而对于有些分类来说,同一分类的算法可以针对不同类型的问题。在此,尽量把常用的算法按照最容易理解的方式进行分类。

1. **回归算法**　如图 5-12 所示回归算法是统计机器学习的利器,试图采用对误差的衡量来探索变量之间的关系的一类算法。在机器学习领域中,人们说起回归,有时候是指一类问题,有时候是指一类算法,这一点常常会使初学者有所困惑。常见的回归算法包括:最小二乘法(ordinary least square)、逻辑回归(logistic regression)、逐步式回归(stepwise regression)、多元自适应回归样条(multivariate adaptive regression splines)以及本地散点平滑估计(locally estimated scatterplot smoothing)等。

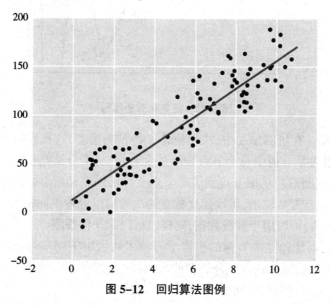

图 5-12　回归算法图例

2. **基于实例的算法**   如图5-13所示基于实例的算法常常用在决策模型上,这样的模型常常先选取一批样本数据,然后根据某些近似性把新数据与样本数据进行比较。通过这种方式来寻找最佳的匹配。因此,基于实例的算法常常也被称为"赢家通吃学习"或者"基于记忆的学习"。常见的算法包括K近邻(k-nearest neighbor,kNN)、学习向量量化(learning vector quantization,LVQ)以及自组织映射算法(self-organizing map,SOM)等。

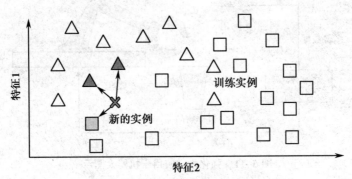

图 5-13   基于实例的学习算法图例

3. **正则化方法**   如图5-14所示正则化方法是其他算法(通常是回归算法)的延伸,根据算法的复杂度对算法进行调整。正则化方法通常对简单模型予以奖励而对复杂算法予以惩罚。常见的算法包括:ridge regression、least absolute shrinkage and selection operator(LASSO)以及弹性网络(elastic net)等。

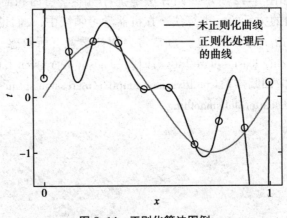

图 5-14   正则化算法图例

4. **决策树学习**   在机器学习中,决策树是一种预测模型,它代表的是对象属性与对象值之间的一种映射关系。树中每个节点表示某个对象,每个分叉路径则代表的某个可能的属性值,每个叶结点则对应从根节点到该叶节点所经历的路径所表示的对象的值。决策树仅有单一输出,若欲有复数输出,可以建立独立的决策树以处理不同输出。数据挖掘中决策树是一种常用的技术,可以用于分析数据,同样也可以用来作预测。

通过样本数据训练建立决策树的机器学习技术叫做决策树学习,通俗说就是决策树。如图5-15所示,一个决策树包含三种类型的节点:决策节点,通常用矩形框来表示;机会节点,通常用圆圈来表示;终结点,通常用三角形来表示。

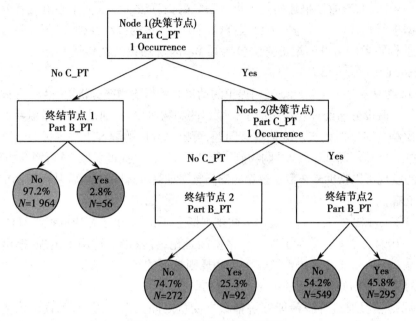

图 5-15　决策树学习算法图例

在这里,每个决策树都表述了一种树型结构,由它的分支来对该类型的对象依靠属性进行分类。每个决策树可以依靠对源数据库的分割进行数据测试。这个过程可以递归式的对树进行修剪。当不能再进行分割或一个单独的类可以被应用于某一分支时,递归过程就完成了。另外,随机森林分类器将许多决策树结合起来以提升分类的正确率。

决策树模型常常用来解决分类和回归问题。常见的算法包括:ID3(iterative dichotomiser 3)、C4.5、分类回归树(classification and regression tree,CART)、卡方自动交互检测(chi-squared automatic interaction detection,CHAID)、决策树桩(decision stump)、随机森林(random forest,RF)、多元自适应回归样条(multivariate adaptive regression splines,MARS)以及梯度推进机(gradient boosting machine,GBM)等。

5. 贝叶斯方法　贝叶斯方法算法是基于贝叶斯定理的一类算法,主要用来解决分类和回归问题。常见算法包括:朴素贝叶斯算法(Naive Bayesian algorithm)、平均单依赖估计(averaged one-dependence estimators,AODE)以及贝叶斯信念网络(Bayesian belief network,BBN)等。

6. 基于核的算法　基于核的算法中最著名的莫过于支持向量机(SVM)了,如图 5-16 所示。基于核的算法把输入数据映射到一个高阶的向量空间,在这些高阶向量空间里,有些分类或者回归问题能够更容易的解决。常见的基于核的算法包括:支持向量机(support vector machine,SVM)、径向基函数(radial basis function,RBF),以及线性判别分析(linear discriminate analysis,LDA)等。

7. 聚类算法　聚类,就像回归一样,有时候人们

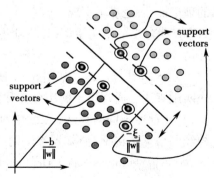

图 5-16　SVM 算法

描述的是一类问题,有时候描述的是一类算法。聚类算法通常按照中心点或者分层的方式对输入数据进行归并。所有的聚类算法都试图找到数据的内在结构,以便按照最大的共同点将数据进行归类。常见的聚类算法包括 k-Means 算法以及期望最大化算法（expectation maximization, EM）等。

8. 关联规则学习　关联规则最初提出的动机是针对购物篮分析（market basket analysis）问题提出的。假设分店经理想更多地了解顾客的购物习惯,特别是,想知道哪些商品顾客可能会在一次购物时同时购买。为回答该问题,可以对商店的顾客事物零售数量进行购物篮分析。该过程通过发现顾客放入"购物篮"中的不同商品之间的关联,分析顾客的购物习惯。这种关联的发现可以帮助零售商了解哪些商品频繁地被顾客同时购买,从而帮助他们开发更好的营销策略。

1993 年,Agrawal 等人在首先提出关联规则概念,同时给出了相应的挖掘算法 AIS,但是性能较差。1994 年,他们建立了项目集格空间理论,并依据上述两个定理,提出了著名的 Apriori 算法,至今 Apriori 算法仍然作为关联规则挖掘的经典算法被广泛讨论,以后诸多的研究人员对关联规则的挖掘问题进行了大量的研究。

关联规则学习通过寻找最能够解释数据变量之间关系的规则,来找出大量多元数据集中有用的关联规则。常见算法包括 Apriori 算法和 Eclat 算法等。根据韩家炜等观点,关联规则定义为:假设 $I=\{I_1, I_2, \cdots, I_m\}$ 是项的集合。给定一个交易数据库 D,其中每个事务 t 是 I 的非空子集,即,每一个交易都与一个唯一的标识符 TID（Transaction ID）对应。关联规则在 D 中的支持度（support）是 D 中事务同时包含 X、Y 的百分比,即概率;置信度（confidence）是 D 中事务已经包含 X 的情况下,包含 Y 的百分比,即条件概率。如果满足最小支持度阈值和最小置信度阈值,则认为关联规则是有效的。

Apriori 算法是一种最经典的挖掘布尔关联规则频繁项集的算法。其核心是基于两阶段频集思想的递推算法。该关联规则在分类上属于单维、单层、布尔关联规则。所有支持度大于最小支持度的项集称为频繁项集,简称频集。该算法的基本思想是:首先找出所有的频集,这些频集出现的频繁性至少和预定义的最小支持度一样。然后由频集产生强关联规则,这些规则必须满足最小支持度和最小可信度。然后使用第 1 步找到的频集产生期望的规则,产生只包含集合的项的所有规则,其中每一条规则的右部只有一项。一旦这些规则被生成,那么只有那些大于用户给定的最小可信度的规则才被留下来。

为了生成所有频集,Apriori 算法采用了逐层搜索的迭代方法,算法简单明了,没有复杂的理论推导,也易于实现。但它有一些难以克服的缺点,比如:算法的每一步生成候选项集时会产生过多的中间项集;计算项集支持度时对数据库的扫描次数过多,增加了系统的 I/O 开销,等等。

9. 人工神经网络　如图 5-17 所示为人工神经网络算法模拟生物神经网络,是一类模式匹配算法。通常用于解决分类和回归问题。人工神经网络是机器学习的一个庞大的分支,有几百种不同的算法（深度学习就是其中的一类算法,后面会单独讨论）,常见的人工神经网络算法包括:感知器神经网络（perceptron neural network）、反向传递神经网络（back propagation neural network）、Hopfield 网络、自组织映射（self-organizing map, SOM）、学习向量量化（learning vector quantization, LVQ）等。

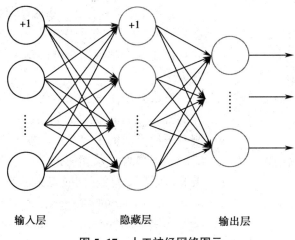

输入层　　　　　　　隐藏层　　　　　　　输出层

图 5-17　人工神经网络图示

10. **深度学习**　深度学习算法是对人工神经网络的发展。在近期赢得了众多关注,特别是百度也开始发力深度学习后,更是在国内引起了很多关注。在计算能力变得日益廉价的今天,深度学习试图建立大得多也复杂得多的神经网络。很多深度学习的算法是半监督式学习算法,用来处理存在少量未标识数据的大数据集。常见的深度学习算法包括:受限波尔兹曼机(restricted Boltzmann machine, RBN)、深信网络(deep belief networks, DBN)、卷积网络(convolutional neural network, CNN)、堆栈式自动编码器(stacked auto-encoders, SAE)等,图 5-18 是深度学习在图像识别中的应用示例。

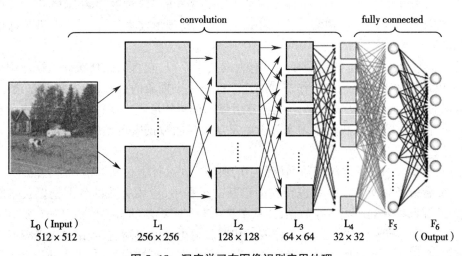

图 5-18　深度学习在图像识别应用处理

11. **降低维度算法**　像聚类算法一样,降低维度算法试图分析数据的内在结构,不过降低维度算法是以非监督学习的方式试图利用较少的信息来归纳或者解释数据。这类算法可以用于高维数据的可视化或者用来简化数据以便监督式学习使用。常见的算法包括:主成分分析法(principal component analysis, PCA)、偏最小二乘回归(partial least square regression, PLS)、Sammon 映射、多维尺度(multi-dimensional scaling, MDS)、投影追踪(projection pursuit)等,图 5-19 为 PCA 降维算法示例。

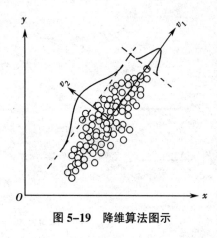

图 5-19 降维算法图示

12. 集成学习算法 集成学习是使用一系列学习器进行学习,并使用某种规则把各个学习结果进行整合从而获得比单个学习器更好的学习效果的一种机器学习方法。

集成算法用一些相对较弱的学习模型独立地就同样的样本进行训练,然后把结果整合起来进行整体预测。集成算法的主要难点在于究竟集成哪些独立的较弱的学习模型以及如何把学习结果整合起来。这是一类非常强大的算法,同时也非常流行。常见的算法包括 boosting、bootstrapped aggregation(Bagging)、AdaBoost、堆叠泛化(stacked generalization, blending)、梯度推进机(gradient boosting machine, GBM)、随机森林(random forest, RF)等。

三、机器学习的应用

机器学习已经有了十分广泛的应用,例如:计算机视觉、自然语言处理、生物特征识别、搜索引擎、医学诊断、信用卡欺诈检测、证券市场分析、DNA 序列测序、语音和手写识别、战略游戏和机器人运用。无疑,在 2010 年以前,机器学习在某些特定领域发挥了巨大的作用,如车牌识别、网络攻击防范、手写字符识别等等。但是,随着大数据概念的兴起,大量机器学习的相关应用都与大数据高度耦合,几乎可以认为大数据是机器学习应用的最佳场景。例如,Google 利用大数据预测 H1N1 在美国某小镇的爆发概率;百度预测 2014 年世界杯比赛结果,从淘汰赛到决赛全部预测正确,等等。正是机器学习技术的有效应用,数据才能真正发挥其自身的魔力。

机器学习为医学数据的挖掘提供了有力的技术手段,它将信息从医疗数据库中提取出来,以可以理解的形式表达并用作多种用途。这是一个抽象的过程,输入数据时,数据以一个样本集的形式出现,输出是以在新的样本上做出预测的形式出现,据实地推导出数据的结构。从某种意义上来说,机器学习实际上就是从大量的数据中自动或半自动地寻找有用的模式的过程。

目前,机器学习技术在医疗数据挖掘中的典型应用大体上包括以下几个方面:

1. 疾病辅助诊断 在疾病进行辅助诊断的过程中,应用有效的数据挖掘技术能够高效、快速地提取患者的历史医疗数据,并从中选出有利于诊断的有价值信息。在疾病辅助诊断中应用机器学习技术,便于医疗工作人员快速获得患者的年龄、检查结果、生理指标、既往病史等重要的信息,辅助医生对患者作出诊断。与原有诊疗技术相比,大大地提高了诊断的速度,还能排除有害的干扰因素。

2. 药物研发 药物研发是医药卫生事业中极为严格且重要的环节。在药物的实际临床应用之前,需要通过筛选的方法发现相关问题。筛选的方法,通常情况下需要很长的时间并花费昂贵的费用。通过机器学习技术建立药物开发系统,能够有效地帮助新型药物的研究并大幅缩短开发的时间。

3. 医学图像分析和解释 在医疗业务中,图像分析主要应用在 X 射线机、发射单光子计算机断层扫描仪和核磁共振成像等产生的医学图像中,用于鉴别并获取其中的重要信息,帮助医务人员进行临床分析和解释。这样的技术还能被应用在现代的智能化医学中,通过对图像的分析实现精准的病灶自动筛查、靶区勾画、病理分析及其他相关的辅助诊断过程。因此,在医学图像方面具有重要的应用价值。

4. 医疗管理 为了提升医疗质量和效率,需要提高医疗管理的水平。医疗管理信息系统主要解决医疗机构内部在运行管理中出现的问题,如对人事、财务、设备等方面的相关管理。临床信息系统则主要解决患者在医院就诊期间存在的问题。这两个系统处理信息的方式还停留在较原始的技术水平上,信息化程度不高,数据的整合利用有限,对人工干预的依赖性高,主观性较大,因此难以适应现代医疗管理的要求。通过机器学习技术,可以充分地利用业务过程中的多样化的数据,更精确、更快速地发现医疗管理中的相关问题并提供科学的解决方案,从而有效地提高医疗管理水平。

第四节 深 度 学 习

一、深度学习的概念

近年来,随着机器学习的不断发展,形成了一个新的领域——深度学习。

虽然深度学习听起来颇为新颖,但其理念却非常简单,是传统神经网络发展到了多隐藏层的情况。

自20世纪90年代以后,神经网络已经消寂了一段时间。但是BP算法的发明人Geoffrey Hinton一直没有放弃对神经网络的研究。由于神经网络在隐藏层扩大到两个以上,其训练速度就会非常慢,因此实用性一直低于支持向量机。2006年,Geoffrey Hinton在*Science*上发表了一篇文章,论证了两个观点:

(1)多隐藏层的神经网络具有优异的特征学习能力,学习得到的特征对数据有更本质的刻画,从而有利于可视化或分类。

(2)深度神经网络在训练上的难度,可以通过"逐层初始化"来有效克服。

通过这样的发现,不仅解决了神经网络在计算上的难度,同时也说明了深层神经网络在学习上的优异性。从此,神经网络重新成为机器学习界中的主流学习技术。同时,具有多个隐藏层的神经网络被称为深度神经网络,基于深度神经网络的学习被称之为深度学习。神经网络没有一个严格的正式定义。它的基本特点、是试图模仿大脑的神经元之间传递、处理信息的模式。

如图5-20所示,一个计算模型,要划分为神经网络,通常需要大量彼此连接的节点(也称"神经元"),并且具备两个特性:每个神经元通过某种特定

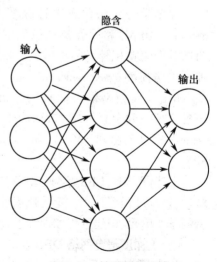

图5-20 神经网络模型

的输出函数（也叫激励函数，activation function），计算处理来自其相邻神经元的加权输入值；神经元之间信息传递的强度用所谓加权值来定义，算法会不断自我学习，调整这个加权值。

在此基础上，神经网络的计算模型，依靠大量的数据来训练，还需要：①成本函数（cost function）：用来定量评估根据特定输入值计算出来的输出结果，离正确值有多远，结果有多靠谱；②学习算法（learning algorithm），根据成本函数的结果，自学，纠错，最快地找到神经元之间最优化的加权值。

由于深度学习的重要性质，在各个领域都受到了极大关注，按照时间轴排序，有以下四个标志性事件：

2012 年 6 月，《纽约时报》披露了 Google Brain 项目，这个项目是由 Andrew Ng 和 MapReduce 发明人 Jeff Dean 共同主导，用有 16 000 个 CPU 内核的并行计算平台训练一种称为"深层神经网络"的机器学习模型，在语音识别和图像识别等领域获得了巨大的成功。

2012 年 11 月，微软在中国天津的一次活动上公开演示了一个全自动的同声传译系统，讲演者用英文演讲，后台的计算机一气呵成自动完成语音识别、英中机器翻译，以及中文语音合成，效果非常流畅，其中支撑的关键技术是深度学习。

2013 年 1 月，百度宣布成立百度研究院，其中第一个重点方向就是深度学习，并为此而成立深度学习研究院（IDL）。

2013 年 4 月，《麻省理工学院技术评论》将深度学习列为 2013 年十大突破性技术（breakthrough technology）之首。

目前业界许多的图像识别技术与语音识别技术的进步都源于深度学习的发展，除了 Cortana 等语音助手，还包括一些图像识别应用，其中典型的代表就是百度识图功能。

深度学习属于机器学习的子类。基于深度学习的发展极大地促进了机器学习地位的提高，更进一步地推动了业界对人工智能梦想的再次重视。

二、深度学习的方法

深度学习方法包含多种深度模型，其中通用模型以深度信念网络模型（deep belief networks，DBN）和堆叠自动编码器模型（stacked auto-encoder，SAE）为代表，另外有用于图像处理的卷积神经网络模型（convolution neural nets，CNN）和用于序列数据处理的循环神经网络模型（recurrent neural nets，RNN）。除此之外，近年来还出现了多种新的深度模型，如由经典模型衍生而来的随机生成网络模型（generative stochastic network，GSN）、基于独立子空间分析网络（independent subspace analysis network，ISA）形成的堆叠网络模型（stacked ISA）、由和积网络（sum-product network，SPN）衍生而来的堆叠网络模型（stacked SPN）等。

上述模型中，DBN、SAE 和 CNN 模型在生物医学数据分析中应用最为广泛，并且其模型结构、训练过程等具有一定的代表性。本小节以这三种深度学习模型为例，详细介绍深度模型的基本单元、构建过程和训练过程。

（一）深度信念网络 DBN

DBN 于 2006 年由 Hinton 等提出，由多个限制波尔兹曼机（RBM）作为基本单元堆叠而成。单个 RBM 包含可视层和隐藏层,两层之间双向连接,其中可视层同时作为输入输出复用。RBM 模型使用对比散度算法(contrastive divergence)对无标记样本进行训练,属于无监督学习算法。最终训练完成的模型能够从隐藏层数据反向还原可视层数据,即隐藏层是可视层数据的抽象表达。

DBN 构建过程如下:首先训练得到第一个 RBM,随后冻结模型的权值并将其隐藏层作为下一个 RBM 模型的可视层,用同样的方法可训练得到第二个 RBM。依次类推,可以得到多个 RBM。将多个 RBM 按顺序堆叠在一起便构成一个深度玻尔兹曼机(deep Boltzmann machine,DBM)模型。此时模型的输出将是输入数据经过多次抽象后得到的多层抽象表示,也就是模型自动学习到的数据特征。若将此特征作用于分类器,通常能得到较好的分类结果。在 DBM 的顶端加入"联想记忆"层,则构成 DBN 模型。如果在 DBN 第一层之前加入卷积处理层,可得到卷积深度信念网络模型(convolution DBN)。该模型已成功应用在人脸识别、音频分类问题中。

经典的 DBN 网络结构是由若干层 RBM 和一层 BP 组成的一种深层神经网络,结构如图 5-21 所示。

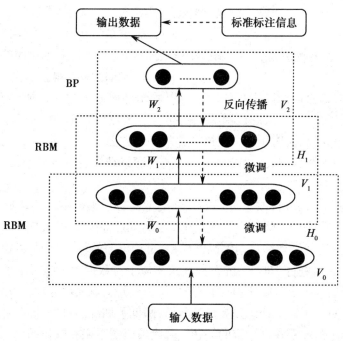

图 5-21　经典 DBN 网络

(二)堆叠自动编码器 SAE

SAE 由 Bengio 等提出,其基本元件是自动编码器(auto-encoder,AE)。AE 包含输入层、隐藏层和输出层,三层之间逐级连接。AE 模型将训练目标设为拟合输入数据,即设定网络输出等于输入,随后使用反向传播算法训练。虽然 AE 模型的训练过程基于有监督学习算法,但并不要求原始数据有分类标签,因此整个训练过程仍是一个无监督学习过程。若在训练中加入稀疏惩罚项,即对网络中被激活单元的个数加以限制,便构成稀疏自动编码器(sparse AE),如果训练中在输入数据中加入随机噪声,便构成去噪自动编码器(denoising

AE），这两种模型在实际中往往能学到更好的数据特征。

　　SAE 的构建过程与 DBN 类似。训练得到第一个 AE 后，将其隐藏层作为输入，用同样的方法可训练第二个 AE，依次类推可训练得到多个 AE。依次将多个 AE 堆叠在一起，便构成 SAE 模型，此时 SAE 的最后一层是输入数据经过多次变换处理后得到的抽象特征。最后再根据问题不同设定，连接不同的输出层，通过有监督学习算法训练输出层的权值，从而得到最终分类结果。

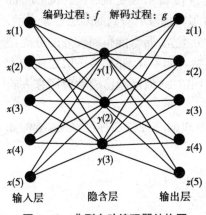

图 5-22　典型自动编码器结构图

　　自动编码器是一种前馈无返回的神经网络，有一个输入层，一个隐含层，一个输出层，典型的自动编码器结构如图 5-22 所示，在输入层输入 X，同时在输出层得到相应的输出 Z，层与层之间都采用 S 型激活函数进行映射。

　　输入层到隐含层的映射关系可以看作是一个编码过程，通过映射函数 f 把输出向量 x 映射到隐含层输出 y。从隐含层到输出层的过程相当于一个解码过程，把隐含层输出 y 映射通过映射函数 g 回去"重构"向量 z。对于每一个输入样本 $x(i)$ 而言，经过自动编码器之后都会转化为一个对应的输出向量 $z(i)=g\{f[x(i)]\}$。当自动编码器训练完成之后，输入 X 与输出 Z 完全相同，则对应的隐含层的输出可以看作是输入 X 的一种抽象表达，因此它可以用于提取输入数据的特征。此外，因为它的隐含层节点数少于输入层节点数，因此自动编码器也可以用于降维和数据压缩。网络参数的训练方面，自动编码器采用反向传播法来进行训练，但自动编码器需要大量的训练样本，随着网络结构越变越复杂，网络计算量也随之增大。

　　对自动编码器结构进行改进可得到其他类型的自动编码器。比较典型的是稀疏自动编码器、降噪自动编码器。降噪自动编码器（denoising autoencoder，DAE）是对输入数据进行部分"摧毁"，然后通过训练自动编码器模型，重构出原始输入数据，以提高自动编码器的鲁棒性。对输入数据进行"摧毁"的过程其实类似于对数据加入噪声。稀疏自动编码器则是对自动编码器加入一个正则化项，约束隐含层神经元节点大部分输出 0，少部分输出非 0。稀疏编码器大大减小了需要训练的参数的数目，降低了训练的难度，同时克服了自动编码器容易陷入局部及小值和存在过拟合的问题。降噪编码器采用有噪声的输入数据来训练网络参数，提高了自动编码器的泛化能力。

（三）卷积神经网络（CNN）

　　CNN 由 Lecun 等提出，主要用于图像处理、图像识别等领域，如大规模图像识别深度学习网络 GoogLeNet 和 Adam 等。CNN 的基本思想源于对猫视觉神经的研究，其中感受野（receptive field）原理的发现对 CNN 模型意义重大。CNN 的关键思想在于多层堆叠、区域连接、权值共享和池化（pooling）。

　　CNN 模型由多个"stage"堆叠而成，每一个基本元件"stage"包含一个卷积层和一个池化 pooling 层，卷积层能捕捉图片中的区域性连接特征，且应用了权值共享原理，使模型要训练的参数个数大大减少。池化层将相邻的多个节点合并为一个来合并相似特征,进一步减小训练的数据量。构建多个"stage"后,将它们堆叠在一起,在模型末端加入多个全连接层和分类器便构成了 CNN,最后用有监督方式对 CNN 整体进行训练。

CNN 是深度学习技术中极具代表的网络结构之一,在图像处理领域取得了很大的成功,在国际标准的 ImageNet 数据集上,许多成功的模型都是基于 CNN 的。相较于传统的图像处理算法,CNN 的优点之一在于避免了对图像复杂的前期预处理过程(提取人工特征等),可以直接输入原始图像。

图像处理中,往往会将图像看成是一个或多个的二维向量,如 MNIST 手写体图片就可以看作是一个 28×28 的二维向量(黑白图片,只有一个颜色通道;如果是 RGB 表示的彩色图片则有三个颜色通道,可表示为三张二维向量)。传统的神经网络都是采用全连接的方式,即输入层到隐藏层的神经元都是全部连接的,这样做将导致参数量巨大,使得网络训练耗时甚至难以训练,而 CNN 则通过局部连接、权值共享等方法避免这一困难。

1. **局部连接与权值共享** 局部连接(sparse connectivity)和权值共享(shared weights)方法的理解对于掌握 CNN 的基本原理十分重要,下面我们就对它们进行具体的介绍。

如文末彩图 5-23 所示,是一个经典的 CNN 连接方式的示意图,左边是全连接方式,右边是局部连接方式。对于一个 $1\,000 \times 1\,000$ 的输入图像而言,如果下一个隐藏层的神经元数目为 10^6 个,采用全连接则有 $1\,000 \times 1\,000 \times 10^6 = 10^{12}$ 个权值参数,数目如此巨大的参数导致训练几乎难以进行;而采用局部连接,隐藏层的每个神经元仅与图像中 10×10 的局部图像相连接,那么此时的权值参数数量为 $10 \times 10 \times 10^6 = 10^8$,将直接减少 4 个数量级。

尽管减少了几个数量级,但参数数量依然较多。通过权值共享,可以进一步减少。具体做法是:在局部连接中隐藏层的每一个神经元连接的是一个 10×10 的局部图像,因此有 10×10 个权值参数,将这 10×10 个权值参数共享给剩下的神经元,也就是说隐藏层中 10^6 个神经元的权值参数相同,那么此时不管隐藏层神经元的数目是多少,需要训练的参数就是这 10×10 个权值参数,这也就是卷积核(又称滤波器)的大小,如文末彩图 5-24 所示。

这大概就是 CNN 的一个神奇之处,尽管只有较少的参数,但依旧具有出色的性能。然而,这样仅提取了图像的一种特征,如果想要多提取出一些特征,可以增加多个卷积核,不同的卷积核能够得到图像的不同映射下的特征,称之为 feature map。如果有 100 个卷积核,最终的权值参数也仅为 $100 \times 100 = 10^4$ 个而已。另外,偏置参数也是共享的,同一种滤波器共享一个偏置参数。

总的来说,卷积神经网络的核心思想是:将局部感受野、权值共享以及时间或空间亚采样这三种思想结合起来,从而获得某种程度的位移、尺度、形变不变性。

2. **网络结构** 如图 5-25 所示是一个经典的 CNN 结构,称为 LeNet-5 网络。

可以看出,CNN 中主要有两种类型的网络层,分别是卷积层和池化/采样层。卷积层的作用是提取图像的各种特征;池化层的作用是对原始特征信号进行抽象,从而大幅度减少训练参数,另外还可以减轻模型过拟合的程度。

(1)卷积层:卷积层是卷积核在上一级输入层上通过逐一滑动窗口计算而得,卷积核中的每一个参数都相当于传统神经网络中的权值参数,与对应的局部像素相连接,将卷积核的各个参数与对应的局部像素值相乘之和(通常还要再加上一个偏置参数),得到卷积层上的结果。

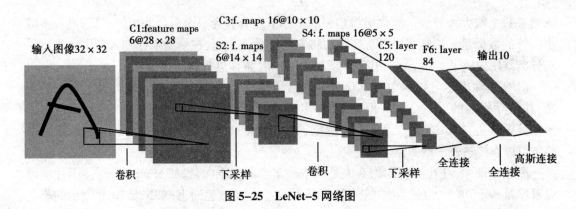

图 5-25 LeNet-5 网络图

（2）池化 / 采样层：通过卷积层获得了图像的特征之后，理论上可以直接使用这些特征训练分类器（如 softmax），但是这样做将面临巨大的计算量的挑战，而且容易产生过拟合的现象。为了进一步降低网络训练参数及模型的过拟合程度，对卷积层进行池化 / 采样处理。池化 / 采样的方式通常有以下两种：①max-pooling：选择采样窗口中的最大值作为采样值；②mean-pooling：将采样窗口中的所有值相加取平均，以平均值作为采样值。

三、深度学习的应用

在可预期的将来，深度学习方法将在生物医学研究领域中得到越来越广泛的应用。近年已有许多研究团队尝试将深度学习方法应用在生物医学数据分析处理中，为进一步的研究工作提供了重要的指引。本节分别从医疗数据和生物数据两个方面，简要介绍近年来深度学习应用方面的研究进展，具体工作见表 5-3。

表 5-3 近年来深度学习医学应用研究进展

类别	时间 / 年	问题	所用模型
疾病诊断	2014、2015	AD/MCI 分类	SAE/DBN
	2013、2014	癌症 / 肿瘤诊断	CNN/SAE/DBN+SVM
	2011、2014	脑部疾病诊断	SAE/CNN/DBN
	2015	核性白内障分级	CNN+RNN
	2014	慢性胃炎诊断	DBN
医学图像处理	2013、2014	医学图像自动分割	stacked ISA/CNN
	2013	图像关键点发现	CNN/DBN/CNN
	2015	MRI 图像重构	SAE
医学数据建模	2013—2015	脑发育、脑回路建模	DBN/CNN
	2013	情绪分析	DBN
蛋白质结构预测	2014、2015	二级结构预测	SAE/DBN/SAE
	2012、2014	三级结构预测	DBN/3D NN/GSN/DST-NN
	2015	基于模板的结构预测	DBN

续表

类别	时间 / 年	问题	所用模型
测序数据处理	2015	DNA 标注	DNN（Deep NN）
	2014、2015	RNA 可变剪切分析	SAE+DNN
	2015	非编码 RNA 发现	lncRNA-MFDL
表达谱数据分析	2013—2015	基于表达谱的亚型鉴定	DBN/SAE
其他医学应用	2015	药物设计与发现	DNN
	2014	蛋白质模型质量评估	SAE

（一）疾病诊断

疾病诊断是深度学习在医学上的主要应用之一。它基于患者的疾病相关数据，通过深度学习模型预测异常病变或发病风险，进行疾病的辅助诊断。自动化的疾病辅助诊断能更快地处理数据，能为医师提供参考，且其判断不易受到主观因素的干扰，在减轻医师工作负担的同时提升效率和诊断准确率。自动疾病诊断包括疾病诊断、疾病分类和疾病分级等方面。

2011 年，宾夕法尼亚大学 Wulsin 等使用 DBN 对脑电波波形图建模，进行人类脑部异常检测，此方法比 SVM 拥有更快的速度，从而具有更好的实时性。

2014 年，堪萨斯大学 Chakdar 等使用 DBN 进行基于子宫抹片检查的低级别鳞状上皮内病变（low grade squamous intraepithelial lesion，LGSIL）诊断，该方法能从抹片图像中自动提取特征进行疾病诊断，实验中，DBN 提取出的特征和原始特征共同用于 SVM 模型，可使分类准确率达到 100%。同年，约翰霍普金斯大学的 Yang 等人采用 SAE 模型对脑部核磁共振图像建模，进行小脑运动失调症的分类，其分类准确率可达 97%。

2015 年，新加坡 Gao 等结合使用 CNN 和递归神经网络（RNN），基于眼部检查图像对核性白内障进行严重程度分级，深度学习方法打破了该领域之前的记录。

此外，深度学习在阿尔茨海默病（Alzheimer disease，AD）研究中的大量应用。轻度认知障碍（mild cognitive impairment，MCI）是 AD 的早期症状，但并非所有的 MCI 都会发展成 AD。因此判断 MCI 患者的类型及预测医疗干预的效果十分重要。近几年来，美韩两国的多家研究机构都使用深度学习模型，基于核磁共振成像（MRI）和正电子发射断层扫描图（PET），进行 AD/MCI 分类研究，其分类效果十分突出。

（二）医学图像处理

医疗机构的医学图像产出量巨大，图像数据往往包含大量潜在信息。目前，医学图像主要依靠人工判读分析，效率较低且能考虑到的信息有限，无法充分利用数据资源。深度学习在图像处理领域的优异表现为医学图像的自动化处理提供了新的解决思路。目前深度学习在医学图像中主要应用于临床图像分类、关键目标发现和图片自动分割等方面。

2012 年，瑞士 Ciresan 等将 CNN 用于乳腺癌细胞图片中有丝分裂的自动寻找，该模型的准确率远远超过了以往方法，赢得当年 ICPR（international conference pattern recognition）竞赛的冠军。

2013 年，兰诺斯大学 Cruz-Roa 等将深度模型用于图像中肿瘤细胞的自动发现，该模型的准确率相比传统方法有 7% 的提升,对癌症自动诊断有重要意义;同年,阿德莱德大学 Carneiro 等使用定制深度模型从超声波数据中追踪左心室心内膜,在超声波数据的自动分析应用方面取得良好的结果。

医学图像分割是医学图像处理的基础,对后续的病症定量分析、组织三维可视化及治疗方案的制定都十分重要。

2013 年,芝加哥大学 Aytekin Oto 等使用 Stacked ISA 模型进行前列腺核磁共振图像的自动分割,此模型能够自动从核磁共振图中分割出前列腺部分,使用深度学习方法获得的抽象特征代替以往手工设计的特征,明显提升了图片分割准确率。同年,哥本哈根大学 Prasoon 等结合使用 3 个二维 CNN 来处理膝盖软骨组织的三维图像,并对其自动分片,该模型的实验结果超过了直接使用图像三维特征的模型。

2014 年,香港理工大学 Song 等使用 CNN 模型进行宫颈细胞图片的质核分离,达到 91.34% 的准确率。

(三)医学数据建模

深度学习也被应用于医学数据建模。相比疾病诊断,建立模型的问题更加困难但更有意义,其处理对象多为复杂结构或复杂过程,好的模型会有更加广泛的应用。例如,疾病发生发展过程模型对相关疾病的分析、监测及预防等都有帮助。

2013 年,密苏里大学 Wang 等用 DBN 对生理数据建模来预测人的情绪,该模型以普通人体体征数据为输入,情绪预测准确率与采用专家设计特征的浅层模型相当,但无须处理的数据作为输入使其更适合大数据问题。

2014 年,密苏里大学 Nguyen 等基于 SAE 设计了 DL-PRO 模型对蛋白质结构预测模型的质量进行评估,其实验效果超越了该领域之前的最优结果。

深度学习还广泛用于脑部问题建模。2014 年,飞利浦研究院 Brosch 等又结合使用三个 DBN 对大脑形态变化建模,该模型能自动捕捉脑部病变前兆,对脑部疾病的预测预防有重要意义。同年,加州州立大学 Zhang 等使用深度 CNN,以多模态核磁共振(MR)图像作为输入,对婴儿脑部发育图片中的灰质和白质自动切割,该模型还能根据图片信息区分婴儿大脑的发育阶段。

第五节 医学大数据分析技术

大数据时代,医疗卫生领域不同业务不同格式的数据从各个领域涌现出来,数据可以以任何形式存在:结构化的、非结构化的、文本、音频、视频、传感器、图像、杂乱或者整齐的。而且大数据往往含有噪声,具有动态异构性,是互相关联和不可信的。尽管含有噪声,大数据往往比小样本数据具有更大的价值。这是因为从大数据的频繁模式和相关性分析得到的一般统计量通常会克服个体的波动,会发现更多可靠的隐藏的模式和知识。

前面的章节所介绍的机器学习是大数据分析的基础。由于大数据具有复杂、高维、多变等特性,需要从这些凌乱、无模式和复杂的大数据中挖掘出有用的知识。机器学习方法利用计算机模拟人类的学习过程,进行反馈、深入分析、对不完全的信息进行推理等。随着深度学习在学术界和工业界的持续升温,越来越多的领域开始运用更为复杂强大的深度神经网络模型来提升大数据分析挖掘的效果。从 2009 年开始,Dahl 等率先在语音处理中使用神经网络,将语音识别的错误率显著降低,从而使得语音处理成为成功应用深度机器学习的第一个领域。近年来,机器学习陆续在语音识别、光学字符识别(OCR)、人脸识别、图像搜索等应用上均取得了不同程度的突破。以下主要介绍分类挖掘算法、文本分析法、言语分析法、影像分析技术、联合分析技术和可视化分析等内容。

一、分类挖掘算法

分类(classification)是找出描述并区分数据类或概念的模型(或函数),以便能够使用模型预测类标记未知对象所属类的过程。分类在数据挖掘中是一项比较重要的任务,目前在商业上应用最多。分类的目的是建立一个分类函数或分类模型(又称分类器),该函数或模型能把数据库中的数据项映射到给定的类别中的某一类中。

数据挖掘中的分类算法主要包括:

1. 决策树 决策树学习是以实例为基础的归纳学习算法,构造决策树的目的是找出属性和类别间的关系,用它来预测将来未知类别的记录的类别。决策树可以用于临床的疾病辅助诊断,从临床数据库中提取诊断规则,提高诊断正确率。在基因分析中,决策树可以帮助对基因进行功能分类,实现对未知功能分类的基因进行分类预测。在医疗政策制定、公共卫生、慢性病管理等方向,决策树算法都得到了广泛应用。

2. 贝叶斯(Bayes)分类算法 贝叶斯(Bayes)分类算法是一类利用概率统计知识进行分类的算法,用来预测一个未知类别的可能性,从而发现数据间潜在的关系。贝叶斯算法可以用于手术结果预测、医疗服务质量评价等。在转化医学中,贝叶斯算法被用来筛选生物标记物,从而对人群进行分类,实现个性化医疗和健康管理。在药物和器械研发中,也可以使用贝叶斯算法修正设计方案和预测结果,加速研发过程。

3. 人工神经网络 人工神经网络(artificial neural networks, ANN)是一种类似于大脑神经突触连接结构进行信息处理的数学模型。而神经网络同时需要进行网络学习的训练。当前的神经网络存在收敛速度慢、计算量大、训练时间长、不可解释等技术瓶颈。而在医疗领域,人工神经网络可以用于确定疾病危险因素、研究疾病发生率的变化趋势等。

4. k-近邻 k-近邻(k-nearest neighbors, kNN)算法是一种基于实例的分类方法。该方法的基本思想是找出与未知样本 x 距离最近的 k 个训练样本,看这 k 个样本中多数属于哪一类,就把 x 归为那一类。k-近邻方法是一种懒惰学习方法,它存放样本,直到需要分类时才进行分类,如果样本集比较复杂,可能会导致很大的计算开销,因此无法应用到实时性很强的场合。

5. 支持向量机 支持向量机(support vector machine, SVM)是 1995 年俄罗斯统计学家 Vapnik 根据统计学习理论提出的一种新的学习方法,它的最大特点是根据结构风险最小化准则,以最大化分类间隔构造最优分类超平面来提高学习机的泛化能力,较好地解决了非线性、高维数、局部极小点等问题。对于分类问题,支持向量机算法根据区域中的样本计算该区域的决策曲面,由此确定该区域中未知样本的类别。

最近 10 余年 SVM 才应用于医学,目前国内外有相当多的研究在探讨 SVM 在临床工作中的应用,例如在临床领域中的心脏病学、皮肤病学、耳鼻喉病学的问卷调查表分析等都应用了SVM。

在临床工作中,医生大多是基于一些临床资料,如患者的症状、体征以及各种检查结果,根据临床经验得出结论,个人的经验决定他们对各种资料所给的"权重"不同。人脑容量虽大,但对大样本量的资料的整合功能却较差,而SVM在这一方面有较强的优势,它能够通过小样本的学习最终获得诊断疾病的能力。SVM在临床应用有较高的实用价值,许多研究都显示SVM应用于临床诊断有较高的敏感性和特异性。Guo-Zheng Li等将SVM运用于对脑神经胶质细胞瘤的恶性程度进行预测,他们从上海华山医院随机抽取了280例神经胶质细胞瘤的病例,并将其划分为四个等级:Ⅰ、Ⅱ为低度恶性,Ⅲ、Ⅳ为高度恶性,其中169例低度恶性,111例高度恶性。运用SVM对其进行分类检验,结果显示精确度为88.121%。并且与神经网络进行比较,发现SVM能耐受数据的噪声值及模糊值。Yong Mao等对20例膀胱癌及同数量的对照组的尿液分别浓缩后经毛细管电泳后,得到浓度高的尿核苷带,内含有44个峰值,经SVM算法选择m/z317、m/z290和m/z304为最佳标志物,其中22个最理想的特征子集具有95%的精确度、100%的灵敏度。BaopuLi等应用SVM对溃疡病进行了诊断,将3 600例胶囊内镜的资料(其中1 800例为有代表性溃疡患者,1 800例为正常人),运用SVM+多层感官薄膜回路及算法作为分类器,结果显示精确度为92.137%、灵敏度为93.128%,但该作者认为此算法的精确度需改善,因为采集数据大,对数据的处理不佳,易出现假阳性。Qing Yan等利用四川大学附属华西医院的264例患者的记录(每位患者的记录包括13条人工测量的参数),设计基于SVM的气管插管诊断体格检查支持系统对麻醉前的患者进行评估,结果显示基于SVM的支持系统的分类正确率为90.153%,认为此系统在全面考虑气管检查的临床诊断具有一定的前景。

6. 基于关联规则的分类　关联规则挖掘是数据挖掘中一个重要的研究领域。近年来,对于如何将关联规则挖掘用于分类问题,学者们进行了广泛的研究。关联分类方法挖掘形如condset → C 的规则,其中condset是项(或属性 – 值对)的集合,而C是类标号,这种形式的规则称为类关联规则(class association rules, CARS)。关联分类方法一般由两步组成:第一步用关联规则挖掘算法从训练数据集中挖掘出所有满足指定支持度和置信度的类关联规则;第二步使用启发式方法从挖掘出的类关联规则中挑选出一组高质量的规则用于分类。属于关联分类的算法主要包括CBA、ADT、CMAR等。

7. 集成学习(ensemble learning)　实际应用的复杂性和数据的多样性往往使得单一的分类方法不够有效。因此,学者们对多种分类方法的融合(即集成学习)进行了广泛的研究。集成学习已成为国际机器学习界的研究热点,并被称为当前机器学习四个主要研究方向之一。

集成学习是一种机器学习范式,它试图通过连续调用单个的学习算法,获得不同的基学习器,然后根据规则组合这些学习器来解决同一个问题,可以显著地提高学习系统的泛化能力。组合多个基学习器主要采用(加权)投票的方法,常见的算法有装袋(bagging),提升/推进(boosting)等。

集成学习由于采用了投票平均的方法组合多个分类器,所以有可能减少单个分类器的误差,获得对问题空间模型更加准确的表示,从而提高分类器的分类准确度。

二、文本分析法

在大多数行业中,已经有大量的文本或者以文档方式存在的数据,其形式可能是文件、报告、内部或外部沟通、客户交流、邮件、网址、社交媒体更新、博客等。如医疗数据包含各种结构化、非结构化的数据。要想对这些海量的数据进行有效的分析利用,必须对非结构化和半结构化的数据医学进行处理,使其能够被系统快速分析、应用。

非结构化和半结构化的医学文本数据主要包括医嘱、出院小结和各种描述性的医疗报告。针对这些数据,首先需要进行分词,之后再利用医学领域的知识库对分词结果进行概念识别,最终形成一个机器可读的数据。这个流程中系统对数据的处理并不一定是完全自动化的。

文本分析法或文本分析是从文本中(通常是从大量的文本中)获取信息或者观点的过程。它可以发现一些未知的知识,更重要的是它还提供了一种新的分析方法。典型的文本分析法包括:文本归类、文本收集、概念提取、情感分析、文件归纳。

1. 文本归类 随着文本数据集的不断增加,使得将数据归类显得越来越重要。文本分析法根据注入文本内容、类型、作者、创作日期等其他标准将文本分成一个或者多个类别。文本归类能将一些结构归到文本中,从而更好地用于分析和查询。

如,垃圾邮件过滤器使用文本分类来分析所收到的邮件文本,从而当垃圾邮件的种类和内容变化时,有效地从文本和变化的更迭中自动识别合法或非法邮件。邮件选择路径也使用这种技术,根据邮件的文本主题将该邮件发至一个特定的地址。

文本分类也会自动确定语言文本存在于哪里,能够分配一个类型并且能进行一个可读分析,从而帮助不同人群寻找合适的资料。

2. 文本收集 正如它的名字一样,文本收集允许自动收集文本中大量的知识,并将其转化成有意义的信息或者过滤的主题或类别。

在线搜索引擎通常使用文本收集数据。比如,若用搜索引擎查询"cell",其结果会对生物细胞、电池、以及牢房之类的词语进行收集,这些都是对 cell 这个词的不同定义。包含大量信息的网站通常也会使用文本收集,来帮助访问者更快地找到他们想要找到的信息。例如,美国政府的官方网站 http://usa.gov 就会使用文本收集来自动对其搜索结构进行分类。以查询"immigration(移民)"这个词为例,在这个词的列表出现之前,另外一个包含"签证""绿卡(永久居民)""多元移民签证""公民"等相关词的列表就会出现,从而帮助用户重新搜索并快速找到他们所需的内容。

3. 概念提取 通过概念提取,可以帮助从文本中提取相关概念。众所周知,语言可能会模糊不清,并且在不同的语境下可理解为很多不同的意思。人们可以根据上下文,或者是周边的词语来理解语句所表达的确切含义。

概念提取技术现在被很多法律公司用于商务领域,这些法律公司有成百上千的法律文件需要处理,概念提取分析法可以导向目标追踪文件里很可能与最新情况相关的文件,这样就会给人事部门节省大量宝贵的时间来将之前的数据进行定位。

4. 情感分析 情感分析也可以称为观点挖掘,它竭力从文本中提取主观的观点或者情感。以英语为例,1989 年出版的《牛津英语词典》(修订版)中收录的词汇总量就达到了615 000 个。据估计,尚未编入一般词典的科技词汇将不下 50 万。在这些词汇中包含一些中性词汇,但是有些词汇是褒义的,而另外一些则相对贬义一些。这些情感词语的变形就是以文本为基础的情感分析法所要寻求的。

情感分析法的基本目标是将任何给定文本数据的词语划分为褒义的、中性的和贬义的。这个可以应用到整个文档或特定的文章或句子中。

这种类型的文本褒贬分析法旨在确定文档作者对某一问题的情感态度的偏向,即他所写的某个文档是褒义的、贬义的,还是中性的。目前有很多的软件工具(社会性媒体、Twitter 情感、Yacktracker 和 Twitrratr)都是通过情感分析技术来帮助人们检测周围产品及服务的情感。

5. 文件归纳 文件归纳旨在利用电脑程序自动总结文件内容,来保留源文件中最重要的内容。它通常综合考虑文档长度、写作系统和语法分析等因素,来得到文档内容的一个合理的总结归纳。这对于需要从大量文档中获取信息和知识的管理和技术人员具有极为重要的价值,能大幅地减少人工处理的工作量并提高工作效率。此外,搜索引擎也常会使用这个技术来构建网站的归纳列表。

文件归纳有两种方法:提取和摘要。提取工作是通过在原文文本中选取一系列现有的文字、词组、句子来组成一个归纳。而摘要则是构建一个内部的语义表示,然后使用自然语言处理技术来得到一个接近人类的总结归纳。因此,摘要可能包含一些在原文中表述不是那么清晰的词语。

归纳工具可以给文本提供一个总结,或者它们可以创造一个与回答相关的归纳,这可以较大地提高调查的速度。设想一下,如果想要全面地了解针对一个特定主题的相关内容,你就可以直接使用归纳来快速地寻找相关话题,从而节省大量的人工搜索时间。

总而言之,文本分析法对信息组合、类别辨别、贴标签、注释、信息提取、情感分析以及预测分析都很有用。从根本上说,它使我们能从文本中得到更多的信息,并可能让文本产生超出其本身意义的价值。

医学自然文本挖掘与分析在信息化医疗活动中具有广泛的应用价值,例如在疾病智能辅助诊断和决策方面,医学自然文本挖掘与分析发挥着独特的作用。典型的应用包括:

(1)医学自然文本挖掘发现各疾病之间内在联系:疾病的发生往往是由多种因素共同作用的结果,弄清各因素间相互关系和在疾病发病中的作用,对于疾病的治疗和预防是至关重要的。医学自然文本挖掘的任务之一就是对复杂医学变量间的关系进行探索。

(2)医学文本挖掘对疾病进行分类:对疾病进行分类、识别疾病的严重程度以及疾病的发展过程,对于临床治疗方案的选择具有重要的意义。如采用文本分类技术对良性肿瘤和恶性肿瘤进行分类、运用文本聚类技术对复杂的代谢病进行亚型分组,这些应用都展示了医学文本挖掘技术在用于疾病的评估和分类方面,具有广阔的应用前景。

(3)医学文本挖掘用于指导临床用药:临床用药既要考虑疗效和药物的成本,同时也要考虑药物的毒副作用以及药物配伍等问题。采用医学文本挖掘的方法可进行用药效益分析和各种药物治疗方案的选型。如利用文本挖掘对药物治疗方案进行评估,找出最佳的治疗方案指导临床;利用医学文本挖掘方法对中医药方剂配伍规律进行研究,找出最佳的药物配伍方案,为临床提供科学的最优处方等。

此外,文本分析法也可用于发现药物之间新的副作用关系。例如,从人们在搜索引擎中搜索的内容中发现,存在很多混合使用了普伐他汀(pravachol)药物和抗抑郁的帕罗西汀(paroxetine)从而出现累、渴、晕、痒、无法呼吸等不良反应的相关内容,经过进一步分析和验证,证明这确实是将这两种药混合使用带来的副作用结果,而这在之前的临床实验中是并未被发现的。另一个和健康有关的例子是弗吉利亚的 Carilion 药店,它使用自然语言处理对 200 多万患者进行了回访,收集的信息包括药物记录、处方单子以及缴费文件,结果发现8 500 名患者心脏有问题,而且其准确率达到了 85%。

（4）医学文本挖掘预测疾病风险:例如,微软调研实验室的调研员发现通过分析女性所发的 Twitter,可以预测她们陷入产后抑郁症的风险。该研究通过收集并分析母亲生孩子之前几周所讲的内容,发现那些有抑郁症倾向的母亲会使用一些暗示焦虑和不高兴的话。她们在说话时往往会使用很多贬义词,越来越多地使用“我”“失望”“痛苦”“讨厌”以及其他各种各样消极的词汇。这表明这位母亲的失望情绪在不断增长。微软办公室的副主任Eric Horvitz 称,这种信息能为产后抑郁症的早期发现以及早期干预提供极为有益的帮助。

三、言语分析法

和文本一样,我们现在还可以对对话的语音记录进行分析。与在上一节的文本分析法中已经讨论过的主题一样,现在使用语音分析法对一个情感内容进行分析也已经成为可能。举例来说,通过分析话语和呼叫中心的注释,可以分析出那些顾客生气或者变得失望。讲话的多少、讲话的地点,以及呼叫保持时间或静音时间也可以帮助客服提供更好的服务来提升客户的满意度。通过将公司和顾客之间的通话记录进行分析和归类,可以获得有关产品制作过程和制作方法的改善意见以及客户服务的表现情况。这些信息可以为决策者们提供一些关于顾客对其公司的真实想法的观点,从而帮助公司快速地发现问题并进行响应。另外,语言分析法可以自动辨认哪些领域的代理商需要额外的培训或者指导,并可以自动检测电话所提供的客户服务。

应用语言分析法可以发现视频或者通话录音中的重点词语或者词组。这个分析能力可以帮助电台或电视节目组处理人们的突发行为。例如,节目组工作人员可以利用语言分析法从节目的录制文件中辨别有可能导致不良后果的语言模式(不文明用语或敏感言论等),从而在造成损失之前将这些话语剪切掉。

和文本分析法一样,语言分析法不仅仅可以从对话内容中提取有价值的信息,也能从说话方式以及说话背后的情感来获取相关的信息。通过分析一个人的声音可以知道他们什么时候有压力,什么时候害怕,什么时候伤心或者开心,甚至是他们什么时候在躺着,什么时候说话超过表面的意思。这也使得语言分析法在心理和精神健康评估、潜在犯罪和预防骗局的分析识别中均具有很大的发挥空间。

四、影像分析技术

医学影像大数据是由 DR、CT、MRI 等医学影像设备产生并存储在 PACS 系统内的大规模、高增速、多结构、高价值和真实准确的影像数据集合。与医院信息系统(HIS)数据、检验信息系统(LIS)数据和电子病历(EMR)等同属于医疗大数据的范畴。

医学影像数据的分析挖掘属于非结构化数据分析挖掘的一种,它具有以下几个主要特点:

（1）影像数据一般具有相对的含义,而结构化数据则通常具有绝对的含义。

（2）影像内容的理解具有主观性的特点,对影像信息可以有多种不同的理解,并且依赖于影像表示方法和应用领域专业知识。

（3）影像信息中包含影像数据对象的空间关系信息。

医学影像数据分析的一般流程通常包括医学影像的存储、医学影像的预处理、医学影像的搜索、医学影像的挖掘和展示等步骤。目前，医学影像数据分析方案主要分为功能驱动型和信息驱动型两种。

功能驱动型医学影像数据分析是指针对具体应用的特定需求来进行设计，以不同的功能模块来进行组织的数据分析方案，通常包括以下几个部分：

（1）影像采集模块：负责从医学影像数据库中抽取影像数据。

（2）预处理模块：用于提取医学影像特征并把特征信息存放在特征数据库。

（3）搜索引擎：利用影像特征信息进行匹配查询。

（4）知识发现模块：负责对医学影像数据进行算法分析，以发现数据的主题、特征、关系等规律。

信息驱动型医学影像数据分析则是针对医学影像的原始信息来开展基于内容的影像数据挖掘。该方案基于原始特征的对象或区域信息，利用挖掘算法和专业知识将整幅影像进行有意义的分割，然后开展高层次的计算与挖掘分析，从而推导出具有高层次语义的、易用的、便于理解的模式。它将影像信息划分为四个层次：

（1）像素层：由原始影像信息和原始影像特征组成，如像素点、纹理、形状和色彩等。

（2）对象层：处理基于像素层原始特征的对象和区域信息。

（3）语义层：结合专业知识从识别出的对象和区域中生成高层次的语义概念。

（4）知识层：可结合与某一专业相关的文字和数字信息发现潜在的领域知识和模式。

在信息驱动型医学影像数据分析方案中，像素层和对象层主要进行影像处理、对象识别和特征提取，而语义层和知识层主要进行医学影像数据挖掘和知识整合。因此，该方案可以实现在各个层次上以及不同层次间的有效数据分析挖掘。

在实际应用中，基于影像数据的分类和聚类是最为常见的医学影像数据分析技术。其中，医学影像数据分类通常分为三个步骤：

（1）建立影像表示模型，对已进行类标记的影像样本数据进行特征提取，并建立每一影像的属性描述。

（2）对样本数据集进行训练和学习，得到具有相当分类精度的分类模型。

（3）根据分类模型对未标记的影像数据集进行自动分类判别。

医学影像数据分类的挑战性在于如何建立低层可视特征和高层语义分类间的映射关系。

基于医学影像数据的聚类技术则是根据没有先验知识的影像数据分布，将无类别标记的影像数据划分为有含义的不同簇，它通常包括四个步骤：

（1）影像特征提取和选择。

（2）建立影像相似性模型。

（3）尝试不同的聚类算法。

（4）评估最佳的分组方案。

医学影像数据聚类的挑战性则在于如何在分簇未知的情况下，科学地找到一个最佳的分类方案。

近年来，人工智能技术与医学影像的紧密结合，极大地推动了医学成像设备智能化、医学影像数据采集规范化和标准化以及医学影像数据分析自动化等方面的迅速发展，出现了大量的基于人工智能的医学影像大数据分析应用。例如,IBM 以 10 亿美元收购了医学成像设备提供商 Merge Healthcare,并启动了其智能医学影像分析项目——Watson 计划。该项目将 Merge Healthcare 在存储和处理 CAT 断层扫描、X 射线以及其他医学影像方面的技术优势与 Watson 的人工智能技术进行整合,从而有效地降低医学影像诊断的误诊和漏诊率。由北京医院等国内知名大医院联合与合作,开展了中国人"数字肺"项目——"基于医学影像大数据的呼吸系统疾病辅助诊断平台"。该项目通过构建具有统计学意义的中国人"数字肺",来揭示支气管、肺血管和肺实质结构与不同主要肺部疾病之间的关系,利用数据挖掘与量化分析技术,分析、处理和量化 COPD、支气管哮喘、支气管扩张、肺间质性疾病、肺栓塞和孤立性肺结节的评价体系和诊断标准。目前,该项目已经在健康成人支气管树不对称分叉特性的研究、低剂量 CT 扫描对支气管定量测量的评价研究、吸烟对肺组织损伤的纵向研究、肺血管改变与肺气肿定量的动态评估等方面取得了进展。

随着医学影像数据的积累和技术的进一步成熟,影像数据分析挖掘必然会在更广泛的医学应用领域中发挥重要作用,成为现代医学走向智能医学的利器。

五、联合分析技术

联合分析(conjoint analysis,CA)是一种多元分析方法,是在数学心理学中发展起来的资料收集和分析的一种调查方法,具有坚实的理论基础。20 世纪 70 年代,联合分析方法在市场营销的研究中产生,到了 90 年代,它已经在市场研究、交通经济学和环境经济学中得到成功地运用。近年来,联合分析方法在医学领域的应用主要包括研究患者和社区居民对卫生服务的偏好;研究健康咨询者的偏好;研制结果标准;给患者确定优化的治疗方案;在随机对照试验中对可供选择的方法进行评价;研究医患关系中患者的偏好,等等。

联合分析主要包括以下几个步骤:

1. 选择属性 选择属性时,选择愈本质的属性愈好。一般情况下,可以通过查阅文献、群体讨论和个别会谈的方式来选择所研究产品或服务的属性。

2. 确定各个属性的水平 各属性的水平可以按程度来定(如:喜欢、一般、不喜欢);也可以按顺序来定(如:初级、中级、高级职称);还可以按类别来定(如:医生、护士)。在实践中,这些水平必须是合理和可行的。

3. 拟定待评产品或服务 研究者在进行试验设计时,将各个属性的某个水平按一定的方式组合成若干个不同的虚拟产品或服务,拟定的每一个产品或服务必须包括各个属性。

4. 收集偏好资料 偏好资料的收集通常有三种方法:编秩法、分级记分法、分离选择法。

5. 资料分析 具体的分析方法由资料收集的类型来定。

(1)编秩资料和分级打分资料:采用以主效应方差分析模型为基础的联合分析模型,对调查对象的"判断"资料进行分解,计算各个属性不同水平的分值效用,最偏好的水平其分值效用值最大,最不偏好的水平其分值效用值最小。在偏好预测中,分值效用变化范围最大的属性将被认为是重要的。联合分析模型可分为 Nonmetric 联合分析模型和 Metric 联合分析模型。

Nonmetric 联合分析模型直接来源心理学的联合测定,它对"偏好判断"进行单调转换,经反复拟合方差分析模型直到此转换变得稳定为止。Metric 联合分析模型作为一个特例,来源于 Nonmetric 联合分析模型。该模型实际上采用了一个简单的主效应方差分析(具有特定的分析结果），其中，"属性"是自变量，调查对象的"判断"构成应变量，可以获得各属性的相对重要性、各属性的偏好水平、期望的产品或服务、人们对在不同属性间的权衡等等。

（2）分离选择资料：用多项式logit模型进行分析。多项式logit模型是一个非线性模型，它可以用随机效用模型来解释。分析的结果可以获得：各属性的相对重要性大小，可以说明该属性对"选择"的影响是否有统计学意义；各个可选方案的效用分。

（3）如果属性的水平必须分层，比如以交通工具作为研究属性，则其水平可以在一个层面上分为公共汽车、火车、自行车和小汽车；也可以根据研究目的把这些水平分成两大类：公用的和私用的，前者包括公共汽车和火车，后者包括自行车和小汽车，像这类资料就应该用嵌套logit模型进行分析。

联合分析方法作为一种严格的调查方法，在医学领域不仅广泛地用于一般人群和患者对卫生、保健等方面的看法和偏好研究，同时也被大量地应用在医疗卫生决策等方面，其具体的应用性。其典型的应用主要包括：

1. 在医疗仪器设备的研制和开发中的应用 Meister等在寻找助听器的几种属性的相对重要性时应用联合分析方法进行研究，把"安静状态下和有噪声环境中的语言觉""声音""定位""反馈"等12个属性的不同水平进行组合得到不同的助听器模型，然后让调查对象进行综合判定，得到了各个属性的相对重要性，发现其中最重要的属性是助听器的语言觉，其次是在安静和噪声环境中的语言辨别力，这些为将来助听器的生产设计提供了十分有用的信息。

2. 在临床治疗方案选择中的应用 在临床上，治疗方案除符合医学本身的要求外，同时还应符合患者的意愿。Singh用联合分析方法去了解人们对用生长激素进行治疗的偏好时，对154位决定对自己的孩子用生长激素进行治疗的父亲、母亲进行了调查，选择"毒副作用""疗效""费用"以及"孩子的态度"等几个属性，经联合分析，结果表明其偏好模式可以聚成五类：孩子自主型（25%）、风险意识型（36%）、平衡型（23%）、经济型（14%）、方便型（4%）。

3. 在医疗卫生服务方面的应用 欧春泉应用联合分析方法预测住院患者的服务需求，结果指出：患者认为"出院后提供相应的服务"这一点尤为重要，其次是"入住喜欢的病房种类"，再次是"医生在开处方时给患者说明疗效和副作用及大致价格"，最后是"药物生产厂家的选择"和"提高收费透明度"。

4. 联合分析方法在卫生管理事业中的应用 Shackley在研究心血管患者是否或在多大程度上愿意接受卫生资源的改进时，按联合分析方法设计出调查表进行调查，结果提示：患者中存在一个偏好，就是尽管有冒手术死亡和手术切除的危险，但是他们还是愿意选择在当地医院治疗。在考虑按地区安排卫生资源来给患者提供方便时，决策者应该考虑那些受卫生资源重组影响的患者的偏好。

5. 医院正在将传统的医疗信息同新的传感器数据结合起来救死扶伤 例如，多伦多儿童医院就利用大数据和分析平台将危及早产儿生命的情况通报给医生。

早产儿极易受到迟发型新生儿败血症的威胁，这是一种分娩后数日发生的血液感染。显然，早产儿免疫力弱，经常发育不健全。通过监测呼吸率、心率、血压和血氧饱和度等多个指标，然后分析大量相关的数据，医生能实时监测婴儿生命体征，及时发现情况变化。

利用复杂的算法检测数据流（每秒1 200个数据点），寻找临床感染症状出现前的征兆。

发现后,系统通知医生,医生为婴儿注射抗生素挽救生命。

Kaiser Permanente 的新生儿重症监护病房(NICU)正在使用创新的在线计算技术监测早产儿或新生儿是否面临同样的威胁生命安全的病症。

多亏了科研部门(DOR)对数据集的维护,才使得新生儿不必经受与母亲分离,避免接收抗生素注射的痛苦。这些数据更加智能,能有效地识别哪些婴儿需要干预治疗。每年,Kaiser Permanente 医院北加州地区分院为 35 000 名新生儿和 350 名体重在 1.5kg 以下的婴儿提供监护。1993 年以来,DOR 就开始收集出生在本地区新生儿的人口统计和临床数据,目前累计共 80 余万人的档案。另外,NICU 也收集了总计超过 5 万人的数据集。所有这些努力为拯救生命和提高护理质量提供了必要的前所未有的帮助。Kaiser Permanente 的南加州分院也在利用新生儿数据提高新生儿和早产儿护理质量。

六、可视化分析

大数据查询和分析的适用性和实效性对于人们能否及时获得决策信息十分重要,可视化分析将数据分析结果用形象直观的方式展示出来,从而能够快速发现数据蕴含的规律特征,并从系统中挖掘出有用的信息。其优点是方便用户理解,可使 IT 人员实现自主的大数据分析与应用。因此,可视化技术既是数据分析的关键技术,也是数据分析结果呈现的关键技术。可视化分析通常以人工分析为主,也可根据系统的具体情况借助 Tableau、DataWrangler 等分析软件进行分析。可视化分析能直观地显示出数据本身具备的特点。其中,交互方式的展示和超大图的动态化展示值得关注。具体的可视化相关分析技术在之后的章节中会有详细的介绍。

思 考 题

1. 比较传统的数据分析与处理技术和大数据处理分析技术的各自优缺点是什么?
2. 什么是大数据处理? 大数据处理的技术有哪些? 请分别阐述。
3. MapReduce 的数据处理流程是什么? 并分析各个流程的作用。
4. 简述 map 函数和 reduce 函数的功能。
5. 并行计算的分布式数据处理与流处理技术各有什么特点? 并分析各自的优缺点。
6. 机器学习方法都有哪些类别? 各自的特点是什么? 试着举例说明各自适用的场景。
7. 试分析有监督学习和无监督学习的区别是什么?
8. 联合分析技术的分析步骤是什么?
9. 谈谈你对医学大数据处理与分析技术的理解以及应用医学领域的认识(不局限本章内已有示例)。
10. 试举例分析:分类挖掘算法的其他医学数据分析应用。

第六章

医学大数据可视化

医学大数据是一类结构复杂、类型繁多、逻辑性强的专业性数据,其中蕴含着大量有关人类健康的自然规律。如何有效地从大量医学数据中揭示出这些规律,是医学大数据领域的主要任务之一。视觉是人类获取外部信息的最重要通道,通过数据视觉化,可以展示医学大数据中隐含的医学规律,有利于高效传递和利用医学信息。本章在介绍数据可视化基本知识的基础上,以医学大数据为探讨对象,重点介绍大数据可视化的相关理论与技术。

第一节 数据可视化概述

一、数据可视化的内涵

数据的背后隐藏着信息,而信息之中蕴含着知识和智慧。大数据是当前信息处理领域的重大挑战,数据来源多样,结构复杂。如何让人们高效地理解、利用这些数据,成为一个迫切需要解决的难题。数据分析是数据利用的重要途径,通过数据分析,可以从中得到相应的规律,从而使数据更好地发挥作用。可视化是数据分析的重要工具之一,可以帮助揭示数据中所含的重要信息,直观地展示数据的重要内涵。

数据可视化(data visualization),从研究内容看,它是关于数据视觉表现形式的科学技术研究,这种数据的视觉表现形式被定义为:一种以某种概要形式抽取出来的信息,包括相应信息单位的各种属性和变量;从处理过程看,它是指将大型数据集中的数据以图形图像形式表示,并利用数据分析和开发工具发现其中未知信息的处理过程。数据可视化的主要目的在于借助图形化手段,清晰有效地传达与沟通信息。

数据可视化技术指的是运用计算机图形学和图像处理技术,将数据转换为图形或图像在屏幕上显示出来,并进行交互处理的理论、方法和技术。其基本思想是将数据库中每一个数据项作为单个图元元素表示,大量的数据集构成数据图像,同时将数据的各个属性值以多维数据的形式表示,可以从不同的维度观察数据,从而对数据进行更深入的观察和分析。

可视化对于大数据处理与分析有着十分重要的价值,大数据体量大、维度高、结构复杂,需要有直观的手段帮助挖掘探索其中的价值。

二、数据可视化的分类

数据可视化的概念一直以来处于不断演变之中,其边界在不断地扩大。根据所处理数据对象的不同,一般将数据可视化分为科学可视化、信息可视化两种类型。随着大数据的兴起,数据分析的价值越来越突出,可视化与分析结合,形成的可视分析学,也正在逐步走入人们的视野。

(一)科学可视化

科学可视化(scientific visualization)面向科学和工程领域数据,如空间坐标和几何信息的三维测量、医学影像数据等,重点探索如何以几何、拓扑和形状特征来呈现数据中的规律。典型应用领域包括物理、化学、气象气候、航空航天、医学、生物学等。这些学科通常需要对数据和模型进行解释、操作和处理,以帮助寻找其中的模式、特点、关系以及异常情况。鉴于科学数据主要分为标量、向量、张量三种类型,科学可视化也大致可分为标量场可视化、向量场可视化、张量场可视化。标量指单个数值,只有数值大小,没有方向,如质量、密度、温度,标量场中每个数据点记录一个标量值。向量既有大小又有方向,向量场每个采样点记录一个向量,代表某个方向、趋势,如风向、速度、力等。张量是一个可用来表示在一些向量、标量和其他张量之间的线性关系的多线性函数,标量可以看作 0 阶张量,向量可看作 1 阶张量,矩阵可看作 2 阶张量。

(二)信息可视化

信息可视化(information visualization)的处理对象主要是非结构化、非几何的抽象数据,包括来自医疗、金融、行政管理、数字媒体等方面的文本数据,其主要任务在于:针对大尺度高维复杂数据,从中排除视觉混淆的干扰,突出有用信息。Card 等人将信息可视化定义为:对抽象数据使用计算机支持的、交互的、可视化的表示形式,以增强认知能力。与传统计算机图形学以及科学可视化研究不同,信息可视化的研究重点更加侧重于通过可视化图形呈现数据中隐含的信息和规律,所研究的创新性可视化表征旨在建立符合人的认知规律的心理映像。经过 20 余年的发展,信息可视化已经成为人们分析复杂问题的强有力工具。

(三)可视分析学

数据量急剧增长、数据维度增加、数据来源更加广泛、数据动态性增加等客观因素,已经使现有可视化技术难以应对数据分析的挑战。需要综合可视化、图形学、数据挖掘理论与方法,研究新的理论与模型、新的可视化方法和新的用户交互手段,辅助用户从大尺度、复杂、矛盾甚至不完整数据中快速获取有用的信息,以帮助有效决策。由此催生了可视分析学(visual analytics)这一新兴领域,它的主要研究内容是以可视交互界面为基础,利用数据进行分析推理。

三、数据可视化的作用

(一)记录信息

图形图像具有直观、信息含量大等特点,能够帮助记录相关信息。用图像或草图的方式,将信息记录下来,是人类固定信息的一种常见手段。例如,如图 6-1 所示是用图形化的方式描述了 DNA 的结构,其中记录

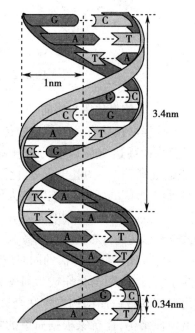

图 6-1　DNA 分子双螺旋结构示意图

了 DNA 分子双螺旋结构的相关信息,两个碱基之间的距离为 0.34nm,一个螺旋结构单元的长度为 3.4nm,螺旋的半径为 1nm。

(二)信息推理与分析

数据分析的任务在于发现事物的分布、排列情况,对事物进行定位、识别、区分、分类、聚类、比较、关联分析等。利用数据可视化,可以从原本杂乱无序的数据中呈现有用的规律,从而帮助理解和分析。例如,1858 年 John Snow 根据伦敦地区某一时期不明原因死亡人数和地点绘制的一张地图(如图 6-2 所示),其中的黑条代表死亡人数。通过该地图,合理推测出了死亡原因是那个死亡人数集中区域的水泵遭到污染。

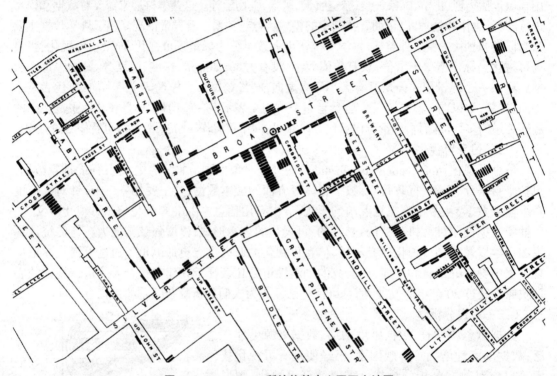

图 6-2　John Snow 所绘伦敦中心区死亡地图

(三)信息传播与协同

数据可视化有助于信息的传播和表达,视觉感知是人类最主要的信息通道,人们从外界获取的高达 70% 以上的信息就是通过视觉感知。通过可视化来传递信息会更加清晰、方便,正所谓"一图胜千言"。比如流行病爆发的时候,需大段的文字描述其起源地、传播范围、每个地区的感染人数、隔离人数等,这些信息看起来很繁杂,但是一张可视化后的图片可能使信息一目了然。如图 6-3 所示为新型冠状病毒肺炎(COVID-19)流行后,湖南省累计报告确诊病例分布的情况。

可视化在信息传播的同时,也有利于信息的协同。当今处于互联网时代,资源互联和共享、群体协同与合作成为科学发展的新动力。例如,蛋白质的结构复杂多样,于是可视化专家和蛋白质结构专家联合开发了一款名为 Fold.It 的游戏,游戏通过可视化半折叠的蛋白质结构,让玩家根据简单的规则扭曲蛋白质使之成为理想的形状,结果表明,通过让

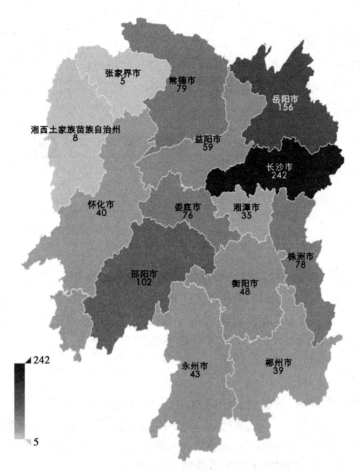

图 6-3　湖南省累计报告新型冠状病毒肺炎确诊病例数分布
（截至 2020 年 2 月 19 日 24 时）

蛋白质结构可视化,玩家预测出的正确的蛋白质结构的速度快于所有的算法,而且可以解决一些计算机无法破解的问题。由此看出,可视化在信息协同式的知识传播中起着重要作用。

第二节　数据可视化常用标记与视觉通道

数据可视化的核心内容是可视化编码,也就是将数据信息映射成可视化元素的技术。可视化编码由两部分组成:几何标记和视觉通道。数据可视化中几何标记通常是一些几何图形元素,例如:点、线、面、体,通常用于区分不同类别的对象,代表不同类型的实体。视觉通道则主要用于控制几何标记的展示特性,包括标记的位置、形状、尺寸、颜色等,通常可用于表达相应数据对象的相关特征,如性质、权重、趋势等。

一、几何标记

几何标记指的是用来映射数据的几何单元,是数据可视化图像中的基本元素,例如点、线、面、体等(如图6-4所示)。几何标记可以用来区分维度,点是一维标记,曲线和平面是二维标记,体是三维标记。

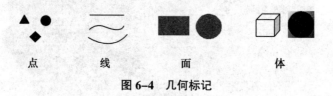

点　　　　　线　　　　　面　　　　　体

图6-4　几何标记

二、视觉通道

视觉通道是在几何标记基础上,对数据特征的进一步展示。视觉通道不仅具有分类性质,而且具有定量性质。此外,视觉通道还具有分组性质。一个视觉通道不仅可以编码不同的数据属性,比如形状,还可以编码一个属性的不同值(如长度)。根据人们长期实践的结果表明,位置、形状、尺寸、颜色等是最主要的视觉通道,在数据可视化中起着重要作用。

(一)位置

位置用作视觉通道时,依靠比较给定空间或坐标中数值的位置来体现。数据间的关系可以通过数据点位置来揭示。通过数据点在图中所处的位置,可以体现数据点的某种属性。如散点图中,数据点的位置是通过 x 轴坐标和 y 轴坐标及其与其他点的相对位置来判断的。如图 6-5 所示反映了不同年龄、不同体重指数分布情况。

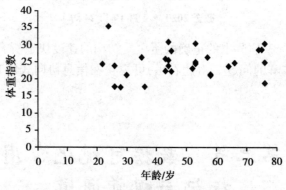

图6-5　散点图中数据点的位置

在可视化设计中,平面位置对于任何数据的表达都非常有效,在用户设计信息可视化表达前,要先考虑的是用平面位置编码哪种数据的属性,通常所编码的是相对重要的属性。平面位置包括水平位置和垂直位置两个可分离的视觉通道,在表示一维的数据属性时,两者选其一就可以了。有研究指出,受真实世界重力的影响,人们更容易分辨出垂直位置的差异。

位置用于视觉通道,其优势在于其占用的空间少。其劣势在于数据点多的情况下,很难分辨出一个点所表示的内容,在点重叠时更加困难。

（二）形状

形状表示特定事物或物质的一种存在或表现形式，如长方形、正方形，也指形相、外貌。可以用不同形状表现不同的类别、权重、大小、方向等信息。斜度、方向等都可以归纳到形状这一类视觉通道中。

1. 形相　形相是指一个物体的相貌，如正方形、圆、三角形、菱形等。

2. 斜度　斜度是指一直线与另一直线或一平面与另一平面的倾斜程度。其大小用它们之间的夹角正切来表示。

3. 箭头　箭头指向代表着方向。用于分类的或有序的数据属性的映射。标记的方向可以用来表示数据中的向量信息，如血管中的血流方向。

如图 6-6 所示，在散点图中，用不同的形状符号来表示不同的类别，可以在图中快速的区分它们并且可以观察数据的趋势，以及一些比较特别的数据点。

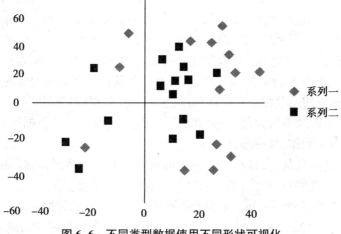

图 6-6　不同类型数据使用不同形状可视化

形状属于定性的视觉通道，因此仅适合于编码分类的数据属性，例如，每个学校的校徽都采用不同的形状。在显示大量的标识时，要尽量避免使用相似的形状。

形状用于视觉通道，优点在于不仅可以将现实世界的物体以特定的形状表示，增强可视化的真实性，而且不同的形状比一个个点提供更多的信息，通常情况下一般的软件都可以绘制。缺点是仅适合编码分类的数据属性。

（三）尺寸

尺寸用于度量事物的大小、长短等属性，包括长度、宽度、角度、面积、体积等。

1. 长度　长度是指图形一端到另一端的距离，如条形图中的条柱，长度越大，条柱越长。通常来说，在数据可视化时，数值越大，所映射的图形也越长。

2. 宽度　线条粗细代表数据可视化数据宽度的大小，如在地图中，用于表示河流、道路的线条越粗，代表河流或者街道越宽。又如，在加权连通图中，节点间的连接权重越大，其间往往用越粗的线条连接。

3. 角度　角度的取值范围是 0°~360°，构成一个圆。其中的任意角度都隐含与之共轭的对应角。通常可以用角度来表示整体中的部分，如饼图中角度的大小可以表示在整体中所占的比例。

4. **面积和体积** 面积和体积分别可以用在二维和三维空间中表示数值的大小。二维空间通常用圆形和矩形,三维空间一般用立方体和球体。需要注意的是,在对高维度数据进行扩大的时候,不能直接用低维的比例扩大。比如正方形边长扩大1倍,面积就会扩大4倍;正方体的边长扩大1倍,体积会扩大8倍。

尺寸用于视觉通道时,优点是可以定量地描述数据,使得数据数值所展现的数据间对比更加清晰。缺点之一是人们对一维尺寸的判断是线性的,而对多维尺寸的判断则随着维度的增加越来越不准确。因此,在可视化设计的时候,可以使用一维的尺寸编码重要的数据属性值。另还有一个缺点是当尺寸改变的时候,会对其他视觉通道产生或多或少的影响。比如,当尺寸缩小的时候,其他的视觉通道会受到抑制。因此,人们难以区分尺寸比较小的形状,而且当尺寸较小时,对色调的视觉效果也会受到一定干扰。

(四)颜色

在所有常用视觉通道中,颜色最为复杂,也是可以编码大量数据信息的视觉通道之一,在可视化设计中最为常用。颜色在可视化设计中的合理运用,也给可视化结果带来丰富多彩的表达力和美感。从可视化编码的角度分析颜色,可将颜色分为亮度、饱和度和色调三个主要视觉通道,其中,前两个是定量或定序的视觉通道,而色调属于定性的视觉通道。颜色通常是这三个独立的视觉通道的结合整体,因而颜色既是分类的也是定量的视觉通道。与颜色相关的视觉通道包括色相、亮度、饱和度、色调、配色方案和透明度等。

1. **色相** 色相即通常所说的色彩,如红色、绿色、蓝色等。在数据可视化中,可以用不同的颜色来表示分类数据,每种颜色表示一个分组。

2. **亮度** 亮度又名灰度,是指发光体表面发光或者反光体反光强弱的物理量,是颜色的一种性质,或与颜色明亮程度有关系的色彩空间的一个维度。

灰度以黑色为基准色来表示,以不同饱和度的黑色来展示数据的差异。每个灰度对象都具有从0%白色到100%黑色亮度值。自然界中的大部分物体平均灰度为18%。

3. **饱和度** 饱和度则指的是一种色相的量,饱和度越高,色彩越浓。这样,当同时使用色相和饱和度时,就可以用多种颜色表示不同的分类,每个分类有多个等级。

4. **色调** 色调指的是一幅画中画面色彩的总体倾向,是大的色彩效果。

5. **配色方案** 配色方案,简单来说就是将颜色摆在适当的位置,做一个最好的安排,达到一种和谐的、融为一体的一个大效果。大多数人对色彩画面的敏感度往往敏感于文字,同时色彩是通过人的印象或者联想来产生心理上的影响。而配色方案的作用就是,通过改变空间的舒适程度和环境气氛,满足人们各方面的要求。配色主要有两种方式,一是通过色彩的色相、明度、纯度的对比来控制视觉刺激,达到配色的效果;另一种是通过心理层面感观传达,间接性地改变颜色,从而达到配色的效果。

6. **透明度** 透明度可以用RGB表示法表示图像上某点的颜色,RGB代表红、绿、蓝,每个分量的取值范围是[0,255]。此外,还有一种表示法,即RGBA表示法,其中A代表透明度,如PNG格式的照片就是用RGBA方法来表示的。透明度指的是透光的程度,取值是[0,1]或者[0,100%],0代表完全透明,1代表不透明,透明度用来调节色彩的浓淡程度。

颜色用于视觉通道,优点是可以使得不同的数据更容易被区分出来,而且可以根据人们的视觉习惯调整颜色的属性,以设计出人性化的可视化图案。缺点是视觉障碍人口在总人口中占有相当大的比例,比如色盲、色弱人群,他们对视觉的感知存在障碍,颜色的可视化效果可能在他们眼中变得混杂、无效。因此,在设计可视化颜色方案时,要充分考虑可视化结果的用户群体特征,尽可能地使用有效的颜色配置方案,使得可视化效果对于所有用户都能呈现其所包含的信息。颜色的另一个问题在于颜色的种类很多,但人眼能够明显区分的颜色种类却有限。当数据的种类很多,要用到大量不同的颜色表示时,会出现颜色难以选取。

(五)纹理

纹理是形状、颜色、方向等多变量的组合。物体表面的纹理既是物体表面呈现凹凸不平的沟纹,同时也包括在物体的光滑表面上的彩色图案。纹理通常用于填充多边形、区域或表面。在三维应用中,纹理一般作为几何物体的属性,用来表示高度、频率和方向等信息。同样的,对于二维的图形物体,可以通过使用不同的纹理来表示不同数据范围和分布。形状的改变或者颜色的变化都可以用来组成不同的纹理。如文末彩图 6-7 所示,是 Word 中所使用的各种纹理和线条。

纹理用于视觉通道,要尽量少使用杂乱的纹理,杂乱的纹理很容易使得用户的注意力转移到纹理所产生的大量边缘上,而忽略了视觉要素本身。

(六)动画

计算机动画是指由计算机生成的连续播放的动态画面。它利用了视觉暂留的人类生理,将连续且类似的图像组织起来,形成动态图像,从而产生视觉动感,人的视觉暂留时间大概是 1/24s,当人眼看到的影像消失后,人眼能继续保留其影像 1/24s 左右的图像。动画也是可视化编码中的一种视觉通道。动画形式作为视觉通道,包括了运动的方向、速度、闪烁频率等,前者可以用于编码定性数据属性,后两者可以用于编码定量数据属性。

动画作为视觉通道,其优缺点均在于它完全吸引了注意力。在突出可视化的视觉效果的同时,用户通常无法忽略动画所产生的效果。因此在使用动画作为视觉通道编码数据信息时,应慎重考虑它对可视化结果整体可能产生的不利影响。

三、视觉通道的表现力

进行可视化编码时,需要考虑不同视觉通道的表现力和有效性。视觉通道的表现力指的是表达且仅表达数据的完整属性,有效性指的是用户对可视化显示信息的理解效率。表现力主要体现在下面几个方面:

1. 准确性　是否能够准确地在视觉上表达数据之间的变化。
2. 可辨性　同一个视觉通道能够编码的分类个数,即可辨识的分类个数上限。
3. 可分离性　不同视觉通道的编码对象放置到一起,是否容易分辨。
4. 视觉突出　重要的信息,是否用更加突出的视觉通道进行编码。

人类的感知系统对于不同的视觉通道具有不同的理解与信息获取能力,进行数据可视化时,应该使用高表现力的视觉通道编码更重要的数据信息,从而使用户可以在较短时间内精准地获取数据的信息。如图 6-8 所示描述了在不同类型数据可视化中各种类型的视觉通道的表现力排序,自上而下,表现力逐步减弱。

视觉通道的性质类型包括分类、定量、分组,基本决定了不同的数据所采用的视觉通道,而视觉通道的表现力和有效性则指导可视化设计者如何挑选合适的视觉通道,对数据信息进行完整而具有目的性地展现。

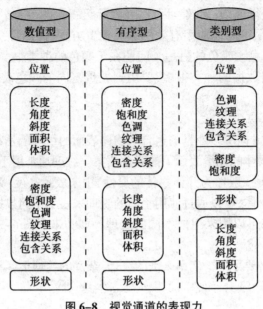

图 6-8 视觉通道的表现力

第三节 数据可视化的设计

一、数据及数据处理

进行数据可视化设计,首先必须要熟悉理解数据的内涵。只有弄清楚数据的特点,才能更好地进行数据处理,并利用可视化工具展示数据,揭示出数据中隐含的规律。

(一)理解数据

1. 数据的分类 从关系模型来看,数据可分为实体和关系两个部分,实体是被可视化的对象,关系是实体之间的结构与模式,实体和关系可以拥有属性,如病灶的颜色、大小。实体和关系的特征主要是依靠属性来体现的。属性有离散型、连续型两种。如体温、血压、白细胞计数、体重等都是连续型属性,取值类型为连续型数值,性别、职业、疾病诊断等均为离散型属性,取值类型为定性的非连续型数据。

2. 数据的相似性测量 相似性(similarity),即计算个体间的相似程度,与距离度量相反,相似性度量的值越小,说明个体间相似性越小,差异越大。通过相似性计算,可以测量数据间的接近程度,从而为数据可视化提供依据。不同类别的数据,相似性计算方法有所不同。

(1)离散型属性:离散型属性的相似性可以用相异度来衡量。假设两个对象 X、Y 均有 p 个离散型属性,则其相异度 $d(X, Y) = \frac{p-m}{p}$,m 为 X、Y 中取值相同的属性数目。例如:$X=$(男,发热,咳嗽,头痛),$Y=$(女,发热,咳嗽,胸闷),则 X、Y 的相异度为(4−2)/4=50%。

另外,二值型属性之间的相似性可以用 Jaccard 距离、Hamming 距离来度量。Jaccard 距离

是用来度量两个集合差异性的一种指标,是 Jaccard 相似系数(Jaccard similarity coefficient)的补集,被定义为 1 减去 Jaccard 相似系数,其中,Jaccard 相似系数被定义为 A 与 B 交集的大小与 A 与 B 并集的大小的比值。例如:假设患者的临床表现用(头晕,发热,咳嗽,乏力,食欲不振)来表示,患者 A 为(1,1,0,0,1),患者 B 为(1,0,0,1,0),其中,1 表示有此症状,0 表示无此症状,则 |A∪B|=4,|A∩B|=1,A、B 的 Jaccard 距离为 1-1/4=0.75。

Hamming 距离为两个码字的对应比特值不同的比特数,用于度量两个相等长度字符串之间的相异性。如上面的示例,患者 A 编码为 11001,患者 B 编码为 10010,依次有第 2、4、5 位不同,则 Hamming 距离为 3。

(2)比值型属性:比值型属性的相异度可以用距离来衡量,距离越大,两个对象之间的相似性越小。计算两个对象之间的距离的方法有欧氏距离、闵氏距离、曼哈顿距离、切比雪夫距离、马氏距离、夹角余弦相似性、皮尔逊相关系数等。

欧氏距离(Euclidean distance)是最常见的一种距离计算方法,用于计算欧氏空间中两点的直线距离。两个 n 维向量 $X=(x_1,x_2,\cdots,x_n)$、$Y=(y_1,y_2,\cdots,y_n)$ 间的欧氏距离,如公式 6-1 所示:

$$\mathrm{d}(X,Y)=\sqrt{\sum_{i=1}^{n}(x_i-y_i)^2} \qquad (式6-1)$$

闵氏距离(Minkowski distance)是欧氏距离的推广,是对多个距离度量公式的概括性的表述,如公式 6-2 所示:

$$\mathrm{d}(X,Y)=\sqrt[p]{\sum_{i=1}^{n}(x_i-y_i)^p} \qquad (式6-2)$$

其中 p 是一个变量,当 $p=2$ 的时候就是欧氏距离。

曼哈顿距离(Manhattan distance)来源于城市区块距离,是将多个维度上的距离进行求和后的结果,即当上面的闵氏距离中 $p=1$ 时得到的距离度量公式,如公式 6-3 所示:

$$\mathrm{d}(X,Y)=\sum_{i=1}^{n}\left|x_i-y_i\right| \qquad (式6-3)$$

切比雪夫距离(Chebyshev distance)起源于国际象棋中国王的走法,国际象棋国王每次只能往周围的 8 格中走一步,那么如果要从棋盘中 X 格(x_1,y_1)走到 Y 格(x_2,y_2)最少需要走 $\max(\left|x_2-x_1\right|,\left|y_2-y_1\right|)$ 步。

其实上面的欧氏距离、曼哈顿距离和切比雪夫距离都是闵氏距离在特殊条件下的应用。即曼哈顿距离是闵氏距离当 $p=1$ 时的特殊情况,欧式距离是闵氏距离当 $p=2$ 时的特殊情况。

欧氏距离无法忽略指标度量的差异,所以在使用欧氏距离之前需要对底层指标进行数据标准化,而基于各指标维度进行标准化后再使用欧氏距离就衍生出来另外一个距离度量——马氏距离(Mahalanobis distance),如公式 6-4 所示:

$$\mathrm{d}(X,Y)=\sqrt{\sum_{i=1}^{D}(x_i-y_i)^2/\sigma_i^2} \qquad (式6-4)$$

夹角余弦相似性(cosine similarity)用向量空间中两个向量夹角的余弦值作为衡量两个个体间差异的大小。相比距离度量,余弦相似性更加注重两个向量在方向上的差异,而非距离或长度上。两个向量 X、Y 之间的余弦相似性,如公式 6-5 所示:

$$\text{Sim}(X,Y) = \frac{\vec{X} \cdot \vec{Y}}{\|X\| \cdot \|Y\|} = \frac{\sum_{i=1}^{n} x_i y_i}{\sqrt{\sum_{i=1}^{n} x_i^2 \sum_{i=1}^{n} y_i^2}} \qquad (\text{式 6-5})$$

皮尔逊相关系数（Pearson correlation coefficient）用于度量两个变量 X 和 Y 之间的线性相关程度，其值介于 -1 与 1 之间，绝对值越大，两者的相关度越高。1 表示变量完全正相关，0 表示无关，-1 表示完全负相关。两个变量 X、Y 之间的相关系数 r，如公式 6-6 所示：

$$r = \frac{\text{Cov}(X,Y)}{\sqrt{D(X)}\sqrt{D(Y)}} \qquad (\text{式 6-6})$$

其中，$\text{Cov}(X,Y)$ 为 X、Y 的协方差，$d(X)$、$d(Y)$ 分别为 X 和 Y 的标准差。

（3）序数型属性：序数型属性的每个属性值都代表了一种次序，所以，不论使用数字表示的，还是用文字描述的，都可以表示成数字的形式。例如，一个对象的某个属性有"大""中""小"3 个可能的属性值，则可以用相应的 1、2、3 来替代这种文字性叙述。当转换成对应的整数之后，为了使每个属性都有相同的权重，可以通过以下归一化方法，将属性值映射到 [0.0, 1.0] 的区间上（公式 6-7）。

$$y = \frac{x-1}{m-1} \qquad (\text{式 6-7})$$

其中，x 为整数型属性值，m 为该属性可能的属性值总数。如前面举的"大""中""小"例子，假如某个对象的该属性取值为"中"，那么归一化之后的属性值为 (2-1)/(3-1)=0.5。

转换化后的属性，可以按照比值型属性的距离函数计算向量之间的距离。例如：设感冒分为轻微、中等、严重 3 个等级，血压分为低血压、正常和高血压 3 个等级，则患者 X=（感冒：轻微，血压：正常）和患者 Y=（感冒：严重，血压：高血压）之间的相似性距离可按上述方法进行计算。即：X=（1，2）转换为 [(1-1)/(3-1)，(2-1)/(3-1)] = (0，0.5)，Y=（3，3）转换为 [(3-1)/(3-1)，(3-1)/(3-1)] = (1，1)，两者患者 X、Y 之间的欧式距离为 $d(X,Y) = \sqrt{(1-0)^2 + (1-0.5)^2} = \sqrt{1.25} \approx 1.118$。

（4）区间型数值属性：计算区间型数据属性的相异性时，可以将区间 [a, b] 看成二维空间中的点 (a, b)，两个区间 X=[x_1, x_2] 和 Y=[y_1, y_2] 之间的相异性，可表示为两个二维向量 (x_1, x_2) 和 (y_1, y_2) 之间的相异性，即将区间型数值属性的相异性转化为比值型属性的距离进行计算。

3. **数据特征** 数据统计是把握数据全貌、了解数据分布状况的有力工具。样本数据的基本统计特征分为三类：①集中趋势度量：它表示数据分布的集中位置，寻找数据中的代表值或者中心值，主要指标有均值、中位数、众数等；②分散趋势度量：主要描述一组数据的波动性，反映数据远离中心的程度，主要有极差、标准差、变异系数、四分位数、四分位数极差等；③表示数据分布形状的特征：主要有偏态和峰态。

数据除了具有以上统计特征外，还具有不确定性。在真实环境中，由于测量误差、采样误差、模型误差、网络传输延迟等原因，获得的数据往往具有某些不确定性。数据不确定性可以分为存在不确定性和属性不确定性。存在不确定性是指数据是否存在具有一定的概率。属性不确定性是指属性的值不是一个单一值，而是按一定的概率取多种值，这些误差信息通常用一个概率密度函数或其他统计量，如均值、方差、协方差等表示。数据不确定性在许多领域普遍存在，在进行数据相关存储、分析、处理时必须予以考虑，才可能获得正确的处理结果。

（二）数据处理与数据变换

在可视化流程中，原始数据经过处理和变换后得到清洁、简化、结构清晰的数据，并输出到可视化映射模块中。数据处理和变换直接影响到可视化映射的设计，对可视化的最终结果有着重要的影响。

1. **数据预处理**　数据的预处理一般包括数据清洗、数据集成、降维、特征选取、特征生成、离散化与二值化、属性变换等环节，目的是提高数据质量，更好地服务于数据分析。

（1）数据清洗：数据在应用之前，可能包含错误或异常数据。错误数据有时候会使数据分析、数据可视化的结果变得毫无意义，从而导致数据无法直接使用，因此，进行数据分析、数据可视化之前，进行数据清洗是十分必要的。典型的数据错误类型有数据缺失和数据噪声两种，根据不同的错误类型应采用不同的数据清洗方法。

1）数据缺失值处理：数据缺失是一种很难避免的现象。对于数据缺失，常见的处理方法可归为两大类：删除和填补。第一种方法比较简单，但在本身数据量不是很大或者数据的价值比较大的时候，删除其中存在缺失值的数据，无疑是一种巨大的浪费，可能导致清洗之后的数据量不足以完成后续的数据可视化以及数据分析。第二种方法是对缺失的数据进行填补，填补方法是核心问题。关于数据填补技术，有使用常量代替缺失值、使用属性均值填充、利用回归或者聚类方法进行预测式填充、人工填充等方法，具体使用哪种方法，需要根据数据本身的性质以及需要达到什么样的研究成果来选择。

2）数据噪声处理：噪声值是被测量变量的随机误差或方差。噪声值的产生源自测量手段的局限性，使得数据记录中的数据虽然有效，但并不准确。这些噪声在可视化过程中会遮盖数据本身的特征，形成对用户的误导。对于噪声数据，经常使用回归分析、离群点分析等方法，来找出数据属性中的噪声值。通过对噪声的处理，可以使得可视化的结果更能表现数据原有的特征。

（2）数据集成：数据清洗一般用于同一数据源的不同数据记录之上，而针对不同数据源要进行数据集成。如同在数据库中，数据清洗用在一张数据表的数据处理中，而数据集成则是把多表的属性联合到一张表之中。数据集成要做到准确的属性匹配，去除表中的冗余信息，处理某种属性中数据的冲突。

（3）数据降维：数据降维在数据的预处理过程中是非常重要的一步。数据可视化的空间一般是二维的，三维图形的绘制解决了在二维平面上显示三维物体的问题，但是当数据的维度超过三维的时候就要考虑如何将数据降维，以达到将数据可视化到三维及其以下空间的目的。数据的维度越高，数据集在高位空间分布越稀疏，从而减弱数据集密度和距离的定义对于数据聚类等操作的影响。将数据降维，有助于解决维度灾难，减少数据处理的时间和内存消耗，可以更为有效地可视化数据，降低噪声或消除无关的特征等。数据降维的方法有很多，包括主成分分析法（PCA）、奇异值分解法（SVD）、多维尺度分析法（MDS）等。

（4）特征选取：从数据集中选取部分数据属性值可以消除冗余以及同可视化任务无关的特征。特征的选取也可以达到降维的效果，但选取的特征子集不能破坏原有的数据属性结构。

（5）特征生成：特征生成是指在原始数据的基础上，构建新的可以反映数据集重要信息的属性，所构成的新属性可能在可视化中使得数据更好地展现其特征。

（6）离散化、二值化与属性变换：在有些情况下，数据不适于直接映射到可视化空间，需要对其做离散化和二值化处理。离散化是指将数据集根据其分布划分为若干个子类，形成对数据集的离散表达。二值化是将数据值映射到二值区间，即按指定的阈值，将数据值归纳为两种取值。属性变换是将某个属性所有的值一一映射到另一个空间，如指数变换、取绝对值等，标准化和归一化属于特殊的属性变换。

2. 数据挖掘与分析   数据用于记录事实，数据分析则是有组织有目的地采集数据、详细研究和概括总结数据，从中提取信息并形成结论的过程，用于探索数据对象的内在规律。数据分析建立在数据组织和管理的基础上，通过通信机制和其他应用程序连接，并采用数据可视化的方法呈现数据分析的中间结果和最终结论。面向大型或者复杂的异构数据集，数据分析的挑战是结合数据组织和管理的特点，考虑数据可视化的交互性和操控性需求。而数据挖掘被认为是一种专门的数据分析方式，与其他方法的区别在于它是在没有明确假设的情况下，从数据中挖掘出规律，所得的模式具有未知、有效和实用的特征。

（1）探索式数据分析：探索式数据分析是指对原始的数据在尽量少的先验假定下，将统计方法与作图、制表、方程拟合等手段结合，探索数据结构和规律的一种分析方法。探索式数据分析主要用于数据的初步分析，可以大致了解数据的模式和特点，灵活地选择合适的分析模型。大多数探索式数据分析关注数据本身，包括数据的结构、离群值、异常值和数据导出的模型等。

（2）联机分析处理：联机分析处理（OLAP）是一种交互式探索大规模多维数据集的方法，也是一种面向分析决策的方法。它可以使分析人员能够迅速、一致、交互地从各个方面观察信息，具有共享多维信息快速分析的特征。联机分析处理的核心表达是多维数据模型，这种多维数据模型又可以表达为数据立方体，相当于多维数组。数据立方体可用于记录包含数十个维度、数百万数据项的数据集，并允许在其基础上构建维度的层次结构。联机分析处理是交互式统计分析的高级形式。面向复杂数据，联机分析处理方法的发展趋势是融合数据可视化与挖掘方法，转变为数据在线可视化的方法。

（3）数据挖掘：数据挖掘指特定的数据分析算法，即从大量数据集中探索发现知识或者模式的理论和方法。面向不同的数据，可以设定特定的数据挖掘方法。基本的数据挖掘任务分为两类：预测性方法和描述性方法。预测性方法是指给予某些变量预测其他变量的未来值，对数据进行分析的结论可以构建全局模型；描述性方法是指以人类可以解释的模式来描述数据，目标是使用能反应隐含关系和特征的局部模式，对数据进行总结。预测性方法主要有分类、回归、偏差检测等，描述性方法一般包括聚类、概念描述、关联规则挖掘、序列模式挖掘等。

二、数据可视化流程

可视化流程以数据流向为主线，其主要模块包括数据采集、数据处理和变换、可视化映射和用户感知。整个可视化过程可以看作是数据流经过一系列处理模块并得到转换的过程。如图 6-9 所示是关于可视化流程的概念图。

不少可视化领域学者提出了各自的可视化流程模型，如 Haber 提出的科学可视化概念模型，Card 描述的信息可视化参考流程，Daniel Keim 提出的可视分析学标准流程等。虽然存在很多不同的数据可视化流程，但其中的重要步骤基本是相似的。数据可视化流程主要包括数据导入、数据滤波、数据映射、视图选择与交互设计、数据渲染等重要步骤。

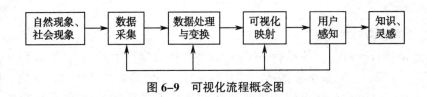

图 6-9　可视化流程概念图

（一）数据导入

想要做到数据的可视化,前提是要能将数据导入可视化过程之中。一般来说,导入的数据是从整个数据集中筛选出需要可视化的原始数据后映射到新的数据集中。数据导入可以意味着不同数据存储格式的转换、从连续域到离散域的重采样以及从某一分辨率/网格类型到另一分辨率/网格类型的重采样。导入数据时所做的选择将决定最终生成图像的质量,从而决定可视化的效果。如果导入数据不正确、不完整、不确定、质量差,或者导入方式不当使得数据出现丢失,则在可视化的后续流程中,很难再完全恢复数据的质量。因此,数据导入阶段应尽可能保持可用的输入信息,尽量不做哪些数据重要、哪些数据不重要的假定。

（二）数据滤波与映射

对原始数据直接可视化,并不能得到用户想要的结果,不然可视化就失去了意义。数据导入之后就要确定哪些数据是重要的或者是用户感兴趣的,将感兴趣的那些特征编码为更适合分析与可视化的形式,称为数据滤波或者是数据浓缩。当数据滤波得到有益于特定研究特征的浓缩数据后,就要将其映射到视觉域当中。视觉域是一个多维空间,其轴(维度)被认为是准独立的视觉属性。这些轴的例子包括形状、位置、尺寸、颜色、纹理等各种视觉通道。因此,视觉特征是一个包含颜色、阴影、纹理和动画的 2D 或 3D 形状。实际的视觉特征很大程度上取决于可视化的目的和数据的特性,并最终取决于可视化应用设计者的偏好。

将视觉域内视觉元素和数据集中的数据元素关联起来,就是数据可视化映射。通过数据可视化映射,"不可见"的数据可以转换为"可见"的视觉表示形式。针对不同类型的数据,选择不同的视觉属性,可以使数据的特性在可视化时更好地展现出来。比如某种疾病数据可视化中,用尺寸来映射患病人数,用颜色去映射患病性别,会使得可视化的效果一目了然。因此,有效的视觉映射对于数据可视化应用的成功与否至关重要。成功的设计不仅取决于对视觉编码的选择,还取决于其他很多方面,比如目标用户公用的惯例。数据挖掘的交互机制的使用,对感知、认知以及人类视觉因素的了解,贯穿可视化过程的美学原理等。

（三）视图选择与交互设计

对于简单的数据,一个基本的可视化视图就能展现数据所有的信息,对于复杂的数据,就需要复杂的可视化视图,甚至需要发明新的视图以有效地展示数据中包含的信息。一般来说,一个成功的可视化首先要考虑的是被人们广泛认可的视图设计。

可视化系统还需提供一些视图设计的交互手段,使得用户可以按照自己的方式修改视图的呈现方式。视图的交互主要包括:滚动和缩放、颜色映射控制、数据映射方式的控制、数据缩放和裁剪工具、细节层次控制等。设计者要保证交互操作的直观性、易理解性和易记忆性。

（四）数据渲染

数据渲染是数据可视化的最后一个步骤，是把映射操作生成的 3D 场景和一些视图参数，如视点、光照等，合起来生成图像。相比映射而言，数据渲染是物理的模拟。数据映射是对实际数据进行编码的那些视觉属性，数据渲染就是确定剩下的属性，让用户可以根据自己的意愿调节这些视觉属性来检验 3D 场景。比如在高度图中，可以对图形的几何学属性进行数据编码，因此在映射阶段就已经确定了。对于图的视角、光照参数并不能对实际数据编码，因此用户可以在 3D 场景中调整这些元素以达到更好的视觉效果，即对数据进行渲染。

三、医学数据可视化案例

医疗数据中隐含着大量有用的知识，对于提高人类健康水平具有重要意义。通过医疗数据可视化，可以帮助人们理解、揭示其中的规律，从而为疾病的防治提供决策支持。利用数据可视化技术，建立疾病网络，可以发现不同疾病发生、发展之间的关联性，有利于揭示疾病之间的关联关系。在接下来的案例中，将详细阐述如何对临床医疗数据进行可视化，以探索不同疾病之间的关联性。

（一）案例分析

1. 研究目的　通过构建疾病关联网络，展示不同疾病间的相互关系，发现不同疾病之间未知的关联性，为预测患者患其他疾病风险及选择治疗方案提供决策支持。

2. 研究内容　通过对中南大学湘雅医学大数据平台中医疗数据中疾病共现情况进行研究，达到为患者提供疾病风险预测、揭示相关地区疾病分布特征的目标。一位患者可能患有多种疾病，利用这些共病数据构建相应的疾病网络，可以帮助发现疾病与疾病间的关联。当一种疾病发生时，可以为患者提供患另一种疾病的风险预测，从而进行有效预防。如果考虑两种疾病发生的时间顺序，构建有向的疾病网络图，预测的结果会更加精确。在网络图中加入患者的居住信息，在网络中使用基于图密度的连通性的聚类方法对图进行聚类，可发现湖南省及周边人口的疾病特征。由于篇幅原因，本案例以不同性别和年龄阶段人群共病信息可视化为例，说明医学数据可视化的主要过程。

（二）数据获取

为了实现上述研究目的，需要患者在就诊时生成人口学信息、疾病诊断信息等数据。为此，对湘雅医学大数据平台的数据结构进行分析，最终确定从医疗机构患者信息（org_patient_info）、门（急）诊诊断信息（outp_diag_info）两个数据表中抽取不同患者的就诊记录，其中医疗机构患者信息表有 10 000 000 条数据，门（急）诊诊断信息表有 22 645 233 条数据。医疗机构患者信息表中提取的数据项包括患者 -ID（patient_id）（已经过转换）、性别（sex_name）、出生日期（birth_date）、出生地址（birth_address）、籍贯地址（native_place_address）、职业类别名称（job_type_name）、婚姻状况（marriage）、现住址（current_address）、工作单位名称（work_unit_name）等；门（急）诊诊断信息表提取的字段包括患者 -ID（patient_id）（已经过转换）、卫生事件标识（health_event_id）、诊断编码（diag_code）、诊断名称（diag_name）、诊断时间（diag_datetime）等。所获取的数据如图 6-10 所示。

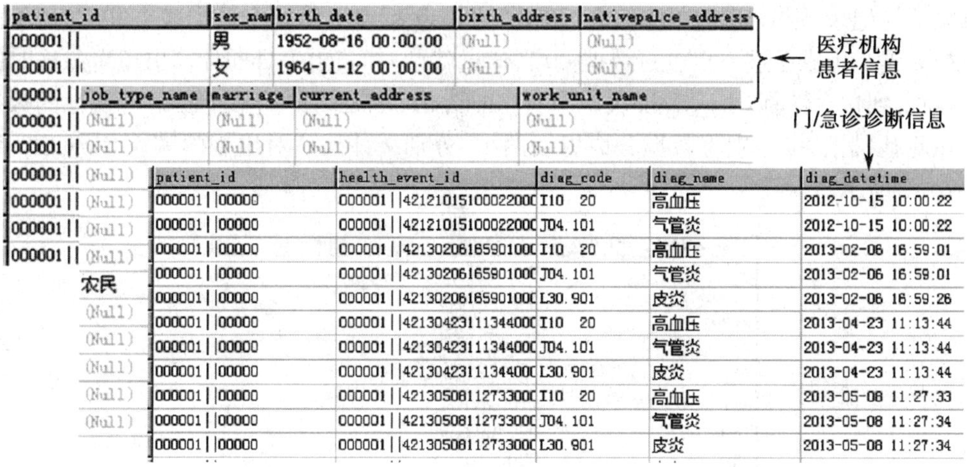

图 6-10 原始医疗数据

（三）数据预处理

1. 数据清洗 统计发现某些字段数据缺失严重,如出生地址、籍贯地址、职业类别名称、婚姻状况、工作单位名称等。其中,有些数据与研究目的没有关联,如婚姻状况和出生地址,将其过滤掉即可。研究中所关注的数据项主要有性别、出生日期、就诊日期、卫生事件标识、诊断编码、诊断名称等。其中,性别的选取是因为某些疾病存在性别特殊差异,如前列腺炎、子宫肌瘤等,可视化时要按性别分别展示出来;通过出生日期、诊断时间,可以间接计算出年龄,以研究不同年龄段疾病间的关联程度;由于提取的数据量足够大,对于性别、出生日期、诊断名称等数据项有缺失的记录,直接予以删除。对于诊断编码的缺失,不做直接删除,而是根据诊断名称,查询 ICD-10 编码系统,用相应的 ICD 编码来填补诊断编码。在数据清洗时,数据表保留患者 -ID 和卫生事件标识,以便于进行数据集成和判定一位患者一次就诊所患的多个疾病。

2. 数据变换 为了展示疾病关联情况,在数据集成前先对门(急)诊诊断信息表中数据进行变换处理。对于某患者的一次就诊,首先通过卫生事件标识找出其所患全部疾病;然后,将诊断名称两两配对,形成疾病对。由于 ICD 具有分类特性,将疾病对用诊断编码 ICD 来表示,以便发现一类疾病的相互关系。数据变换处理之后,形成以患者 -ID（patient_id）、疾病 1（disease1）、疾病 2（disease2）构成的数据表（diagnosis_pair）,如图 6-11 所示。

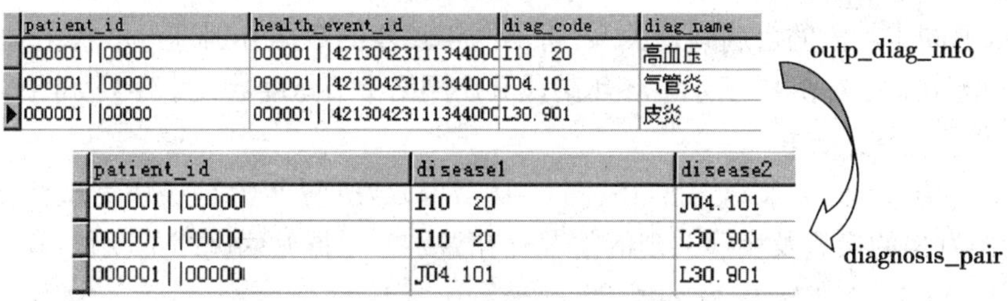

图 6-11 变换处理后的数据

3. 数据集成与再变换 清洗变换后,用于研究的数据项分散在 org_patient_info、diagnosis_pair 两个数据表中,诊断编码并不能与性别、出生日期关联起来。要将患者的信息形成完整的记录,则需要将数据集成。在此,通过患者-ID,将两个数据表关联起来,从而实现数据集成。集成后进一步进行数据变换,通过就诊时间、出生日期计算出患者患病时的年龄,从而得到包含性别(sex_name)、疾病对(disease1、disease2)、年龄(age)等属性的数据集合。在此基础上,按性别将数据分成男女两组,分别统计疾病对出现的频次(weight),结果如图 6-12 所示。

disease1	disease2	weight
R50.901	Q21.301	1
E10.901	N39.001	5
R1302	C14.001	1
F20.901	F43.0	1
K29.6	C85.924M95900/3	2
R51　04	I10.x00	1
I80.205	M60.993	1
N62.03	C50.910	1
K70.303+	I85.001	1
M13.951	M00.992	1

图 6-12　疾病对出现频率

接下来,为了展示不同年龄段疾病共患的情况,将年龄数据进行分段划分,分为 0~8 岁、9~16 岁、……、65~72 岁,共 9 个阶段。

至此,可视化前的数据准备基本完成,预处理后的数据即可用于可视化。

(四)数据可视化映射

1. **数据导入**　本案例的目的是揭示疾病之间的关联关系,因此可视化的目标在于形成疾病之间的关系网络。在研究中,选择 Cytoscape3.5.0 作为数据可视化工具,它可以图形化显示网络并进行分析和编辑,支持多种网络描述格式。它支持以制表符分隔的文本文档或 Microsoft Excel 文件作为数据导入。将前述预处理后的数据,以 Excel 文件格式导入可视化工具 Cytoscape 中,以开展进一步的可视化操作。

2. **数据映射**　在 Cytoscape 中,可以自定义颜色与数据之间的映射关系。以颜色映射疾病类别属性,用以揭示不同类疾病之间的关系。ICD-10 编码的首字母代表着一大类疾病,在本案例中,诊断编码首字母相同的疾病映射为颜色相同的节点,首字母不同的疾病节点用不同颜色映射。选用圆形图案作为疾病节点,存在关联的疾病对之间用边来连接,边的粗细反映其共现频次大小。当疾病节点出现的次数较小时,删除稀疏节点。完成映射后,男性患者疾病数据映射结果如文末彩图 6-13 所示,局部放大后如文末彩图 6-14 所示。

为展示不同年龄段的疾病共现关系,将不同年龄段的数据分别进行可视化,得到的部分可视化结果如文末彩图 6-15 所示。各年龄段共病网络中节点度数大小序列如图 6-16 所示。

(五)可视化结果分析

从可视化结果(见文末彩图 6-15、图 6-16),可以发现:年龄是疾病类型变化的重要因素,各年龄段发生的疾病及疾病共现的情况存在差别。根据共病网络的变化情况,大致可分为三个阶段:0~16 岁、17~48 岁、49~72 岁。

第一阶段(0~16 岁),共病网络中疾病对数少,网络稀疏,表明 0~16 岁为疾病的低发期,其中 9~16 岁为所有年龄段中患病率最低的年龄段,在这个年龄段,同时患多种疾病的概率低。0~8 岁,网络中蓝色节点(J00~J99)数量最多,女性共病网络的中心点为 J06(急

男性								
0~8岁	9~16岁	17~24岁	25~32岁	33~40岁	41~48岁	49~56岁	57~64岁	65~72岁
J30	J31	J31	J31	J31	I10	E14	I10	I10
Q21	J32	J34	K29	K29	K29	K76	I25	I25
D69	J34	L70	N46	I10	J31	R07	K29	J44
E61	H52	J32	J34	J34	I25	K74	E14	K29
Z00	J35	K29	N41	K52	E78	N18	E78	I50
Q24	J30	N39	K52	K76	K52	R00	J44	E78
R04	E83	J02	J02	E78	K76	J44	J98	J98
A16	N04	N41	N39	N41	J34	N39	I70	I70
I88	R04	N46	I10	J02	K74	I70	J31	J42
A74	H65	J30	K76	I25	E14	R06	R07	J18

女性								
0~8岁	9~16岁	17~24岁	25~32岁	33~40岁	41~48岁	49~56岁	57~64岁	65~72岁
J06	J32	E28	N97	N76	K29	I10	I10	I10
J18	J31	N76	J31	J31	J31	K29	I25	I25
A49	N04	J31	Z33	K29	I10	J31	K29	E78
J40	J34	N97	N76	B37	N76	I25	E14	K29
K52	J98	B37	B37	N92	N39	E78	J31	E14
E60	H52	N92	E28	N80	B37	N39	E78	H26
D69	J30	L70	K29	N73	D26	N95	N39	I70
J32	R04	N86	N92	N97	N92	E14	I70	I67
Q21	D69	M32	N72	N72	N86	N76	K52	J31
A16	E06	K29	N73	N70	N72	K52	R42	R42

图6-16 不同年龄段疾病网络节点度数大小序列(从大到小)

性上呼吸道感染),男性共病网络的中心点为J30(血管运动性和过敏性鼻炎),在该年龄段中所患疾病大多呼吸系统疾病(J00~J99)。9~16岁,男性、女性共病网络的中心节点相同(J31~J32),网络中多为同种颜色节点形成的多个连通图,表明该年龄段的共病多发于同一系统内,且患病风险最低。

第二阶段(17~48岁),网络的复杂度明显高于第一阶段,该年龄段的患病风险明显增大。17~24岁,男性共病网络中绿色节点构成的区域复杂度最高,蓝色节点连接了其他网络密集区域。绿色节点表示泌尿生殖系统疾病(N00~N99),其节点度数大,表明该年龄段男性的共病情况多与泌尿生殖系统疾病相关,跨系统共病情况现象较少;女性共病网络主要通过蓝色节点(J00~J99,呼吸系统疾病)将多个系统疾病连接到一起,且呼吸系统疾病的节点度数较大,表明该年龄段的女性共病现象多与呼吸系统疾病相关。25~40岁,男性、女性患有慢性鼻炎、鼻咽炎和咽炎(J31)、胃炎、十二指肠炎(K29)等相关共病情况都比较频繁;女性的共病网络复杂度高于男性,并且节点非常密集,网络最密集的区域由绿色节点构成,不同颜色节点间的边明显增多,该年龄段女性患病多伴有泌尿生殖系统疾病(N00~N99);该年龄段的男性共病网络较分散,同种颜色节点间的连接较少,共病情况主要为不同系统间,特别是 33~40 岁男性患病伴有原发性高血压的概率明显增大（I10 节点的度数排名较高）。41~48 岁,网络复杂度为第二阶段中最高,男性、女性中度数最大的三个节点均为 I10、K29、J31,这三种疾病为该年龄段的高发疾病,男性共病网络中紫色节点（K00~K93,消化系统疾病）明显增多,女性共病网络的绿色节点（N00~N99,泌尿生殖系统疾病）数量较多,表明该年龄段男性的共病多发于循环系统、消化系统、呼吸系统中,女性共病多发于循环系统、消化系统、呼吸系统、泌尿生殖系统中。

第三阶段（49~72 岁）,网络的复杂度达到最高,该年龄层的患病风险更加明显。49~64 岁,女性共病网络中的浅绿色（I00~I99）节点数量明显增多,蓝色节点（J00~J99）、绿色节点（N00~N99）数量逐渐减少,其中节点 I10 的度数最高,该节点与许多不同颜色节点之间连接密集,该年龄段的女性患病多伴有循环系统疾病,泌尿生殖系统的共病情况减少;男性共病网络主要由蓝色节点（J00~J99）、浅绿色节点（I00~I99）、紫色节点（K00~K93）构成,其他颜色节点较少,表明该年龄段男性共病依旧多发于呼吸系统、循环系统、消化系统中。65~72 岁,共病网络主要由浅绿色节点（I00~I99）组成,其他颜色节点数量极少,网络复杂度明显下降,该年龄段患者主要患有循环系统间的共病。

第四节　各种类型数据的可视化

根据数据的结构特征,可以把数据分为一维数据、二维数据、三维数据、多维数据、层次数据、网络数据、时序数据、文本数据等。根据不同数据的结构特征,应采用相应的可视化技术进行数据可视化。通常可分为时空数据可视化、高维非空间数据的可视化、地理空间数据的可视化、层次和网络数据的可视化、文本和文档可视化。

一、时空数据可视化

（一）一维标量数据可视化

一维标量数据指空间中沿着某一条路径采样得到的标量场数据。一维时间标量数据记载一个标量随时间推移而变化的取值。如图 6-17 所示,心电图（ECG 或者 EKG）,是利用心电图机从体表记录心脏周期性电位变化的图形,是在时间维度上心脏电位采样数据可视化的结果。

对于一维标量数据,一个空间位置或时间一般对应一个属性,但也存在一个空间位置对应多个物理属性的情况。比如,同一个地理位置有湿度、温度、气压值等多个属性。在可视化时,如果值域变量具有相同的物理属性,可以采用不同颜色的线条加以区分,并展现在同一张图中进行对比;如果值域中变量的物理属性不同,则可以采用多个子图的形式来可视化不同的属性。

（二）二维标量数据可视化

二维标量数据比一维标量数据更为常见,如 X 线摄片、二维地形图等。二维标量数据是在某一平面上的一些离散数据,可看成定义在某一平面上的一维标量函数 $F=F(x,y)$。二维标量数据可视化方法主要有颜色映射法、等值线法等。

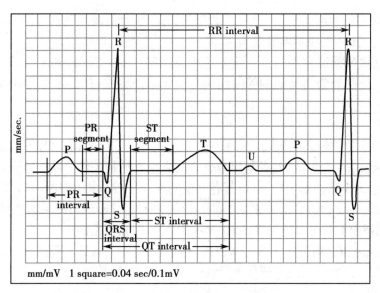

图 6-17　一维标量的心电图

1. **颜色映射法**　可视化系统中,常用颜色表示数据场中数据值的大小,即在数据与颜色之间建立一个映射关系,把不同的数据映射为不同的颜色。在绘制图形时,根据场中的数据,确定点或图元的颜色,从而以颜色来反映数据场中的数据及其变化。

可视化系统处理的数据一般为离散网格数据,网格之间的数据采用插值的方法计算。可视化系统的绘制模块一般不直接插值计算网格间的数据,而是利用计算机硬件提供的功能直接对颜色的 RGB 基色值进行插值计算,这样有助于提高绘制速度。

2. **等值线法**　所谓等值线是由所有满足 $F(x_i, y_i)=F_t$ 的点 (x_i, y_i),其中 F_t 为一给定值,按一定顺序连接起来,组成函数 $F(x, y)$ 值为 F_t 的等值线。常见的等值线如等高线、等温线,就是以相同高度、温度的点连接绘制而成的。

假设网格单元都是矩形,其等值线生成算法的主要步骤如下:

(1)逐个计算每个网格单元与等值线的交点;

(2)连接每个网格单元内等值线的交点,生成单元内的等值线线段;

(3)由一系列单元内的等值线线段构成该网格中的等值线;

网格单元与等值线的交点计算主要计算各单元边与等值线的交点,可采用顶点判定、边上插值的方法计算。设等值线的值为 F_t,若 $F_{ij}<F_t$,则记顶点为"-";若 $F_{ij}>F_t$,则记顶点为"+"。若单元的四个顶点全为"+"或"-",则网格单元内无等值线;否则对两个顶点分别为"+""-"的单元边插值计算等值线的交点,并在单元内连线。

上述方法实际上存在着两种连接方式的二义情况,不可能判断哪种连接情况是正确的。可采用单元剖分法来解决,其基本思想是利用对角线将矩形单元分成 4 个三角形单元,求出中心点的函数值,等值线的抽取直接在三角单元中进行。三角单元中至多只包含一条等值线,从而避免了二义性问题,但处理单元数目增加了 4 倍。

(三)三维标量数据可视化

与二维数据场不同,三维数据场是对三维空间的采样,表示了一个三维空间内部的详细信息,记录三维空间场的物理化学等属性及其演化规律。这类数据场最典型的是医学 CT

采样数据,每张 CT 片实际上是一个二维数据场,每个像素的灰度级别与物体对应部分的密度相关,将这些 CT 片按顺序堆叠起来,就组成了一个三维数据场。

三维标量场数据最常用的可视化方法有面绘制(surface rendering)和体绘制(volume rendering)。面绘制分为断层间的等值线构造和等值面生成;体绘制分为光线投射和投影方法。

1. 面绘制

(1)断层间的等值线构造:如 CT 采样数据场这样的三维数据,可以看成是由一些二维数据场按一定顺序堆叠组成的,各断层数据之间有很大的相关性。断层数据广泛存在于医学、生物、地质、无损探伤等应用领域,其各断层间相互平行,每一断层与实体的交线就是实体在该断层的轮廓线。如果先在各层之间找出物体的边界线,再利用断层之间的连贯性,就可以从一系列断面上的轮廓线中推导出相应物体的空间几何结构。

(2)等值面生成:构造物体的表面也可以采用等值面的方法。等值面可以看成是等值线的三维扩展,等值面的构造也就是等值线构造方法的三维扩展,最典型的等值面生成方法是 Marching Cube 算法。二维数据场的基本单元是矩形,在三维空间的基本单元是立方体。如果找出每个立方体中的等值面,这些等值面也就构成了整个物体的表面。

2. 体绘制　在自然环境和计算模型中,许多对象和现象只能用三维数据场表示,对象体不是用几何曲面和曲线表示的三维实体,而是以体素为基本造型单元。三维规则网格中,空间被分成单位立方体,称为体素。例如,人体内部十分复杂,如果仅仅用几何表示各器官的表面,不可能完整显示人体的内部信息。体绘制的目的就在于提供一种基于体素的绘制技术,它有别于传统的基于面的绘制技术,能显示出对象体的丰富的内部细节。典型的体绘制方法包括光线投射体绘制、投影体绘制。

(1)光线投射体绘制:光线投射体绘制方法从图像平面的每个像素向数据场投射光线,在光线上采样或沿线段积分计算光亮度和不透明度,按采样顺序进行图像合成,得到结果图像。光线投射方法是一种以图像空间为序的方法,它从反方向模拟光线穿过物体的全过程,并最终计算这条光线到达穿过数据场后的颜色。具体包括以下几个过程:

1)数据预处理:包括采样网格的调整、数据对比增强等。

2)数据分类和光照效应计算:分别建立场值到颜色值和不透明度之间的映射,并采用中心差分方法计算法向量,进行光照效应的计算。

3)光线投射:从屏幕上的每个像素,沿观察方向投射光线,穿过数据场,在每一根光线上采样,插值计算出颜色值和不透明度。

4)合成与绘制:在每一根光线上,将每一个采样点的颜色值按前后顺序合成,得到像素的颜色值,显示像素。

(2)投影体绘制:投影体绘制方法的出发点是利用场中区域和体的相关性。它将体元向图像平面投影,计算各体元对像素的贡献,按体元的前后遮挡次序合成各体元的效果,其中,体元是三维立体数据结构数组。这种方法实质上是计算数据场中的各个体元发出的光线到达图像平面上对图像上各个像素的影响,并最终计算出图像。具体过程如下:

1)体元遍历:确定数据场中体元的前后遮挡次序,以从前到后或从后到前的顺序遍历体元。

2)体元分解:每个体元分解为一组子体元,要求子体元的投影轮廓在观察平面上互不重叠。

3）投影与合成：子体元向图像平面投影，得投影多边形；计算投影多边形顶点的值，以扫描转换的方式计算出投影多边形对所覆盖像素的光亮度贡献，并与像素原值合成。

从结果图像质量上讲，体绘制优于面绘制，但从交互性能和算法效率上讲，至少在目前的硬件平台上，面绘制优于体绘制，这是因为面绘制是采用的传统的图形学绘制算法，现有的交互算法和图形硬件和图形加速技术能充分发挥作用。

（四）多变量空间数据可视化

多变量空间数据可视化是主要基于图形学技术对多变量数据进行绘制着色和最终成像的过程。多变量空间数据场可视化的手段可分为两类：一是用不同的视觉通道映射和编码各个属性及其相互之间的关系和关联；二是分别可视化各个数据场的数据属性，再进行融合。两者都可以归结为将数据属性和特征映射到不同的视觉通道，再以合理的方式融合，如数据处理阶段的数据融合、绘制阶段的混合绘制、图像处理阶段的图像融合等。

（五）时间序列数据可视化

时间序列数据是指任何随时间而变化的数据。时序标量数据相当于在空间标量数据上赋予了一个时间维度。通过一组标量数据场记录了空间变量数据随时间的演化过程。由于时间具有有序性、连续性、周期性和结构性等属性，因此在对时间标量数据可视化时，会区别于空间标量数据。

时间序列数据可视化的方法有周期时间可视化、日历可视化、时间线可视化等。基本形式都很简单，都是要根据时间数据的特性选择合适的可视化方法。一般来说，时间序列可视化一般以有序的时间为横轴，以对应时间产生的数据为纵轴将数据可视化。如图6-18所示的新型冠状病毒肺炎（COVID-19）累计报告确诊病例曲线图，就是以日期为横轴，确诊的病例数为纵轴进行可视化的。

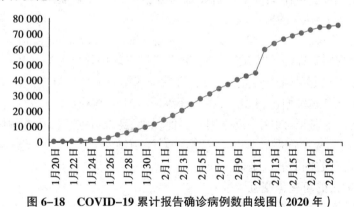

图6-18　COVID-19累计报告确诊病例数曲线图（2020年）

二、高维非空间数据的可视化

（一）高维数据变换

人眼能感知的空间仅限于三维。因此，高维数据可视化的目标是将高维数据呈现于二维或三维空间内。由于将数据从高维映射到低维必然导致信息缺失，在低维空间上的可视化不能保证对原始高维数据的准确理解，还可能引入原本不存在的信息。因此，在将高维数据降维过程中，如何尽可能地保留高维空间的重要信息和特征是其中的核心问题。

高维数据的降维方式有多种，如将高维数据压缩到低维可以显示的空间中、设计新的可视化空间、直观呈现不同维度的相似程度等。具体的数据降维方法可归纳为线性和非线性两类。线性方法包括主成分分析法（PCA）、多维尺度分析法（MDS）和非负矩阵分解（NMF）等。非线性方法有等距离映射法（ISOMAP）和局部线性嵌套（LLE）等。

1. 主成分分析法　主成分分析法（principle components analysis, PCA）是一种简化数据集的线性变换技术。通过这种变换，把数据变换到一个新的坐标系统中，使得任何数据投影的第一大方差在第一个坐标上，第一个坐标又称为第一主成分，第二大方差在第二个坐标上，第二个坐标又称为第二主成分，依次类推。PCA 经常用于减少数据集的维数，同时保持数据集对方差贡献最大的特征。这一降维是通过保留低阶主成分，忽略高阶主成分来实现的。

主成分分析法的优点在于可消除评估指标之间的相关影响、减少指标选择的工作量，并且由于主成分的舍弃而减少了计算工作量。其主要缺点在于难以保证降维后的信息量保持在一个较高水平，难以对被提取的主成分给出符合实际背景和意义的解释。

2. 多维尺度分析法　多维尺度分析（multidimensional scaling, MDS）是基于研究对象之间的相似性或距离，将研究对象在一个低维（二维或三维）空间形象地表示出来，使得样本在此空间的距离和在高维空间中样本间的相似性尽可能地保持一致。这种方法可用于可视化数据分布。多维尺度分析的主要缺点是结果不具备旋转无关性，即两次计算获得全局最优解需要实施旋转变换后才会一致。此外，不同的初始值可能导致结果不同，即结果陷入局部最优。因此，使用 MDS 法时只能关注数据点在低维空间的相对位置，而不是绝对位置。

3. 等距离映射法　等距离映射法（isometric feature mapping）是对多维尺度分析的扩展，其出发点和 MDS 方法一致，也是寻求保持数据点之间距离的低维表示。它们之间的差异在于距离选取上的不同，MDS 采用两点之间的欧氏距离，等距离映射法则采用测地距离来刻画两点间的差异。等距离映射法首先计算数据点之间的测地距离，然后对所生成的距离矩阵使用 MDS 获得相应的低维投影。

4. 局部线性嵌入法　局部线性嵌入法（locally linear embedding, LLE）是局部算法，采用局部邻域线性重构系数描述其几何结构，并在低维空间中保持各局部几何结构，基本思想是通过保持原数据局部邻域内各点的关系，将高维数据映射到低维空间。与关注样本方差的 PCA、LDA 等降维方法相比，LLE 关注于降维时保持样本局部的线性特征。LLE 在降维时保持了样本的局部特征，因此广泛被用于图像识别、高维数据可视化等领域。LLE 算法计算简单，不存在局部极小问题。但是 LLE 算法对噪声敏感，对局部闭合数据无法得到有效嵌入，且无法求得新数据的嵌入坐标。

（二）高维数据的可视化交互

1. 灰尘与磁铁　灰尘与磁铁是一种直观易用的高维数据交互可视化方法。这种方法采用了一种简便的隐喻磁铁吸引灰尘，类似于用某种数据属性的组合条件选择数据。磁铁的特点是吸引有磁性的物质，并且将磁性物质和非磁性物质分开。基于磁铁这一特点，当用户用各种磁铁吸引数据时，可以将具有某些特殊属性的数据与其他数据分离开来。这种方法简单直观，不需要用户掌握任何专业知识。

2. 过滤　过滤是指通过设置约束条件实现信息查询，是日常生活中常见的获取信息的方法。处理大规模数据的常用思路是分而治之，即将数据分成多个部分，集中处理重要的部分。重要数据部分的选择可以通过两种方式实现：交互地浏览数据、通过滑动条等交互工具限定各类数据属性的范围。前者不适合超大规模的数据，而后者的操作不够灵活。在信息过滤的过程中,视觉编码和交互式迭代进行,动态实时地更新过滤结果,以达到过滤结果对条件的实时响应、用户对结果的快速评价的目的,加快信息获取效率。

3. **放大**　采用散点图、直方图、柱状图和文本等方式显示图形时,其中的部分可以被放大以凸显细节。

4. **画笔和链接**　对同一个高维数据,应用不同的可视化方法将导致多种可视化视图,它们之间的有效关联和结合可提升对数据理解的效率。画笔和链接是最基本的多视图关联方法,将画笔在某个视图中选取的数据属性和范围自动与其他视图链接,并在其他视图中显示被选中的内容。例如,用户在散点图视图中选取若干个数据点,被选中的数据将在其他视图中被自动高亮,采用突出的颜色、尺寸或形状。

5. **灵活轴线法**　高维数据可视化方法中很多都用到了轴线这个概念,如散点图的坐标、平行坐标中的平行轴线。灵活轴线法允许轴线自由的设置和布局,并提供了一种交互机制,允许用户在屏幕上绘制轴线、选择轴线的对应关系,并选择常用的可视化方法,如散点图和平行坐标。经典的散点图矩阵或平行坐标法都可由灵活轴线法的生成机制导出。

三、地理空间数据的可视化

地图投影是地理空间数据可视化的基础,即将数据中的地理坐标转换到二维的屏幕坐标。本节以地球作为地图投影的实例。地球是一个不规则的球体,将一个不可展平曲面上的位置映射到二维平面,等价于曲面参数化,其实质就是在两个面之间建立一一对应关系。每个地理坐标标识对象在地球上的位置,常用经度和纬度(λ, ϕ)表示。λ的取值范围是$[-180, 180]$,正值对应东部,负值对应西部。Φ的取值范围是$[-90, 90]$,正值对应北极,负值对应南极。地图投影的投影对象类型通常有三种:圆柱、圆锥、平面,如图6-19所示。①圆柱:常用的投影方式是从球心出发,将球面上的点向外发射一条射线,与包围球面的圆柱曲面的交点是对应的投影点,在圆柱上,经度和纬度相互垂直。②圆锥:将地球球面投影到一个和球面相切的圆锥面上。纬度呈现为围绕投射中心的同心圆弧,经度呈现从投射中心发出的直线。③平面:地球球面和平面相切于切点处,球面上的点被投影到和该球面垂直的平面上。

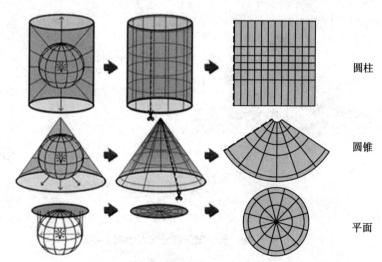

圆柱

圆锥

平面

图 6-19　地图投影对象的三种类型

通过地图投影将(λ,ϕ)变成二维屏幕的坐标(x,y)的过程必然会产生曲面的误差和变形。通常按照变形的方式分析,转变的过程具备以下的特性:

(1)等角度投影:又名正形投影,源曲面和目标曲面的任何位置的局部切向和法向方向组成的角度保持不变。

(2)等面积投影:地图上任何图形面积经主比例尺放大以后与实际区域相应面积大小保持不变。

(3)等距离投影:在标准经纬线上无长度变形,即投影后任何点到原点的距离或测地线距离保持不变,如方位投影、反方位投影。

通过投影可以建立地球上的位置和可视化区域的一一对应关系。对地理位置可视化可以分为点数据的可视化、线数据的可视化和区域数据的可视化。

(一)点数据的可视化

点数据描述的对象是地理空间中离散的点,具有经度和纬度的坐标,但不具备大小、尺寸,其基本格式如表6-1所示,如医院的位置坐标等。

表6-1 点数据基本格式

位置名称	经度	纬度	位置相关信息
name	long	lat	info

1. 点地图 将点数据在地图上相应位置摆放标记或改变该点颜色而形成的结果称作点地图。点地图是一种简单、节省空间的方法,可用于表达各类空间的点数据的关系。如图6-20所示,是长沙市市区医院分布的点数据可视化结果。

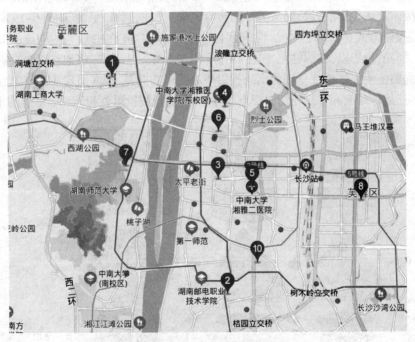

图6-20 长沙市医院分布点地图

点地图的缺点是当数据密集时会引起视觉混淆。比如当一个地区发达时,利用点地图可视化一些数据,可能会出现很多点聚集在一起。这时,需采用额外维度或交互技术增加表达效果。比如在点密集的区域使用 2.5 维可视化方法,或者根据地图上数据统计分布,用条形图提供更多的细节。不过这些方法仍然无法避免空间的遮挡,对数据的可视化和分析会造成严重的影响。三维模型的建立一般是基于某一空间直角坐标系统进行的,可以从多个角度进行浏览。基于该空间直角坐标系统,将从某一固定视角观察时所看到的场景投影到一个新的平面直角坐标系上,则可获取该方向的 2.5 维影像。

2. 像素地图　不同于点地图,像素地图通过改变数据点位置避免二维空间中的重叠问题。像素地图的核心思想是将重叠的点在满足以下三个预设条件下调整位置:①地图上的点不重合;②调整后的位置和原始数据位置尽可能接近;③满足数据聚类的统计性质,即一个区域中性质相似的点尽可能地接近。像素地图的缺点在于对于高度重叠的地区,地图可能会出现明显的变形。

(二)线数据的可视化

在地理空间数据中,线数据通常指连接两个或更多地点的线段或者路径。线数据的基本格式如表 6-2 所示。线数据在地理空间上可视化的常用方式有网络地图和流量地图。

表 6-2　线数据基本格式

端点一	经度	纬度	端点二	经度	纬度	两点信息
name1	long1	lat1	name2	long2	lat2	info

1. 网络地图　网络地图是一种以地图为定义域的网络结构,网络线段表达数据中的链接关系和特征。线端点的经纬度决定线的位置,其余空间属性可映射为线的颜色、宽度、纹理、填充和标注等可视化参数。

与点地图类似,网络地图用于大型网络数据时,将导致稠密的线绘制和线段重叠。减少线段之间的相互阻挡有以下几种方法:构建网络地图的层次结构、三维网络地图、集成系统。

2. 流量地图　流量地图(flow map)表达多个对象之间流量变化的地图。流出对象和流入对象之间通过曲线连接,曲线宽度代表流量的大小。与普通的网络地图相比,流量地图为了最小化曲线的交叉和曲线的数量,采用边绑定的方法,将同一个流出对象到不同流入对象的曲线轨迹进行聚类,并对曲线进行适当的变形以获得光滑的流线。流量地图的本质是基于聚类和层次结构的地理信息简化方法。如文末彩图 6-21 所示是反映美国加利福尼亚州向其他各州移民的流量地图。

(三)区域数据的可视化

区域数据包含了比点数据和线数据更多的信息。地理空间中的一个区域有长度也有宽度,是由一系列点所标识的一个二维的封闭空间。地理区域大到国家、省,小到街区和医院。与点数据、线数据类似,区域数据可视化的目的也是为了表现区域的属性,如人口密度、医疗水平等,区域数据的格式如表 6-3 所示。

表 6-3　区域数据基本格式

区域	经度	纬度	区域(点)信息
区域点 1	区域点 1 经度	区域点 1 纬度	区域点 1 信息
区域点 2	区域点 2 经度	区域点 2 纬度	区域点 2 信息
区域点 3	区域点 3 经度	区域点 3 纬度	区域点 3 信息
……	……	……	……

区域数据可视化常采用专题地图,专题地图又称特种地图,是在地理底图上按照地图主题的要求,突出并完善地表示与主题相关的一种或几种要素,使地图内容专题化、表达形式各异、用途专门化的地图,其基本思想遵循可视化设计的原则,给地图上不同区域赋予特定的颜色、形状或采用特定的填充方式,展现其特定的地理空间信息,包括等值线图、等值区间地图和比较统计地图。

1. 等值线图　等值线图是通过等值线显示各区域连续性数据的分布特征。等值线图分为两类,第一类:数值在区域上的每一点真实属性的采样,运用等值线抽取算法计算数值的等值线并给予绘制;第二类:区域上各个点的数值为该点与所属区域中心点之间的距离,这时需要用距离场计算方法计算地图上的等值线。

2. 等值区间地图　等值区间地图(choropleth map)可视化方法是假设数据的属性在一个区域内部平均分布,一个区域用同一种颜色来表示其属性。等值区间地图常用于选举数据、人口普查数据的可视化。等值区间地图可依靠颜色来表现数据内在的模式,因此选择合适的颜色非常重要。当数据值域大或数据类型多样时,选择合适的颜色进行映射,相当具有挑战性。

等值区间地图的缺点是数据分布和地理区域大小不对称。比如我国人口的分布,新疆和西藏面积大但是人口稀少,而有的省份与此相反。

3. 比较统计地图　比较统计地图(cartogram)根据区域数值的大小调整相应地区的形状和面积,因而可以解决等值区间地图所遇到的视觉干扰问题。它可以看作是等值区间地图的变种。根据变形的方式和区域的形状表达方式,比较统计地图可分为连续几何变形地图、不连续几何变形地图、特殊形状统计地图等类型。

比较统计地图设计的难点在于同时满足各区域形状或面积的约束,将涉及复杂的优化过程。

比较统计地图的优点是解决了普通专题地图上大区域主导显示而造成的视觉侵扰问题,其目标一般在于显示一些传统地图上不易表达的属性空间分布模式。而比较统计地图的缺点在于缺乏平面上的正确性,歪曲了一些特定对象的地球面积或距离信息等。因此比较统计地图需要在合适的情况下使用。

(四)基于地理位置的综合信息可视化

人类社会和自然环境对应了人们在三维地理空间的活动和由此形成的各种关系,这使得以地图为载体的地理信息形式多样、类型丰富。每个地理位置包含在该处采集的各种信息,可以通过各种各样的传感器设备和移动互联网完成信息采集,利用信息技术感知、分析和融合地理空间与社会空间,这类系统称为赛博物理系统(cyber physical systems, CPS)。

将这些综合信息服务于社会或者医疗领域,需要发展新的基于地理位置的综合信息可视化方法。

1. 地理信息简化与标识　地图可承载的信息复杂,从有利于用户感知的角度,需要从原始数据中抽取出重要的区域、信息和特征,并予以突出显示。这种简化和抽象,实际上是对原始精确地图所含信息的概括,它与具体的应用以及任务密切相关。设计良好的地图概括方法突出了与任务相关的最重要地图元素,同时保留基本准确的可视化效果。常用的地图概括的方法包括以下几种:

(1)点简化:在小型的地图上去除一些不相关或者不可分的密集的点,或者合并一些点。

（2）线简化：去除线上小的形状；合并多条相似的线为中心线；去掉重叠的线。

（3）多边形简化：去除小的形状；合并并且保留重要的形状特点，包括简化多边形的边界，保留重要的形状和大小，或在允许的误差范围内合并相邻的多边形。

地图的重要显示元素是地图上的标记。地图标记的选择和布局通常采用基于规则的启发式方法，并依赖全局优化算法求解，如局部寻找、贪婪算法、模拟退火算法、随机算法和遗传算法。

2. 多源时空地理信息可视化　时空信息的分析目标是找出信息中隐藏的模式、演化趋势和时空关系。在实际应用中，多维信息系统中源源不断的时空信息流会导致数据集的急剧增大，引发视觉混乱。尽管用户可以交互地进行数据过滤，但大量同时变化的视觉元素会妨碍用户做出快速反应。要解决这一问题，方案之一是在可视化之前对数据进行约简处理，半自动或全自动地从数据中提取出用户感兴趣的特征或模式。方案之二是设计简洁可视化技术，对可视化表达对象进行特征保持的简化，其难点在于同时保持表达力。将数据挖掘与可视化结合，是当前可视化领域一个新兴的研究方向——可视分析。例如，可采用自组织图（SOM）方法将多变量数据降维到二维空间，聚合有相似特征的项，进而采用平行坐标、复合小图等技术展现一个时间段内的多变量信息。

四、层次和网络数据的可视化

层次数据是一种常见的数据类型，着重表达个体之间的层次关系。这种关系表现为两类：包含和从属，在现实世界中无所不在。例如，在生物分类学中，有域、界、门、纲、目、科、属、种等层级，不同层级的分类单位之间有子分类和母分类的关系。层次数据一般用树形结构来表示。树形结构表达了层次之间的关系，而不具备层次结构的关系数据，可以统称为网络数据。与树形数据明显的层次结构不同，网络数据并不具有自底向上或自顶向下的层次结构，表达的关系更加复杂。通过可视化，可以直观地展现事物之间的层次结构和网络结构，以便理解事物之间的关系。

（一）层次数据可视化

层次数据一般用树形结构来展示，其可视化的核心是如何表达层次关系的树形结构、如何表达树形结构中的父结点和子结点以及如何表现无子结点、具有相同父结点的兄弟结点之间的关系等。主流的层次数据可视化可分为结点链接法、空间嵌套填充法及其他方法。

1. 结点链接法　结点链接法是图论中树形的扩展，可视化绘图的核心是结点和边的位置编码和视觉符号编码。为了达到结点链接法的实用性和美观性，设计算法时一般遵循以下原则：①尽量避免交叉；②结点和边尽量均匀分布在整个布局界面上；③边的长度统一；④整体对称，保持一定的比例；⑤网络中相似的子结构可视化效果相似。这些原则之间可能会存在矛盾，要适当地平衡和取舍。根据不同的布局策略，结点链接法可以细分为正交布局、径向布局以及三维布局。

（1）正交布局：放置正交布局的结点时，都是按照水平或垂直对齐。这种和坐标轴一致的、比较规则的布局与人们的视觉识别习惯相吻合。正交布局可能带来的弊端是当叶子节点过多的时候可能会出现空间不足。如图6-22所示，横向占据整个宽度，但是仍没有足够的空间显示每一个结点的内容，造成数据显示空间的不足和屏幕空闲空间的浪费的矛盾。

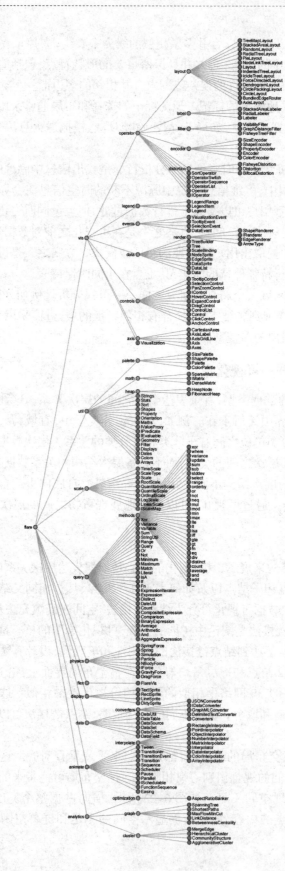

图 6-22 结点链接法正交布局

（2）径向布局：为了克服正交布局空间浪费问题，将根结点置于圆心，不同层次的结点放置在不同半径的同心圆上，即形成径向布局，如图 6-23 所示，结点到圆心的距离对应它的深度。越外层的同心圆越大，容纳的结点也就越多。

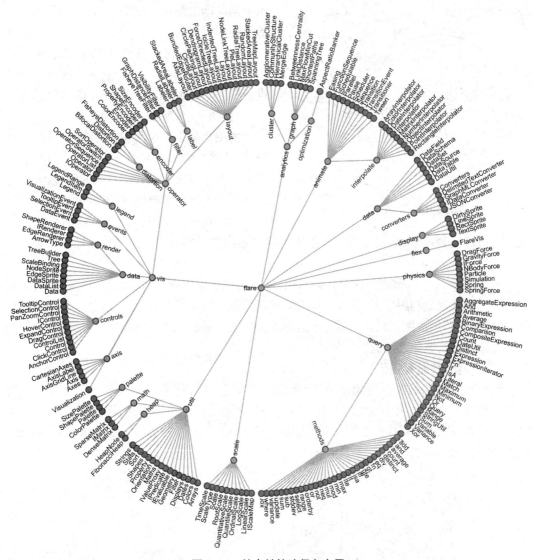

图 6-23 结点链接法径向布局

（3）三维布局：圆锥树是一种在三维空间中可视化层次数据的技术，它结合了径向布局和正交布局两种思想。在每一层上，属于同一个父结点的子结点沿着以父结点为圆心的圆呈放射状排列，不同层次被放置在空间中不同的高度，因此形成了以父结点为顶点，子结点放置在底部的圆锥。随着层次的深入，圆锥的底面积变小。

2. **空间嵌套填充法** 空间嵌套填充法是一种基于区域的可视化方法，直接采用显示空间中的分块区域表示数据中的个体。由于嵌套表达父子结点之间的包含关系，空间填充法不存在边，因此，可视化的核心在于兄弟结点位置安排和形状编码。按形状分，空间填充法有圆填充图、树图以及 Voronoi 树图等。

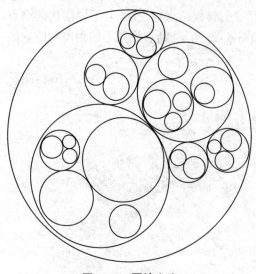

图6-24 圆填充法

（1）圆填充图：圆填充图如图6-24所示，是一种"大圆包小圆"的布局，所有子结点在父结点的圆内用圆填充，子圆之间互不遮挡。由于圆与圆之间存在空隙，所以空间利用率会低于矩形填充法。

（2）树图：树图算法弥补了圆填充图对空间利用不足的缺点，矩形代表层次结构的结点，子结点按照权重分配面积，填满父结点的矩形，如图6-25所示。

树图会带来一个问题，当逐级纵横切割细分时，会产生狭长的四边形，难以与内部结点交互。为了克服矩形长宽比例的困扰，人们在切分方式上进行了改进，提出了Voronoi树图。

（3）Voronoi树图：Voronoi树图思想是采用凸多边形代替矩形，解决了圆填充图中利用率不高和经典树图算法的长宽比例困扰这两个问题。

3. 其他方法 从前面的部分可以看出，结点链接法能清晰、直观地显示层次结构，空间填充法可以有效地利用空间，可以支持大规模的数据。将两者结合起来，能够发挥两者的优势。比如，相邻层次图是结点链接法的空间变种，它采用填充的区域表达结点，相邻之间的位置关系则编码彼此之间的层次关系。

（二）网络数据可视化

网络数据表达的关系更加复杂，通常用图来表示，由一个有穷的顶点集合 V 和一个边集合 E 组成。在图结构中，边是顶点的有序偶对，两点之间存在边则代表两点之间具有相邻关系。例如：由顶点 V={1,2,3,4} 和边 E={(1,2),(1,3),(2,3),(4,2)} 组成的有向图，结构如图6-26所示。

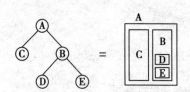

图6-25 层次数据结构（左）和树图表示（右）

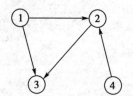

图6-26 顶点和边组成的图

网络数据无处不在，医疗领域也是如此。疾病和疾病之间相互作用和影响，构成了疾病之间复杂的疾病网络；基因与基因共同作用形成人的不同外观、性格，基因的协作关系构成了生物的基因网络；疾病在不同人群、不同物种之间的传播，构成了疾病传播网络。根据网络数据本身的性质，可以选择采用有向图、无向图、加权图、连通图、不连通图、无回路图等进行可视化呈现。

网络数据分析的核心是挖掘关系网络中的重要性质，如点的相似性、关系的传递性、网络的中心性等。相应地，可视化方法应能清晰地表达个体间关系以及个体聚类关系的网络结构。按照布局策略,网络数据可视化的常用方法分为节点链接法、相邻矩阵法和混合型三种类型。

1. 节点链接法　节点链接法采用节点表示数据个体,边代表个体间的关系,容易被用户理解和接受。由于关系数据的节点不存在位置信息,如何通过节点的布局表达个体的相似性是节点链接法的核心问题。节点链接法常用的布局有力引导布局和多维尺度标记布局,两种布局的目标都是用节点在低维空间的距离表达个体之间的相似性。

(1)力引导布局:力引导布局的思想是采用弹簧模型模拟动态布局的过程,使得最终布局节点不相互阻挡,比较美观,同时能够反映数据点之间的亲疏关系和网络的重要拓扑属性。力引导布局算法以质点为节点,弹簧为边,由于弹簧的力过近的点会被弹开而过远的点被拉近,最终整个布局会达到动态平衡。随后人们引入质点之间的静电力,弹簧模型变成更一般化的能量模型,通过最小化系统的总能量达到布局的平衡。

力引导布局优点是容易理解和实现,可以用于大多数的网络数据集,实现的效果具有较好的对称性和局部聚合性,比较美观。缺点是往往生成局部最优解,无法达到全局优化;初始位置对结果影响很大;迭代算法复杂度比较高。因此,该算法的很多改进在于效率的优化,即减少迭代次数和降低每次迭代的时间复杂度,如 FADE、GRIP、FMS、FM3、GVA 算法等。

(2)多维尺度布局:力引导布局方法难以保持局部与局部之间的关系。多维尺度布局则可以弥补力引导布局方法的这种局限性。多维尺度布局用降维方法将数据从高维空间降到低维空间,力求保持数据之间的相对位置不变,同时也保持布局效果的美观性。设 $V=\{1,2,3,\cdots,n\}$ 是高维空间的 n 个数据点,矩阵 $D\in R^{n*n}$ 是数据点两两之间的相异性相邻矩阵,即矩阵中元素 d_{ij} 代表数据点 i 与数据点 j 之间的相异性。坐标矩阵 $X=[x_1,x_2,x_3,\cdots,x_n]^T\in R^{n*d}$ 表示在地理位置空间点的坐标($x_1,x_2,x_3,\cdots,x_n\in R^d$)。对于所有的 i、j,都有 $\|x_i-x_j\|\approx d_{ij}$。例如,已知几家医院之间的距离,但是不知道它们的经纬度,现在要求用多维尺度布局可视化它们之间的相对位置关系,如图 6-27 所示。虽然位置不是很准确,但是大致的方位还是可视化出来了。

2. 相邻矩阵法　相邻矩阵是一个 $N\times N$ 的矩阵,代表 N 个节点,矩阵内的位置(i,j)表达了第 i 个节点和第 j 个节点之间的关系。在上节的多维尺度分析(MDS)布局中,相异性相邻矩阵 D 就是相邻矩阵的一个实例。对于无权重的网络,用 0、1 矩阵代表两个点之间是否存在关系;对于有权重的关系网络,相邻矩阵中(i,j)位置上的值代表其关系的紧密程度;对于无向关系网络,相邻矩阵是一个对角矩阵。

节点链接法适用于节点多、边少的情况,边的数量多的时候,会造成边的交叉而造成视觉混乱;相邻矩阵法适用于边多的数据,边少的时候反而不能直观地表达出网络的中心和关系的传递性。相邻矩阵的表达简单易用,可以用数值矩阵,也可以将数值映射到色彩空间表达。但从相邻矩阵中挖掘出隐藏的信息并不容易,需要人机交互。最关键的两类交互方式是排序和路径搜索,前者可以使具有相似模式的节点靠得更近,而后者则用于探索节点之间的传递关系。一个 $N\times N$ 的矩阵有 $N!$ 种排列方式,找到一个排列方式最小的线性排列是一个 NP 难问题,在实际的应用中,通常采用启发式算法,不要求达到最优。常用的排序方法依据网络数据的某一数值的大小执行。选择不同的排序项,产生的矩阵排序结果也不同。由

	湘雅医院	湘雅二医院	湘雅三医院	湘雅口腔医院	湖南省人民医院	湖南省肿瘤医院
湘雅医院	0	3.5	5.7	0.03	2.6	6.8
湘雅二医院	3.5	0	8	3.9	1.6	7.8
湘雅三医院	5.7	8	0	5.8	6.4	0.79
湘雅口腔医院	0.03	3.9	5.8	0	3.1	6.8
湖南省人民医院	2.6	1.6	6.4	3.1	0	7.1
湖南省肿瘤医院	6.8	7.8	0.79	6.8	7.1	0

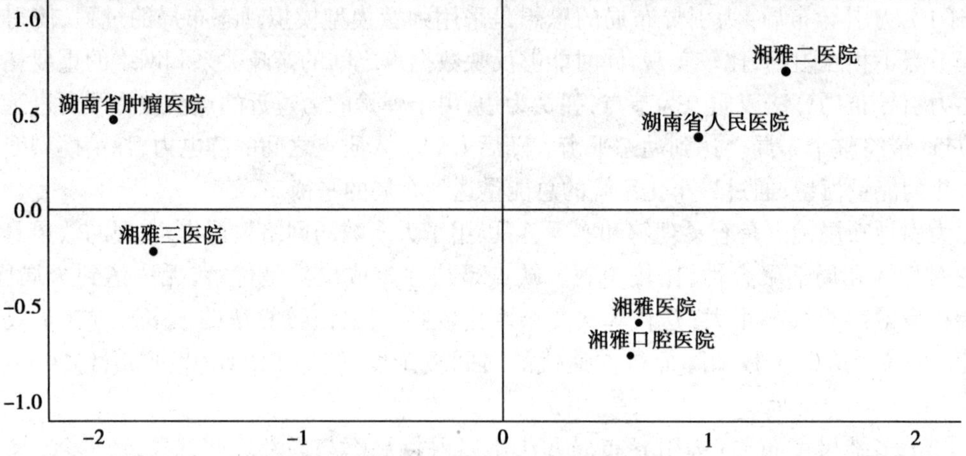

图 6-27　医院间的位置相对关系

于相邻矩阵完全避免了边的交叉,在矩阵路径可视化搜索中,给定两个点,用最短路径算法得到间接关系的传递过程节点,并在相邻矩阵上用折线段连成路径表达节点间的间接关系。

3. 混合型方法　针对复杂的数据情形,有时会将前面介绍的节点链接法和相邻矩阵法结合一起来应用,从而形成混合布局。混合布局的案例有 MatrixExplore 和 NodeTrix。MatrixExplore 是用两个视图分别同步显示相邻矩阵和节点链接布局,并采用优化的矩阵排序算法使矩阵和对角线位置呈现一个个的块状,缺点是图看起来很乱,其实就是单纯将两个视图并排在一起。

NodeTrix 是结合了节点链接法和相邻矩阵法两种布局。它首先对网络数据进行聚类,同一类别的节点之间关系比较紧密,而类与类之间关系相对疏远,这就构成了使用混合布局的前提。类内部关系和两类之间的关系分别用相邻矩阵和节点链接布局进行可视化。以 NodeTrix 方法为基础的交互可视化系统支持类的分裂和聚合,可以选择 Noack 和 Linlog 布局作为初始布局,在交互上支持类的拖拽、合并和拆分。其中 Noack 和 Linlog 布局也是一个能量模型的节点 – 链接布局算法,可以快速地将不同的类区分开来。

五、文本和文档可视化

文本是书面语言的表现形式,是一种计算机文档类型,它主要用于记载和储存文字信息,而不是图像、声音和格式化数据。文本数据在医学数据中占有十分重要的位置,病历文书、医学文献等医学信息中,文本都是主要的记录形式。随着医学文本数据量的快速增长,人们不得不追求快速高效的阅读和分析方法。通过可视化,可以实现人们快速阅读和分析文本的需要。计算机技术、文本数字化则为医学文本的可视化提供了支撑。

文本可视化的目的在于帮助人们快速理解文档的内容、特征等信息,了解文档的聚类情况,比较文档和文档集合的各种信息,关联分析多源文档数据的内容、特征等。一个文档的文本信息包括词汇、语法和语义三个层级。文本可视化一般涉及文本信息挖掘、视图绘制和人机交互三个流程。文本信息挖掘主要是根据文本可视化任务需求,对原始文本进行分析,从中提取相应层级的信息,如关键词等。视图绘制是将所提取的文本特征映射为直观的可视化图形,包括图元设计、图元布局两个方面。人机交互则指用户生成视图以及为满足分析需求而操作视图的技术。文本信息分析的基础工作包括词语(词干)提取、向量空间模型构建、主题抽取等。

依据可视化所表现的文本信息特征,文本可视化有文本内容可视化、文本关系可视化和文本多层面信息的可视化。

(一)文本内容可视化

1. **基于关键词的文本内容可视化** 关键词是从文本的文字描述中提取的语义单元,可以反映出文本内容的侧重点。关键词的可视化是指以关键词为单位可视化地表达文本内容。通过关键词可视化,可以有效地表达出医学文本中的重要信息。关键词的提取方法很多,常见的方法是词频,即词语在文本中出现的次数,词频高的词语作为关键词的可能性也越大。基于关键词的文本可视化常用方法有标签云(tag cloud)、文档散(DocuBurst)、文档卡片(document cards)。

标签云可以说是最简单、常用的关键词可视化技术。抽取的关键词按照一定的顺序、规律和约束整齐地排列到屏幕上。有的关键词重要性高,有的关键词重要性比较低,标签云可以利用颜色和字体的大小来反映其在文本中的分布差异。比如,重要的词语字体就越大,颜色越深;反之,则字体越小,颜色越浅。将用颜色和字体大小映射过的字词,在文本的原有位置或以某种布局放置,即可达到可视化的效果。

文档散不仅采用关键词可视化文本的内容,还借鉴这些关键词在人类词汇中的关系来布局关键词。人类词汇中单词之间存在语义层级关系,有些词是另一些词的下位词。在一个文档中,某些词语与其下位词可能同时存在。文档散是从词汇语义层级可视化文档的内容。在圆心处的关键词是文章内容的最上层概念的描述,外圈词汇是内圈的下位词。并通过颜色的饱和度来编码词汇的频率,使得一个文档中的层级关系能够清晰地表达出来。

文档卡片法采用文档中的关键图片和关键词来呈现文档的内容。关键图片是采用智能算法抽取图片并根据颜色直方图分类后从每一类图片中选出代表性的图片。文档集合中每个文档的关键词和关键图片被紧凑地布局在一张卡片中,便于用户在不同尺寸的设备查看和对比每个文档的信息。

2. **时序性文本内容的可视化** 对于具有时间和顺序的文本,文本的内容具有有序演化的特点。比如,患者病情随时间的推移而发生变化。常用的可视化方法有主题河流(Theme River)、TIARA 等。

主题河流是一种经典的展现文本集合中主题演化的可视化方法,它采用河流作为可视原语来编码文档集合中的主题信息,将主题比喻成在时间上连续不断的河流。这种方法提供了宏观的主题演化结果,辅助用户观察主题的产生、变化和消失等。而且多个主题可以叠加在一起,不仅可以看出特定时间的主题分布,又可以看到多个主题的发展变化。例如,将患者所患全部疾病按时间顺序用主题河流法进行可视化,不但可以观察到患者所患每种疾病的走势,也可以清楚地发现每个时间点上所患疾病信息,此外,还有可能发现不同疾病之间的演进关系。

主题河流在表达主题内容方面存在局限性,它只能将每个主题在每个时间刻度上概括为一个简单的数值,而数值常常不能完整准确地描述主题的细节。因此,在主题河流的基础上,产生了 TIARA。TIARA 改进了布局算法,在可视化中加入能够帮助用户理解文本主题的关键词信息。此外,TIARA 为每个文本主题在每个时间点上提取出不同的关键词,然后将这些关键词排布在相应色带的相应位置,并与标签云技术相结合,用词的大小表示关键词在该时刻出现的频率。TIARA 解决了主题河流的可视化局限性,能够帮助用户更好地理解主题随时间的变化而产生的影响。

3. 文档信息检索可视化　在对医疗文本进行信息检索时,采用可视化方法辅助了解检索结果,并揭示结果的分布规律,可以显著改善用户的搜索体验,帮助评估搜索结果。常用于可视化的检索细节,包括检索文档、查询项的相似性和检索文档所涉及的词汇等。常用的方法有:TileBar 和 Sparkler。

TileBar 方法使用丰富的可视化技术,帮助用户在线分析检索到的每个文档和查询项间匹配程度的信息。其中颜色条代表用户单次查询项的结果,检索到的每个文档用一个矩形表示,矩形的宽度代表文本的长度,矩形进一步细分为多列,每列代表一个文本块,每个查询项在矩形内分配一行。每个色块的灰度代表相应的文本和查询项的匹配程度,灰度级在整个文本中呈现的特征可提示用户其输入的查询项在这个文档中的重要性。TileBar 提供一个关于文档长度、查询项频率和查询分布的视觉搜索反馈机制。

Sparkler 的核心原理是采用点之间的距离来表示文档和查询项的匹配程度,即距离越短,匹配程度越高,反之亦然。Sparkler 采用的是径向布局。每一个扇区代表一个查询项,圆心点代表查询项的位置,每个点代表一个文档。文档的匹配程度通过文档块到圆心的半径表示。

（二）文本多层面信息的可视化

文本集合中存在多个层面的信息和上下文关联信息,如时间、地点等。特定的文本分析任务要求用户分析文本的同时考查这些多层面的信息,以便挖掘其中的规律或异常。如何有效地整合文本多层面的信息,以辅助用户分析,是文本可视化的研究方向之一。文本多层面信息可视化方法包括 FacetAtlas、平行标签云等。

1. FacetAtlas　FacetAtlas 从文本信息的内容和关系的角度出发,分析并解释多层面的文本信息。例如,从谷歌在线医疗健康文档中提取疾病名称、病因、症状、治疗方法等多个层面的信息,每个层面信息出现在不同的病例文档中。为了辅助医生查看每种疾病的各层面信息以及不同疾病在各个层面的信息关联,FacetAtlas 方法的可视化设计混合了气泡集(bubble set)和节点 – 链接图两类视图,用于表达各层面信息内部和外部的关联。具体而言,FacetAtlas 将相关的实体信息采用圆圈可视编码实体,按其文档的归属布局在空间中,属于同一类别的实体,位置关系相近。经核密度估计而获取的轮廓线可视地刻画每个实体的类别信息,带颜色的线连接属于同一层面的实体信息,每种颜色代表一个层面。

2. 平行标签云　平行标签云(parallel tag clouds)结合平行坐标与标签云技术可视化

文本的不同层面信息。平行坐标的每一列代表用户感兴趣的某一层面的文本信息,每一列的标签云可视化该层面的文本内容。这种方法有助于用户比较不同层面的文本内容的差异。

第五节　数据可视化中的
交互技术

通过可视化帮助用户洞悉数据内涵的主要方式有显示和交互。可视化的显示是指数据经过处理和可视化映射转换成可视化元素并呈现;可视化交互则是将用户探索数据的意图传达到可视化系统中以改变可视化显示。可视化交互的方法多种多样,不同的方法有不同的侧重点和精细度。在可视化设计中,可以采用多种可视化交互方式,其核心思想是:先看全局,放大并过滤信息,继而要求提供细节。在实际的设计中,模型是设计的起点,需要根据数据和任务进行补充和拓展。

可视化交互的方法很多,交互技术也至关重要,交互技术使得用户在可视化中更容易寻找出数据的特征。在数据日趋大规模化和复杂化的时代,交互技术的发展愈发显得重要。一般的交互方法有:选择、探索、布局、可视化编码、抽象和具体、过滤、链接等。

合理的布局,有助于揭示蕴含在数据中的信息,是可视化的一个重要的交互手段。单一的数据摆放方式往往不能表现所有数据的信息,重新摆放数据可以让用户对数据产生新的认识。优化布局可以避免绘制元素的过度重叠,显示数据中的某种隐藏图案,或者展示数据间的某种关系。典型的布局操作包括重新排列坐标轴变量、对某些维度的数据排序、移动三维图像中二维切片的位置,等等。

根据数据的不同特点,选用特定的可视化编码针对性地表达出数据中的信息,使得可视化的结果更加真实或者更能突出数据的特征。比如,在可视化每个地区气温时,用颜色对温度编码会使得温度的信息一目了然,而且红色代表高温这一理念已经约定俗成,因此在选用可视化元素编码的时候,要人为地控制和调整使得效果更优并满足人们的习惯。

抽象和具体最好的例子就是图像的放大或缩小。在放大和缩小的时候,可以控制显示的数据细节和概要,而不改变其他可视化参数。

对于高维数据的交互,为了清晰地展示重要信息,往往需要屏蔽其他信息,即过滤。这样,相关数据才能更好地被展示出来,从而获得更好的可视化效果。

数据之间存在各种关系,在可视化中,展示数据之间的重要链接和联系是非常重要的。但由于显示空间的限制,很难在同一空间显示所有的链接,需要根据用户需求即时展现重要的链接。在多视窗可视化中,各个视窗从不同角度展示同一数据。当用户在某一视窗选择某些数据元素时,可视化系统可以在其他的所有视窗以同样的标识方法显示这些选中的元素,展示同一数据在不同视窗的对应关系。通过链接操作,使得对数据的了解更加全面。

第六节 常见数据可视化工具

随着云和大数据时代的来临,人们要求数据可视化产品能够快速地收集、筛选、分析、归纳、展现决策者所需要的信息,并根据新增的数据进行实时更新。因此,在大数据时代,数据可视化工具必须具有以下特性:

(1)实时性:数据可视化工具必须适应数据量爆炸式增长的需求,快速地收集分析数据,并对数据信息进行实时更新。

(2)易操作性:数据可视化工具能够满足快速开发、易于操作的特性,能满足互联网时代信息多变的特点。

(3)展示多样性:数据可视化工具需具有更丰富的展现方式,能充分满足数据展现的多维度要求。

(4)数据集成性:数据的来源不仅仅局限于数据库,数据可视化工具还应支持团队协作数据、数据仓库、文本等多种方式,并能够通过互联网进行展现。

经过长期地发展和实践,目前已经形成了一大批数据可视化工具,它们各有所长,拥有自己的特色。

一、简单的可视化工具

(一)Excel

Excel 是微软公司 Microsoft Office 的组件之一,可以进行各种数据处理、统计分析和辅助决策操作。Excel 中有大量的公式函数可供选择应用,使用 Excel 可以执行计算,分析信息并管理电子表格或网页中的数据信息列表及数据资料,进行图表制作,带给使用者方便。

在 Excel 中,绘制图表非常简单。它提供柱形图、折线图、饼图、条形图、面积图、散点图、股价图、曲面图、圆环图、气泡图、雷达图等十余种内部图表类型,每种图表又有多种子类型,并且可以自定义图表,用户可以根据自己的情况选择原有图表或者自定义图表。此外,Excel 还提供一种小型的迷你图,可以放在工作表的单个单元格中,它可以简明且直观地显示大量数据集所反映的图案。使用迷你图可以显示一系列数值的趋势,如患者在某一段时间内的体温变化,如表 6-4 所示。

表 6-4 通过迷你图展现患者体温变化趋势

姓名	各时间点体温 /℃						体温变化
	2月1日 8:00	2月2日 8:00	2月3日 8:00	2月4日 8:00	2月5日 8:00	2月6日 8:00	
张 ××	36.5	36.6	36.4	36.5	36.3	36.5	
李 ××	36.5	38.2	39.5	37.1	36.5	36.5	
王 ××	39.5	39.2	37.8	37	36.8	36.6	
刘 ××	36.5	36.3	36.4	38.1	38.3	39	

Excel 的优点是对于数据清洗、数据准备和小型矩阵的可视化比较有效。它的缺点则是处理的数据量有限,如果不通晓其内置的 VBA 编程语言,针对不同数据集重新绘制一张图是非常困难的。

(二) Tableau

Tableau 将数据运算与美观的图表完美地嫁接在一起,设计容易掌握,各公司可以用它将大量数据拖放到数字"画布"上,创建各种图表。通过 Tableau 简便的拖放式界面,可以自定义视图、布局、形状、颜色等,从而帮助展现不同的数据视角。Tableau 包含 Tableau Desktop、Tableau Server、Tableau Reader 三个套件。

Tableau Desktop 用于帮助分析实际存在的任何结构化数据,以便快速生成所需要的图表与报告。Tableau Desktop 可以连接包括 Excel、文本文件、JSON 文件、空间文件等在内的多种文件,以及包括 Tableau Server、Microsoft SQL Server、Oracle、MySQL 等在内的多种数据库服务器。Tableau Desktop 具有强大的数据可视化功能,可以像普通的可视化软件一样,创建条形图、直方图、饼图、折线图、压力图、树地图、气泡图、圆视图、标靶图、甘特图等。Tableau Desktop 还有强大的地图功能,可以实现省市、地市级的地图展示,并可以编辑经纬度信息,实现对地理位置的定制化功能。在医疗管理领域应用此功能,可以实现对患者、医生和医院地理分布信息的可视化。例如,可以通过某种疾病患者的位置信息,可视化分析疾病的高发地域,通过每个省、市高水平医生和医院的位置信息分布情况,反映每个地域的医疗水平的高低等。Tableau Desktop 还可以利用它的高级特性来创建高级视图,包括帕累托图、盒形图、瀑布范围 – 线图、倾斜图、网络图等。

Tableau Server 可以使 Tableau Desktop 中最新交互式数据可视化内容、仪表盘、报告与工作簿的共享变得迅速简便,它利用企业级的性能与安全性来支持大型部署。该软件可快速部署,且易于维护。用户可以通过 Web 浏览器发布与合作,或将 Tableau 视图嵌入其他 Web 应用程序中。Tableau Interactor 许可证用户可以交互、过滤、排序与自定义视图,Tableau Viewer 许可证用户则可以查看与监视发布的视图。

Tableau Reader 可以帮助查看内置于 Tableau Desktop 的分析视图与可视化内容。Tableau Desktop 用户创建交互式数据可视化内容并发布为工作簿打包文件,利用 Tableau Reader,可以使用按过滤、排序以及调查得到的数据结果进行交流。

(三) 百度 Echarts

ECharts 是一个纯 Javascript 的图表库,可以流畅地运行在 PC 和移动设备上,兼容当前绝大部分浏览器,底层依赖轻量级的 Canvas 类库 ZRender,提供直观、生动、可交互、可高度个性化定制的数据可视化图表。ECharts 提供了常规的折线图、柱状图、散点图、饼图、K 线图,用于统计的盒形图,用于地理数据可视化的地图、热力图、线图,用于关系数据可视化的关系图、treemap、多维数据可视化的平行坐标,以及可用于 BI 的漏斗图、仪表盘,并且支持图与图之间的混搭。

ECharts 通过 legend、visualMap、dataZoom、tooltip 等组件以及图表附带的漫游、选取等操作,提供了数据筛取、视图缩放、展示细节等能力。在 ECharts3 中,对这些组件进行了广泛增强,例如支持在数据的各种坐标轴、维度进行数据过滤、缩放,以及在更多的图中采用这些组件。在大数据展现方面,借助 Canvas,ECharts 在散点图中能够轻松展现上万甚至上十万的数据。配合视觉映射组件 visualMap,ECharts 能够提供丰富的视觉编码,将不同维度的数据映射到颜色、大小、透明度、明暗度等不同的视觉通道。ECharts 由数据驱动,数据的改变驱动图表展现的改变。因此,动态数据的展现也变得简单,只需要获取并填入数据,ECharts 会找到两组数据之间的差异,然后通过合适的动画去表现数据的变化。配合 timeline 组件,ECharts 能够在更高的时间维度上去表现数据的信息。

(四)Cytoscape

Cytoscape 是一款图形化显示网络,并进行分析和编辑的软件。Cytoscape 最初是设计用于生物学研究,目前已经成为复杂网络分析和可视化的通用平台。它支持多种网络描述格式,也可以用以 Tab 制表符分隔的文本文档或 Microsoft Excel 文件作为输入,或者利用软件本身的编辑器模块直接构建网络。Cytoscape 还能够为网络添加丰富的注释信息,并且可以利用自身以及第三方开发的大量功能插件。通过插件扩展,Cytoscape 可以针对网络问题进行深入分析,也可以适应快速发展的附加计算分析和其他功能。Cytoscape 对非盈利性客户免费,它的核心是提供基础的功能布局和查询网络,并将基本的数据形成可视化网络。

二、编程工具

(一)Python

Python 是一种面向对象的解释型计算机程序设计语言,是纯粹的自由软件,源代码和解释器 CPython 遵循 GPL(GNU general public license)协议。Python 语言具有简洁、易读、可扩展等特点。

Matplotlib 是 Python 最著名的绘图库,它提供了一整套和 Matlab 类似命令的 API,十分适合于交互式图表绘制,而且还可以方便地将它作为绘图控件,嵌入 GUI 应用程序中。Matplotlib 的架构分为 Scripting、Artist、Backend 三层。其中,Scripting 为数据分析和可视化层;Artist 层为中间层,图形中所有能看到的元素都属于 Artist 对象,即标题、轴标签、刻度等都是 Artist 对象的实例;Backend 层为 Matplotlib 的 API 层,这些 API 是用来在底层实现图形元素的一个个类。利用 Matplotlib 库可以绘制线形图、条状图、饼图、mplot3D、多面板图形、高级图表等。

(二)R

R 是用于统计分析、绘图的计算机编程语言和操作环境,是一个自由、免费、开源软件,也是一种用于统计计算和统计制图的优秀工具。R 源于 S 语言的一个分支。S 语言是由 AT&T 贝尔实验室开发的一种用来进行数据探索、统计分析和作图的解释型语言。

R 是一套由数据操作、计算和图形展示功能整合而成的软件包。拥有有效的数据存储和处理功能、完整的数组和矩阵计算操作符、完整体系的数据分析及图形化工具、完善、简单、有效的编程语言。

R 具备卓越的绘图功能,通过绘图函数及参数设置,可以对图形进行精确控制。绘制的图形能满足出版印刷的要求,可以输出 JPG、TIFF、EPS、EMF、PDF、PNG 等各种格式。通过与 GhostScript 软件的结合,可以生成 600dpi、1 200dpi 等各种分辨率和尺寸的图形。

R 语言的主要优势在于开源,在基础分发包之上,有大量可共享的扩展包供使用,从而使得统计学绘图更加简单。常用的扩展包包括统计学可视化工具 ggplot2、网络图工具 network、地图可视化工具 ggmaps、层次数据可视化工具 protfolio 等。

(三)Javascript、CSS 和 HTML5

在 Web 开发中,HTML 语言定义了网页的结构和元素,能够实现网页的普通格式要求。

CSS 样式表弥补了 HTML 对网页格式化功能的不足,对网页布局和网页元素的控制功能更加强大,能够实现网页中特殊格式的要求。通过 Javascript,可以实现实时、动态、可交互的功能,对客户操作进行响应。

Javascript 之所以在数据可视化过程中表现出强大的生命力,在于它丰富的用于可视化的 js 库。常用的 js 库有几十种,有专注于图形绘制的,有专注于图表生成的,还有专注于地图相关可视化的。选用不同功能的 js 库能满足各种数据可视化的需求。另一个优势在于 Javascript 是在线的、可交互式的。

1. 与图表有关的库　Chart.js 是一个非常简单而且实用的 Javascript 图表生成工具库,提供曲线图、柱图、饼图、环形图等基础图表类型,支持 SVG 格式,图表数据转换灵活,基于 HTML5,支持所有现代浏览器。同时,它不依赖任何外部工具库,本身轻量级,且支持模块化。开发者可以拆分 Chart.js,仅将自己需要的部分引入到工程中,但是它支持可交互图表。

在工程中,Chartist.js 的 CSS 和 Javascript 分离,因此代码比较简洁,在应用时配置流程十分简单。它生成的是响应式图表,可以自动支持不同的浏览器尺寸和分辨率,也支持自定义 SASS 架构。

2. 与绘图相关的库　Flot 是一个纯 Javascript 绘图库,作为 jQuery 的插件使用,可以较为轻松地跨浏览器工作。开发者可以全面地控制图表的动画、交互,把数据的呈现过程优化得更加完美。

Sigma.js 是一个专注于图形绘制的 Javascript 库,它可以让开发者轻松地在自己的 Web 应用中发布网络图。它提供了很多设置项,使开发者可以自由地定义网络图的绘制方式。同时,它也提供了丰富的 API,如移动视图、刷新渲染、事件监听等都可以轻易实现,这让开发者可以在交互上进行更多拓展。

3. 与地图相关的库　Leaflet 是一个可以同时良好运行于桌面和移动端的 Javascript 可交互地图库。它使用 OpenStreetMap 的数据,并把可视化数据集中在一起。Leaflet 库的内核库很小,但使用丰富的插件可以大幅拓展其功能,常常被用于需要展示地理位置的项目。

(四)D3.js

D3.js 是目前 Web 端评价最高的 Javascript 可视化工具库。D3 可以向用户提供大量线性图和条形图之外的复杂图表样式,如 Voronoi 图、树形图、圆形集群和单词云等等。它的优点是实例丰富,易于实现,调试数据的同时能够通过扩展实现任何想到的数据可视化效果。从其结构设置的角度来说,D3 是一种二维数据的三维图形展示系统,能够对数量众多的二维数据表进行综合分析,寻找二维表内部和二维表之间的关联关系,并在此基础上以原有的基础数据为基础,构建一个原始数据的立体展示图形。全面地展现出数据信息之间的相互关系,保证数据信息的可视化效果。

D3 的特点在于它提供了基于数据的高效文档操作,既避免了面向不同类型和任务设计的专有可视表达的负担,又能提供设计灵活性,同时发挥了 CSS、HTML 和 SVG 等 Web 标准的最大性能。

三、地图绘制工具

(一)ArcGIS

ArcGIS 是由美国环境系统研究所(Environmental System Research Institute,ESRI)开发

的新一代软件,是世界上应用广泛的地理信息系统(geographic information system, GIS)软件之一。它除了具有地图生产、高级特征建构、动态投影、将向量和栅格数据存储在数据管理系统(DBMS)中等特征外,互联网技术的应用还使 ArcGIS 拥有了许多绝无仅有的特性。它的地图功能强大,包括:

1. 地理信息可视化 ArcGIS 的基础功能是通过可视化手段把地理信息直观地展现给用户。ArcGIS 可以以二维和三维的形式显示地理信息数据,帮助用户轻松地揭示地理事物的隐藏特征以及分布规律。

2. 创建地图 ArcGIS 提供了完善的地图绘制工具,能帮助用户轻松地完成地图信息的表达。

3. 处理地图相关问题 ArcGIS 的地理分析以及各种扩展模块可以帮助各行业的用户实现对地理数据的分析,并且能够帮助用户进行正确的决策。

4. 展示分析结果 在 ArcGIS 中,用户可以很容易地展示自己的成果,除地图本身外,图表、表格、图片等都可以一并表示出来。

5. 二次开发 ArcGIS 所提供的自定义环境,能让用户根据自己的需要来设计界面,设计自动执行的新工具,开发基于 ArcGIS 地图空间的独立程序。

(二)Polymaps

Polymaps 是一个地图库,可以在地图上展示复杂的数据集,它是一个 Javascript 库,也是 SimpleGeo 和 Stamen 开发的一个联合项目。这种复杂的地图叠加工具可以加载多种规模的数据,提供多级别缩放功能,大到国家,小到街景。它有以下主要的功能特点:使用可缩放向量图形(SVG);展示国家、省、城市、社区和街景;基本的 CSS 规则控制设计;图片是球形墨卡托瓦格式。Polymaps 在地图风格化方面有独到之处,类似 CSS 样式表的选择器。

思 考 题

1. 数据可视化有何作用? 请通过实例予以说明。

2. 常用的视觉通道有哪些? 列出它们用于数据可视化时的优缺点。

3. 简述数据可视化的流程及各步骤的主要工作任务。

4. 请思考数据可视化在医学研究中的应用,在互联网或者其他数据平台上搜集医学数据,开展医学数据可视化的尝试。

5. 比较三维标量数据可视化中面绘制和体绘制方法的实现方式及特点。思考三维医学 CT 图像是用何种技术实现的?

6. 很多时候将数据可视化后可以清楚地发现数据本身隐藏的关系,列举自己生活中或者阅读过的实例进行说明。

7. 文本可视化的主要内容有哪些?

第七章

医学大数据应用

　　随着医疗业务规模的扩增,各类信息系统的普遍应用,英特尔全球医疗行业总监 Rick Cnossen 曾预测,医疗卫生行业未来的发展包括互联互通、医疗协同、智慧医疗、个性化医疗四个阶段。在这一过程中,充分发挥爆炸性增长的医疗大数据在临床诊疗、药物研发等领域的作用,对于改进和监控医疗过程,促进医疗资源的合理分配,提升医疗水平和质量,为医疗领域的发展提供指导和分析策略,为攻克各种疾病难题提供解决思路和解决方法,从而真正实现智慧医疗和个性化医疗,具有非常重要的意义。

　　根据麦肯锡公司 2013 年"健康护理大数据革命"报告,美国应用医疗大数据的 5 个价值途径包括:①right living: 促进个人健康,即通过提供个性化的健康服务,鼓励保持健康生活方式,促进个人用户在疾病预防治疗过程中担当主动角色;②right care: 提升医疗服务质量,通过大数据分析建立规范的疾病诊疗方案,帮助患者得到最为正确的治疗方法,避免过度医疗;③right provider: 优化医疗管理,通过信息互联,提供智能导诊、个性化诊疗建议,合理选择医疗资源,获得最好的治疗效果;④right value: 改善医疗支付,通过实时监控、统计分析等,帮助医疗监管部门发现医疗浪费、滥用等问题,促进合理的医疗消费;⑤right innovation: 促进药物开发,通过大数据分析,帮助制药研发机构改进研发模式,优化药物研发流程。

第一节　临床大数据应用

　　经过半个多世纪的发展,医院信息化经历了以财务结算为中心、以临床活动为中心向以区域医疗为中心的三个发展阶段。医生工作站、护理工作站、实验室管理信息系统、医学影像传输系统、病理管理系统、手术麻醉管理系统、重症监护系统等与患者诊疗活动密切相关的临床信息管理系统在各级各类医院得到不断的推广和应用。根据 2014—2015 年中华医院管理学会信息管理专业委员会(CHIMA)医院信息化调查资料数据(CIO 版)显示,我国的医院信息管理系统得到广泛运用,如门急诊划价收费系统已实施比例占 80.35% 以上,住院药房管理系统、药库管理系统、门急诊药房管理系统、门急诊挂号系统实施比例在 75%~80% 之间。在临床信息管理方面,住院护士工作站系统实施比例最高,达到 75.26%,其后依次是住院医生工作站系统、电子病历系统(EMR),比例分别占比 74.2% 和 77.05%,

与此同时,其他临床信息系统也得到不同程度的利用。

在医院信息化迅速发展的同时,各种临床信息系统积累了大量的临床医学数据,是临床大数据的主要来源。也可以说,临床大数据是在临床活动中获得的所有数据的集合,涵盖了临床医疗过程中所涉及的所有信息,包括性别、年龄等人口学特征,实验室检查、微生物检测、医嘱、诊疗操作、手术资料和临床转归等各种临床诊疗信息,可以直接反映临床诊疗方案及其效果。有效地利用临床大数据开展临床诊疗、临床研究等是一项非常重要而长期的工作。

一、临床决策支持

按照美国医学信息学会(American Medical Informatics Association, AMIA)的界定,临床决策支持系统(clinical decision support system, CDSS)的主要任务是为医务工作者、患者或任何个人提供知识、特定个体或人群信息,在恰当的时间智能化地过滤和表达信息,为患者提供更好的健康、诊疗和公共卫生服务。

实质上,CDSS 是通过运用医学知识库,模拟医学专家诊断、治疗疾病的思维过程而编制的计算机程序,可以作为医生开展疾病诊断、治疗、预防等工作的辅助工具,也有助于保存、整理和传播医学专家宝贵的理论知识和丰富的临床经验。

CDSS 一般包括知识库、逻辑推理和临床表达模型的建立。其中,知识库是临床相关知识的集合,主要源自权威的医学出版物,并进行了结构化处理,方便按照药品、诊疗指南、专科等进行分类处理和利用,是一项费时且专业性非常强的工作。逻辑推理则是利用决策树等原理对重要关键词进行匹配,并建立合理的知识模型或规则,可以比较简单而形象地理解为一个小型的搜索引擎。临床表达模型则是系统与用户之间进行数据输入和输出部分的操作界面。CDSS 根据手工输入或者从其他系统获得的条件进行判断,从知识库中将对应的相关词条或句子显示出来,并加以适当的处理和深层分析,从而提供各种应用。CDSS 可与医生的工作流程、电子病历等临床信息系统紧密融合,医生可在工作流程中迅速获得决策支持,或者在完全不干预的情况下获得自动提示。

我国 CDSS 的发展相对滞后一些,现有的 CDSS 主要是针对少数单病种,涉及比较单纯的合理用药系统、处方点评等。例如,由解放军总医院药材处和武汉天罡医药软件有限公司共同研制开发的临床用药智能咨询管理系统"e 药通"用药指南软件,可根据处方中各种药物自动检索数据,审查处方的合理性和各药物之间是否相互作用,旨在为临床、药品零售、医师、药师、家庭用药等提供药物信息,推动合理、安全用药。而第四军医大学的骨肿瘤辅助诊断系统、上海大学的产科决策系统及复旦大学的神经外科临床决策系统等则主要针对特定疾病类型开展临床决策支持。

传统决策模式通常是以人的意志为主导,比较主观,容易产生偏倚。基于大数据的 CDSS 不再仅仅依赖医务人员的专业知识,而是依据医疗知识和临床数据通过自我学习能力,对病例进行分析,发现数据的潜在联系,从而发现病情之间的隐含关系,并不断建立和完善知识库和模型,在此基础上,医生再进一步根据实践经验、病症特点、检查检验等对患者提出治疗方案,以期做到个性化的精准治疗。基于大数据的 CDSS 不仅开创了疾病诊断治疗的新领域,原则上也更符合循证医学的基本原则。例如,犹他州盐湖城的 Latter Days Sants(LDS)医院开发的 CDSS 与医院信息系统结合非常完善,每次病历更新都会激活决策支持模块。

　　基于大数据的 CDSS 通过对医疗机构已有的数以千万计的临床数据的查询、分析,建立智能分析诊疗方案、发现最有效的临床路径、预测病情进展、自动判断处方是否安全、预测疗效如何等,可以提高疾病诊断的准确性,辅助医生选择最合理的治疗方案,减少用药失误,帮助患者早日康复。其终极目标是在正确的时间、为正确的人,提供正确的信息。具体体现为利用大数据技术在对积累的海量医疗数据进行挖掘分析的基础上,提供一系列智能的人机互动应用,为临床医师提供临床诊疗支持,提高诊疗水平,形成源于临床、回归临床的临床决策支持系统。

　　从系统架构的角度,基于大数据的 CDSS 大体分为支撑层、大数据分析层和应用层。如图 7-1 所示,支撑层由临床数据中心和临床知识库构成。其中,临床数据中心负责汇集来自各临床信息系统的各种临床诊疗数据,为系统提供数据支撑,主要包括患者主诉、临床辅助检验检查结果、诊疗情况等。临床知识库为系统提供大数据分析时的业务规则支撑,主要由疾病临床指南、临床相关业务术语等构成。大数据分析层负责利用大数据挖掘技术对临床数据中心的数据进行深度分析,在临床知识库设定的业务规则下,触发临床干预,实现临床决策支持应用。应用层负责通过人机互动以及可视化等方式提供基于大数据分析的智能化决策支持应用,如临床检查、安全预警、疗效评估、诊疗方案、病情预测等。

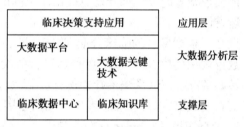

图 7-1　基于大数据的临床决策支持系统的总体架构

二、临床决策支持的应用

(一)优化、评估治疗方案

　　根据患者的疾病临床分期、临床检验指标、生理、心理状况等特征,进行患者相似度分析,并结合药物、费用等为其匹配选择类似病例的有效治疗方案,制定符合患者个性化的治疗方案。如表 7-1 所示以心力衰竭患者治疗为例,系统在大量的心力衰竭病例治疗的基础上,利用大数据挖掘技术,将患者根据不同生理、心理、社会等特征划分为不同亚组人群,分析出适合不同特征亚组人群的治疗方案。当新的患者进入临床治疗环节中,系统根据该患者的特征情况,若将其判别为某亚族人群,则为其选择合适的治疗方案,辅助临床医生进行治疗方案制定和优化。

表 7-1　患者特征分组

特征分组	特征 1	特征 2	特征 3	……	特征 N	最佳治疗方案
A 亚组	无	无	无	无	无	X 方案
B 亚组	有	有	有	有	有	Y 方案
C 亚组	有	无	无	无	有	Z 方案
N 亚组	……	……	……	……	……	……

另外,可以对疾病的不同治疗方案进行疗效跟踪评估,挑选出疗效好、副反应小、费用低的最佳治疗方案。以大肠癌疗效评估为例,利用大数据挖掘技术,建立以生存期和生活质量为临床疗效综合评价指标的疗效评价指标体系,在控制临床分期、患者年龄、性别等混杂因素的影响下,对不同治疗方案的进行评估,选择生存期延长和生活质量改善明显的治疗方案。

(二)疾病风险评估

疾病风险评估是研究致病危险因素与特定疾病发病率、死亡率、并发症发生率等之间数量依存关系及规律的技术,被普遍认为是进行疾病防治的核心环节。一般来说,人们多从危险因素评估、干预手段效果评价、建立预测模型、流行病学研究四个角度开展疾病风险评估相关研究。

大数据环境下,上述角度依然是进行疾病风险评估的重要方向,只是研究的基础是基于对大量结构化、非结构化的各种医学数据进行分析,对现有的疾病预测模型及方法、并发症评估模型等的设计和开发也提出了更高的要求,旨在建立成本更低、效率更高、更精简、更快速、针对性更强的模型,以期更准确地预测疾病发生率、并发症发生率、疾病变化趋势等。重点在于根据患者的临床分期、临床检验指标、生理、心理状况、治疗方案等综合指标,利用大数据模拟建模技术,对临床疾病进行危险因素评估、建立疾病预测和评估模型,预测其疾病转归情况。以大肠癌治疗为例,利用大数据挖掘技术,可以在已有的大量大肠癌病例的临床资料基础上,以大肠癌患者生存期为 Y 因变量,患者年龄 X_1、性别 X_2、临床分期 X_3、影响因素 X_n 为自变量,拟合出生存期回归模型 $Y=\alpha+\beta_1X_1+\beta_2X_2+\beta_3X_3+\cdots+\beta_nX_n$。将某大肠癌新发患者的年龄 X_1、性别 X_2、临床分期 X_3、影响因素 X_n 等自变量带入模型,即可拟合出其生存期,了解其未来的病情转归情况。

疾病风险评估研究步骤主要包括四个方面:①选择拟评估的疾病或病种;②不断发现、评估与确定疾病发生的相关危险因素;③选用恰当的统计学方法构建疾病风险评估模型;④验证及评价疾病风险模型的正确性及准确性。

利用合适的统计学方法构建风险评估模型是开展疾病风险评估的关键点,通常采用两类方法进行建模,一是基于大量散在的横断面研究结果进行的合成研究,如 Meta 分析方法、合成分析方法等;二是直接利用流行病学,包括临床流行病学研究结果,尤其是基于大型纵向列队研究成果,采用 Logistic 回归分析、生存分析法、人工神经网络、多水平模型、线性混合模型及近年来兴起的联合模型分析方法等进行建模。

例如,Choi 等基于 65 336 名患者构建深度循环神经网络,预测心衰患者的 18 个月后(或 36 个月后)发生终点事件的概率,提醒患者应提早治疗,预防或延缓心衰患者发病,降低医疗成本;Hu 等结合机器学习技术,基于电子病历建立急性冠脉综合征预测模型,对患者主要不良心血管事件进行预测,为医生提供临床决策支持,辅助医生制订合理的诊疗方案,从而减少患者发生不良事件的概率,营造更为舒适的医疗服务环境。安大略理工大学的卡罗琳·麦格雷戈博士及其研究队伍与 IBM 合作,采用软件来监测处理即时的患者信息,实施对早产儿的病情诊断,在明显感染症状出现的 24h 之前,系统就能监测到早产儿身体发出的感染信号。牛津大学对 Beth Israel Deaconess 医疗中心的 26 870 名 ICU 患者的数据进行分析,包括体征数据和临床记录等多源数据,针对这些数据具有稀疏、异构、采样不均匀等特性,采用多任务高斯过程(multi-task gaussian process)对病情严重程度进行评估,评估的准确率较传统方法有显著提升。

（三）重复检查检验提示

医院实验室信息系统（laboratory information system，LIS）为临床医师构建了一个医学检验数据共享平台，为检验结果查询提供了有效路径，实现检验科局部的网络化管理，有利于检验科内部的质量监督及控制，减少在接收检验申请、结果报告和保存记录等工作中可能产生的人为差错。

以临床大数据为基础，对疾病的检验、检查项目进行分门别类的整理，综合分析比较各种疾病检验、检查项目的必要性，结合数据分析以及临床医生经验的验证，可以减少不必要的检验、检查项目，减少检验、检查科室患者量，降低医疗资源消耗，进而降低患者医疗费用。例如，以大肠癌治疗为例，在医生对患者开出 CT 检查医嘱的情况下，系统会自动比对上一次做该项检查项目的时间，如发现间隔时间小于系统设定的重复周期，将予以及时提示，避免患者在短期内接受多次放射线检查，以免造成患者不必要的身体损害。

三、临床大数据应用案例

（一）恶性肿瘤大数据分析平台

1. 平台概况　国内某大学附属肿瘤医院建立了恶性肿瘤大数据分析平台，旨在建立肿瘤危险因素分析系统，提高肿瘤的早诊率，降低常见恶性肿瘤的发病率；建立以效果比较为基础的肿瘤决策分析系统，提升总体疗效，降低总体成本。

平台建设共有 5 家省级肿瘤专科医院参与，汇集了各医院 8 年的所有临床诊疗数据，涵盖了患者的基本信息、检查检验信息、医学影像信息、手术信息、出院小结、随访记录，以及包括放疗、化疗、内分泌疗法、靶向疗法在内的治疗信息等。入院人次高达 500 万人次以上，相关患者数量高达 120 万人次以上，且每年新增 12 万人以上。数据总记录数超过 10 亿条，每年新增记录 1 亿条，存储容量达到 PB 级。

2. 平台组成　平台由数据标准制定、数据标准化采集、数据平台建设、数据分析应用四大部分组成。

（1）数据标准制定：数据标准制定是在充分参考国际标准和征求专家意见的基础上制定出满足诊疗质量控制、临床医学研究、区域医疗共享、数据隐私保护等多方面需求的恶性肿瘤分析的单病种数据标准。在标准制定过程中，共参照了包括 NCCN 临床指南、美国癌症研究所 SEER 手册、原国家卫生和计划生育委员会卫生信息值域编码、HL7 临床文档规范、美国 HIPPA 法案中的隐私条款等 27 种以上的标志性标准和文献。恶性肿瘤数据标准包括肿瘤通用数据集标准和肿瘤通用数据集共享文档规范两部分。

在制定肿瘤通用数据集标准时，首先是查阅国内外有关的数据集标准、诊疗规范，并在征询国内外专家的基础上，整理出肿瘤数据元标准，包括数据元定义、数据元值域说明等。肿瘤通用数据集由模块、子模块、数据元三级结构组成，共有 18 个模块、258 个数据单元。每个数据单元从所属模块、子模块名称、数据元编码、数据元名称、数据元英文名称、数据元说明、数据元值域说明、数据元是否为空以及数据元制定所参考的标准等九个属性进行描述，具体示例如表 7-2 所示。其中，数据元编码的编码规则为模块 – 子模块 – 数据元顺序号。值域参考标准则需兼顾实用可行。

表 7-2　肿瘤数据集"放疗部位"数据元定义示例

模块名称	子模块	数据元编码	数据元名称	数据元英文名	数据元说明	值域	参考标准	可否空
放疗	—	RTY-00-02	放疗部位	Radiotherapy Treatment Region	放疗部位	原发灶 原发灶及淋巴结引流区 淋巴结引流区 非解剖学划定的原发部位 转移灶 预防	依据 RIDS v4.0.8_UK 及自主定义	否

肿瘤通用数据集共享文档规范主要是将肿瘤通用数据集的内容以类似 XML SCHEMA 的形式定义下来,用于生成符合标准要求的共享文档,为数据共享提供规范。文档共享规范是在制定的肿瘤通用数据集标准的基础上,参照国家卫生健康委员会互联互通规范、电子病历共享文档规范以及 HL7 发布的共享文档规范制定而成。

（2）数据标准化采集:数据标准化采集的主要任务是建立数据脱敏机制,实现数据的映射、转化、清洗、校验和脱敏等。主要通过在合作医院端布置专门的数据采集前置机完成,其中包括一套肿瘤数据标准化采集系统,根据制定的数据标准,采用标准化的流程实现从医院各业务系统采集数据并上传到肿瘤大数据平台。数据采集系统主要包含数据标准管理、数据标准化采集和数据上载功能。其中,数据标准管理主要用于维护制定的数据采集标准,为数据采集服务,具体包括数据元的增删改,数据标准的版本管理以及数据的值域管理等。数据流程标准化采集主要是将分散在医疗机构 EMR、HIS、LIS、RIS 等各业务系统中的数据,通过值域对照、数据抽取等操作临时存储到前置机的中间数据库中,然后经过脱敏、清洗、转化成符合标准要求的数据。上载则是通过虚拟专用通道将数据上载到肿瘤大数据中心。采集系统涉及的值域对照、数据抽取、脱敏、清洗、转化、上载等操作均采用标准化流程,以保证肿瘤数据的标准化采集。

数据采集的具体流程框架如图 7-2 所示。

（3）数据平台建设:数据平台建设的主要内容则是基于多来源的临床数据,通过建立数据存储交换机制、数据综合管理系统等,构建肿瘤大数据中心,建立疾病风险评估数据仓库、经济学分析数据仓库以及面向分析主题的数据集。具体包括基础架构层、数据存储层和服务层三层架构的搭建如图 7-3 所示。

基础架构层主要涉及肿瘤大数据平台的软硬件基础建设,采用混合模式,即由传统数据库架构和适用于大数据的 Hadoop 大数据架构两部分组成,前者用于存储并处理结构化数据,后者用于存储并处理如文本、影像等非结构化数据。采用混合模式主要是因为目前大多数数据处理组件还是基于传统数据架构开发的,传统数据架构经过长期的发展在数据展示和处理结构化数据方面具有明显优势。Hadoop 架构在处理 TB、PB 级及以上大规模数据方面有很大的优势,但其适用场景、设计理念和关系型数据库有很大差异,且对通常的编程接口和方法的支持还不够完善,会增加开发难度,在数据管理方面尚有待加强。因此,在实际应用中,将使用传统数据库就能够满足需求的结构化数据的存储、处理与展示依旧采用传统数据库完成,将非结构化数据的存储、查询与统计放在 Hadoop 架构上完成,以充分发挥两种架构的优势。

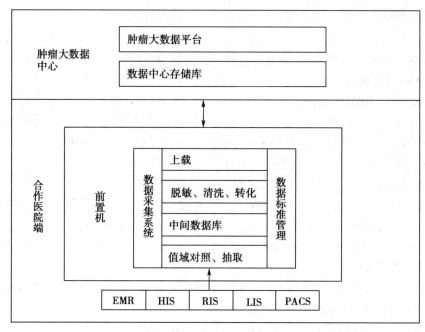

图 7-2　数据采集流程框架

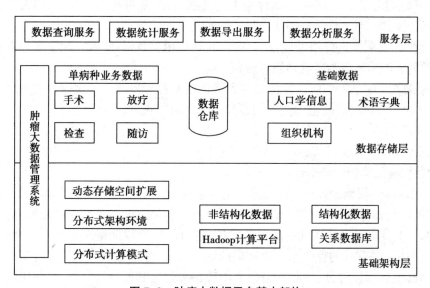

图 7-3　肿瘤大数据平台基本架构

　　数据存储层涉及的数据存储任务包括分布在各合作医院前置机上传的数据以及大数据平台处理及应用中所需要的全部数据。主要由三部分组成：①基础数据：包括人口学信息、组织机构、术语字典以及数据标准等基础数据。②业务数据：包括数据标准定义的检验、检查、手术、病理、随访等业务数据。③基于主题的用于特定应用的数据仓库：如用于疾病风险评估的数据仓库，用于卫生经济学分析的数据仓库等。

　　服务层负责提供面向应用的数据分析服务，主要任务则是针对常见恶性肿瘤，基于各种不同的服务，为最终用户提供数据查询、数据统计、数据导出、数据分析等面向应用的多种肿瘤大数据分析服务，包括肿瘤疾病风险评估、肿瘤诊疗决策支持、肿瘤诊疗新模式建立、肿瘤经济学分析、肿瘤大数据统计分析、病历检索和文本挖掘等。

3. 平台功能 平台实现了筛查人群的健康管理、肿瘤预测与风险评估、肿瘤诊疗决策与监测、肿瘤诊疗新模式建立、肿瘤卫生经济分析及肿瘤医疗费用分析等功能。

（二）IBM Watson

1. 四大能力 IBM Watson 是认知计算系统的杰出代表，通过认知计算来吸收处理结构化和非结构化的数据，每秒可以处理 50GB 的数据，具备理解、推理、学习、交流四大能力：

（1）理解：通过自然语言理解技术和处理结构化与非结构数据的能力，拥有强大的理解能力，能够与用户进行交互，理解并应对用户的问题。

（2）推理：通过假设生成，能够透过数据揭示洞察模式和关系，将散落在各处的知识片段连接起来，进行推理、分析、对比、归纳、总结和论证，获取深入的洞察以及决策的证据。

（3）学习：当 IBM Waston 要为某特定领域工作时，会学习其相关的语言、术语以及该领域的动态思想。通过以证据为基础的学习能力，能够从大数据中快速提取关键信息，像人类一样进行学习和认知。

（4）交流：通过专家训练，并在交互中通过经验来获取反馈，优化模型，不断进步。

2. 工作步骤 Waston 的主要工作步骤如下：

（1）建立知识全集库：在人类专家的指导下，收集所需的知识以建立在某一特定领域内的专业素养。通常是向 Waston 中储存相关的文献著作，并进行内容管理，即人为审查信息并从中剔除过时的、参考价值低的或与目标领域无关的信息。

（2）摄取：对数据进行预处理，建立指标和其他相关数据，使内容能够更加有效地发挥作用，同时创建图形来更为精确地回答问题。

（3）机器学习：学习如何诠释信息得到最佳答案甚至发现某种规律。专家会将相关培训数据上传至 Waston 系统，辅助建立问题与答案之间的联系。

（4）互动学习：专家定期对 Waston 和用户之间的互动进行检查并向系统提交反馈，从而帮助 Waston 更好地诠释信息。当新的信息出现时，会进行更新，从而在任一给定的领域内不断对其拥有的知识和语义诠释进行适应。

3. 应用思路 目前，Watson 已经被运用到超过 35 个国家的 17 个产业领域。虽然在不同的应用领域会面对不同的目标，具有不同的特点，但都遵循一个基本的思路和方法，即在确认问题时，利用核心的 IBM DeepQA 技术生成假设，再寻找证据来支持并补充这一假设。Waston 会使用数以百计的算法来搜索问题的候选答案，并根据统计模型为每条证据的每一段进行评分，也称举证评分。同时，为每个候选答案收集其他支持材料，并使用复杂的自然语言处理技术深度评估搜集到的相关材料。当越来越多的算法的运算结果聚焦到某一答案时，这个答案的可信度就会越高，当某个答案的可信度达到一定的水平时，Waston 就会将它作为最佳答案呈现出来。

4. IBM Waston for Oncology

（1）概况：2012 年，美国纪念斯隆—凯特琳癌症中心和 Waston 开始合作训练 IBM Waston for Oncology。目前已经整合 60 多万份医疗证据、150 多万条患者记录、肿瘤研究领域中 300 多种医疗杂志、200 多种教科书、1 000 多万页临床试验文本数据以及美国国立综合癌症中心网络发布的临床指南。系统可以在 17s 内阅读 3 496 本医学专著，248 000 篇论文，69 种治疗方案，61 540 次实验数据，106 000 份临床报告，可以根据医生输入的不涉及患者隐私的患者指标信息,在数秒内提出优选的个性化治疗方案,并为每一个方案提供详尽的临床医学证据支持。和纪念斯隆－凯特琳癌症中心的顶级专家组所给的治疗方案相比,IBM Waston for Oncology 已经达到 90% 的符合率。伴随 IBM 神经元芯片的商用进程,IBM Waston for Oncology 已经成为 IBM Waston Health 的首批商用项目之一。目前,IBM Waston for Oncology 能够为结肠癌、前列腺癌、膀胱癌、卵巢癌、子宫颈癌、胰腺癌、肾癌、肝癌、子宫癌、黑色素瘤和淋巴瘤等十几种常见的实体和白血病提供医疗建议,为美国、中国、印度、泰国等国家和地区的 2 亿患者提供诊断和治疗服务,已逐渐成为辅助医疗活动和开展年轻医生培训的重要工具。

（2）工作步骤:利用 IBM Waston for Oncology 进行辅助诊断的大致步骤为:①加载患者病历信息,包括对个体做出适当分析以确定个性化治疗可选方案的数据、个体的基因突变信息以及可以提高治疗可选方案个性化的数据。②使用 NLP 来读取数据与信息,并依次将特性归类。③Waston 给出推荐的治疗方案列表,并提供每个治疗方案的细节,同时也可以通过改变关键属性,让 Waston 给出不同的方案建议。

（3）特点:IBM Waston for Oncology 可以理解自然语言,动态分析各类假设和问题,具有精细的个性化分析能力,在相关数据的基础上优化问题解答,在短时间内提炼洞察、发现新的运行模式,在迭代中学习、探索优化的解决方案,从而为癌症患者提供个性化的以症状为依据的治疗建议,为医生提供辅助诊断功能。总体来说,它具有以下特点:①前沿性:代表前沿科技和未来技术,并能不间断地获取与吸收最前沿的肿瘤医疗知识。②规范性:经过严格规范的训练,所掌握的肿瘤医疗文献知识信息和肿瘤病例信息,其数据符合多中心、大样本、前瞻性和随机对照的特性,方案的建议符合临床指南和专家共识。③个体化:对肿瘤分期、体力状况、脏器功能、基因检测、既往治疗等进行评估,提供个性化的肿瘤诊疗方案。④精确性:基于医学证据的高低,对所给方案的建议也有不同的排序,对于药物的不良反应有详细的提示,对放化疗的周期、序贯有细节建议,以一些被证实无效或有反作用的方案给予预警。

IBM Waston for Oncology 不直接对患者做诊断,只是为肿瘤医生提供基于临床医学证据的个性化诊疗方案建议,并不能代替肿瘤医生的专业判断。

第二节 药学大数据应用

在药物研发、流通和利用的过程中,医药相关的机构和企业积累了大量的药学数据,同时也为进一步开展药学研究、服务与管理提供了坚实的数据基础。在临床上,通过对大量数据的相关性分析,可以探索不同疾病的用药规律,分析造成治疗成败的相关性因素,为临床合理用药提供依据。在药物研发过程中,医药企业通过对患者的用药情况、身体指标转变、症状特点等大数据进行挖掘分析,根据不同药品的需求情况和治疗效果制订新的研发方案,可以更好地保证有效的投入产出比,降低生产成本,提高研发成功率。目前,在大数据环境下,人们正在致力于药学数据的公开、共享。例如,2014 年 6 月美国食品药品监督管理局开始启动公共数据开放项目 OpenFDA,向民众提供海量的数据资源,其中,包括从 2004 年以来提交至 FDA 的数以亿计的药物不良反应和药疗差错报告,并且还会逐渐将 FDA 数据库中的药品召回和药品标签信息扩展至该项目。该项目的目的是以此推动公共及私人机构、企业或个人开展创新、学术研究、民众教育以及保护公众健康。

一、合理用药

据国家市场监督管理总局一项统计数据显示,我国目前每年有 250 万人错误用药,由此造成的死亡人数在 20 万人左右,是全国交通事故死亡人数的 2 倍。在美国,每年有 7% 的住院患者与药物的不良反应有关,仅在丙型肝炎的治疗中就可能引起 15% 的患者出现溶血性贫血。

大数据时代的来临,不仅是在药物基因组学方面给个体化用药提供了必要的条件,而且医疗的数字化进程以及计算机技术的发展也为医院药学服务的个体化进程提供了数据积累和技术支持。结合计算机辅助计算进行大数据药效分析,最终形成的数据训练模型和经验可以实现药物智能辅助给药系统,为患者与医生提供用药参考,在治疗过程中充分考虑到患者差异与药物临床疗效的相关性,根据患者的不同情况,采用不同药物和用药模型,具有针对性地选择药物和制订相应的个体化治疗方案,避免治疗的失败和重大药物不良反应的发生,将从根本上改变目前药物治疗中重视群体,忽略患者个体差异的现状,重建针对个体的用药理念。首先,从数据库中提取数据,建立针对某病型的结构化用药案例数据,包括药物名称、类型、患者病重程度、用药后患者的关联临床检验数据、患者既往过敏史等;其次,针对某病型,对数据案例中包含的各类可行的药物和治疗的相关性进行发现、挖掘,包括复合用药对该病型的临床效果,可以发现个体在药物治疗中,与环境因素、遗传因素、社会因素、疾病因素、心理因素的相关性,从而为患者制订更好更精准的药物治疗方案,指导、预测药物的生产、存储、供应与应用,使医院药学服务更具有循证性、科学性、针对性,从而使药物治疗更加个性化,更有效、安全、经济。

纽约心脏协会(New York Heart Association Functional Classification,NYHA)在治疗心衰过程中依据遗传药理学知识,综合考虑传统的临床因素、基因差异和蛋白质生物标记物,将患者进行更精细的临床分类,提供专一性更强的药物和给药方案,以达到选择理想的药物、简化药物治疗和把不良反应减少到最小的目的。具体的应用模型如图 7-4 所示。

有研究发现,在几类抗高血压药物的治疗中,有充分疗效的患者只占 40%~60%,他汀类药物羟甲基戊二辅酶 A 还原抑制剂 HMG-COA 在大多数患者当中并不能降低心血管事件的发生。在使用华法林治疗的患者中,大约有 30% 的时间,其国际标准化比率(INR)值都在标准范围之外。不仅如此,研究发现,这些用药的差异性和事故的发生,除了和许多环境因素、社会因素有关外,更与患者复杂的遗传特征和遗传多样性密切相关。例如,参与活化药物在肝脏中的代谢作用的两个细胞色素 CYPC19 和 CYP4F2 直接影响着华法林的效用和毒副作用的发生程度。而对于进行支架手术而 CYPC19 基因变异的患者,由于无法正常代谢和活化氯吡格雷,可能造成治疗失败,导致患者心肌梗死或死亡。所以,在药物基因检测的基础上,综合考虑患者的年龄、性别、种族、体质量、身高、是否吸烟、肝脏疾病与否、病征病史、基础 INR、目标 INR、服用胺碘酮情况、是否服用他汀类药物 / 还原酶抑制剂、是否服用氮唑类抗真菌药物、是否服用磺胺甲噁唑等因素,采用国际公认的方法综合判断患者所需药物及其初始剂量,可以大大降低药物的使用风险。

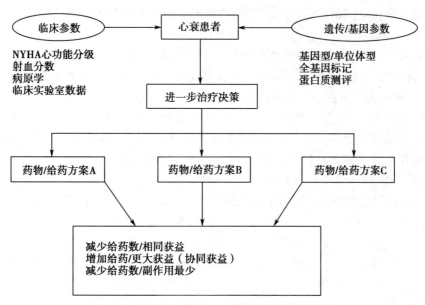

图 7-4 遗传药理学在心血管疾病中的临床应用

二、用药安全审查

在对临床大数据和药物大数据进行分析的基础上,结合实际医疗行为,治疗安全审查的范围包括:药物相互作用审查、中医药配伍禁忌审查、西药与中成药之间配伍禁忌审查、患者药物禁忌审查、检查/检验相关禁忌审查、治疗相关的禁忌审查。药物不良反应或药物过敏警示则是治疗安全审查的重要一环。

在利用大数据开展过敏警示工作时,系统后台的过敏类药品知识库体系和系统前台的过敏药物提示功能可以辅助医护人员对患者进行安全用药、合理用药。药物过敏判断因素涉及特定的过敏类药物及其患者的个体特质,如青霉素、患者是否存在家族过敏史、患者是否属于特殊人群(如孕妇、哺乳期妇女、小儿和老人等)、患者是否具有过敏性体质。以心血管疾病治疗为例,应用药物包括倍他乐克、地高辛、胺碘酮、利多卡因、硝酸酯类药物等,而他汀类药物禁用于孕妇、哺乳期妇女及计划妊娠妇女,地高辛禁用于室性心动过速、心室颤动患者,胺碘酮禁用于甲状腺功能障碍、碘过敏患者,利多卡因禁用于局部麻醉药过敏者,硝酸酯类药物禁用于青光眼患者、眼内压增高患者、有机硝化物过敏患者。当为该类患者制定此类治疗方案时,系统将自动对该类药物进行药物过敏警示。

三、药品研发

从寻找新的备选化合物,到层层实验审批,药品研发往往要花去十几年时间和大量的成本,有时还以失败而告终。传统的基于单一靶标的药物研发过程因效率低、开支高而难以满足市场需求。根据塔夫茨药物研发中心(Tufts Center for the Study of Drug Development, CSDD)报告,目前,平均要花 25 亿美元以上才能得到 1 个成功上市的新药,与 2003 年的数据相比上涨了 145%。

科学实验通量化和社会信息化是药物创新领域大数据的来源,也可应用于药品研发的每一个阶段。只是不同阶段，其数据来源、数据挖掘的需求都有自己的特殊性，需要特殊技术进行处理。

药品研发前，利用大数据对患者乃至大众的行为和情绪进行测量，挖掘患者症状特点、行为习惯、喜好等，在已有的药品和服务中，找到符合患者症状的药品和服务，针对性地调整和优化药品，进而为患者提供个性化医药服务。

药品研发过程中，随着大数据时代的到来，大数据分析方法对于组学和系统生物学等复杂数据具有较强的分析能力，有望促进基于系统的药物设计和药物信息研究的发展，使我们有可能在系统层面上看到药物分子与许多靶标相互作用的新现象、新规律。基于系统的药物设计，即将药物分子信息与疾病调控网络、基因组、蛋白质组、代谢组等各类数据信息进行综合利用，已成为未来的药物设计方向之一。数据驱动的药物研发（data-driven drug research and development, DDRD）可以显著提高药物研发的成功率以及降低药物研发的周期和成本，已经成为一个众望所归的发展趋势。如在药物靶标鉴定和关键靶标的选择和组合等领域，以中药信息研究为例，中药的药理学和毒理学研究是一个复杂问题，包括中药的复方、药材、分子成分和含量、分子代谢、对应症、中药分子和靶标之间的复杂的相互作用等，以上因素之间存在多重关联关系，复杂的动态和非线性特征提示深度学习等大数据分析方法可应用于中药研究。对药学大数据进行分析利用，还可以帮助人们发现已有药物的新疗法。如 Xu 从海量的电子病历数据中，依据患者的生存分析，发现治疗癌症的二甲双胍也可以用来治疗糖尿病，且效果要优于传统的胰岛素方法。

药品研发成功后，通过大数据技术分析来自互联网、医院药品管理系统的大数据，了解公众疾病药品需求趋势，利用大数据确定最优的投入产出比，合理配置有限的研发资源，从而实现最优资源组合和节约成本。药品上市前，通过大数据扩大样本数和采样分布范围，分析药物副作用以及药品不良反应，克服传统临床试验和副作用报告分析中样本数小、采样分布受限等因素的影响，使结果更具有说服力，有利于缩短药品上市时间，降低企业成本。药品上市后，通过整合上市后各研究阶段可获得的所有数据，全面把握上市药品的安全性、有效性和经济性，为临床合理用药提供更有价值的参考。

但是，药物研发的大量珍贵数据往往处于私有状态，能公开获取的数据不足，这也是大数据时代药物设计与药物信息研究面临一个重大挑战。所以，充分利用和分析药物文献信息，辅助开展药物研究和设计往往是进行药物研发的重要基础过程。

目前，各类药物信息数据多采用"语义网络"（semantic Web）概念及技术应用统一的逻辑架构对各领域数据进行高效整合，实现信息的共享交互，同时对信息进行提取和辨识，其中资源描述框架（resource description framework, RDF）、Web 本体语言（Web ontology language, OWL）和简单协议查询语言（simple protocol and RDF query language, SPARQL）是实现标准语言组织联系、注释及检索的三大核心。其中，RDF 是一种简单的语言形式，通常以名词–动词–名词的三联体的形式出现，在医药生物信息学中的应用实现了横跨生物、化学、药学等数据库中的各种实体的联系。OWL 对 RDF 信息进行注释，连接各数据库中的术语。SPARQL 则对 RDF 进行跨库注释搜索。

关联数据（linked data）是"语义网络"实现的关键一环，用于实现不同数据源之间的语义关联。关联开放药物数据（linked open drug data, LODD）以 RDF 的形式关联了有关药物不同方面的信息，例如药物对基因表达的影响、药物的靶标信息等，方便研究者通过检索一个关键词,如"阿尔茨海默病"得到与其相关的疾病特征、相关基因、药物等所有动态、可视化的信息。目前,LODD 已经整合了多个开源数据库信息,包括 Drug Bank、Clinical Trials.Gov、DailyMed 和 Diseasome 等。

文本挖掘(text mining)能够从非结构化的文本信息中提取未知信息,通常包括信息检索(information retrieval)和信息提取(information extraction)两大步骤。Downing 等开展的 SPECTRa-T 能够从电子文档中获取化学分子信息并存储为 RDF 格式,方便之后继续利用。文献检索工具 LSGraph 能够基于关键词和基因注释提取文献摘要、常见基因和蛋白数据库中的关键信息,并对信息进行扩展、聚类最终得到与疾病相关的关键靶标。Percha 等用文献检索工具构建了基因 – 药物关系,并以此训练出一种搜索文献中药物之间相互作用(drug-drug interaction,DDI)的工具,提示药物副作用的机理。

图论(graph theory)也可以应用到网络、实体关系构建中。通过检索关键词,图论相关算法可以找到检索实体之间网络最短路径或有意义的关联信息。Zhu 等开发的 Chemogenomic Explorer 基于 RDF 链状链接分析药物小分子与其相关基因的联系并预测相关的疾病。

除此之外,在药物研发的过程中,往往需要各领域研究实体开展交互合作、信息共享。Hohman 等开发了一种汇集科研团队、数据库信息、基于 Web 的生化分析软件的协同药物发现(collaborative drug discovery,CDD)研究社区公共平台,以协助世界各地的研究小组合作研发新药。在平台上,研究者可以检索信息、存储和发布结果、共享数据、寻找合作者支持,并可以实现"隐私"和"公开"之间的合理切换。

四、药品监管

(一)概述

药品监管涉及药品生产、流通、销售等整个产业链,监管对象多,行业状况复杂,监管难度大,面临的最大问题就是风险不可控性和难以预见性。同时,药品违法行为正逐渐呈现出技术高端化、手段隐蔽化、组织集团化等特点,传统走家串户式的"查票据""看包装"等监管方式,产生和依赖的数据主要源于抽样调查、局部单一数据,有时纯粹是凭借经验,已经难以适应不断变化的监管形势需要。推动监管方式由粗放式向精细化、由传统式向智能化转变,为科学决策提供依据,以提高监管执法的科学性和监管效率,加强食品药品监管的预见性,已成为药品监管的重要发展方向。

2014 年,国家发展和改革委员会等发布的《关于促进智慧城市健康发展的指导意见》中提出,要在食品药品、消费品安全、检验检疫等领域,建设完善具有溯源追查、社会监督等功能的完善市场监管信息服务体系,将"智慧监管"纳入智慧城市建设的重要组成部分。2015 年 7 月,国务院办公厅印发《关于运用大数据加强对市场主体服务和监管的若干意见》,要求对食品、药品、农产品等重要产品加强监督管理,建立产品质量追溯体系,形成来源可查、去向可追、责任可究的信息链条,方便监管部门监管和社会公众查询。可以说,食品药品由"传统监管"向"智慧监管"转型升级势在必行,食品药品监管面临难得的发展机遇。

在广泛应用移动互联网、云计算、智能终端等新一代互联网技术的基础上,将来自政府部门、检测机构、企业、公众的数据,采集到云端,通过交叉复现、质量互换、模糊推演等手段有效整合各方面数据资源,构建食药安全云,建设药品智慧监管系统,食品监管的基础就从少量的"样本数据"转变为"全局数据",有助于消除部门、地区间的条块分割,实现全省乃至全国食药安全监管信息的互联互通,实现信息资源的共享,不仅可以方便食品药品监管部门实现跨省市、跨部门的数据查询和比对,也为实现对企业的产品质量的实时监管,建立全社会的诚信体系提供数据支持。同时,也有利于消费者对食品药品信息的查询,改变食品药品销售中存在的信息不对称现象,提高消费者的辨识能力。

作为国家食品药品监管的一个有机组成部分,各地的食品药品监管并不是孤立存在。按照"各省录入、一网公开、一键查询"的总体原则,目前,主要由各省食品药品监管管理局分别在全国统一的管理信息系统上录入监管对象、日常检查、检验检测、处罚案件、行政许可、食品药品溯源等信息,自动汇集成全国食品药品监管大数据库。在此基础上,采集、分析、利用监管对象的用电用水、运输物流、银行支付、缴费纳税等大数据,可以:①为监管部门进行监督提供便捷的渠道。统计分析问题多的食品药品和相关企业,以问题为导向,实施靶向监管。②为公众查询信息、选购食品药品提供参考依据。③帮助优质企业及其产品提高市场知名度。④帮助食品药品经营者查验食品药品进货质量。⑤促使食品药品行业形成市场淘汰机制,让假冒伪劣食品药品失去市场,倒逼企业重视产品质量。因此,充分利用食品药品大数据可以进一步提高食品药品的监管效率,实现从完全依靠人力监管转变到"人力监管 + 机器监管",从完全依靠政府监管转变到"政府监管 + 全民监督",从主要依靠行政处罚转变到"行政处罚 + 市场淘汰",真正实现"机器换人、全民监督、市场倒逼"的监管新机制,创造放心的食品药品安全环境。

(二)食品药品安全溯源

食品药品源头复杂多变,利益相关方众多,组成成分极其复杂,实际应用场景中往往经过多级封装、分销和倒卖等。对食品药品加工及仓储物流环节进行监管一直存在不规范的问题,产品无法溯源,物流混乱,仓储环境差,导致食品药品在加工和运输仓储环节的损耗较大,质量无法得到保证。

目前,政府和食品、药品监管部门已经着手开始以数字化技术为核心,结合物联网及云计算技术,建立针对各企业的内外部追溯监管平台,不少的药品食品企业和第三方追溯平台成为食品药品安全追溯试点的一员。企业多采用纸质条码和二维码标识技术,形成"一企一号,一物一码"的标识体系,辅助政府有效监管所属企业产品在全生命周期的详细信息,方便进行质量管控、产品召回、过程追溯、责任核定等监管需求,同时可为食品药品企业提供原料追溯、产品防伪、物流监管、经销商管理、个性化网站建设等企业产品信息化建设服务。

有效的食品药品安全溯源体系必须具备在复杂的产品生产、制造、流通、分销、使用和后续处理等食品药品生命周期过程中,快速、有效地跟踪和管理各项指标,尤其是安全指标特征数据的能力,能及时产生相关部门,特别是在灾难、紧急事件或疫情发生时各个要害部门所需要的能跟踪和追踪相关责任方的数据。其中,各利益相关方所密切关注的食品和药品相关特征信息的数据要素需要一定的要求和规范才能保证溯源系统的可行和有效。

一般来说,食品药品安全溯源数据规范所要求的数据要素主要包括:①溯源数据广度:溯源系统需要记录的食品、药品特征数据和各项指标的数量,也就是从各个部门需要拿到多少必需数据以及溯源系统中同级节点数据的横向数据。②溯源数据深度:食品药品供应链溯源节点深度,即指定任意信息节点可追溯到的上游节点和下游节点的数量。③溯源数据精度:包括特征数据精度和移动精度。其中,移动精度是保证溯源系统能够精准地识别出食品药品在生产流通及其使用过程中的移动情况。比如,一个药品在某个城市流转了数十次,溯源精度是到区一级还是街道一级等。④溯源数据访问权限:定义单位或人员在系统中追溯不同食品药品安全信息的授权情况。溯源访问权限控制在很大程度决定了溯源系统安全及数据安全。尤其是在发生重大疫情或灾情等紧急情况下,需要有必要的技术和手段加以管理和控制。⑤上下游数据溯源速度:定义在系统中追溯不同食品药品安全信息的速度。

理论上,食品药品安全溯源体系可以完整无误地把食品药品在其供应链系统中所有的状态、流转环节及其流转动作都被完整地记录并描述。如文末彩图 7-5 所示,在食品药品的流转过程中,存在不同的环节和状态,相应的也就存在不同的数据特征。其中 E 代表各个动作或者环节,S 代表不同的状态。

食品、药品安全溯源数据必须遵循一定的规范,体现出一定动作、状态下相应溯源数据特征,基本数据结构如表 7-3 所示。必须写入溯源数据的格式包括:全系统唯一溯源指针编码、全球唯一的时空编码、食品药品状态编码、食品药品状态转移编码、供应链流转责任人公共密钥及私钥签名数据、食品药品特征要素数据或要素数据元。

表 7-3　溯源数据的基本数据结构

动作	S0	S1	S2	S3	S4	S5
E01						
E02						
E03						
……						

利用全网食品药品转移状态、转移动作,以及相应转移发生的事实或事故,可以建立相应的预测模型,如可以利用历史经验数据,通过隐形马科夫链模型,计算并预测出指定某个时间,状态发生流转的概率,从而可以预测和计算出可能发生的突发或恶性事件,尽快找到"标靶",从而实现针对高风险状态或者环节进行的靶向监管,有利于提升监管的精准性和效率。

目前,我国正以食品药品时空网格编码标准和北斗全球网格标识管理服务平台为支撑,结合大数据、云计算等新型技术,完成食品药品编码中心建设。在不破坏和改变原有编码的基础上,增加一个由时间编码段和空间编码段构成的时空网格编码字段,其中,时间编码段体现药品的确切生产时间,信息技术与信息化方案与应用详细至秒,空间编码段则标识生产商所在位置的网格码,作为安全溯源的全程跟踪标识,用于安全溯源、过程管理和事后追责。至 2015 年,基本完成了国家、省及省以下各级监管业务平台建设,加强了数据的采集、整理和分析。

其中,基于北斗网格编码技术体系的核心产品北斗全球网格标识管理服务平台可完成物件标识的生成、验证、授权及分发等物件标识服务,能够管理全球全域空间的数据,实际上也就有了一套统一管理各行业大数据的标准,可以在任何区域范围内,非常方便地将各种类型、各种大小的实体对象,以及与该对象相关的各种事件,同该对象所在的空间位置进行自动关联,并可成倍、几十倍、甚至上百倍地提高计算和查询检索效率,极大地扩展传统体制的应用功能,方便各行业、各领域的信息融合和信息共享,对于各种信息系统的组织、管理和服务能力也将产生质的提升。该服务平台已经应用于旅游、物流等行业,将涉足食品、药品、环保等行业。另外,也将建成国内的各大区域中心、一带一路中心和国际各大洲中心。

北斗网格编码技术则是在新型地球空间剖分理论基础上发展出的一种离散化、多尺度区域位置标识和度量体系,即将地心至地上 6 万公里的地球空间剖分成数以兆亿个大小不等、多尺度嵌套、最高精度达厘米级的网格群,同时为每一个网格赋予全球唯一的整型数标识编码。编码体系涉及 9 项核心技术,包括面向大数据应用的地球空间网格技术、大数据空间区位编码技术、大数据空间离散编码技术、基于时空编码的大数据快速整合技术、基于时空编码的大数据多维深度关联技术、基于时空的大数据搜索引擎技术、基于时空编码的大数据二进制代数运算技术、基于时空编码的大数据分析挖掘技术、基于时空编码的北斗大数据位置服务技术。在数据整合、组织、共享、检索、计算、挖掘、表达、使用等方面具备继承更全面、组织更简单、共享更直接、检索更快捷、计算更高效、挖掘更深层、表达更丰富、使用更方便等优势。

(三)药品检测

目前,大部分的药品检测已经建立起相应的国家标准。但是,食品药品质量监管的现状依然不够理想。首先,各地食品药品检验所工作量巨大,待检产品积压严重,工作人员加班加点仍然无法满足需求。其次,送检周期较长,被检单位怨声载道。第三,每年都会有大量药品在不同地区被重复检验,使得本已紧张的检测资源更加雪上加霜。第四,花费大量人力物力财力得出的检测数据并没有得到合理有效的利用,仅仅只用来反映送检样品的质量,导致检测数据的使用效率极低。最后,各检验机构由于缺乏统一的数据模型,各自为政,无法实现互联互通,阻碍信息共享。

2015 年,由国家食品药品检定研究院开发的"国家药品快检数据库网络平台"项目通过验收并投入使用。该平台完成了以近红外图谱快速比对分析模型为基础,结合外观鉴别、化学、生物、物理、光谱和色谱等多种快速检验技术为一体的国家药品快速检验数据库网络平台。平台包括三大子系统:网络管理系统、车载管理系统、手机 APP。平台重点针对国家基本药物、进口药品和基层常用药品,建立了适宜基层监管的药品快速检验方法,特别是针对掺杂、掺假等非法添加问题,建立了规范化的全国药品快检研发与应用管理体系。同时,平台实现了对全国现有的 400 余辆药品快检车的实时联网及定位监控,改变了以往药品快检车及快检工作人员"单兵作战"的工作模式,促进了全国药品快检信息的资源共享,大幅提高检测机构的监管水平,减少重复检测。

于治楼等设计的药品在线生产检测终端系统已经在 3 个省市近 50 多家药品生产企业运行,采集数据 500 多万条。应用该系统省级药监部门可实时监控辖区内药品生产企业的生产过程,包括物料称重、空调温湿度、温度等信息。

五、药学大数据应用案例

(一)智慧食药监综合指挥平台

河北省食药监局以廊坊市为试点初步建成"智慧食药监综合指挥平台",实现了数据存储与证据追溯、视频监控与语音对讲、投诉举报与处理、现场直击与应急指挥、日常监管网格化管理等功能。主要包括七大系统:

1. **药品电子监管系统**　药品电子监管系统将全市 34 家药品批发企业、市区 385 家药品零售企业纳入监管中心,对药品经营企业和医疗机构的药品购销情况、库存情况、处方药销售情况等多项内容进行实时在线远程监管,实时掌握全市的药品购进、销售、库存等市场流通情况,快速锁定"问题药品",实现药品安全事件的可追溯。该系统涵盖数据中心、监管中心、业务中心、服务中心、办公中心五大子系统。其中,数据中心由企业信息库、基础药品信息库、假劣药品信息库、从业人员信息库构成,形成了数据全面、公开共享的信息平台。监管中心实时监控药品购进、储存、销售等环节,严格规范药品经营行为。业务中心将行政许可、行政执法及企业信用管理等全部纳入网上运行管理,规范了行政执法行为。办公中心将投诉举报等日常行政办公工作全部网上运行。服务中心通过网络直通车,实现了监管部门与监管对象之间双向即时互动交流。

药品电子监管系统可以帮助严格规范企业经营行为,切实解决药师不在岗、不凭处方销售处方药、非法渠道购进药品、体外循环等监管顽疾,实现药品监管智能化、办公网络化、执法电子化。重点体现在卡住"进口"、监控"现场"、把住"出口",打造环环相扣、完整无隙的药品经营监管链条。①卡住"进口":企业购进药品后,通过终端系统,录入药品品名、批准文号、生产厂家、批号等信息,录入成功后企业方能销售。系统会自动将录入的信息与数据中心的基础药品数据库和假劣药品数据库进行比对,如药品信息与假劣药品数据库信息一致,系统会自动报警。②监控"现场":在全市药品批发企业的药品仓库安装温湿度采集器、记录仪,每小时对药品仓库温湿度进行准确测量,并将数据传输至系统管理端,执法人员可实时查看每个企业药品仓库的温湿度情况。③严控"出口":企业在销售处方药品时,需要驻店药师通过指纹仪进行指纹比对,比对通过后系统方能打印出附有特殊监管码的销售票据,药品方可销售。

2. 突发事件应急指挥系统 突发事件应急指挥系统配备单兵设备,具备移动视频会议、集群呼叫、单兵对讲、"药安食美"APP执法初筛、执法过程记录等功能,可迅速定位现场,实时调度执法人员完成现场快速检测和应急处置工作。指挥中心可以通过移动互联网,利用视频和语音与现场执法人员进行可视对讲、了解并记录现场实时情况,并与指挥中心平台进行画面无缝对接。

3. "云"监管系统 "云"监管系统则是通过手机APP对法律法规要求的重点监管环节开展日常监管。现场监管的现状和执法检查情况通过手机APP采集图文数据,实时上传到"云"端,实现资源共享,提高了执法人员互相交流学习的兴趣,加强了执法工作的全程动态管理和可追溯性管理。

4. "云"检验系统 "云"检验系统配备的快速检验设备可以实现联网运行,并将检验结果实时上传"云"端。自主开发的软件可以实现检验结果自动分析,可以检索、查询全市联网的快速检验结果以及检验机构的检验结果,并通过实时汇总分析,及时分析药品安全风险。

5. "四品一械"在线监管系统 "四品一械"在线监管系统则是利用"药安食美"建成的平台,经过二次开发,实现了对药品、食品、保健品、化妆品、医疗器械的在线监管。目前首先是以学校、幼儿园食堂和大型餐饮单位为试点,通过在后厨食品加工关键区域安装视频监控设备,实行厨房实时监控,利用手机、电脑两种终端形式,实现远程多人、多通道同时在线监管,按照账号权限,各级主管人员,可以在电脑终端实现对被监管单位的在线监管。

6. 微信互动平台系统 微信互动平台系统设有"职能介绍""办事流程""服务指

南""投诉举报""法律法规"等版块。微信平台除了定期推送信息之外,还具备查询和互动功能。微信用户可利用文字、语音、图片、视频等多种方式,随时与监管人员交流互动,提出意见和建议,举报违法违规现象,成为监管人员无处不在的"眼睛"。

7. 投诉举报系统　投诉举报系统通过运行"12331"投诉举报热线和"药安食美"投诉举报系统,实现受理、处置情况跟踪,处理结果上报等功能。

智慧食药监综合指挥平台将建成市县乡村四级监管网络系统,通过电子地图形式,将全市 11 个县(市、区)3 222 个村街网格化,责任人及其分管区域内的监管单位数据录入信息化平台,建立全市食品药品安全"网格地图",依照地图索引,可以实现岗位清晰明确。同时利用"药安食美"中"我要点评"的数据,二次开发实现"责任到人的谁来管和管理对象数量、基本情况清晰的管什么"的网格化管理。

(二)药材电子交易平台

很多因素制约着中药材的电子交易,而电子交易势必是中药材未来交易的重要发展趋势。2012 年,中药巨头康美药业从中药材行业的整体战略出发,经过调查广大药农、药商、药厂的需求,投资数亿开发出中药材电子交易平台——康美 e 药谷,将中药材交易的上中下游与互联网融合,为众多药商、药农、药厂提供专业的中药材供需、种植、加工和销售分析及信息,大大减少了交易过程中信息不对称的情况,减少了搜寻信息的费用。该平台对交易的中药材品种制定统一的标准、第三方检测、线上下单、线下实物交割,使得整个中药材电子交易更加科学化、可量化、规范化,可以快捷地完成药材购销,并尽量杜绝以次充好的欺诈行为。目前,康美 e 药谷主要提供现货挂牌、竞买竞卖、现货即期和 e 贷通四大交易模式。药农既可以在网上现货挂牌销售,也可以进行竞价售卖。药商和药企可以根据自身的中药材收购计划,签订相关现货合约,利用电子交易平台的对冲功能弥补现实市场由于暴涨暴跌造成的损失。同时,平台在全国各地建立了相关的服务网点和仓库网点,为中药材电子交易提供一站式服务。截至 2015 年,e 药谷已相继在安徽亳州、河北安国、广东普宁、广西玉林、甘肃陇西等中药材主要产地设立了 13 个区域服务中心和 300 多个二级服务网点,并汇聚了 6 万多名来自这些地区中药材实体市场的药材商户和 600 多家大型药企。依托平台,入库的中药材信息可以同步到集团布局在全国药材场地的库房数据库,获得通用的注册仓单,之后的销售均可以通过互联网平台进行仓单交易,缩短了交易时间,减少了物流配送环节的费用,确保了货物在多次流转的过程中不会造成损失,质量也能够更好地得到保证。而在互联网上进行的药品交易活动,可以在一定程度上减少逆向选择和机会主义行为的发生,打击投机行为。较之于无网络的药材交易来说,交易费用的总量及平均交易费用均呈下降趋势,交易总体趋于平稳,暴涨暴跌的情况得以控制。

第三节　区域医疗大数据应用

区域医疗卫生通常是指在完整的医疗卫生体系的行政区划地区内所开展的跨不同业务平台、互通不同系统之间信息的医疗服务行为,其行政划区可能是区、县,也可能是更大的地级市、直辖市、甚至全国。区域医疗卫生的核心是打破点对点的传统医疗模式,利用互联网、云计算、大数据等技术建立灵活性强、数据全面、决策迅速、关联能力强的医疗服务体系,通过公共网络连接区域内相关的医疗卫生机构、行业管理机构乃至成千上万的用户终端,把相关医疗卫生数据整合到统一的卫生信息集成平台上,机构和个人用户在需要的时候通过数据中心的控制机制和索引机制等获取数据,开展信息交互,共享区域内的医疗卫生信息资源及其相关医疗卫生服务。

为了实现区域内医疗卫生信息共享,区域医疗卫生信息平台应具有以下主要特点:①统一性:能有效地管理区域内不同医疗机构产生的全数据,主要体现在统一接入、统一存储、统一身份、统一流程、统一计算、统一管理和统一接口。②演进性:医院原有系统不用更换或拆除,最大程度保留原有系统及应用习惯。③开放性:稳定可靠的 IT 应用架构,具有开放性接口,符合行业集成及接口标准,可弹性扩容。④便捷好用:应用简单,使用便利,无需特殊培训,应用场景丰富,可带来与传统技术、传统思维完全不同的医疗应用价值。⑤实时性:区域内外能实时或即时地进行大数据处理及分析。⑥共用性:为区域中每一位用户提供即时的数据处理、重建应用。⑦多样化协作:满足院内、区域内、跨区域的多样化带宽、多样化终端、跨平台的实时、对称的区域医疗协作。⑧移动性:支持无线网络、3G/4G/5G 通信环境的区域内外医疗应用。

2016 年 10 月 22 日,国家卫生和计划生育委员会启动"健康医疗大数据试点"工作,确定福建省福州市、厦门市,江苏省南京市首批试点省市。其中,厦门市民健康信息系统是 2006 年由解放军总医院牵头,在厦门市委市政府的支持下,以推动医疗服务改革为目的,将各级医疗机构横向和纵向重新整合配置,利用网络集成共享技术建立起的一套可推广移植的区域卫生信息共享平台。该平台以居民电子健康档案信息为基础、从慢病管理入手,以公益性社区卫生服务为导向,灵活运用"糖友网""高友网"等普惠性的互动平台引导患者,在糖尿病、高血压"社区 - 医院一体化管理模式"的基础上,统筹全市各级医院和社区医疗机构,依托社区将慢病管理落实到基层社区医疗服务机构,将居民健康管理信息化,形成医疗数据云协同服务,发展区域协同医疗、提供区域内信息共享与服务,反馈效果评估显著,被称之为"厦门模式",是集医疗数据平台搭建、信息管理和开放运用为一体的成功范例。厦门模式具有五大亮点:①统一的信息化集成平台连通了全市所有医疗机构。如将全市所有医疗机构信息号源都放在统一平台,拓展网上预约、电话预约、现场预约、APP 预约和微信预约多种方式,将触手可及的预约模式全方位融入医疗服务中,方便市民及时获取相关就诊信息,盘活医疗机构已有号源;②统一的医疗网络,对接全市所有医疗卫生服务机构的标准化信息系统,将患者在不同医疗机构的片段时点信息集合成连续的诊疗记录,提高医疗服务效率;③统一的数据云中心长期安全储存市民医疗健康信息档案;④统一的市民电子健康档案,从胚胎到死亡的全生命周期进行健康信息记录、管理和使用,服务于个人健康管理和政府宏观监测;⑤统一的医保卡,使市民可以实现"一卡在手"就能在所有的医疗机构就诊看病。厦门模式实现了市民完整的就诊和体检等医疗健康档案记录、妇幼保健档案信息、居民公共卫生数据档案的共享,保证了卫生信息数据的准确性和实时性,既方便个人疾病预防和健康管理,又便于政府层面公共卫生决策和提高应急管理能力。

据不完全统计,截止到 2014 年底,全国已有 14 个省份、107 个地市建立了省级、地市级卫生信息平台,29 个省份开展了居民健康卡试点工作,2 000 多家医疗机构开展了远程医疗,区域内医疗卫生系统互联互通已在不同程度予以实现。在区域医疗卫生信息化进程中不断积累的医疗卫生大数据已成为促进公共卫生管理和医疗服务管理的基础性战略资源。

在公共卫生管理方面,将各级医疗卫生机构及其相关部门纳入统一的基于大数据的区域医疗卫生系统,可以充分整合、共享政府及医疗卫生机构相关资源,扩展区域内优质医疗卫生资源的辐射能力,实现医疗卫生资源的最优配置。可以实现区域医疗卫生的协同管理、实时监测,为区域医疗卫生决策、医疗卫生机构管理以及医学研究提供科学的参考依据。

在医院管理方面,基于大数据的区域医疗信息化建设可以将各种医疗信息有序地组织起来,发挥大数据的优势和作用,实现区域内跨医疗机构的电子病历信息共享、院际协同服务和远程医疗应用,提高医疗资源利用效率,挖掘医院潜力,避免过度医疗,有效降低医疗费用,有效减少医务人员的重复性工作,提升工作效率,预防和减少医疗事故的发生,提升医院的管理水平。

在患者方面,可以为更多的患者提供平价、优质的医疗卫生服务,节省患者的就诊时间,方便患者更加合理地利用有限的医疗卫生资源,缓解当前医疗卫生资源不平衡、看病难、看病贵的现实矛盾。

一、公共卫生管理

区域医疗卫生大数据应用架构以大数据资源存储基础设施、数据仓库、大数据分析与挖掘等为基础,结合大数据分析、挖掘、展示等技术,实现疫情监测、宏观规划、应急联动、疾病分布、疾病预测等应用。如图 7-6 所示为区域医疗卫生大数据应用框架。

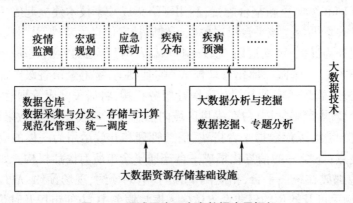

图 7-6　区域医疗卫生大数据应用框架

1. 疫情监测　通过覆盖区域的卫生综合管理信息平台和居民健康信息数据库,快速检测传染病,进行全面疫情监测。另外,通过对医疗卫生大数据进行抽取,采用实时分析算法及模型,对整个区域疫情的发展态势、严重程度等保持时刻关注,为正确、及时地应对疫情提供决策支持。

2. 宏观规划　医疗卫生大数据中涵盖方方面面的医疗卫生信息,通过深入分析和挖掘,能够为医疗卫生管理机构规划及管理提供决策支持。例如在医院的选址研究中,通过分析患者的地域分布、医院的分布情况,并结合交通等其他因素,为医院的选址建设提供决策建议。

3. 应急联动　当某地发生突发医疗卫生情况时,通过集成疾病监测和响应程序,进行快速响应,并通过对相关医疗卫生数据的分析统筹协调区域内医疗卫生机构对突发情况进行处置,合理安排及分配医疗卫生资源,以提高突发情况处置效率及效果。

4. **疾病分布**　通过各种分析方法,利用大量的医疗卫生数据,建立疾病分布模型,以描述疾病事件的"三间"分布,即疾病事件在时间、地区间、人群间的分布现象及其特征。

5. **疾病预测**　流行病的发生和传播有一定的规律性,与人群分布、气候以及环境指数等因素密切相关。通过挖掘医疗卫生数据内部特征,结合外部因素,如气温、人口、环境指数等,可形成相应流行疾病的预测模型,有利于医疗卫生机构提前做好部署,并通过提供准确和及时的公众健康咨询提醒市民防范,将会大幅提高公众健康风险意识,同时也将降低传染病感染风险,降低传染病感染率。

目前,全球最大的传染病疫情和突发公共卫生事件网络直报系统是由中国疾病控制中心建设,于 2004 年 1 月投入试运行。经过 10 余年的不懈努力,该系统覆盖了全国所有县级及以上疾控机构,每年有 600 多万的个案信息由全国各地上报并存储,县级及以上医疗机构报告率达 98%,乡镇卫生院报告率达 87%,覆盖 39 种法定传染病,建立了霍乱、血吸虫、鼠疫、艾滋病、结核病、不明原因肺炎等单病种监测系统,并开发、实施了国家传染病自动预警系统。与此同时,由国家卫生健康委员会卫生应急办公室牵头,已建立起 20 多个部门参与的应对突发急性传染病疫情联防联控工作机制。同时,在 23 个省份布局建立 4 类 48 支国家卫生应急队伍,实现国家队各省份全覆盖,基本实现队伍车载化、集成化和自我保障化,形成应急处置的"拳头"力量。近年来,我国成功处置了 H5N1、H1N1、H7N7、中东呼吸综合征、埃博拉出血热、COVID-19 等一系列重特大传染病事件,高效开展了重大火灾爆炸事故、洪涝灾害、地震、台风等一系列重特大突发事件的紧急救援工作。在应对历次重大突发公共卫生事件和突发事件紧急医学救援中,我国卫生应急能力不断提升,初步建立起具有中国特色的卫生应急体系,且成效显著。2014 年,国家公共卫生应急核心能力达标率升至 91.5%,远超全球 70% 的平均水平。另据国家卫生健康委员会的统计数据显示,"十二五"与"十一五"期间突发公共卫生事件报告情况对比,事件数下降 67.55%,病例数下降 79.88%,死亡数下降 38.51%,法定传染病报告发病率平均降低 19.4%。突发公共卫生事件信息平均报告时间从原来的 5 天缩短到 4 小时内,并具备了在 72 小时内检测 300 余种病原体的能力。

二、区域医疗服务管理

区域医疗服务管理主要负责管理区域内医疗卫生机构的医疗活动,实现医疗运营管理与医疗质量管理等功能,便于在区域内进行就医结算,并保证医疗服务的规范性及合理性,以优化医疗服务流程,规范医疗服务行为,用现代化信息手段提升区域医疗服务质量和效率,达到保障医疗质量,方便群众就医的目的。

医疗运营管理可以对区域医疗系统中的人力资源、卫生财务、固定资产、流动资产进行统一配置和管理,形成能对区域医疗信息进行查询、统计、分析的综合管理系统,为区域医疗决策及相关医学研究提供翔实的数据资料,并通过对各级医疗卫生信息进行数据挖掘与数据重建,反映当前区域内医疗卫生的真实情况和未来趋势,为疾病预防、药品监控、计划生育等其他相关部门业务提供科研、管理等相关服务。在此基础上,卫生管理部门可整合各部门上报的数据,加强宏观管理,优化卫生资源配置,为制定公共卫生政策和评估医疗政策的有效性提供准确依据。

三、医疗质量管理

医疗质量是医院的立身之本,关系到患者的生命和健康,也影响到医院的信誉和综合效益,是医院医疗水平、工作效率和综合实力的集中体现,是评价医院整体水平的核心指标。医疗质量控制是医疗质量管理的重要环节,质量控制的内容、方式以及为医院管理层提供的决策信息是影响质量控制效果的决定性因素。随着医院不断发展,在院病例数、年出院病例数等不断刷新医院既往的收容记录的同时,医疗隐患、不良事件、医疗纠纷也会不断发生。面对庞大的医疗信息数据以及医疗安全的巨大压力,需要充分发挥医疗质量控制的工作效能,切实提高医疗管理水平、降低医疗风险。因此,搭建信息化平台,整合医院 HIS 和电子病历、院内感染、合理用药等数据,设置智能审核标准;改变既往手工统计、终末质控介入、事后改正的传统人工医疗质量管理模式,建立全新的基于医院 HIS、基于大数据应用的全面全程实时的质量控制、管理和评价模式是大数据时代为医疗质量控制管理工作的迫切需求,更是其必然发展趋势。

基于大数据的医疗质量管控体系可以实现全程实时医疗数据采集,根据质控规则筛查异常医疗信息,动态警示到医护工作平台,实时反馈整改信息到质控系统,实现人机交互。可以定期对各医院、各科室的效率、质量、管理和安全等方面数据进行分析评估,为医院管理层分析报告,提供决策信息。彻底解决质量控制人员臃肿、质量控制范围局限、统计准确性差、干预措施滞后等质量控制问题,可以从及时发现隐患、早期介入纠正、实时监控落实、终末数据分析、汇总建议决策等各环节实现全程精细化、专业化、规范化和数字化的现代医疗质量控制管理。

一般来说,基于大数据的有效的医院质量控制管理系统至少涉及医疗质量数据查询、医疗质量智能审核、系统维护等功能。

(一)医疗质量数据查询功能

主要提供与医疗质量管理相关的患者、药品、耗材、手术、诊断、院内感染、费用、医保与新农合等相关数据的查询功能,涉及的主要数据/指标如表 7-4 所示。

表 7-4 医疗质量主要相关数据/指标

业务类别	主要指标
患者管理	平均住院日、实际占床数、门诊患者实时收容、住院患者日统计等
药品管理	患者使用抗菌药物总例数、抗菌药物分级使用情况、患者使用抗菌药物总品种数、住院患者抗菌药物使用强度、I 类切口手术抗菌药物预防使用率等
耗材管理	高值耗材的使用率、单个价格、占总费用的百分比等
手术管理	手术预约(登记)信息、手术分级执行、非计划再次手术、术后死亡率、重点手术报表等
诊断管理	单个重点疾病、重点疾病报表、未确诊者查询等
院内感染管理	在院患者发热情况、细菌培养药敏与抗菌药物使用关联、患者医院感染发生例数、发生率、科室院内感染分布查询等
费用管理	在院患者的总费用、药占比、耗材比和例均费用、科室或个人使用抗菌药物占总药品费用比等
医保、新农合管理	医保、新农合患者目录外用药比率、大型设备检查阳性率、药占比、耗占比,科室或个人不同费别患者的例均费用等

（二）医疗质量智能审核功能

医疗质量审核主要是在单次就医过程的基础上,自动结合患者的历史诊疗信息进行全过程的自动化审核。审核规则具体分为四大类:①病历质量审核:根据原卫生部《病历书写基本规范》和《病历质量评分标准》等规范性文件要求嵌入病历时效性和病历内容审核规则,并对实时或终末病历进行评分分级。②医疗规章制度落实情况审核:根据医疗管理过程中使用的制度性文件,通过调取医嘱、病历内容、护理信息等内容对医疗规章制度的落实情况进行智能审核。③诊疗合理性审核:根据《医疗护理技术操作常规》和临床路径管理要求等对门诊及住院患者检查、检验、手术、治疗等项目合理性进行审核。④医保政策审核:根据医疗服务价格手册、基本医疗保险医疗服务项目目录、《社会保险法》、基本医疗保险办法等相关政策,智能审核出不符合基本医疗保险相关政策的违规或可疑数据,方便审核人员有重点地处理问题数据。

（三）异常数据分析反馈功能

对智能审核筛出的异常数据由质控部门核查分析后定期发布到医生站,各临床科室登录反馈系统能查询不符合规则的数据,并根据医疗过程中的实际情况反馈原因,质控部门会结合反馈原因重新审核异常数据及整改信息,并制定相关奖惩措施促进医疗质量管理。

（四）医疗质量数据评估决策功能

系统通过整合查询功能中的医疗数据和医疗质量审核规则筛查出的相关数据,进行汇总、分析、评估,集中展示给质控和领导部门,重点警示频发、易犯、后果严重的信息内容,有助于对医疗质量持续改进性提供决策支持。该功能对提高医疗质量、降低医疗风险、预防医疗安全不良事件等具有积极意义,可作为医院医疗质量与安全管理人员进行管理和决策的工具。

（五）系统维护功能

包含自定义重点手术数据维护和重点疾病数据维护等功能。

四、医疗联合体

（一）背景

医疗联合体,也称医疗集团、医疗共同体等,主要是指将相对统一管理体制下不同级别、不同性质或者不同管理体制、不同隶属关系下的大中型医疗机构和基层医疗卫生机构进行优化整合,形成统一规范管理的服务模式,达到集预防保健、卫生服务、医疗救治全程服务一体化。也可以简单理解为以管理技术或资产为纽带,以二、三级医院为龙头,联络基层医疗机构共同构成的横向或纵向联合体。医联体内要进行数据联、业务联、利益联甚至是管理联。其中,最核心、最基础的是"数据联"。"互联网＋"时代,基于互联网构建物联、人联、数据联、服务联的新型医联体是大势所趋,是深化医药卫生体制改革的积极探索和实践。理论上来讲,在政府的统筹指引下,多个医联体即可覆盖一定的辖区居民,形成上下级医疗机构之间的无缝对接。一般来说,构建医疗联合体的目的有三,即较快提升基层医疗卫生机构的服务水平、建立分级诊疗和控制费用的服务链以及政府加强对医疗机构间合作的宏观引导和调控。如果仅仅是一般形式上的技术合作或对口支援,则不宜划入医疗联合体范畴。

美国近年来兴起的整合医疗体系(integrated delivery system, IDS)将不同层级的卫生保健机构或工作者联系起来,形成有组织、相互协同、协作的服务网络,为特定的患者人群和社区居民提供配合协调、纵向连续统一的医疗服务。不仅在临床上要为社区居民健康负责,在财务上也要承担控制医疗成本的责任。英国的联合体是整合医疗网络(integrated care network,ICN),提供协调的社区转诊服务,推动以临床为导向的综合服务,鼓励对于健康促进、诊断和治疗的投入。主要包括初级卫生保健之家(primary care home,PCH)和一站式医疗与社会照护服务。前者以全科医疗为基础,承担 90% 的卫生保健服务,支持自我保健、家庭保健和长期护理管理,并与公共卫生工作相衔接;后者整合原来分割的医疗服务和社会照护体系,为患者提供一站式医疗服务。德国实施的疾病管理计划(DPNs)通过加强慢病管理中、初级治疗与专科治疗、门诊治疗与住院治疗间的协作,进一步促进慢病患者的早期健康干预与沟通,重视医疗质量,并降低医疗成本。我国医联体的研究和实践也是顺应时代的要求飞速发展。

自 2009 年《中共中央、国务院关于深化医药卫生体制改革意见》发布以来,国家相继出台各项政策以推动医疗改革的不断深入。2014 年 8 月《国家卫生计生委关于推进医疗机构远程医疗服务的意见》、2015 年 7 月《国务院关于积极推进"互联网 +"行动的指导意见》、2015 年 9 月《国务院办公厅关于推进分级诊疗制度建设的指导意见》和 2017 年 4 月国务院办公厅印发的《关于推进医疗联合体建设和发展的指导意见》等明确指出:①地方各级卫生计生行政部门要将远程医疗服务体系建设纳入区域卫生规划和医疗机构设置规划,积极协调同级财政部门为远程医疗服务的发展提供相应的资金支持和经费保障,协调发展改革、物价、人力资源社会保障等相关部门,为远程医疗服务的发展营造适宜的政策环境。将发展远程医疗服务作为区域医疗卫生服务资源优化整合、实现优质医疗资源下沉共享、建立分级诊疗制度和解决群众看病就医问题的重要手段。②引导医疗机构整合二、三级医院现有的检查检验、消毒供应中心等医疗卫生资源,面向中小城市和农村地区的基层医疗卫生机构和慢性病医疗机构开放,通过远程会诊、远程病理诊断、远程影像诊断、远程心电图诊断、远程培训等远程医疗服务,探索基层检查、上级诊断的有效模式,以加强基层为重点完善分级诊疗服务体系。③鼓励有资质的医学检验机构、医疗服务机构联合与互联网企业合作,充分发挥互联网、大数据等信息技术手段,加强规划设计,建立促进跨地域、跨机构就诊信息共享的统一医疗网络信息平台,大力发展基于互联网的医疗卫生服务新模式,充分发挥信息系统对医联体的支撑作用及其在分级诊疗中的作用。

早在原卫生部正式提出建设和推广医联体之前,我国部分地区已经开始了不同类型的医联体的尝试和实践。2011 年 1 月,经上海市政府牵线,瑞金医院与原卢湾区下设的 2 家二级医院、4 家社区卫生服务中心联合,组建了上海市第一个市级医联体试点——瑞金—卢湾医联体。2013 年 8 月,北京启动医联体计划,在北京市区域内全面探索城区医联体服务模式和郊区医联体服务模式。总体目标是在医联体区域内,基层医疗机构社区居民首诊率不断上升,核心医院或三级医院的社区居民首诊率逐年下降,实现首诊在社区、康复在社区、预约在社区、慢病用药在社区。2014 年,我国开始全面探索医联体模式,江苏镇江、湖北武汉、天津、重庆、黑龙江、辽宁、陕西、湖北、安徽、广东等地均已开展了不同形式的整合实践。据不完全统计,国内目前已建成及在建的医联体数量超过 200 个。

(二)类型

有研究认为,真正意义上的医疗联合体应具备"四个统一",即统一经费使用、统一行政管理、统一资源配置、统一医疗保险预付,并最终形成一个利益共同体和责任共同体。但从实践情况看,医疗体存在不同的模式。按照组成机构的层级可以分为横向和纵向医疗联合体。按照组成机构之间的关系可以分为紧密型、半紧密型和松散型医疗联合体,如表7-5所示。

表7-5 医联体主要类型(从组织结构间的关系角度考虑)

类型	模式	结构关系
紧密型	医疗集团模式	若干医院以所有权和资产整合为基础,通过合理配置管理、技术、资本等要素,发挥品牌效应和资源聚集优势,相互结合而形成服务提供实体,机构间有共同的财务责任
	资产重组模式	以股份资产为纽带,由多家医疗机构横向或纵向、不分医院级别和专科而进行的全方位并购、联合,将医疗机构货币计量后以占股的形式实行一体化集团式管理联合体,原医疗机构的独立法人地位不复存在
半紧密型		以医疗技术为核心串联起来的联合体,各医疗机构仍然按原来的经营模式存在
松散型	医院托管模式	机构性质不变、隶属关系不变、人员身份不变、职责不变,各级政府财政投入和相关政策不变的前提下,将基层医疗机构的行政、人事调配权和经营管理决策权进行委托管理
	契约/协作模式	资产所有权不变,以协议或契约的方式明确权利和义务,建立协作经营关系
	上下转诊模式	单纯以患者上下转诊为基础

其他模式还有:①院办院管模式:由公立医院作为法人机构直接举办各类分院。②民营模式:由社会资本直接举办医院,或参与公立医院转制、重组等。不管采用何种管理模式,都是致力于医疗资源、医疗数据和健康信息的共享,致力于医生、医护、医患的连接。

目前通常是以地区三级甲等医院为核心,积极引入社会资本,拓展国际合作,应用互联网信息技术及智能医疗硬件,探索和实践在线医疗服务模式的"互联网+"新型医联体。如以"学科医联体"形式,联合区县级医院、基层医疗机构,构建以医疗、远程会诊等为基础的地区互联网分级诊疗平台,引导和利用三甲医院自身优质医疗资源下沉到基层,试点医师多点执业,建成基层首诊、双向转诊、急慢分治、上下联动的分级诊疗新秩序,切实减轻城乡参保居民医疗费用负担,引导城乡居民根据病情需要,合理、有序地选择医疗机构就诊。重点是按照疾病的轻、重、缓、急及治疗的难易程度进行分级,不同级别的医疗机构承担不同疾病的治疗,形成"小病在基层,大病到医院,康复回社区"的就医格局。而做好医联体需要着力于成员单位目标取向一致且责权利清晰化、相对统一的利益主体、相对统一的管理体制、相对规整的资源布局、相对完善的医保及配套政策、相对专业的管理人员等六个关键点。

(三)实践

国内最早探索互联网医联体模式的是大连市中心医院。2010年,该院陆续与4所县级医院签订医联体合作协议,确定以远程医疗为基础,共同构建医疗技术合作平台。2010—2013年,大连市中心医院建设社区远程心电网络,以该院为核心,建立起终末端深入大连市最偏远海岛山区、联合超过40所各级医疗机构的远程医疗医联体。目前,大连市中心医院医联体已经运营数年,且成效显著。第一、实现优质医疗资源下沉,大大提升区域内整体医疗水平。截至 2013 年 3 月,该院实施远程会诊总病例 18 136 例,同时,在让患者就近享受到优质安全且廉价医疗卫生服务的同时,还协助医联体内 2 家医疗机构成功晋升三级医院。第二、建立了畅通的双向转诊通道及有效的分工协作机制。以重点专科先行,以深度医疗协作、托管等形式,为基层医疗机构上转患者开通"绿色通道",及时提供预约、会诊及住院等服务。同时,部分科室为康复期患者转回基层医疗机构提供跟踪服务,建立起大型公立医院与基层医疗之间有效的分工协作机制。第三、建立分级诊疗平台,拓展国际合作。在医联体内部,大连市中心医院作为一级远程会诊平台,与设立在二级医院的二级远程会诊平台协同为基层患者提供远程诊疗服务。在国际上,大连市中心医院与美国知名医疗机构洛杉矶 Cedars Sinai 医疗中心建立合作,探索跨国远程会诊。第四、大型公立医院作为医联体的核心,主动承担起相应的社会责任,充分彰显其公益性特质。2010 年初至今,医院通过践行"医生下社区,医生工作站延伸到社区"的强基层计划,为基层医疗机构提供诊疗服务、基层医师培训等。

2016 年 4 月,复旦大学附属中山医院(以下简称"中山医院")和上海市徐汇区中心医院和以中山医院为龙头,以徐汇区中心医院为枢纽,组建"中山医院—徐汇区"医联体,联合多家社区卫生服务中心共同参与,通过"云医院"在医联体内进行预约、咨询、转诊、查询、支付、互动等环节的服务。目前,已有一批中山医院高年资医生注册成为"云医生",为"云医院"提供强大的技术支撑,并和区域性的社区卫生中心、养老院、零售药店、居委会及甘肃、内蒙古、云南等偏远省份的医疗机构实现连接,机构布点达 600 余家,真正实现了打破医院围墙。

中日友好医院借助远程医疗网络和全国 2 000 多家医疗机构有合作关系,并建立了系统化、规范化的专科医师人才培养体系,成为向"偏远贫困地区发展远程医疗协作网"的典范。多次受到原国家卫生和计划生育委员会的表扬。2016 年,中日友好医院牵头与全国各地数百家医疗机构联合构建了呼吸专科医联体、疼痛专科医联体和中西医结合肿瘤专科医联体,试图通过远程医疗手段整合学科资源,提高专科疾病预防、诊断和治疗水平,2016 年完成的远程会诊数超过 5 000 例。

此外,出现了各种以学科为纽带的医联体,如:①远程心脏诊疗中心:以医院心血管内科、心电图室为中心建立"远程心脏诊疗中心"。中心面向医联体成员机构及患者提供远程心电图会诊、远程心电监护及远程视频会诊、远程教学、远程查房等。"远程心脏诊疗中心"联合医院急救中心,组建基于移动互联网的心血管疾病移动救治网络,为心血管急性事件患者及危重症患者提供绿色通道、紧急转诊服务,大力提高区域内心血管疾病患者的救治成功率。②区域临床检验及病理中心:以医院检验科为依托,引入社会资本,建设区域共享的"临床检验中心""病理中心"及"基因检测中心",同时建设覆盖区域的检验标本物流体系及统一的检验信息系统,实现医联体机构检查检验结果的互通互认。③国际医疗中心、肿瘤精准医疗中心:通过跨国合作对接国外先进医疗机构,建设国际医疗中心及肿瘤精准医疗中心,面向地区外籍人士、港澳台同胞肿瘤患者提供海外医生远程视频会诊、第二诊疗建议、精准医疗服务等。同时,加强国际学术交流,建立医联体成员机构医护人员海外进修、学习、访问通道及海外高端医疗资源国内交流、执业通道,不断提升区域医疗技术服务能力和水平。积极利用移动互联网技术,面向患者提供在线预约诊疗、候诊提醒、划价缴费、诊疗报告查询、药品配送等便捷服务。并通过向药店、养老院、护理院等提供移动医疗智能终端系统软硬件,扩大在线医疗服务范围,并逐步推出在线咨询、视频会诊、远程监护等服务,拓展服务深度。

五、区域医疗大数据应用案例

(一)《公立医院成本报告(2015)》

医疗运营管理可以对区域医疗系统中的人力资源、卫生财务、固定资产、流动资产进行统一管理,形成能对区域医疗信息进行查询、统计、分析的综合管理系统,为区域医疗决策及相关医学研究提供翔实的数据资料,并通过对各级医疗卫生信息进行数据挖掘与数据重建,反映当前区域内医疗卫生的真实情况和未来趋势,为疾病预防、药品监控、计划生育等其他相关部门业务提供科研、管理等相关服务。

2015年,国内公立医院在某医疗信息化与数据运营服务商的驱动下,共同成立医院数据联盟(hospital information alliance, HIA),并组织二十余名国内卫生经济学领域的权威专家组建"峰升水起智库",本着"分享、学习、共赢"的宗旨,运用大数据应用技术,从180家联盟成员医院获取数据,并通过对数据的清洗、脱敏处理,产生多维度的分析指标,最终形成并共同发布《公立医院成本报告(2015)》(以下简称《报告》)。《报告》的主要目的是服务于各联盟成员医院,共同致力于提升医疗行业的成本标准化管理水平。作为中国首部公立医院成本报告,《报告》应用大数据进行了中国公立医院的成本核算,为医院管理者展现了系统、详尽的成本数据分析内容,得出了对医院具有极高参考价值的标准化成本依据。医疗机构借助该报告可从多维度进行经营情况对标分析,作为战略决策的依据。报告发布后,在联盟内部得到了广泛认可,引起了众多卫生经济学领域学者的高度重视,产生了巨大的社会反响。

根据数据联盟规定,联盟将向签署相关协议的医院提供报告的完整内容,暂不对政府监管部门与全社会公开。但是,为进一步推动联盟与报告的影响力,加强公立医院间的学术交流,联盟通过互联网渠道发布了其简版报告。同时,有各种相关协议保证联盟医院成本数据的安全性。该报告的出台标志着由医院与专业信息化服务供应商共同组建的数据联盟在医院成本数据的共享与保护、成本核算工作的标准化领域做出了有益探索,但将其研究成果上升至国家标准,还需获得政府的认可和大力支持。

《报告》选取的样本数据来自数据联盟成员医院2012—2014年度的成本数据。样本医院分布于全国各个地区,医院级别包括原国家卫生和计划生育委员会"委属直管"医院,省级医院、市级医院与县级医院(含区县级);医院类型除综合医院外,还包括涵盖了肿瘤医院与中医医院等专科医院。《报告》按照财政部2011年颁布的《医院财务制度》和《医院会计制度》中定义的成本核算办法进行统计,数据是所有样本医院成本数据通过数据标准化,以及数据清洗、转换、脱敏后形成的分类平均数,不显示个体医院数据。报告分析内容涵盖了医院综合运营情况、医院收入、医院成本、科室成本、医疗服务项目成本和病种成本。分析对象主要是综合医院、重点专科医院。综合医院按照委属、省级、市级、县级(含区县级)进行分类,并从医院等级、床位范围等维度展示数据;重点专科医院按照医院等级展示数据。分析指标主要包括收入、成本、盈亏、均次等,还特别对三级综合医院临床重点科室和医疗技术重点科室的经营状况进行了分析;医疗服务项目,经由地区从工作量、盈利、亏损的排名情况进行了分析;病种成本按地区对工作量、盈利、亏损的排名情况进行了分析。在结论方面,

《报告》全面展现了中国公立医院的运营地图,为各类公立医院的经营提供了标杆参考值。如表 7-6 所示,列出了《公立医院成本报告(2015)》部分参考值。

表 7-6　《公立医院成本报告(2015)》部分参考值

运营指标	医院类型(三级综合)			
	委属	省级	市级	县级
总收入 / 万元	344.718	152.361	71.095	69.047
药品收入 / 万元	311.870	62.084	28.201	26.919
卫生材料收入 / 万元	85.966	22.660	10.550	9.551
检查收入 / 万元	30.455	16.436	9.003	8.649
化验收入 / 万元	25.249	14.347	7.23	7.545
治疗收入 / 万元	24.069	16.759	7.703	7.516
门急诊人次 / 万人次	287	144	77	88
住院床日数 / 万床日	103	47	47	41
次均门诊收入 / 元	376	395	262	273
床日收入 / 元	2.306	2.023	1.086	1.099
药占比 /%	33.03	40.75	39.67	38.99

在此基础上,《报告》对 2014 年不同类型公立医院的经营管理状况进行了深入剖析,主要结论有:2014 年平均收入为 9 亿元,不同类型公立医院收入差别较大,公立医院收入中药品仍占最大比重,除委属医院外,三级公立医院材料收入的增幅已明显高于药品,公立三级委属综合医院效益最高,基准为肿瘤专科医院,放疗科以高达 20% 的全成本收益率位居各临床科室首位,医技(一级)科室中检验科以 89% 的全成本收益率位居首位,专科医院药品成本比重明显高于综合医院,临床科室全成本构成差异显著:介入医学科的卫生材料成本占比最高,医技科室卫生材料成本占比偏高,尤其是医学检验科。

(二)医联体服务平台

从医联体实施过程中的实际经验来看,为了更好地发挥医联体内部的整体效益,利用信息化手段,建立高效的医联体业务协同平台,关联上下级医院,实现医院、社区一体化智慧医疗服务,是提升医联体工作效率的最佳方式。某市以一家三甲医院为龙头,联合多家二级医疗机构和社区卫生服务中心成立了地区医疗联合体,并借助区域卫生专网,建立了医联体服务平台,取得了良好的效果。

1. 系统架构　医联体医疗服务平台的大体系统架构如图 7-7 所示。该架构在统一的标准管理体系和安全管理体系下,利用硬件和软件平台提供各种业务应用。

系统的业务实现模式如图 7-8 所示。该医联体业务协同平台依托城市统一部署的卫生专网,以三甲医院为中心医院,支持各基层医疗卫生机构采用 VPN 连接方式登录接入。基层医疗卫生机构通过客户端软件接入医联体业务协同平台,提出入院登记、预约申请、患者信息调阅等业务申请,由中间层服务器直接向医院 HIS 服务器发出请求,业务结果返回给客户端进行展现。

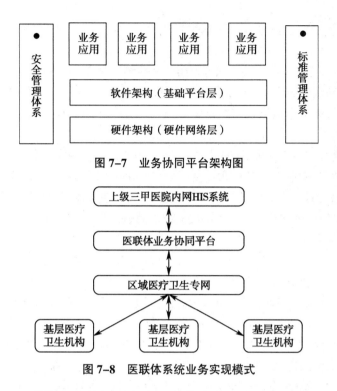

图 7-7 业务协同平台架构图

图 7-8 医联体系统业务实现模式

2. 功能结构 医联体业务协同平台主要提供患者服务、远程协作服务等运营管理,主要由注册服务、预约挂号、预约检查、住院直通车、转诊管理、病历调阅、会诊管理、基层教学、协同办公、健康管理等功能模块组成。功能结构如图 7-9 所示。同时,医联体业务协同平台还可与短信网关、全数字化诊室视频会议系统以及远程心电、区域影像等实现对接。

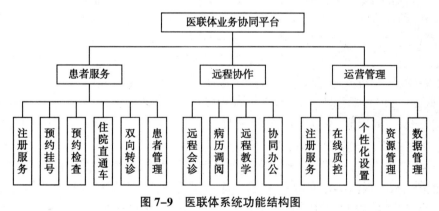

图 7-9 医联体系统功能结构图

(1)患者服务:患者服务是面向大众提供的全流程居民就医服务平台。平台集成医联体内各医疗机构资源,向患者提供线上线下一体化的注册管理、预约挂号、预约检查、住院直通车、双向转诊、患者管理等功能,方便大众就医,提升就医体验。

1)注册管理:注册管理主要提供家庭成员管理和维护功能,患者可以绑定签约的家庭医生、关注经治医生,以营造良好、稳定的医患关系。

2)预约挂号:预约挂号包括预约挂号和挂号信息反馈。基层医疗机构可以连接医联体医院统一号源池进行预约挂号申请。医院统一号源池可以根据设置管理策略,优先为医联体内部单位进行配号。挂号成功后通过短信平台发送提示信息,同时在客户端提示预约成功。

3)预约检查:预约检查主要实现预约申请、预约审核和预约查询。基层卫生机构可以进行预约检查申请,将患者基本信息及检查项目申请发送到中心医院内网 HIS 系统。医技检查预约中心可对预约申请进行审核。审核通过后短信平台将发送短信提醒患者按时来院就诊检查。

4)住院直通车:住院直通车的功能主要包括住院登记、预交金管理、财务管理、查询及统计等。基层卫生机构可以在社区为需要上转的患者直接办理入院手续,收取住院预交金。转诊患者持《分级诊疗入院登记单》可以直接到病区办理入住,省却到上级医院后还要重开住院证,排队办理住院的繁琐手续。同时,上级医院病区医生也能通过平台了解基层卫生机构医生对患者的病情介绍。

5)双向转诊:双向转诊是分级诊疗的实现形式之一,是医联体工作中的核心环节。转诊管理包括上/下转登记、上/下转查询、简明病情等。转出医院通过填写电子转诊单发起转诊,系统自动抓取医院信息系统中的患者基本信息、病史资料、检查报告等字段,通过平台发布给接诊单位,以实现患者治疗的连续性。同时,平台按照医联体内的约定,接诊单位将患者的后续治疗概要反馈给转出医院的医生,以共享临床经验,紧密协同关系。例如,患者在上级医院治疗完毕后,上级医院电子病历系统会生成《分级诊疗下转单》并同步推送到医联体业务协同平台。基层卫生机构医生可通过平台及时获知下转患者信息。

6)患者管理:患者管理模块的目的是借鉴企业客户管理理念,对患者进行分类管理和分析,实现"以患者为中心"的医疗服务理念。各医疗机构和区域行政主管部门可以通过患者注册管理和对连续性就诊数据进行采集,对患者就诊流向、选择偏好、疾病分布等情况进行系统分析。各级医生可以对个人经治患者在平台内组建"粉丝群""病友会"等,定期推送健康宣教、门诊信息、停诊信息等内容。通过对患者的分类批量管理与精细化管理结合的模式,提高患者对医生的黏性和依从性,从而建立和谐亲密的医患关系。

(2)远程协作:远程协作主要体现在依托互联网和平台,通过集成云视频、云语音、移动互联等技术,医生可以通过云平台远程开展面向医院与医院之间的远程联合门诊、远程会诊、病历调阅、远程教学、协同办公等多种远程医疗服务。远程协作可以充分利用专家的碎片化时间、突破空间限制,推进医疗协作的纵向建立,以共享上级医院专家丰富的临床经验,提高专家医生的诊疗效率和基层医生的诊疗能力。

1)远程会诊:远程会诊是医疗远程协作最重要的功能,即当基层医生面临疑难病例时,利用线上方式和上级医院专家沟通,联合对患者进行诊治。基层医生通过平台为社区患者提交会诊申请,上传病史资料。上级医生答复后,基层医生可在平台上及时查看会诊意见。对于需要实时问诊的患者,患者可以按预约时间到基层接诊医生处进行就诊,由远端的专家医生通过全数字化诊室视频会议系统,利用多方视频、音频手段查阅患者资料和状态,进行实时会诊,指导接诊医生对患者补充必要的检验检查,根据了解的病症指导接诊医生对患者进行诊断和治疗,必要时启动转诊流程。远程会诊管理包括会诊申请、会诊审核、会诊意见反馈及实时视频申请等。

2)病历调阅:基层卫生机构可以申请调阅患者在上级医院的相关住院病历信息。病历调阅申请经审核通过后,相关信息上传至医联体业务协同平台,供基层医生查阅。病历调阅管理包括调阅申请、调阅审核、调阅查看和调阅统计等环节。

3）远程教学：主要由医联体内的高级专家团队为下一级医疗机构和基层医疗机构的医务人员开展在线医学培训，促进医联体内学术交流，提升医联体的整体医疗服务能力。在线远程教学服务方式包括基于互联网的电脑端会议模式和基于移动互联网的手机观看模式。远程教学服务的内容包括建立典型病例库、教学资料库、医学数字期刊、图书资源库等，可以开展微课堂、手术示教、专家讲座的在线直播及回看、学习、讨论社区等项目。所有手术示教、微课堂都具有相应积分机制予以维护，即根据医生参加在线学习的情况，以"线上计时积分、线下扫码签到"的原则生成每个人的积分明细和汇总，并与医联体内各医院的继续教育系统进行对接，形成医联体内部的医师学习档案。学习积分直接影响到云平台内上级号源、咨询定价、身份认定等医师权利。

4）协同办公：基层卫生机构通过平台与上级医院实现 OA 办公，进一步紧密管理联系。协同办公管理包括通讯录管理、工作日志管理、公文发放管理、消息通知等。

（3）运营管理：运营管理的目标是支撑线上业务的正常运行，包括日常运行维护、基础数据维护、医疗机构管理、业务查询、质量监管等，主要体现为以下功能模块。

1）注册服务：主要包括基层卫生机构、操作人员、医疗卫生术语、票据等的注册管理服务。系统对这些实体提供唯一的标识。针对各类实体形成各类注册库（如个人注册库、社区卫生机构注册库等），每个注册库都具有管理和解决单个实体具有多个标识符问题的能力。注册库具有内部的非公开的标识符。

2）在线质控：医疗安全和医疗质量是医疗服务的底线。基于医联体内统一的诊疗标准、入院标准和转诊标准，构建云平台内相对统一的电子化临床路径和用药规则等知识库，依托医联体内专家团队，在系统中实现基础质量、环节质量和终末质量的有效监管，形成质量持续改进的长效机制。云平台内集成智能化医疗质量自动反馈控制机制，通过医疗环节"安全阀"设置，对医联体内患者远程医疗、转诊会诊中的诊疗行为进行在线质量控制，推动基层医院诊疗行为的标准化，加强各专科医疗服务团队的能力建设，帮助基层医院提高临床处置能力。通过各级医院接诊患者的病种界定和专病数据库，医联体质控专家组对容易发生的医疗文书缺陷、药物不合理使用等问题进行跟踪抽查，并反馈给基层医院，实现终末质量的溯源，整体提升医联体内医疗质量和医疗水平。

3）个性化设置：医联体内各医疗机构的客观条件、服务流程和信息化水平不尽相同，医联体信息系统在构建时必须考虑到在各医疗机构中的个性化设置。系统根据各医院业务情况，对医院的业务设置、信息设置等进行个性化维护，在满足必要功能的前提下，快速满足医院个性化需求。运营管理平台对各医疗机构间的会诊、转诊等权限进行双向授权管理，根据实际情况进行灵活配置，保障医联体正常运行；还可进行当前机构的被授权查询，方便医生间开展相关业务；同时支持管理员维护，确保信息安全。

4）资源管理：医疗资源管理是医疗服务的重要内容，优化医疗资源配置、实现医疗资源信息共享也是医联体建设的初衷之一。医疗资源包括医生人力资源、床位资源、门诊号源、检查检验号源等，医联体需要借助云平台对床位使用和人员安排具有一定的统筹能力，并在区域内互通与共享。云平台是医联体内各医院根据实际情况协调各方资源进行对外共享的起点，主要包括医生排班、医生号源、床位占用、检查排班、检查号源等内容。

5）数据管理：基于云平台的医联体医疗服务业务数据可以准确、快速地进行标准化采集,并从专科专病、人群健康、医疗机构、医师绩效等多种维度进行综合分析,以临床专病数据库、区内居民健康档案和业务绩效数据为实现形式,对平台中各项业务产生的健康信息和临床数据进行汇总规整,为医疗大数据的挖掘研究和有效应用提供巨大的样本量。

第四节 基因大数据应用

测序技术,尤其是高通量测序的广泛应用,产生了大量数据。通常来说,基因大数据包括基因组、转录组、蛋白质组、代谢组、免疫组学等数据。在医疗服务上,通过高通量测序获取部分或全基因数据来绘制图谱,帮助探索疾病的致病机制、诊断分型及个性化治疗。

一、探究疾病致病机制

2005 年完成人类基因组计划后,相应的基因数据库、疾病数据库不断完善。全基因组测序、同源性基因定位、连锁分析技术等方法,成功应用于寻找致病的关键基因和位点,寻找疾病分子水平上生理病理机制,如信号通路的改变、酶活性的变化等。

孙维华等通过自行构建的质粒 pcDNA3.1-SHARPIN 对基因芯片获取的乙肝相关数据(数据来源于 NCBI 数据库中的数据 GSE47197)进行筛选纯化,应用加权基因共表达网络分析算法,构建基因共表达网络,识别与肝癌发生相关的模块,发现各个功能模块参与程度比较高的有免疫系统调节、小分子代谢过程、刺激反应、炎症反应、凝血级联反应、细胞外基质受体相互作用、细胞周期、趋化因子和细胞因子介导的炎症反应信号通路、血管形成等分子功能和生物学过程及信号通路;通过富集分析发现显著关联存在于 T 细胞的活化和通路趋化因子以及细胞因子介导的炎症反应信号通路。利用可视化筛选枢纽基因,并针对枢纽基因进行基因本体富集分析和初步验证。富集分析和文献挖掘一致发现,某些枢纽基因确实与多种癌症的发生与发展存在显著的关联。应用权重基因共表达网络分析方法发现了新的HBV 相关性肝癌枢纽基因。经实验验证,发现枢纽基因 SHARPIN 促进细胞迁移。该研究对肝癌发生的调控机制以及发现 HBV 慢性感染导致肝癌的新型诊断标志物和 / 或药物作用靶点提供了新的视野。

国内陈赛娟院士牵头的联合课题组通过对 92 例成人和 111 例儿童的 B 淋巴细胞基因组的全景式分析,证实了已知的急性 B 淋巴细胞白血病(B-ALL)的主要遗传学异常,并发现了之前没有报道过的基因序列突变及融合基因,其中 MEF2D 和 ZNF384 相关的融合基因可以阻断早期 B 淋巴细胞的分化,ZNF384 还可以在小鼠模型诱导急性白血病,并经临床研究证实,这一研究成果全面揭示了 B-ALL 的发病机理,完善了现有的 B-ALL 分子诊断分型和预后体系,并提示了针对 B-ALL 各个组别特异调节通路异常的干预策略。

Sam Behjati 等人对骨肉瘤进行了最大测序研究,研究对象包括 112 个儿童和成人肿瘤,考虑了所有主要亚型。一个关键发现是在 8/112(7%)例中发现了胰岛素样生长因子(IGF)信号基因突变。使用荧光原位杂交(FISH)对另外 87 例骨肉瘤进行了验证,14% 的肿瘤中观察到了 IGF1 受体(IGF1R)的扩增。这些发现可以为今后 IGF1R 抑制剂在骨肉瘤中临床试验时,为患者的选择提供参考。通过对突变模式的分析,他们发现了不同的重排产物,包括一个以显色和扩增为特征的过程。这个过程在离散的基因组区域反复进行,并产生驱动突变。它可能代表着一种与年龄无关的突变机制,能导致儿童和成人骨肉瘤的发展。

通过基因大数据探究疾病的致病机制,在一定程度是从最本质的原因解释患者的病因,为疾病的诊断、分型、靶向治疗、预后等提供了基础。

二、帮助疾病诊断分型

遗传学检测可以帮助确诊某些遗传性疾病,同时,同一种遗传性疾病在不同个体中可能存在差异,因此可以通过遗传学检测,进一步将疾病细分为不同的亚型。基因测序分析技术的发展,给疾病的诊断分型提供了有力的支撑。通过对患者基因型的测定,以帮助判断疾病的亚型。用基因数据进行疾病诊断分型主要包括以下步骤:①临床常规检查,搜集数据、储存标本,寻找具有特异指向性的指标;②综合分析已有信息,筛选具有最大可能性的疾病病种;③确定特殊检查或辅助检查措施,选取标本进行 DNA 或 RNA 水平的基因检测,对疾病进行病因诊断和分型;④综合所有检查信息及患者状态,确定治疗方案。

(一)疾病的遗传学诊断

疾病遗传学诊断是用基因检测技术检测是否存在引起疾病的突变基因,从而为诊断提供依据。最早应用于新生儿遗传性疾病检测、遗传疾病的诊断和某些常见病的辅助诊断。目前已有 1 000 多种疾病可以通过基因检测技术做出诊断,包括食管炎、哮喘、糖尿病、高度近视等常见疾病。

无创产前检测(non-invasive prenatal testing, NIPT)区别于传统产前诊断的是采集样本母体血浆中的游离 DNA,不用穿破羊水,减少了对胎儿的伤害,又能达到产前诊断的目的。以西南医科大学为代表的几家机构共同进行了国内无脉络膜症的 NIPT 研究,招募了六代遗传的中国家庭,收集孕妇游离的外周血 DNA 样本,经离心、PCR、电泳、染色、实时定量 PRC 后进行测序,并用生物信息学方法分析所得数据,寻找致病突变点,并对其他家庭成员的 DNA 进行 Sanger 法测序,同时结合临床症状、遗传学知识进行验证,证实无脉络膜症的产前诊断可靠性。

多囊肾病(ADPKD)是一种常染色体显性遗传病,目前缺乏有效的治疗方法,而如果对体外受精的胚胎进行植入前遗传学诊断(PGD)可有效预防 AKPKD,但是,识别筛选基因的策略方法还没完全成熟。Li W 等提出一种筛选策略,首先用 PCR 扩增和新一代测序技术识别多囊肾病致病基因 *PKD1* 突变,对全基因组进行多重退火和扩增循环,成功区分出突变基因及假基因,筛选无突变的胚胎植入,经妊娠 18 周染色体和遗传筛查确认胎儿无致病基因,提高了胚胎植入及生存成功率。全基因组测序(whole-genome sequencing, WGS)是儿童肾病的一个先进遗传诊断方法,WGS 包括所有的非编码区。Gulati A、Somlo S 指出,先进的新一代测试技术(NGS)可以与传统的基因组方法相结合,连锁分析、集中分析,促进小儿肾病临床表型分类,推进相应患者护理和精准医疗。

(二)疾病的分型

疾病分型的目的是辨证施治和愈后评估。一个疾病由于病因或表型不同可分为不同亚型,如糖尿病就分为 1 型、2 型、妊娠糖尿病、其他特异型糖尿病。不同亚型的疾病应采取不同的治疗方案。如在人乳头瘤病毒(human papilloma virus, HPV)基因亚型的感染情况中,HPV 基因分型检测在子宫颈疾病诊断中具有重要价值。超过 95% 的子宫颈癌患者感染

HPV 高危亚型,而子宫颈癌的癌前病变期可逆,因此,对 HPV 感染早期诊断并准确分型,及时进行早期干预治疗,对挽救患者的生命具有重要意义。如今的 HPV 疫苗虽然已经投入实际的生产销售,但基本上都是针对不同 HPV 基因型的,如表 7-7 所示。

表 7-7 HPV 疫苗所针对的病毒基因型

HPV 基因型	二价 HPV 疫苗	四价 HPV 疫苗	九价 HPV 疫苗
HPV 6		√	√
HPV 11		√	√
HPV 16	√	√	√
HPV 18	√	√	√
HPV 31			√
HPV 33			√
HPV 45			√
HPV 52			√
HPV 58			√

肿瘤分类模型的建立、特征基因的选择等需要基因大数据。通过基因大数据,分析癌细胞基因表达的差异,以完成对肿瘤的分型,不仅能够为研究癌症发生机制提供强有力证据,也可为临床诊断和治疗提供更新的参考依据。近年来基因测序技术的发展,使我们对骨髓增生异常综合征、急性白血病等的分层、分型有了进一步精准全面的了解,NGS 提供了更多的证据对相关疾病的异质性进行探究。结合表观遗传学、转录组学、蛋白组学等,整合多种生物学信息,融合临床信息,对大量数据进行全面科学处理,实现更为精准的分型和预后分析,可帮助实现更为精细的疾病分类和分型,为恶性肿瘤的精确诊断和精准治疗的标准化提供依据。

Maryann Kwa 等在其 *Clinical utility of gene-expression signatures in early stage breast cancer* 一文中,利用早期乳腺癌的临床试验结果,发展、验证了利用基因组检测来确定乳腺癌,提高预测风险率、改善内分泌治疗和化疗疗效。

陈燕花等人利用基因表达值相对大小构建了能鉴别肺癌组织与非癌(肺炎与肺正常)组织的个体化分类器,采用来自多组独立数据的 197 例肺癌与 189 例肺非癌组织样本作为训练集,筛选得到了 3 对基因作为特征,应用多数投票规则区分肺癌组织与肺非癌组织,平均准确率达到 95.34%。然后采用来自多组独立数据的 251 例肺癌组织与 141 例肺非癌组织样本的非标化数据进行独立验证,其平均准确率达到 96.78%。因此,该分类器可为由不同实验室检测的样本进行个体化判断提供一种新的思路,具有较强的临床实用性,不失为肺癌分型的一种鉴别手段。

张苗林、曾碧贵采集生物计算环境 Bioconductor 提供的数据资源以及软件包(来自急性淋巴细胞白血病的临床研究),得到 128 个微阵列样本数据,包括两类肿瘤:33 例 T 细胞 ALL 和 95 例 B 细胞 ALL,经方差分析、随机森林法、特征聚类过滤,建立模型及评价标准,为 B-ALL 的分型提供便利,确定患者的 B-ALL 基因突变类型。

通过基因测序与传统的基础实验的结合进行,可让疾病的诊断分型迈入精准医学的行列。

三、实施疾病个体化医疗

个体化医疗是运用新型分子分析方法,根据患者的遗传学特征以及所处环境的特点来帮助医师和患者选择最有效的疾病治疗方法,更好地控制疾病进展甚至预防疾病的发生,从而实现最佳的医学治疗效果。

遗传变异不仅会影响患者接受治疗的效果,同时也会影响身体对药物的代谢过程。例如,不同基因型的人使用可待因(Codeine)的疼痛缓解能力不同。在更多地了解遗传变异对药物疗效的影响后,在实施治疗、选择药物前对患者进行遗传学检查,来确定一种疗效发挥最佳的药物及用量。对某一药物敏感型患者进行该药物的治疗时,就应当减轻剂量,实行高剂量治疗,反而可能导致严重的毒副作用。

华法林是目前最常用的口服抗凝药物,但其剂量的个体间差异是导致其并发症发生率高的一个重要原因,基因型是决定剂量的主要遗传因素。学者侯江龙对基因数据在华法林剂量研究中的应用进行了综述,认为与此相关的是 VKORC1(维生素 K 环氧化物还原酶复合物 1)和 P4502C9(细胞色素)基因型,Meta 分析显示,只有 CYP2C9 基因多态性与主要出血事件的风险相关。已经开展的样本研究有 COUMAGEN-II、EU-PACT、COAG,COUMAGEN-II、EU-PACT 的研究结果都表明,基因型指导华法林剂量对患者有显著效果。临床药物遗传学研究联盟(CPIC)于 2011 年发布的指南指出,加入遗传学数据可更准确预测华法林剂量,并推荐 Gage 或 IWPC 算法确定剂量。排除各种地区、种族因素,以及临床试验的进行,以完善基因型检测指导华法林剂量这一新的治疗模式。

Jian-Yong Wang 等提出了一种识别癌症患者预后基因的有用途径。他们以卵巢癌患者的基因表达和预后数据为基础,构建基因依赖网络,形成 DirGenerank 算法,识别可以预测卵巢癌患者预后风险的基因签名,并用从肿瘤基因组图谱(the cancer genome atlas, TCGA)获取到的数据集进行验证,结果表明此识别的基因签名可能是治疗用的药物靶点。Bin Yang 等选择了 9 个肺癌全基因测序数据作为研究队列,包括原发性和继发性癌,以探索肺癌的遗传多样性,利用欧洲 Genome-phenome Archive,通过 BWA、GATK 等协助注释,应用 Meerkat 预测基因,得到拷贝数,寻找癌细胞分裂与预测基因之间关系,发现断裂融合桥(BFB)周期是癌扩增的重要机制,如 CDK4、CDKN3 和 FGFR1,为肺癌的遗传多样性和潜在的治疗靶点提供思路。

Chen B 等检索了来自肝癌标本、肝癌细胞和暴露于各种药物的细胞中的 mRNA 表达公共数据库,通过分析找出了三种药物能显著改变基因的表达,结合小鼠模型的肿瘤生长实验,确定了氯硝柳胺及其乙醇铵盐可作为抗瘤药物,它们可阻断细胞分裂周期 37 和热休克蛋白在肝癌细胞中的相互作用,同时抑制下游信号通路,为肝癌治疗药物的确定提供了证据。

四、免疫领域

免疫系统与代谢性疾病、肿瘤等密切相关,利用基因大数据,对分子水平的免疫调节、抗原抗体作用进行探究,可以为全面认识免疫系统、免疫细胞的多样性奠定基础,同时为疫苗、免疫调节剂等研发提供思路。如前文中提到的对儿童 B 淋巴细胞基因组全景式分析,实际上也是对免疫系统 B 淋巴细胞的调节机制、分化机理的研究,同时提示了针对 B 淋巴细胞白血病各个组别特异调节通路异常的干预策略。

刘婧收集了对 NCBI 的 SRA 数据库中 11 种免疫细胞基因表达数据,以造血干细胞基因为参照,在样本中得到了 4 911 个特意表达的基因,经过功能聚类分析和 KEGG 通路分析,发现特异基因主要富集在基础功能和通路上,证实相似的细胞特异基因具有相似功能。

Javier Sotillo 等分析寄生虫的基因组、蛋白组数据,以揭示疾病的机制,促进生物活性分子药物开发。随着 NGS 的进展,寄生虫的基因组学数据已经基本上完全获取,但是其转录组、蛋白组,尤其是寄生虫及宿主的相互作用产生的转录组、蛋白组的测序还处在起步发展阶段。首先对寄生虫基因组和蛋白组进行核酸测序,分离纯化后质朴分析得到大量的数据;进而对其转录组、蛋白组进行描述研究;最后通过动物模型试验进行验证。结果证实,许多宿主 – 寄生虫相互作用产生的蛋白,具有抗炎和免疫调节活性,这种思维为疫苗及免疫调节剂的发现提供了思路,为一些传染疾病的预防、治疗提供了一种新的愿景。

五、微生物群落的研究

全基因组测序(WGS)近年来无论是时间还是费用都大幅降低,因此对微生物基因组和元基因组的研究也呈现出迅猛增长的态势。对微生物群落的探究,主要应用方面有:

(1)提高生活、生产的效率:利用基因组规模的代谢网络重构与模拟,能够对微生物进行系统水平的研究,并为微生物的调控提供重要线索。如在食品微生物方面上,对食品健康、食品生产、食品口味等有指导作用。中国学者对普洱茶发酵过程的元基因组进行了测序分析,得到了微生物的群落结构和代谢功能的基本信息,并对萜类和酮类化合物等次级代谢产物的生物合成途径进行了详细分析,以完善普洱茶生产工艺,控制其质量。

(2)为生态资源的利用、生态环境的改善提供思路:长期以来,人们用传统的培养方法来研究环境样品微生物,温室土壤样品也不例外,这阻碍了对微生物多样性的研究和有益微生物资源的挖掘利用。在基因水平对微生物的变异、代谢、与其他生物的相互作用进行分析,找寻微生物群落与生态环境的关系,可以为生态资源的有效利用、生态环境的有效改善提供帮助。

(3)"人体宏基因组":它指的是人体内所有微生物菌群基因组的总和,其研究内容是人体内共生菌群的基因组序列信息、与人体发育和健康有关的微生物群的基因功能等,探究人体中微生物的抗药性。

许波对倭蜂猴肠道中微生物群落的分布进行了研究,以倭蜂猴粪便为样本,利用 DNA 克隆和测序方法,发现菌落是以厚壁菌门和变形菌门为优势菌组成;用基于宏基因组的方法,证实 Bacteroidetes、Proteobacteria、Actinobacteria 和 Firmicutes(四种菌群)在倭蜂猴、人类和其他动物的胃肠道组中都占优势,但其所占比例不同,而且倭蜂猴比人类和其他动物含有更多疣微菌门的细菌。双向聚类结果比较表明,倭蜂猴和小鼠肠道的微生物群落结构最为相似。鸟枪法焦磷酸测序研究结果证明,倭蜂猴粪便微生物宏基因组中具有更高丰度和多样性的芳香族化合物代谢系统。这种研究微生物群落在生态系统中地位的技术,随着以后研究的深入,有希望为生物修复、生物能源生产提供新策略。

在一项对糖尿病患者肠道宏基因组的研究中(2012 年),Junjie Qin 等发现糖尿病患者肠道微生物群落的多样性明显少于正常人肠道的微生物群落,结果提示是否可以利用此来进行糖尿病的治疗或者预防等。

六、实例　小细胞肺癌的靶向用药

小细胞肺癌是一种生长快、易转移的肺神经内分泌肿瘤,约占肺癌发病总数的15%。临床上治疗小细胞肺癌一般采用放化疗结合,在治疗初期通常响应良好,但患者很快产生耐药和复发。近年来,随着对小细胞肺癌病理机制的深入了解和转化研究,开发了多种针对小细胞肺癌遗传变异的靶向药物,如激酶抑制剂、血管生成抑制剂、凋亡通路抑制剂、蛋白酶体抑制剂、表观遗传抑制剂、免疫检查点抑制剂等。部分靶向治疗正在进行临床试验,同时多种针对小细胞肺癌的新型治疗策略(如免疫治疗和联合用药)也值得关注。

(一)遗传学改变

(1)染色体3p区缺失经常在小细胞肺癌中出现。这一区域中包含多种基因,如 *FHIT*、*ROBO1*、*RASFF1*,它们的集中缺失可能与肿瘤抑制相关。而其他染色臂,如4p、4q、10q、13q、16q 和 17p 经常出现高频杂合丢失,而在 3q、5p、8q 和 19q 区域则经常出现染色体臂扩增。

(2)小细胞肺癌中 *TP53*(75%~90%)和 *RB1*(60%~90%)高频突变失活,*PIK3CA*、*mTOR*、*PTEN* 等基因的突变缺失也时有发生,Notch 信号通路对肺神经内分泌细胞的形成十分重要,研究发现在小细胞肺癌中 Notch 家族基因经常突变失活。

(3)基因扩增。其中最为典型的是 *Myc* 家族基因(*MYC*、*MYCN*、*MYCL*)的扩增。*Myc* 蛋白通过调控下游基因转录,调控多种细胞功能,如细胞自我更新、细胞周期进程、细胞增殖和凋亡等。另外,*FGFR1*、*JAK2*、*AKT* 和 *RICTOR* 基因也常发生扩增。

(4)表观遗传的改变。小细胞肺癌存在较高的 DNA 甲基化,并且 DNA 甲基化与组蛋白甲基转移酶 EZH2 的高表达成正相关,组蛋白去甲基化酶 LSD1 在 98% 的小细胞肺癌中高表达,组蛋白乙酰转移酶基因 *CREBBP*、EP300 组蛋白甲基转移酶基因常突变或转录失活。

(二)靶向治疗

1. **酪氨酸激酶抑制剂**　由于多种酪氨酸激酶受体(如 EGFR)在非小细胞肺癌中经常突变,早期的吉非替尼和厄洛替尼就是据此研制的靶向药物,现已在临床上广泛使用。帕唑帕尼(Pazopanib)是一种多靶点抑制剂,通过抑制血管生长对多种肿瘤具有抵抗作用。另一种血管生成抑制剂——阿帕替尼(Apatinib),可靶向抑制血管生长因子 VEGF2,已批准在临床上治疗晚期胃癌,而阿帕替尼对小细胞肺癌的测试也已到 Ⅱ 期临床试验。

2. **细胞周期激酶抑制剂**　Trilaciclib 是一种细胞周期激酶(CDK4/6)抑制剂,不久前被 FDA 批准用于绝经后女性乳腺癌的治疗。Trilaciclib 对小细胞肺癌的单药临床试验已被批准。另外,Trilaciclib 与卡铂/依托泊苷联合治疗肺癌的临床试验也在进行中。

3. **凋亡通路抑制剂**　抗凋亡蛋白 Bcl2 在小细胞肺癌中高表达。上一代 Bcl2 抑制剂 ABT263,在小细胞肺癌的 Ⅱ 期临床试验中失败,因为患者对药物响应不足。目前,新一代 Bcl2 抑制剂 APG1252,正在对小细胞肺癌和其他实体瘤进行 Ⅰ 期临床试验。此外,抗凋亡蛋白 IAPs 拮抗剂 LCL161、卡非佐米都已经处于临床试验阶段。

4. **Hedgebog 通路抑制剂**　LDE225 是一种 Smo 抑制剂,可以抑制 Hedgebog(Hh)通路。

临床前实验发现,小细胞肺癌细胞系对 Hh 通路抑制剂敏感。目前,正在进行 LDE225 联合顺铂 / 依托泊苷对进展期小细胞肺癌的 Ⅰ 期临床试验。

5. Notch 信号通路抑制剂　在 25% 的小细胞肺癌中,出现 Notch 信号通路突变,且与耐药、预后相关。而抑制 Notch 信号通路,可以有效抑制肿瘤生长和转移。DLL3 蛋白作为 Notch 家族蛋白的配体极为重要,尤其在神经内分泌肿瘤中表达较高,已被开发为药物靶点。Rovalpituzumab tesirine 是一种 DLL3 蛋白抑制剂,2017 年已开始准备 Ⅲ 期临床试验。

6. PI3K 通路抑制剂　PI3K 信号通路在小细胞肺癌中经常激活。对肿瘤样本的测序分析发现,20%~40% 小细胞肺癌中存在 PI3K 通路相关基因的突变、扩增或缺失。PI3K 抑制剂 Buparlisib 与顺铂 / 依托泊苷的联合应用正在进行 Ⅰ 期临床试验。

7. 免疫检查点类抑制剂　Nivolumab 则是目前开发的 PD1 抗体药物,它可以抑制 PD1 在激活的 T 细胞表面表达,增加效应 T 细胞数量而增强抗肿瘤的免疫反应。2015 年,FDA 批准 Nivolumab 用于治疗晚期鳞状非小细胞肺癌,这极大鼓舞了免疫疗法的研究。在一项 Ⅰ 期 / Ⅱ 期临床试验中,128 位晚期小细胞肺癌患者接受早期标准化疗后,再接受 Nivolumab 单独治疗或联合依匹单抗治疗,Nivolumab 单药治疗组患者响应率达 15%,联合治疗组患者有 20% 响应,并且耐受良好。

派姆单抗则是一种 PD-L1 单克隆抗体,2014 年被批准用于治疗转移性黑色素瘤,随后又被批准用于治疗具有 *EGFR*、*ALK* 突变的非小细胞肺癌。派姆单抗的后续临床试验正在进行中。

8. 联合靶向治疗　其中一类联合用药方案为基于 Bcl2 抑制剂 ABT263 的联合疗法。临床试验结果显示,ABT263 在单独治疗小细胞肺癌时效果不佳。研究发现,小细胞肺癌中 Bim/Mcl1 表达会影响 ABT263 的抑制效果,利用 TORC1/2 抑制剂降低 Mcl1 蛋白表达,与 ABT263 联用,在体内模型中取得了成功。随后,Potter 等发现,通过抑制 PI3K/BMX 也可以增强 ABT737 对小细胞肺癌细胞系的杀伤效果。这两种方式都是通过其他靶向药物抑制抗凋亡蛋白 Mcl1 的表达,从而增强 Bcl2 拮抗剂的抗癌作用。同理,Bim 蛋白的表达对 Bcl2 拮抗剂也很重要,也许可以通过特定靶向药物来提高 Bim 蛋白表达,从而使小细胞肺癌对 Bcl2 拮抗剂敏感。

PI3K/Akt/mTOR(PAM)信号通路在肿瘤中常失控激活。依维莫司是一种 mTOR 抑制剂,在小细胞肺癌的临床试验中效果表现一般,而随后开发的 PI3K 和 mTOR 双靶点抑制剂 BEZ235 在临床前实验中表现出不错的抗癌作用。相比 PAM 通路中单靶点的抑制,多靶点或整条信号通路的抑制则表现出更好的抗肿瘤效果,这对小细胞肺癌 PAM 通路的靶向治疗很有借鉴意义。同时,多通路的组合抑制也可以有效提高抗肿瘤作用,抵抗肿瘤耐受性,扩大靶向治疗受益人群。

9. 联合免疫治疗　利用肿瘤患者自身免疫系统杀伤肿瘤。在一项派姆单抗的临床试验中,小细胞肺癌患者的总体响应率为 35%,且持续响应达 6~7 周。大部分对药物响应的患者(5/7)的肿瘤缩小近一半。在另一项研究中,Nivolumab 单药或与依匹单抗联用,对复发性小细胞肺癌都显示出持续、良好的治疗作用。但免疫治疗仍面临诸多挑战,如派姆单抗表现出了明显副作用。目前,也有人提出了免疫治疗与靶向治疗结合使用的方法,但还没有开展具体的实验研究。

第五节 健康大数据应用

我国卫生健康委员会对"健康大数据"的定义是：与健康医疗相关、满足大数据基本特征的数据集合，包括电子病历数据、医学影像数据、就医、住院、用药记录、区域平台数据、个人生理监测数据、康复医疗、医保报销、药物研发数据等，但不包括基因组、蛋白组、转录组等分子生物层面的数据。国务院于 2016 年制定了《关于促进和规范健康医疗大数据应用发展的指导意见》，指出我国健康大数据应用的发展应坚持以人为本、创新驱动，坚持规范有序、安全可控的基本原则，以建立适用国情的健康医疗大数据应用发展模式为目标，2020年，健康医疗大数据产业体系初步形成、新业态蓬勃发展，人民群众得到更多实惠。并提出了四方面的重点任务：①夯实健康医疗大数据应用基础；②全面深化健康医疗大数据应用；③规范和推动"互联网 + 健康医疗服务"；④加强健康医疗大数据保障体系建设。从战略发展层面对健康大数据应用的发展提供了指导。

一、构建慢性病的防治体系

慢性病是指因长期积累而形成又不构成传染性疾病形态的总称。常见的慢性病主要有心脑血管疾病、癌症、糖尿病、慢性呼吸系统疾病，其中心脑血管疾病包含高血压、脑卒中和冠心病。健康大数据可以为慢性病的预防、治疗、护理及预后提供依据。

欧洲于 2017 年 3 月启动了 BigData@Heart 项目，联合众多公共机构和私营企业，计划用 5 年时间收集欧洲关于心血管方面（如冠脉综合征 ACS、房颤 AF 和心力衰竭）的大数据，其目的是设计能够根据既往病史、住院治疗和国家特定统计数据预测疾病演变的预测算法，用于这些疾病的预防控制。数据来源于欧洲已有的大多数与心血管相关的数据库，包括 EHR 和临床试验、表型的疾病登记、流行病学研究等，超过 500 万例 ACS（急性冠脉综合征）的数据。通过建立数据标准与规范，收集数据并建立大数据集，进行数据分析，开发和扩大该分布式数据，推动心血管疾病临床指南的修订、药物研发、个性化医疗、疾病的预防和预后工作的开展，也为财务方面、报销流程、社会关系等制定标准，优化临床管理、改善社会公民的健康。目前，基于慢病及健康数据库，结合远程智能监护系统和可穿戴设备、智能手机等终端，已经研发了可帮助个人健康管理的系统，功能包括：①实时跟踪用户身体状况。②根据检测数据为用户实施个性化的健康管理方案。③基于数据的健康管理能降低重病发病率，减少医疗支出。

（一）预防

运用统计学方法、流行病学方法、信息分析的方法等，对导致慢性病的原因进行分析，寻找疾病的危险因素，从而确定对疾病预防的重要指标，为相关因素的干预提供指导。如德国莱比锡大学的科学家用莱比锡居民的健康大数据进行了一项关于脆弱灰质（GM）人群患心血管风险因素的随机队列研究，发现在大量有脆弱灰质网络特征的人群中，其患心血管疾病的风险增加。研究用到的筛选后样本年龄为 60~80 岁，容量 516，采集其头部 MRI 图像数据，应用独立分量分析，数据分为 70 个部分。最终的协方差结构研究发现，大多数皮质区域的两个年龄相关的网络中,吸烟者的血压和高血糖者的 GM 体积、厚度较低。结果表明,GM 体积、厚度的降低与吸烟、高血压、高糖化血红蛋白有关,而 GM 基本上覆盖着皮层神经,与医学知识一致。GM 体积、厚度与年龄呈负相关,吸烟、肥胖等因素在横向研究中表现出的是负关联,对其进行良性干预有助于延缓衰老。未来的纵向研究,将需要进行比现有结论更详细的微观结构的评估,如内脏性肥胖等。

基于患者个人和诊疗的大数据来进行疾病预防,实现"治未病"。一方面,通过智能硬件和软件实时收集用户行为数据,智能应用和医师可将用户数据(如运动数据)与人口统计数据库进行比对分析,从而识别筛选出高危群体;另一方面,通过基因检测分析预测出个体高发疾病的种类。最后针对高危人群、个体易发疾病进行健康教育或提供预防疾病的协助。例如,制定个人运动提醒,实现"未病"先治、轻治。

(二)治疗

利用健康大数据,根据每个患者的个体特征"量身定制"治疗方案。根据患者对某种特异性疾病易感性的差异、患者可能发生疾病的生物学或预后的差异、对某种特异性治疗反应性的差异,进行进一步亚群分类;根据患者平时生活行为习惯差异、地区差异、家族遗传差异等,确定个性化治疗的具体方案。

学者李蕊通过对近 25 年文献报道中有关中医药治疗急性脑出血的方剂进行了数据挖掘分析,通过频次统计、关联度分析、熵聚类核组合及新方分析等方法,总结急性脑出血中医用药规律特点:药物使用频次分析选出排列前十位的中药,聚类分析得出 206 种药物的两两关联系数大于 0.02 的 9 组药物,复杂系统熵聚类分析得到核心组合,再进行网络视图的可视化展示,无监督的熵层次聚类算法分析得到 7 个新处方,尽管这些结果的临床应用还有待检验,但这从数据挖掘角度为急性脑出血的进一步防治,提供有益的参考和借鉴。

(三)护理及预后

美国每年由于患者因各种原因不按照遗嘱接受治疗导致再入院、急诊及并发症等的治疗支出达 1 000 亿~2 890 亿美元,而大数据则可为这一局面带来福音:①通过慢病健康管理应用的社交功能,患者数据可分享至亲人朋友,提高人们对应用的依从性;②自动聚集的数据可以用来提醒患者按时治疗;③对慢性病患者用实时数据收集和检测的方式,进行个体化患者治疗及随访,不仅能有效降低慢病发病率,减少医疗费用,也有利于改善疾病的预后,适应新医改的发展方向。患者对大数据应用依从性的提高可将疾病危害降到最低程度。

Rumsfeld JS 以心血管护理中的大数据应用为例,说明大数据分析如何提升护理质量水平和改善患者预后。心血管大数据主要来源于行政数据库(例如服务和药品的索赔)、临床登记和电子健康记录数据,以及直接从患者处获取的生物数据(来自可穿戴或其他技术)、患者报告的数据(从标准化的健康调查),来自互联网应用(如社交媒体)的数据,医学影像数据,生物标志物的数据(包括所有组学数据的频谱,即基因组、蛋白质组学、代谢组学)。而数据的分析利用包括患病风险的预测、资源的利用、人口的管理、药品和医疗器械的安全监测、疾病和治疗的异质性评估、精准医学和临床决策支持、对护理和性能测量的质量评价以及公共卫生方面的应用和研究。如果这些都能成功加以实现,那么健康大数据将在健康保健系统中发挥重要的作用。

二、协助传染病/流行病的监测

2009 年,谷歌搜索引擎利用用户基于关键词的搜索行为,成功地预测了流感流行趋势,并比美国疾病预防控制中心发布的数据提早一周。国内利用大数据进行疫情预测的成功案例是中国医学科学院袁清玉教授所开发的基于百度搜索数据分析的流感预测。健康医疗大数据对传染病的监测预警主要是通过症状监测模式来实现。症状监测是指持续、系统地收集、分析临床明确诊断前与疾病暴发相关的资料,及时发现疾病在时间、空间上的异常聚集,以期对疾病暴发进行早期探查、预警和快速反应的监测方法。症状监测通常不依赖于特定的疾病诊断,而是对人群中特定临床综合征进行监测。例如,COVID-19 主要是基于发热、咳嗽、肺部 CT 检查呈玻璃样变等肺部疾病相关临床特征的患者局部聚集,但原因不明,而引起重视并发现的。目前,电子病历系统基本覆盖全国,公共卫生部门可以通过分析全国各地的患者出现相同或相似症状的信息,预测某些传染病的暴发状态,提前快速响应。谢立等进行了流感样病例与非处方药销量相关性的分析,在人口相对稳定的区域,当流感样病例出现时间和(或)空间聚集性时,非处方药(over the counter, OTC)销售监测系统就可能检出异常,这可以提供方便、有意义和及时的公共卫生信息和早期预警信号。

Alain-Jacques Valleron 在 *Clinical Infectious Diseases* 上发表的一篇文章通过对大数据时代传染病分析策略的具体说明,认为如今传染病的防控需要生物统计学家、流行病学家、微生物学家、计算机人员、临床医生的共同努力来实现。从医院感染病例的收治、传染病所的人口流行病学统计、到医疗机构的微生物实验和临床试验,经数据建模和算法分析,获取有关流行病的历史、趋势、研究原理、机制,从而为解决传染病防控相关问题提供思路和方案。

利用病原体基因组数据进行传染病监测预警也越来越受到人们的关注。Rwland 在《全基因组测序和大数据结合如何改变流行病学发展》一文指出,流行病学中关于如何确定疾病谁传给谁的问题始终处于不确定或逻辑不通的困惑。而新一代测序技术将有助于发现病原体基因组的可追踪变异。通过全基因组测序技术可以确定传播途径,弥补疾病的进化动力学。测序技术与复杂数学、统计方法的结合,为探讨传染病的传播机理和探索传染病的防机制控带来了思维模式的转变。例如,美国疾病预防控制中心研发的高级分子探测系统(advanced molecular detection, AMD)致力于介绍传染病的最新检测手段,集合了流行学家、实验室人员、生物信息学专家,借助基因测序和超级计算在李斯特氏菌、艾滋病病毒、埃博拉病毒、寨卡病毒的检测方面发挥了重要作用。Anne Cori 等对 2013—2016 年西非埃博拉疫情的数据进行分析评估,为疾病的治疗、控制等提供参考。这些数据需要是量化的、有异质性的、能评估效率的,包括个人层面的数据(如报告病例的详细清单)、曝光数据(如确定病例在何处/如何被感染)和人口水平数据(如受影响人口的大小/人口统计数据,以及何时/何地实施干预措施),用患者病死率作为评判严重性的标准,建立动态模型来对发病率进行预测,量化干预措施强度,利用遗传数据建立评估模型,用总体遗传性、传输异质性、延时分布、干预措施选择评判疫情可控制性,通过了解疫情的传播动态和潜在影响,为疾病的治疗、控制等提供参考。

而在未来,监测预警系统的融合发展,改进监测手段将成为下一步研究重点。包括:①新监测手段与融合:开发新的监测手段,在将监测系统应用于新疾病种类的同时,也应注意如何将这些监测手段与现有监测系统融合;②监测全球化:基于网络数据的监测系统仅仅应用在发达国家,但是随着旅游和贸易的全球化,国家与国家之间的联系愈加频繁,检测、监测和防控传染病应该成为一个全球的问题;③建立监测系统评价体系:如何从逻辑学、经济学、流行病学的角度去评价监测系统,从而保证监测系统的有效使用及推广。

Sicong Liu 等介绍了流行病数据管理分析决策系统 epiDMS。通过对流行病数据的收集,包括人口统计数据、移动数据(基于空中交通的传输数据,季节性因素参数化),建立动态传染病模型,允许用户指定流行病学参数,如季节性、遗传学、暴发条件、时间、类型、强度、干预程度等,从而实现对不同情况下流行病暴发情况进行监测预警。

三、智能穿戴技术与移动医疗

智能穿戴技术如今已成为医疗数据采集的重要手段。健康大数据背景下,人们的健康信息,能够通过个人电子健康档案,进入公共卫生报告系统。而提供服务的移动医疗云平台是利用移动互联网、云计算和大数据分析构建的。健康大数据对这种持续的健康检测至关重要,一是因为长期采集的数据量是巨大的,二是大数据分析提供了更智能的检测,使其更具持续性。这对个性化检测人体健康有着重要意义。

美国医疗信息管理委员会对移动医疗的定义是医疗实践中使用智能手机、平板或电脑等设备下载与医疗有关的应用软件(应用程序),通过移动网络在医患之间传递信息,改善他们之间的沟通和交流,移动医疗的特点如表 7-8 所示。移动医疗的应用方向主要有健身训练、日常饮食、压力放松、心理健康、妇女健康、慢性病记录、医疗计算、睡眠、急救、戒烟、药物治疗、私人健康记录等。

表 7-8 移动医疗的特点

特点	关键概念
可得性	任何时候、任何地点都能解决
快速	速度快、相关性、目标明确
互动性强	共同创造价值
基于本地的信息	使用全球定位系统及其应用技术
移动性	快速、宽敞、移动性
解决方案有个性	个人的具体需要

Cahn A 等提出了一个移动医疗应用思路的实例——数字化糖尿病护理,对其进行了较详细的解释。该应用先获取患者电子病历中胰岛素泵、传感器、血糖仪数据以及基因组、蛋白组、代谢组和微生物组学数据,而智能手机和其他移动技术提供医疗保健数据的具体获取途径。使用多种数字工具和应用程序进行分析,其结果可以:第一,帮助患者进行明智的行为;第二,为决策支持系统的运行、医生的决策提供依据,形成一个安全、有效和节省成本的方式来进行糖尿病的护理。

我国的移动医疗始于 2011 年,一些网络健康知识提供商发布 APP 及掌上医生。2012年上半年一大批移动医疗初创企业产品开始上线,2014 年开始不断有重量级企业浮出水面,如今移动医疗的 APP 种类繁多,有专门性质的,如挂号;有综合性质的,集在线问诊、线上挂号、送药为一体。目前比较公认的移动医疗模式为"O2O"模式。

"O2O"即 online to offline，就是让互联网成为线下交易的前台，把线下商品或服务与互联网紧密联合在一起。在移动医疗中，"O2O"模式就是将线下各大医院的"号源"整合到线上平台，方便患者挂号预约，减少了线下挂号过程中的苦苦等待，一定程度上可以缓解"看病难"的问题。但值得注意的是，这种模式受制于国内医疗体制，并不能很好地盈利，还处在初级服务的发展阶段，仅适合于医院积累人气和用户。

四、辅助卫生行政决策

国务院于2016年确立在国内发展和规范"互联网+医疗"健康模式，建立城乡居民规范化的电子健康档案和功能完备的健康卡，医疗信息系统和公众健康数据的互联互通，形成医疗大数据产业，推动互联网医疗服务，大数据在新的医疗模式中发挥具有很大应用意义。

运用健康医疗大数据能推动药物经济决策，明确药物经济决策的目标、建立相关政策支持。曾渝等在阐述大数据构成及不同类型大数据特点基础上，分析健康大数据如何为药物经济学评价与预算影响分析、循证医学等研究方法提供不同类型的真实世界数据，说明健康大数据能够为医保药品目录/基本药物目录的遴选、医保药品定价和报销比例的制定以及促进合理用药等方面的药物经济决策提供实践证据。

Taavi Tillmann 等研究了受教育程度与冠心病的关系，分析对象是主要来源于欧洲的543名男性和733名女性，结果显示，教育程度每增加3.6年，冠心病风险降低1/3。孟德尔随机分析显示，等位基因 SSGAC 和 CARDIoGRAMplusC4D 对应着教育程度的增加，调研已有的研究，结合分析机制可能是，受教育时间长的人群，一般吸烟更少，体重指数和血脂更低，冠心病风险更低。因此，提高人群的受教育程度，可能会带来很大的健康益处，为社会的公众教育、公共卫生、财务决策提供思路，可以考虑人口水平和个人层面的干预政策，如鼓励青少年追求高等教育等。

Bahk J 等对利用国家卫生信息数据库（NHID）检测整个国家人口健康状况进行了研究。通过对 2004—2015 年期间 NHID 数据进行统计，计算出死亡率、预期寿命，与韩国统计信息机构（KOSIS）发布的信息进行比较，符合度达到 0.99，两个数据之间的绝对差不超过5年，以性别为前提不超过 0.3 年。总的来说，利用 NHID 可以有助于国家的健康政策改革，完善健康监测系统。

五、实例　基于大数据的糖尿病中医精准医疗管理云平台

在国家中医临床研究基地业务建设第二批科研专项课题中，以安徽省中医院为依托基地，进行基于大数据的糖尿病精准医疗管理新模式的研究。主要采取医院 – 社区 – 家庭"三位一体"的综合防治结合管理模式，建立数据共享和医疗资源共享的区域医疗信息系统，采用大数据思维创新诊疗方法，提高基层全科医生对糖尿病的认知及治疗水平。

（一）技术方案

构建一个区域一体化信息共享与协同工作的糖尿病医疗管理云平台（总体架构如图 7-10 所示），以实现本区域资源的整合和服务的共享，系统需要实现的目标是建立基于医院 – 社区 – 家庭一体化的糖尿病中医药健康管理联盟，明确功能定位，以安徽省中医院（国

家中医临床研究基地）为数据中心、技术指导中心、科研管理中心、人才培养中心,负责技术保障和科研管理,三级中医院负责患者健康管理及疑难重症治疗,二级中医院负责患者健康管理及规范诊治,社区负责签约服务和行为干预。

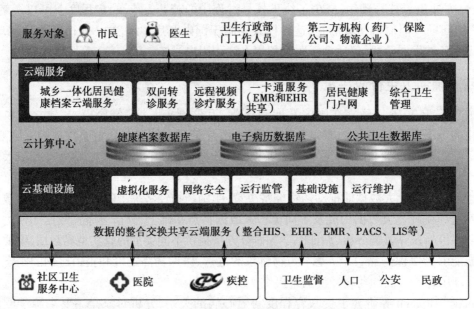

图 7-10　基于大数据的糖尿病精准医疗管理云平台总体架构

（1）建立人群筛查模型:结构化居民健康档案信息采集,建立糖尿病高危人群、糖尿病前期以及糖尿病患者危险因素评估模型,建立干预以上人群措施信息化知识库。

（2）建立智能的效果评价模型:医院－社区－家庭一体化协作的网络化管理平台,社区与医院可以共同对糖尿病的高危人群、糖尿病患者进行健康管理,实现对管理对象健康信息的获取、分析、干预、评估,根据评估结果优化干预措施,实现居民的糖尿病动态管理。

（3）建立分级诊疗、双向转诊模型:依据患者病情的轻重缓急,按照医联体的双向转诊规则和标准,引导患者有序流动,避免盲目求医治病,可降低群众看病就医成本费用,实现分级医疗格局。

（4）构建全新专病医联体组织管理模式:探索建立一种全新的中西医结合的糖尿病专病医联体组织管理模式,利用中西医技术实现对糖尿病患者持续的健康管理,为深化医药卫生体制改革、建立分级诊疗制度提供经验和服务。

（二）软件实现

搭建通用的硬件平台,通过云平台软件和手机 APP 软件,将患者、医生和医疗资源在时间和空间上整合,进行最大限度地共享,如图 7-11 所示。

软件自动连接患者医疗设备和健康服务云平台,糖尿病患者的体检数据自动上传云端,进行数据采集和保存,同时云平台系统对各种数据进行实时监测和智能分析,根据精准分析结果向患者推送分析报告和防治建议。同时,通过手机 APP 软件,打通医生和患者实时沟通网络,进行线上线下交流,打造医患交流闭环,对诊断和康复进程进行及时跟踪、沟通与互动。系统软件能够为患者提供信息收集、健康管理、指导用药、甚至是日常饮食与运动的一站式服务,提供糖尿病健康管理最佳解决方案。

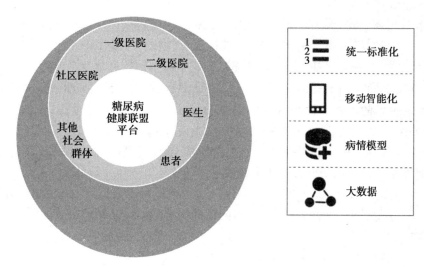

图 7-11 基于大数据的糖尿病精准医疗管理系统

（三）数据分析

管理系统依托于一个区域大数据中心,运用虚拟化技术、资源调度技术、数据集成技术、系统架构技术等,对各种公共卫生资源合理调度、协同合作,以达到资源的充分利用、降低资源的浪费、提高软硬件的利用率的目的。利用虚拟化技术可以实现底层基础设施的逻辑化,避免了在平台建设过程中因对物理资源部署而产生的各种问题;基于虚拟化技术的资源调度策略,可以实现对资源请求的实时调度;基于虚拟化的云计算架构,可以使系统开发者运用最简单的方式实现复杂的系统功能。

基于 Hadoop 大数据分析技术,可以实现每秒上万条数据导入和查询,每次查询在秒级即可完成;利用分布式数据仓库和挖掘引擎,可以成倍提高统计效率;利用档案数据 Schema 自由扩充,实现新老数据并存,支持业务扩展;通过分布式存储和冗余提高数据可靠性,保证医疗档案长期可靠保存;支持不停机扩容,同步提高存储能力和计算能力。

该系统能非常方便地按照年度、地域实现糖尿病患者人数统计、年龄层患者比例统计、职业患者数统计等。随着该平台收集糖尿病患者信息数据不断充实,记录并积累足够患者临床试验数据,通过构建相应的准确可靠的数据分析模型,精准分析哪些影响因素与糖尿病密切相关,为不同患者定制最佳的精准糖尿病防治方案。

到 2017 年,系统已经运行半年多时间,在平台的机构总数为 124 家各级医院,已建立优质糖尿病档案总数为 65 757 份,有效随访记录 46 237 例。

第六节 精准医学大数据应用

精准医学是以个人基因组信息为基础,结合蛋白质组、代谢组等相关内环境信息,为个体量身设计出健康管理和疾病治疗方案,以期达到治疗效果最大化和副作用最小化的定制医疗方式。精准医学是医学宏中微观水平的交汇融合应用,是医学科技发展的前沿方向。

精准医学大数据即生物/医疗活动中产生的大数据,主要包括医疗数据和组学数据,医疗数据诸如电子或纸质病历、电子健康记录、医技检验、药物处方、诊疗路径记录等数据;组学数据包括基因组学、蛋白组学、转录组学、功能基因组学等生物信息学范围内的数据。

传统的医学模式一般是以症状和部位来命名疾病,以器官功能与病例分型为思路来解析、建立疾病的体系。而精准医学是从分子生物学层面上思考疾病,依据驱动因子(molecular driver)为靶向,寻找并验证治疗手段,在精准诊断的基础上,实现对疾病精准的评估、精准分期及精准治疗。精准医学不仅关注药品、器械等基础科学向临床研究的转化,更重视基于真实世界群体的研究及临床实践成果的转化。

2011 年,美国国家科学院(NAS)、美国国家工程院(NAE)、美国国立卫生研究院(NIH)及美国国家科学委员会(NSB)共同发出迈向精准医学的倡议。2015 年,奥巴马总统正式批准"精准医学计划"。2015 年 3 月,我国科学技术部举办首届国家精准医疗战略专家会议并成立由 19 人组成的专家委员会,并计划在 2030 年前投入 600 亿元。

精准医学在转化医学领域广受关注,并且在实际应用中结合紧密。精准医学大数据应用的最终目的是为人类的医疗健康服务,以数据驱动作为科学研究的过程,促进临床基础医学、生物信息学、分子生物学向实际应用的转化,需要基础研究和临床的结合,医学、社会学、环境学、现代信息技术跨学科的合作,政府、社区、家庭、企业的合力,推动研究成果向应用转化。英国在 2014 年公布了"十万基因组计划",这个计划是"千人基因组计划"的升级版,首创药企与基因数据机构的合作模式,即包括葛兰素史克、阿斯利康及瑞士罗氏药厂等在内的 10 家制药公司与英国国民健保署(NHS)合作,通过对 10 万名患者的基因序列建立档案,构建全球最大的基因数据库,再由安全、有效的且可复制的数据分析模型分析不同疾病的病因或者患有相同疾病的不同个体的病因,找出生物标记物等具有针对性的靶目标,为药物研发提供数据基础。

一、生物信息学和临床医学的转化研究

对比转化医学与精准医疗,一般认为前者范围更大,后者是前者的重要组成部分。转化医学的重要数据来源是生物样本库与基因测序,因此也被认为是精准医疗目标实现的关键。世界各国,包括英、美、日、加拿大等,均建立了本国的生物样本库,在提供原始的一手资料、微观与宏观不同层面均发挥出了重要的作用。此外,欧美等国已经拥有了基因研究平台、蛋白质组学与分子研究平台、转化医学信息学资源库及平台、肿瘤转化医学研究平台等,在数据资源和信息技术等方面有了一定的基础。2015 年美国转化医学年会上,美国 NIH 院长 Francis Collins 将"迈入未来的精准医学研究"作为转化医学的 3 个核心问题之一,并将精准医疗和配近视镜、输血进行了相似性对比,认为精准医疗仍然需要大量的严格的循证性研究,以及来自基础、临床和人口健康学方面的证据,其方法和技术应该建立在基础、临床和组学应用基础上,并结合电子健康档案、大数据和移动医疗前沿技术的整合应用。

2006 年我国首次提出"精准外科"概念,一般认为这就是我国于 21 世纪初最早关注精准医学的事件,并应用于肝胆外科临床实践。精准外科有三个核心特性:确定性、预见性、可控性。

(1)确定性:一个典型的说法就是指"精"和"准",当代外科医生对疾病的了解和干预能在远较以往更加精确的程度上进行。在评估病变范围时,现代影像学技术的快速进步,

使得评估的精确程度显著提高。肝脏外科的发展已逐步进入了"定量化"的精准肝切除的时代。

（2）预见性：是指基于确定性的原则，若能整体把握临床实践中相关的因果关系，精确控制外科干预过程，那么外科处理结果的可预见性会明显提高。比如，术前评估确定性的增加，使得手术风险的可预测性得以提高，进而可指定更有效的风险防控策略。精准外科将比以往更能准确预测每一阶段外科干预的结果以及不良事件发生的风险和疾病的转归。

（3）可控性：精准外科强调通过高度可控的干预过程来实现预定的诊疗计划，以获得预期的结局。在实践中，这种可控性来源于高度精确的手术作业、损伤控制和风险管理等。如先进的可视化技术——二维影像和数字三维重建技术，配合精准的肝实质离断技术，可以使外科医师更加精确控制肝脏切除范围，避免管道损伤并减少肝实质损失。

二、靶向药物的开发应用

随着基因数据、表型数据以及经监管部门批准的小分子化合物数据的爆炸式增长，药物重定位形成了良好的发展环境，是以精准医疗的靶向药物研发、应用向实践转化的一个典型思路。靶向药物研发应用流程如图 7-12 所示。

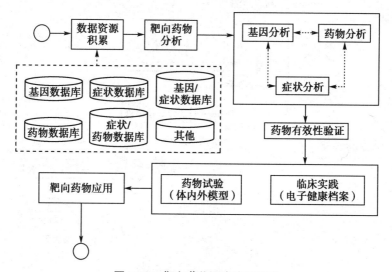

图 7-12　靶向药物研发应用流程

一般的药物研发与使用通常的模式是大批量生产、同病同药，但产生的后果却往往是疗效不明显或不存在、副作用大、滥用现象严重等。而在精准药物中，通过大数据的收集与分析，将基因、药物、症状三者紧密结合，并通过严密的试验与临床实践，将最合适的药物应用到最合适的患者身上，从而实现真正的精准治疗。

Zhang W 等对 1980—2014 年来国际上药学的研究进展进行综述，并结合大数据分析和文献计量学方法，用 VOSviewer、GPSvisualizer、CiteSpace 进行可视化分析，表明研究前沿已从传统的药学技术（1980—1992 年）转移到先进的药物输送系统（1993—2014 年）。20 世纪 80 年代以来，药学家更加注重制剂的吸收和药代动力学（生物利用度、代谢等），前体药物注入酶等充分被利用，例如胃肠道 Caco-2 单层细胞可有效吸收口服药物。80 年代后，如脂质体、纳米粒和基因传递的药物、生物分析传递技术应用更加广泛,用于肿瘤预防、治疗等,大数据分析(如专利、临床试验和产品)可以进一步帮助深入了解药剂学领域研究成果,结合循证医学的方法,为靶向药物的应用提供帮助。

三、患者的精准治疗

精准医学大数据的获取,使得医院、医生能够为患者制定个性化的治疗方案——精准治疗方案,它的确定不仅需要考虑疾病发生机制、药物反应、病理特征等因素,还需要考虑方案的可操作性、成本–效益比,并注意适时反馈与改进。根据诊断的结果,由临床医生、生物学专家和患者共同参与治疗方案的选择活动。治疗方案的选择范围包括药物治疗(如靶向治疗)、手术治疗(如精准外科)、生物治疗(如基因治疗、细胞免疫治疗、干细胞治疗)等,可以采用单一或者联合方案。该过程是一个闭环反馈过程(如图 7–13 所示),通过治疗结果的实时反馈,有效调整治疗方案,以患者为中心,提供最正确的最及时的治疗。

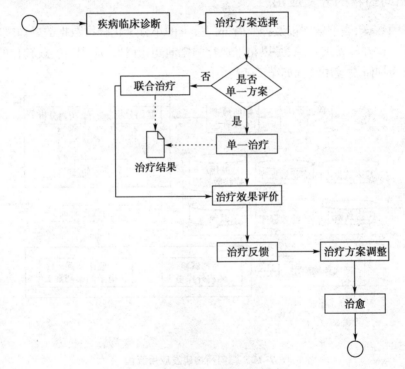

图 7–13　患者的精准治疗流程

Enrico Capobianco 以糖尿病为例,描述了利用各个层次的数据,涉及基因组、蛋白组、临床、环境、生活方式等,分析疾病表型、标记类型、生物模式来对致病因素进行研究。淋巴细胞的浸润、炎症、免疫状态、相关的营养、环境因素,将这些因素量化为数据,通过数据分析协助了解糖尿病的并发症、轨迹与风险、患者分层,能更准确预测致病风险,提供治疗建议。

意义和风险是选择统计推论方法的两个主要指标,建立系统医学和精准医学间关系,患者的相似度网络可代表疾病复杂性,多维数据集可重新定义临床表型的拓扑结构,遗传和试验层次上识别特定标记物,同时考虑到时间、空间影响,将理论转化为实践,对精准医学尤其重要,通过对患者的分级诊疗、生物标记的分层,改善临床决策支持系统,提升医疗保健方案。

例如,骨髓增生异常综合征(MDS),是起源于造血干细胞的一组异质性髓系克隆性疾病,特点是髓系细胞分化及发育异常,表现为无效造血、难治性血细胞减少、造血功能衰竭,高风险向急性髓系白血病(AML)转化。就患者群体而言,MDS患者自然病程和预后的差异性很大,治疗宜个体化。常见的突变有两种:I类基因突变(促进细胞生长)和II类基因突变(影响分化及抑制凋亡),除此之外,表观遗传学相关突变、剪切因子类突变等亦在MDS的发生及发展中起着重要的作用。以表观遗传学为例:①*ASXL1*、*DNMT3A*患者预后较差;②剪切因子类*U2AF1*突变的患者预后较差;③*RUNX1*、*TP53*与MDS早期复发、容易向AML进展有关;④MDS会随着时间发生克隆演变,而其亚克隆突变(*FLT3*、*NARS*、*SETBPI*突变)往往容易转化为侵袭性更高的AML。传统方法不能发现"④",而近年来的高通量测序由于高敏感性和特异性可以发现"①~④",也可建立测序文库,实现对多个突变基因的不同突变类型同时分析。从而可以帮助医生结合循证医学的方式,根据指南、生物样本库、环境、个人表观表现等,制定个体化治疗方案,进行单一治疗或联合治疗,以达到最优治疗效果。

四、大数据资源处理分析

随着医疗信息化的发展,精准医学大数据的数量、种类、规模不断扩大,目前包括电子病历记录、数字影像资料、临床试验数据、人类基因组数据及人群基因测序数据等医疗数据和组学数据。新型的数据类型仍在不断出现,如3D图像数据、基因和生物特征识别、传感器数据都是近几年才出现的类型。范美玉在其论文《基于大数据的精准医疗服务模式研究》中,提出了一般的精准医疗大数据的处理模型,如图7-14所示。

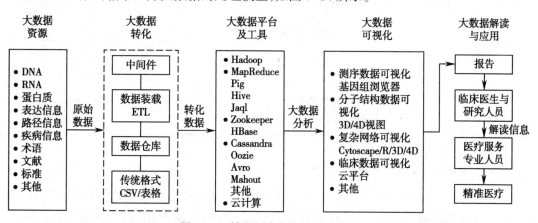

图7-14 精准医疗大数据处理模型

通过不同的平台或工具,能够实时地收集数据,目前已有的精准医疗数据收集工具有基因测序仪、组学检测平台、用于识别生物标志物的基因芯片、电子鼻、微生物学分析、3D医学图像、加速度传感器、全球定位系统、可穿戴式生理传感器、可植入式生理传感器、药物管理系统、电子病历、社交网络等。大数据的存储方案一般采用云计算解决方案、服务器集群解决方案两类,在解决数据碎片化问题的同时,也考虑了如何确保数据的安全。大数据的分析主要是利用大数据平台及工具,如Hadoop、MapReduce、Zookeeper、Cassandra、Mahout等,进行数据转化规约。分析后的数据需要可视化展现,精准医疗大数据可视化主要包括测序数据可视化、分子结构数据可视化、复杂网络可视化、临床数据可视化等。最后,生成生物医学报告,传输到临床医生与研究人员进行专业解读,指导医疗服务专业人员制定精准医疗方案,满足患者的医疗需求。对于患者、医生、生物制药公司来说,应用大数据分析的最大好处是改善治疗过程的质量和效率。

五、精准医疗知识库的构建

精准医学的发展离不开生物样本库、多组学分析平台及大数据三大平台的支撑。谁拥有生物样本资源,谁就可以掌握医学科技的主动权,谁就能够占据医学竞争的制高点。而多组学分析平台是大数据的重要来源,包括测序技术、芯片技术以及培养组学、大数据、医学复合型人才团队等。大数据平台本身包括数据的搜集、储存、分析、利用、共享和安全。这些数据包括了社区数据、队列数据、临床数据、组学数据还有结构生物学、药物分子信息等。大数据在药物研发过程中,可以帮助确立新靶点、新结构,研发新药物,帮助制订新的诊疗方案以及确定在诊疗过程当中新的标准、新的规范和指南。

2004 年,我国首家综合性脑胶质瘤中心建成。通过近十年的样本收集,江博士在中国建立了最大的胶质瘤组织库。数百个样本已完成全基因组测序(WGS)、全外显子测序(WXS)、DNA 甲基化微阵列检测、microRNA、CyCRNA 和 mRNA 测序等工作。2012 年,构建了中国脑胶质瘤基因图谱计划(Chinese Glioma Genome Atlas, CGGA),这代表了胶质瘤研究的里程碑。这将为脑胶质瘤的基础研究和临床研究提供大量的数据。其网站 GliomaDB(http://www.cgga.org.cn/)已成为一个集胶质瘤多组学、临床信息、生物信息分析工具的综合公共数据库。截至 2017 年,GliomaDB 数据库的建设情况如表 7-9 所示。

表 7-9　GliomaDB 数据库建设情况(截止到 2017 年末)

已整合数据		已实现在线工具	
	1 100 例转录组数据		在线生存分析
	500 例基因组数据		共表达网络的在线可视化
	450 例 DNA 甲基化数据		多组学在线可视化
	917 例临床信息		

六、实例　大规模人群队列研究

队列研究原本是指将某一特定人群按是否暴露于某可疑因素或暴露程度分为不同的亚组,追踪观察两组或多组成员结局(如疾病)发生的情况,比较各组之间结局发生率的差异,从而判定这些因素与结局之间有无因果关联及关联程度的一种观察性研究方法。大数据背景下,赋予了队列研究新的方法和挑战,促进了队列研究间更广泛的合作、使队列研究转变为公共研究平台、促进队列研究与其他公共平台数据的结合。

2017 年,我国启动"精准医学研究计划",这是临床医学的一次大事件,涉及医学方方面面向临床应用的大转化(转化医学),包括新一代临床用生命组学技术的研发、大规模人群队列研究、重大疾病专病队列研究以及精准医学大数据的资源整合、存储、利用与共享平台建设、疾病的预防诊治方案的精准化研究这四个主要方面。构建反映国人多样性的国家级人群大型健康队列,将各组学、大数据科学、分子影像等新技术有机结合,建立多层次精准医疗知识体系和生物医学大数据平台,对于精细解析复杂疾病的病因,进而提供重大疾病风险评估和预测、早筛分类、个体化治疗及疗效监测的整套解决方案,具有重大战略意义。目前,大型人群队列研究已经成为流行病学领域乃至公共卫生领域的主旋律之一。我国的精准医学研究专项计划实施周期为 2016—2020 年,所设立的大规模人群队列研究项目如表 7-10 所示,专病队列研究项目如表 7-11 所示。

表 7-10 "精准医学"大规模人群队列研究

项目名称	项目牵头机构
大型自然人群队列示范研究	中国医学科学院
京津冀区域自然人群队列研究	中国医学科学院基础医学研究所
华中区域常见慢性非传染性疾病前瞻性队列研究	华中科技大学
东北区域自然人群队列研究	中国医科大学附属盛京医院
华东区域自然人群队列研究	复旦大学
西南区域自然人群队列研究	四川大学
华南区域自然人群慢性病前瞻性队列研究	中山大学
西北区域自然人群队列研究	西安交通大学

表 7-11 "精准医学"专病队列研究 2016—2017 年获批项目

年份	项目名称	项目牵头机构
2016	心血管疾病专病队列	首都医科大学附属北京安贞医院
	脑血管疾病专病队列	首都医科大学附属北京天坛医院
	呼吸系统疾病专病队列	中日友好医院
	代谢性疾病专病队列	上海交通大学医学院附属瑞金医院
	乳腺癌专病队列	中国疾病预防控制中心慢性非传染性疾病预防控制中心
	食管癌专病队列	中国医学科学院肿瘤医院
	罕见病专病队列	中国医学科学院北京协和医院
2017	中国常见风湿免疫病临床队列及预后研究	中国医学科学院北京协和医院
	神经系统疾病专病队列	首都医科大学宣武医院
	中国精神障碍队列研究	北京大学第六医院
	肺癌专病队列	中国医学科学院肿瘤医院
	前列腺癌专病队列	广西医科大学
	肝癌 / 肝病临床和社区人群大型队列研究	上海交通大学
	结直肠癌专病队列	浙江大学
	规范化大型胃癌队列的建立及其可用性研究	空军军医大学

思 考 题

1. 试述基于大数据的临床决策大数据系统的总体架构。
2. 食品药品安全溯源数据规范要求哪些数据要素？
3. 区域医疗卫生信息平台应具有哪些主要特点？
4. 试述区域医疗卫生大数据在公共卫生管理方面的主要应用。
5. 医联体有哪些主要类型？

第八章

医学大数据相关标准

标准,即为了在一定范围内获得最佳秩序和效益,经协商由公认机构批准,对活动或其结果规定共同的、重复使用的规范性文件。标准的本质是统一,标准的任务是规范。医学大数据标准,是在医学事务处理过程中,数据采集、传输、交换、利用时所采用的统一的术语、代码、规则和技术。医学大数据标准是实现医学相关系统互联互通互操作、医学信息融合共享开发利用的基础和前提。医学数据依据标准进行规范化表达、跨区域跨部门交换,才能实现医疗业务协同、减少医疗差错、降低医疗费用、保护患者隐私与安全,提高医疗卫生管理与服务效率。目前国内外对医学大数据标准的分类方法颇多,就其使用范围和作用价值来看,可以归纳为基础类标准、技术类标准、业务类标准、管理类标准四大类。基础类标准,即医学大数据表达标准,或称数据标准,它定义了数据的结构和类型,主要包括医学术语标准、编码标准及数据集标准,如 SNOMED-CT、LOINC、MeSH、ICD、卫生信息数据元值域代码等。这些标准对临床诊疗、检验检查、药物、疾病、手术与操作等概念制定了统一的术语和编码标准,是医学大数据标准化的基础。严格遵循医学术语/编码标准,便于人和机器准确识别医学概念,进行语义互操作和概念重用。

本章主要介绍有着广泛影响的医学大数据相关标准。

第一节　SNOMED-CT

一、SNOMED-CT 简介

SNOMED-CT 是 systematized nomenclature of medicine-clinical terms 的缩写,中文译名"系统医学命名法 – 临床术语"。SNOMED-CT 支持多国语言统一表达,是被广泛接受的综合性临床医学术语标准。它定义了 30 多万个医学概念和 700 多万条语义关系,内容涵盖疾病、操作、微生物、药物多方面,能灵活地表示医学术语及其之间的逻辑关系,便于临床和相关健康信息的准确记录、存储、聚合和检索,实现健康记录的语义互操作。

SNOMED 最初由美国病理学家学会(College of American Pathologist, CAP)于 1975 年研 发 成 功,1998 年 更 新 至 SNOMED3.5 版。2000 年 CAP 推 出 SNOMED-RT(SNOMED reference terminology)。2002 年 SNOMED-RT 与英国国家医疗服务体系(national health service, NHS）的 clinical terms 相互合并,经过扩充和结构重组形成 SNOMED-CT。2007 年,SNOMED-CT 被国际卫生术语标准制定组织(international health terminology standard development organization, IHTSDO)收购。目前,SNOMED-CT 的维护、开发、培训等均由 IHTSDO 负责。IHTSDO 成员国(目前有 30 多个,中国未参加)可免费获得和使用 SNOMED-CT 国际版。SNOMED-CT 国际版每年发布两次,时间为 1 月 31 日和 7 月 31 日。

二、SNOMED-CT 主要内容

SNOMED-CT 设计框架如图 8-1 所示。概念(concepts)、描述(descriptions)、关系(relationships)是其核心内容。

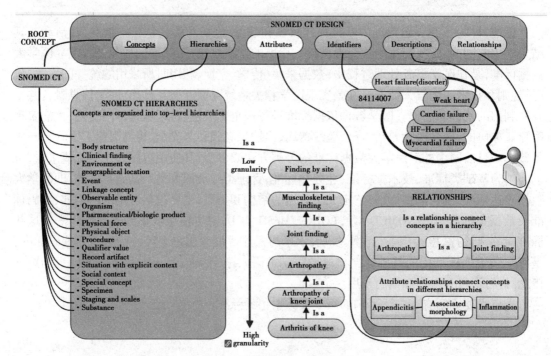

图 8-1 SNOMED-CT 设计框架

(一)概念

概念是指代表独一无二的临床意义的规范化词语。每个概念有唯一的概念标识符,即 Concept ID。Concept ID 为数字形式,用于机读,如: heart failure(disorder), 84114007。概念以层次结构表示,SNOMED-CT 有 19 个"顶层概念"(见图 8-1 左侧所示)。顶层概念用于命名层次结构的主要分支,每个顶层概念再分类细化形成包含多层子概念的层次结构。顶层概念基本涵盖了临床术语的所有范畴面。层级体系内的概念属性具有传递性,即下位概念具备上位概念的属性,随层次结构的下降,概念变得越来越具体。顶层概念中最重要且占比最大的是 clinical finding(临床发现)和 procedure(操作)。clinical finding,代表临床观察、评估或判断的结果,包括正常和异常的临床状态,是表示诊断的概念。procedure 不仅包括侵入性治疗,还包括药物、影像、教育、管理等提供卫生保健方面活动的概念。

（二）描述

描述是用人类可读的术语对概念进行的文本表示。每个概念有两种类型的描述：即完全指定名称（fully specified name，FSN）和同义词（synonym）。FSN 代表对概念意义独特、明确的描述，用于消除概念的歧义，可以不出现在临床文档中。每个概念在每种语言或方言中只能有一个 FSN。同义词代表对同一概念的不同描述形式。临床医生最常用的描述，称为首选术语（preferred term），每种语言中有且只有一个首选术语，其余的同义词为可接受术语。概念的每一个描述都有唯一的描述标识符。如图 8-2 所示，myocardial infarction 的 FSN 为：myocardial infarction（disorder），首选术语为：myocardial infarction，可接受术语有：Infarction of heart、cardiac infarction、heart attack、myocardial infarct、MI-Myocardial infarction。首选术语和可接受术语都是同义词。

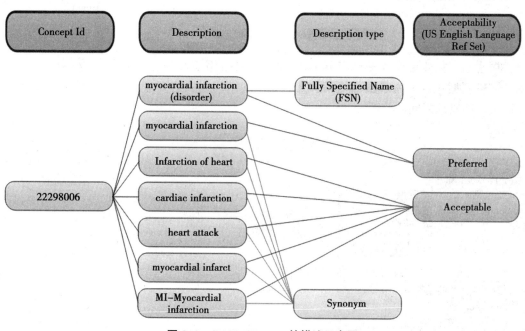

图 8-2　SNOMED-CT 的描述示意图

（三）关系

关系表示两个概念之间的关联，提供概念的正式定义和其他属性。最常见的关系有"isa"（是）关系和属性关系。"是"关系定义所有概念，并显示概念层次结构。属性关系，表示源概念和目标概念之间关联的意义，通过将源概念与特征的值关联起来，更好界定源概念。与用于定义所有概念的"是"关系不同，属性关系的适用性仅限于定义的领域和范围。领域指的是概念的特征，范围指的是特征允许值的集合。SNOMED-CT 有 50 多种属性关系，每种关系都有唯一的关系标识符。如图 8-3 所示，采用"是"关系，定义了 abscess of heart 与 abscess of mediastinum、inflammatory disorder of the cardiovascular system）、structural disorder of heart 的层次关系，采用相关形态学（associated morphology）和发现位点（finding site）两种属性关系，将源概念 abscess of heart 分别与目标概念 abscess 和 heart structure 联系起来。

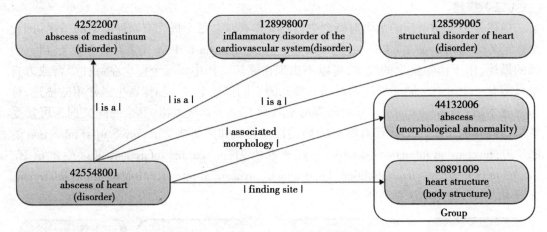

图 8-3　SNOMED-CT 概念间关系示例

概念、描述和关系是 SNOMED-CT 的核心部件,用逻辑模型进行了定义,如图 8-4 所示。逻辑模型规定了用于表达临床意义的概念的结构化表达方式、用于指向这些概念的描述以及这些概念之间的关系。

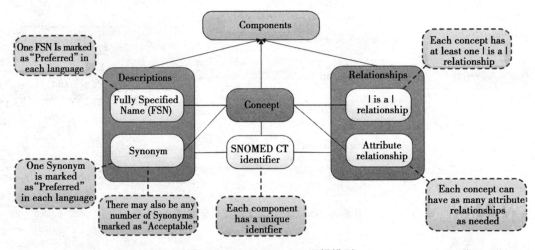

图 8-4　SNOMED-CT 逻辑模型

除核心组件外,SNOMED-CT 还提供多个参考集(reference set)用于支持各种约束和增强,以匹配不同用例的需求。主要的参考集有语言参考集、映射引用集、简单参考集和有序参考集。

三、SNOMED-CT 特点

SNOMED-CT 构建中有两个重要的特点,即层次性和组合性。

(一)层次性

SNOMED-CT 从顶层概念出发,通过"是"关系在同一分支上不断增加概念内涵缩小概念外延,随层次的深入,概念的临床信息细粒度不断增加。SNOMED-CT 的层次性允许医生在适当的粒度级别灵活地记录和检索数据以适应特定用途。如:

肺炎

感染性肺炎　　　　　　　细粒度

细菌性肺炎

肺炎球菌肺炎　　　　　　粗粒度

病毒性肺炎

每个概念都可以有 ≥1 个"是"关系到其他概念,即一个概念可能有多个超类型父概念。因此,SNOMED-CT 不是单一层级结构,而是多层级结构。

（二）组合性

SNOMED-CT 概念表达有先组和后组两种方式。先组表达是 SNOMED-CT 中预先定义的对单个概念含义的表达,只有 1 个标识符。如胫骨骨折（fracture of tibia）用 31978002｜fracture of tibia｜表达。后组表达不是预先定义,它允许对单个概念添加更多细节,是对两个或多个概念含义的表达,有多个标识符。如从腹部取出腹腔镜（laparoscopic removal of device from abdomen）,必须用下列后组方式表达:

68526006｜removal of device from abdomen｜:425391005｜using access device｜= 86174004｜laparoscope｜

式中 68526006｜removal of device from abdomen｜表示概念"腹部取出器械",425391005｜using access device｜表示属性"使用设备",86174004｜laparoscope｜表示属性的取值"腹腔镜",:=表示后组配的特定符号。

在 SNOMED-CT 中有些先组表达的概念也可以用后组表达,如"174041007｜紧急腹腔镜阑尾切除术｜完全"等同于"80146002｜阑尾｜:260870009｜优先｜=25876001｜紧急｜,425391005｜使用接入设备｜=86174004｜腹腔镜｜"。

尽管 SNOMED-CT 提供了丰富的术语概念及术语之间的组合规则,但由于医学场景的复杂以及医学概念的进步和更新,静态的术语体系并不能保证 100% 的覆盖所有潜在可能的临床概念。因此,SNOMED-CT 提供的后组式表达可在现有概念基础上及时定制新术语规则,很好表示新概念并适应各类应用。

SNOMED-CT 作为多个国家多个目的使用的临床术语标准,结构化地表达临床信息,最大程度减少地理和专业边界效应。标准的术语和一致的结构,使得临床信息易被查询及有效重用,真正实现一个数据多个用途。

第二节　LOINC

一、什么是 LOINC

观测指标标识符逻辑命名与编码系统（logical observation identifier names and codes, LOINC）是一种用于识别健康测量、观察和文档的通用语言（标识符、名称和代码）,旨在促进临床结果的交换与汇集,使其更好地服务于临床医疗护理、患者结局管理以及科学研究工作。LOINC 的既定目标是要创建应用于 HL7、ASTM E1238 及 CEN TC251 等标准报告消息中观测指标的通用标识符（包括标识符、名称与代码）。LOINC 代码的应用可以成就临床实验室数据信息在异构计算环境之间的交换。

LOINC 最初于 1994 年由 Regenstrief 研究院的研究人员所发起，目前他们依然与 LOINC 委员会协作，继续担负着 LOINC 数据库及其支持文档和 RELMA 映射程序的开发、编制与维护工作。自 1996 年 4 月首次在互联网上发布以来，LOINC 受到全球性欢迎。它不仅在医疗行业，而且在与医疗相关的其他行业中，也被广泛采用。从临床机构到卫生系统、IT 供应商、研究课题组、政府机构，以及跨越许多国家的国际电子健康课题，都有应用。目前，已经有 174 个国家或地区的用户采用 LOINC 作为数据互操作标准。

目前，LOINC 收录 9 万多个条目，包括诸如实验室测试、生命体征和人体测量这样的临床测量、标准化测量仪器等。其现有实验室部分的内容范围包括临床实验室所报告的所有观测指标。LOINC 还包含由多个指标集合组成的代码，如面板、表单和文档。其专业领域涉及化学、血液学、血清学、血库、微生物学、细胞学、手术病理学及生殖医学，化学还涵盖了治疗药物监测与毒理学。此外，LOINC 还收录了结果解释通常所需要的，且往往与实验室观测指标一同报告的那些非试验型检测指标。

每个 LOINC 条目主要由 LOINC 代码、LOINC 术语、相关说明构成。对于每个观测指标，LOINC 系统都赋予了一个唯一且永久的编码——LOINC 代码，也就是各种相关系统在电子报告中，标识试验/检验项目结果时所应当采用的代码。除了其最后一个字符为校验位之外，LOINC 代码中的各位并没有其他内在的固有结构。LOINC 校验位是基于前面各位数字的值，通过一定算法计算出来的。每个 LOINC 实体相关结构的全部信息均存储在 LOINC 数据库的其他字段之中。

二、LOINC 术语

LOINC 术语指的是试验/检验项目或临床观测指标的全称，是由多个特征面构成的规范性复合名称。

（一）LOINC 术语组成

LOINC 术语主要由六个部分组成，包括成分/分析物（analyte/component）、属性（property）、时间特征（time aspect）、体系/标本（system/sample）、标尺精度（scale）和观测方法（method），各部分之间用"："分隔。对于每个有效的 LOINC 术语，其中的每一个部分（方法部分除外）都应该有完整的名称，而不应空缺。LOINC 术语命名的语法格式如下：

<analyte/component>：<property>：<time

aspect>：<system/sample>：<scale>［：<method>］

第一部分的名称可以进一步分成 3 个子部分，两个子部分之间用符号"^"分隔，其中的第一个子部分还可以包含多个级别递增式分类规范，各级别之间用符号"."分隔。第三、第四部分的名称也可分成 2 个子部分。

通过六部分内容，可以精确地阐述试验/检验项目或临床观测指标的含义，从而在异构系统之间形成语义上的共识，实现数据的交换与共享。

（二）LOINC 术语的通用命名规范

1. 成分/分析物的缩写　除表 8-1 中所列缩写外，LOINC 术语名称中的成分/分析物部分，通常不使用缩写。例如，用 total、fraction、oxygen、Alpha、Beta，而不用 tot、frac、O2、A-、B-。

表 8-1 成分／分析物中允许使用的缩写

缩写	全称
Ab	antibody
Ag	antigen
DNA	deoxyribonucleic acid
HIV	human immunodeficiency virus
HLA	human histocompatibility complex derived antigens
HTLVI	human t-cell lymphotropic virus-I
Ig "X"	immunoglobulins (e.g.IgG for immunoglobulin G , IgM for immunoglobulin M)
NOS	not otherwise specified
RNA	ribonucleic acid
rRNA	ribosomal ribonucleic acid

2. 成分／分析物部分的一般命名规则　对于 LOINC 术语中成分／分析物的命名，LOINC 制定了 20 条一般性规则，如下是其中的三条规则：

规则 1：被检测物质标识符放在首位。如甲型肝炎抗体用 hepatitis A antibodies（ Ab ），而不用 antibodies，hepatitis A。

规则 2：在提及药物浓度和抗菌敏感性时，应使用药物的通用名称，而不用商品名。如心得安用普萘洛尔，而不用吲哚。通常在相关名称（ synonyms ）字段中注明品牌或商品名称。

规则 3：在描述诊断该疾病的测试时，使用生物体或病毒的完整分类名称（ 而不是疾病名称 ）。如用 rickettsia rickettsii Ab，而不用 rocky mountain spotted fever Ab。疾病名称应该包含在相关名称字段中作为同义词。

3. 分析物中的标点符号　许多分析物的名称包括标点符号（ 如逗号 ），用来识别碳链中多个烷基的位置。应尽量避免特殊字符（ 如逗号、破折号和括号 ），除非它们包含在 IUPAC、化学文摘服务（ CAS ）公约或其他国际公约指定的名称中。例如，在 CAS 中，逗号可能出现在烷基链的多个取代位置上，破折号、星号和冒号可能出现在 HLA 等位基因名称中，冒号可能出现在某些微生物名称中，圆括号可能出现在红细胞抗原名称中。

4. 不区分大小写　为了便于阅读，LOINC 术语采用混合大小写。在电子信息交换中，发送方和接收方可以使用大写、小写或混合大小写，但其含义不对大小写转换敏感。为了识别少数几个按国际规定对大小写敏感的名称（ 如红细胞抗原 ），在小写字母前面使用 "little"。同理，在单词前面使用 "SUPER" 来表示其为上标。

例如：Lu^a 在 LOINC 中表示为 L little u super little a。

5. 罗马数字和阿拉伯数字　数字应尽可能以阿拉伯文表示。但当传统名称使用罗马数字时，LOINC 主名称使用罗马数字，如因子Ⅷ。同时，为其定义采用阿拉伯数字的同义词。

6. 指数的表示　使用短语 "exp" 来表示成分的指数。根据度量单位统一代码

（UCUM），指数通常用符号 * 或 ^ 表示。但由于 * 和 ^ 已经在 LOINC 中定义了特殊含义，如 * 用于报告 LOINC 名称的另一个特定部分的变量，而 ^ 用作子部分的分隔符。因此，使用 "exp" 来避免歧义。例如，概念 "高度 / 身高的 2.7 次方" 被表示为 "height exp 2.7"。

7. 斜杠（/）的应用　在分析物成分这一部分中，斜杠（/）用于区分分数或比率的分子和分母（即除数）。例如，嗜碱性细胞 /100 白细胞表示每 100 个白细胞中嗜碱性细胞的数量，卵磷脂 / 鞘磷脂表示卵磷脂与鞘磷脂的比值。在 "体系 / 样本" 这一部分中，斜杠用作连词，表示 "或"。一个常见的例子是 Ser/Plas，它表示血清或血浆都是测量特定分析物的合适样本。

（三）成分 / 分析物

成分 / 分析物是 LOINC 术语的第一部分，它指的是测量、评价或观测（观察）的物质或实体，包括三个子部分：①分析物的主体名称（如分析物或测量的名称）；②刺激（如果相关），包括时间延迟、刺激物、给予量和给予途径；③标准化或调整。两个子部分之间用 "^" 分隔，第一子部分可以进一步细分成子类，子类由 "." 分隔。例如，calcium（钙）本身属于成分 / 分析物，而 calcium.ionized（离子钙）则是用于检测钙子类的另外一项测量。成分 / 分析部分命名的语法格式如下：

<[analyte].[subclass].[sub-subclass]>^

<[time delay]post[amount][substance][route]>^

<adjustment>

例如：卡托普利 25mg 口服后 1 小时的醛固酮，表示为：

ALDOSTERONE^1H POST 25 MG CAPTOPRIL PO

PH 调整至 7.4 条件下的离子钙，表示为：

CALCIUM.IONIZED^^ ADJUSTED TO PH 7.4

（四）属性

属性指所测量、评价或观测（观察）的分析物的特性、品质、特征或属性。这一部分用于区分同一物质的不同数量关系。例如，尿液样本中钠的质量浓度与物质的量（摩尔）浓度，绝对嗜酸性粒细胞计数与嗜酸性粒细胞占白细胞总数的百分比。

1. 定量属性

（1）主要量化属性类别：

1）质量：以质量（毫克、克等）作为计量单位报告的观测结果，其属性名称均采用单词 "mass（质量）" 作为开头，如质量含量（mass content）和质量浓度（mass concentration）等。

2）物质的量：用摩尔或摩尔当量作为计量单位报告的观察结果，其属性名称均采用单词 "substance（物质的量）" 作为开头。

3）催化活性：报告酶活性的观察结果标，其属性则以 "catalytic（催化……）" 开头，比如催化浓度（catalytic concentration）和催化含量（catalytic content）。

4）任意类（人工类）：在报告结果时，计量单位的分子为任意类型单位（arbitrary units，人工单位）观测指标，其属性名称都以单词 "arbitrary（任意）" 开头。

5）数量：计数型观测指标的属性名称都以单词 "number（数量）" 开头。比如，结果报告为单位体积血液中白细胞数量的白细胞计数，其属性就是数量浓度（number concentration）。

（2）定量属性类别子类型：上述主要属性类别均有一些派生出来的变体或子类，如浓度（concentration）、含量（content）、比率（ratio，比值）、分数（fraction）和速率（rate，速度）。

1）浓度：指的是量除以体积，如 mg/dl（毫克/分升）和 g/L（克/升）就属于这类单位。

2）含量：指的是量除以质量，如 mg/gm sample（毫克/克样品）或 mg/total protein（毫克/总蛋白）。

3）比率：如果报告结果中采用的是来自同一体系（样本）的两个指标相除，则其属于比率型。比如，尿液标本中物质 A 的质量浓度除以肌酐的质量浓度所得到的比值，就称为质量浓度比（MCRto，mass concentration ratio）；比值的分子和分母必须来自同一体系（标本，system）。如果两个指标来自不同标本，则该比值属于相对比值（RelRto，relative ratio）。比如，患者与对照者的 PT 之比，或血清肌酐与尿肌酐之比。实际标本与正常对照的时间比值属于相对时间（RlTm，relative time），如某些凝血功能检验项目。两个不同标本的质量浓度之比则称为相对质量浓度（RlMCnc，relative mass concentrate）。两个不同标本的催化剂浓度之比则属于相对催化剂浓度（RlCCnc，relative catalytic concentrate）。

4）分数：指的是部分除以整体。例如，若按克计算，肌酸激酶 MB 型/总肌酸激酶（Creatine kinase.MB/Creatine kinase.total）就属于质量分数（MFr，mass fraction），分数往往以百分数的形式报告。

5）速率：指的是一定时间内某指标的变化。如 mg/day（毫克/天）就属于质量速率（MRAT，mass rate）。清除率（clearance）则属于体积速率。不过，为了含义的清楚，分析物名称中会带有 "clearance" 一词。比如，sodium renal clearance：VRat：24H：Urine：Qn。

2. 定性属性　定性属性描述实验室和临床概念所测量的非定量内容。这些属性描述了各种各样的结果，例如是否存在分析物、检测到的分析物的特定类型、个人的地址、电话号码或电子邮件地址或临床发现。LOINC 中最常见的三种定性属性是 PrThr、Prid 和 Type。

（1）PrThr：PrThr 属性表示 "存在或阈值"，意味着两种情况：①被分析物的实际存在或不存在；②检测到的被分析物的量超过某个预先确定的阈值。

（2）Prid：Prid 属性表示 "存在或身份"，用于检测特定类型的分析物是否存在，如果存在，则用于识别特定的分析物。细菌培养是一种用带有 Prid 属性的 LOINC 术语表示的检测方法。在进行培养时，事先并不知道是否会有细菌存在。因此，细菌培养的一个可能结果是 "没有细菌生长"。但是，如果确定存在一种或多种细菌，则确定并报告其具体特征（如金黄色葡萄球菌）。

（3）Type：属性 Type 用于在已知分析物存在的情况下识别特定分析物的分析。例如，如果进一步分析已知含有肺炎链球菌的分离株以确定特定的血清型，血清型试验将具有 Type 的性质，而不是 Prid 的性质，因为已经知道链球菌的存在。

3. 其他属性　除以上两类属性外，LOINC 定义了更多属性，具体可以参见 LOINC 官方的用户指南 "LOINC user guide"（https：//loinc.org/downloads/ loinc–table/）。

（五）时间特征

时间特征用于描述完成当前观测或测量的时间间隔（时段）。一个人可以在时间的某个时刻（点）测量一个属性，也可以在时间间隔内测量它，并在数学意义上，随着时间的推移进行积分。在后一种情况下,可以将一系列生理状态聚合为一个标量值,该值反映了在指定时间间隔内测量的一些"平均"属性。间隔也与速率测量有关,如排泄(物质速率或质量速率)或清除(体积速率)。一个时间间隔内的量通常表示为质量速率(M/rat),如 g/24h;或物质的量的速率(S/rat),如 mol/24h。间隔测量通常适用于尿液和粪便(如 24 小时收集的浓度、总量或清除率的计算)。它们也适用于临床测量,生理监护仪上的事件计数,如动态心电图监护仪上 24 小时以上的室性早搏(pvcs)数量,也属于这一类型。最常见的时间特征是24 小时。对于传统上根据 24 小时内清除或排泄的成分的物质的量确定参考范围的测试,指定为 24 小时收集。

例: Pt- 时间点(point in time,时刻,随机)

12H-12 小时收集物

24H-24 小时收集物

时间特征的第二个子部分为修饰词,是可选的,允许在规定的时间内对所采取的措施进行一些子选择或整合。如 8H^ 最大心率是 8H(移位)以上观察到的最高心率。最小、最大、第一、最后、均值是这个子部分的其他可能值。当此子部分中没有存储任何内容时,假定为均值。

(六)体系 / 标本

指当前观测所针对的体系(背景环境)或标本类型。这一部分包括两个子部分:第一子部分为体系命名,第二子部分为可选部分,两部分之间用"^"分隔,第二部分表示胚胎类、血液制品单位、供体等样本的超体系来源,而不是患者本身。

针对结果报告中常见的成分(分析物)与体系(样本)类型的不同组合,来定义不同的试验 / 检验项目。实际工作中,具体实验室试验项目名称中所涉及的样本类型一般都相对比较少。通常,化学试验的标本类型有血清、尿液、全血和脑脊液之分。微生物培养的标本来源则往往有更为丰富的分类。

如果试验中组合使用了不止一个体系(样本)类型,如 CSF 与血浆之中某检出物质的比值,就会使用加号"+"将各个相应的体系(样本)类型连接起来。例如,Plas+CSF、Ser+CSF、Isolate+Ser 等。

(七)标尺(精度)

LOINC 术语的第五个组成部分必不可少,规定的是该测量指标的标尺(Scale,精度)。LOINC 术语中允许使用的标尺类型(精度类型)的缩略语如表 8-2 所示。

表 8-2 标尺 / 精度类型的缩略语

标尺 / 精度类型	缩略语	说明
quantitative 定量型	Qn	试验结果属于连续数值型标尺上的数值。报告时可采用整数、比值、实数或数值范围。结果取值之中还可能会可选性地包含一个关系操作符。其中,后者所属的关系操作符结集合为｛ ≦,<, >, ≧ ｝。定量型试验结果取值的有效形式如"7""-7""7.4""-7.4""7.891 2""0.125""<10""<10.15"">12 000"、1~10、1：256
ordinal 序数型 / 等级型	Ord	有序的分类响应 / 结果选项,如 +、++ 和 +++;阳性和阴性;反应、不确定和不反应。(以前称为 SQ)

续表

标尺 / 精度类型	缩略语	说明
quantitative or ordinal 定量型或序数型	OrdQn	试验结果可报告成定量型或序数型,如抗生素敏感性试验结果可报告为耐药、中介或敏感,也可报告成抑菌圈直径的毫米数。(以前称为 SQN)。不过,在其他情况下,我们并不鼓励用户使用 OrdQn 这种类型。
nominal 名义型 / 名词型	Nom	本身并没有次序之分的名义型或分类型响应 / 结果选项,如作为结果报告的细菌名称;外观的分类也没有自然次序,如黄色、清亮或血性。(以前称为 QL)
narrative 叙述型	Nar	即文本型叙述,如关于外科丘疹检查之中显微镜检结果的描述。
multi 多样型	Multi	将许多单独的结果构造成一个文本块(Text "glob"),并将其作为单个的观测指标加以报告(带或不带内置的文本显示格式)。
document 文档型	Doc	可能会采用许多格式(如 XML、文本叙述型格式等)的文档(document)
set 集合型	Set	用于临床信息附件(clinical attachments)

(八)观测方法

这一部分描述试验所采用的方法,可以为空值。只有当采用不同方法检测同一成分(分析物),并且其临床意义或临床参考值范围又不相同的时候,才需要将方法作为 LOINC 全称的组成部分,以示区别。比如,使用试纸条测定全血葡萄糖的指标就需要在方法字段中加以区别。即只有当影响结果解释时,才需要方法信息。如正常值范围不同、试验灵敏度不同。观测方法仅仅在总称层次上加以列出,如凝集试验、免疫测定、采用靶向扩增的探针。

(九)特殊情况

除一般的命名规范外,LOINC 对一些特殊情况进行了约定。这些特殊情况包括:

(1)被视为变量或取值的测量

(2)血库

(3)免疫活性检查

(4)微生物学检查

(5)抗生素敏感性试验

(6)细胞计数

(7)皮试

(8)毒理学——药物 / 毒品滥用的筛查和确认

(9)分子遗传学方面的 LOINC 命名

(10)HLA 等位基因与抗原命名

(11)变态反应试验

三、本地术语与 LOINC 术语的映射——RELMA

有了 LOINC 的统一定义,各种异源异构的试验/检测指标就可以以 LOINC 为中介桥接起来。为了方便实现本地术语与 LOINC 术语之间的映射,专门开发了 Regenstrief LOINC 对照辅助程序(regenstrief LOINC mapping assistant program, RELMA),它旨在帮助用户将其本地术语(Local terms)与 LOINC 通用代码进行对照或关联起来。

RELMA 的运行依赖于两个 Microsoft Access 数据库:一个是文件名为 "RELMA.MDB" 的数据库,包含 LOINC 编码系统所有有关数据以及 RELMA 程序各种功能选项运行所需的系统操作信息;另一个是文件名为 "LMOF3.MDB" 的数据库,用于本地观测指标主文件,存储的是本地代码与说明信息。这两个数据库共同作用,实现本地编码系统与 LOINC 编码系统的关联。

将本地代码及其说明信息输入 LMOF3.MDB 数据库有三种方法:①通过 RELMA 由 ASCII 文本文件导入;②手工输入;③采用 Microsoft Access® 加载。

将本地数据导入、输入或装载到 RELMA 系统后,即可利用 RELMA 的对照功能将本地代码及其说明信息与相关的 LOINC 代码及其说明信息匹配或对应起来。通过对照程序,可以显示本地代码及其说明信息的有关详细情况,利用浏览、搜索功能,找出 LOINC 中与本地代码相匹配的 LOINC 条目,并将其 LOINC 代码存入 LMOF3.MDB 数据库。实现本地代码与 LOINC 代码映射的粗略流程是:将本地术语导入 RELMA 系统→查找本地术语文件中 RELMA 未知的概念→审核未知概念(对照的单词替换缩略语以及本机构所特有的术语)→打印未知概念→将本地术语对照至 LOINC →利用智能对照程序找出与本地术语最佳匹配的 n 条 LOINC 术语→智能对照过程将其结果存储在用户本地的 LMOF3.MDB 数据库中→报告 n 条与本地术语最佳匹配的 LOINC 术语(可对报告进行预览、打印,或将其保存到文件中)→为本地术语指定 LOINC 代码。

四、LOINC 与医学大数据

LOINC 数据库旨在促进临床观测指标结果的交换与共享。其中,LOINC 术语涉及用于临床医疗护理、结局管理和临床研究等目的的各种临床观测指标,如血红蛋白、血清钾、各种生命体征等。

当前,大多数实验室及其他诊断服务部门都在采用或倾向于采用 HL7 等类似的卫生信息传输标准,以电子消息的形式,将其结果数据从报告系统发送至临床医疗护理系统。然而,在标识这些检验项目或观测指标时,采用的大多是其机构内部单独的编码。因此,除非采用结果产生和发送方的相同代码,否则不能对其接收到的结果信息加以完全的"理解"和正确的归档;而在多个数据来源情况下,除非花费大量的财力、物力和人力将多个结果产生方的编码系统与接受方的内部编码系统加以一一对照,否则上述方法就难以奏效。作为实验室检验项目和临床观测指标通用标识符的 LOINC 代码解决的就是这一问题。

LOINC 数据库实验室部分所收录的术语涵盖了化学、血液学、血清学、微生物学(包括寄生虫学和病毒学)以及毒理学等常见类别或领域;还有与药物相关的检测指标,以及在全血计数或脑脊髓液细胞计数中的细胞计数指标等类别的术语。LOINC 数据库临床部分的术语则包括生命体征、血液动力学、液体的摄入与排出、心电图、产科超声、心脏回波、泌尿道成像、胃镜检查、呼吸机管理、精选调查问卷及其他领域的多类临床观测指标。因此，LOINC可以很好地用于医疗数据的表示。

　　LOINC可以使各方医学数据达到互联互通的效果。各医院之间可以识别各自的结果消息，并正确地将通过LOINC代码识别临床观察的结果消息归档；政府部门能够从许多站点汇集测试结果数据，用于研究管理和公共卫生的分析；各医学大数据研究部门也可以通过LOINC代码克服不同医院数据不一致的障碍，使这些数据标准统一化，方便进一步的研究。

　　LOINC规范了观测、检查、测试的语义，对各项检查所检测的成分或分析物、检查所使用的样本和方法、测量所使用度量单位等方面进行了明确约定，使得每LOINC条目具有确切的含义。因此，以LOINC标准为中介，通过RELMA可以将来源于不同医疗机构、不同厂家信息系统中的实验室检查项目形成一致的映射，从而支撑异源异构实验室检查数据的汇聚，实现数据的有效交换，保证数据的语义互操作性，促进医疗数据共享。可见，LOINC标准对医学大数据建设具有很好的应用价值。

第三节　MeSH

一、MeSH简介

　　MeSH是medical subject headings的缩写，中译名为《医学主题词表》，是由美国国立医学图书馆（national library of medicine，NLM）研制的受控医学术语词表，主要用于标引、编目、检索生物医学及健康相关的信息和文档。MeSH最早产生于1960年，印刷本一直沿用到2007年，之后仅提供在线访问。MeSH每年11月中旬以XML、ASCII、MARC21和RDF格式发布第二年度新版本。关于MeSH的术语和术语层级变化的最新信息均可在NLM官网上查询，其网址为：https://www.nlm.nih.gov/mesh/whatsnew.html。

　　MeSH的术语变化包括新增、删除主题词或由补充概念记录转变为主题词。对于新增的主题词，均提供词义注释、树状结构号，有时会提供标引注释，如图8-5所示。

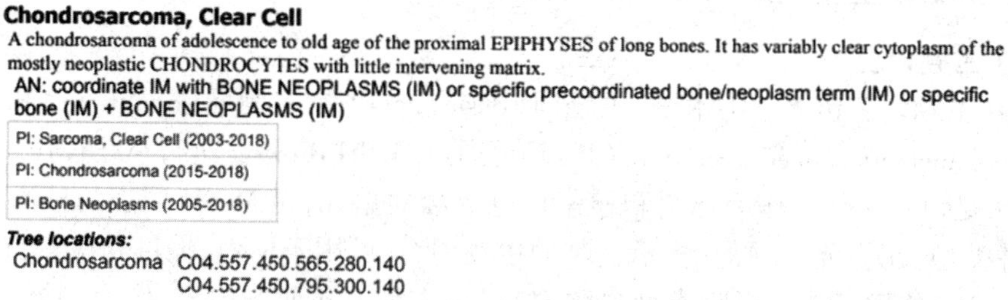

図 8-5　MeSH新增主题词的展示形式

　　MeSH术语层级变化，可以通过MeSH browser在线查阅，NLM官网也提供所有主题词树状结构的excel文档。2019年的术语层级情况如表8-3所示。

表 8-3 MeSH 术语层级

主题范畴	主题名称	二级类目	最小级别	主题词数量
A	anatomy（解剖）	A01–A21	11	3 578
B	organisms（有机体）	B01–B05	13	5 321
C	diseases（疾病）	C01–C26	10	11 770
D	chemicals and drugs（化学品和药物）	D01–D06, D08–D10, D12–D13, D20, D25–D27	12	23 459
E	analytical, diagnostic and therapeutic techniques and equipment（分析、诊断和治疗技术及设备）	E01–E07	10	5 265
F	psychiatry and psychology（精神病学与心理学）	F01–F04	7	1 343
G	phenomena and processes（现象和过程）	G01–G17	10	3 668
H	disciplines and occupations（学科和职业）	H01–H02	7	562
I	anthropology, education, sociology and social phenomena（人类学、教育学、社会学和社会现象）	I01–I03	9	776
J	technology, industry and agriculture（技术、工业和农业）	J01–J03	10	727
K	humanities 人文学科	K01	8	213
L	information science（信息科学）	L01	9	558
M	named groups（命名组）	M01	7	329
N	health care（医疗保健）	N01–06	10	2 767
V	publication characteristics（出版特点）	V01–V04	6	310
Z	geographicals（地理）	Z01	7	517

二、MeSH 主要构成

（一）主题词表

MeSH 主题词表包含三类术语：主题词（descriptors）、副主题词（qualifiers）和补充概念记录（supplementary concept records，SCR）均可通过 MeSH Browser 进行在线查找。

1. 主题词　主题词作为标引和检索信息的独立单元，是 MeSH 词表的核心部分。主要有三种类型：①主要主题词：揭示文献的主题内容，可用于标引、编目和检索，在 PubMed 中作为［MH］检索。②出版物类型主题词：揭示文献形式而非内容，作为特征词出现，在 PubMed 中作为［PT］检索，如历史文章、临床试验等。③地理信息主题词：揭示文献描述的物理位置，包括大陆、地区、国家等。MeSH 的每个主题词都有标引注释（包括词义注释、组配注释、标引规则注释和其他注释）、历史注释、编目注释、参照系统，至少 1 个甚至多个树状结构号,其中树状结构号显示主题词在树状结构中的位置。主题词表每年更新。

2. 副主题词　副主题词揭示的是文献主题概念的通用面,是泛指的概念。不能作为标引和检索的独立单元使用(副主题词与主题词同形的情况除外)。副主题词作为主题词的限定,与主题词组配使用,通过揭示概念间逻辑关系,增强文献标引和检索的专指性。副主题词每年更新,数量在 50~80 个之间波动。每个副主题词有规范的缩写、明确的定义和可组配的主题范畴。副主题词也有树状结构。

3. 补充概念记录　补充概念记录(SCR)用于索引化学品、药物和其他概念(如MEDLINE 的罕见疾病),可通过 PubMed 中的物质名称[NM]进行检索。SCR 不出现在树状结构中,在 MeSH Browser 搜索时,每个 SCR 可通过 "Heading Mapped to" 映射到一个或多个主题词。SCR 主要有四种类型:①化学品:主要映射到 D 类主题词;②协议(化疗方案):主要映射到 "抗肿瘤联合化疗方案" 和方案中使用的化学品;③疾病:主要映射到 A 类和 C 类主题词;④特定生物体(2018 年新增):主要映射到 B 类主题词。SCR 周一至周五每日更新,以回应文献中出现的新的重要物种和物质。

(二)树状结构表

NLM 在 1963 年修订 MeSH 词表时引入分类的思想,从学科体系出发为 MeSH 词表的所有主题词、副主题词编制范畴索引,即树状结构表。

MeSH 主题范畴分为 16 类,用单个英文字母表示(见表 8-3、图 8-6)。每个范畴下遵循概念划分原则,层层展开,形成族性专指概念,并用树状结构号表示。如图 8-7 所示,从树状结构号可看出,"神经系统→中枢神经系统→脑→边缘系统→下丘脑→下丘脑,中→下丘脑 - 垂体系统→垂体" 这些概念构成层次清晰的类系。MeSH 词表中不同的主题范畴,树状结构层级数量不等,最多的是 B 类有机体,可达 13 个级别。在 MeSH Browser 的 "Tree View" 中,主题词后的 "⊕" 表示该主题词有下位主题概念。

```
Anatomy [A] ⊖
    Body Regions [A01] ⊖
        Anatomic Landmarks [A01.111]
        Breast [A01.236] ⊖
            Mammary Glands, Human [A01.236.249]
            Nipples [A01.236.500]
        Extremities [A01.378] ⊖
            Amputation Stumps [A01.378.100]
            Lower Extremity [A01.378.610] ⊖
                Buttocks [A01.378.610.100]
```

图 8-6　MeSH Browser 中树状结构表

```
Nervous System [A08]
    Central Nervous System [A08.186]
        Brain [A08.186.211]
            Limbic System [A08.186.211.180]
                Hypothalamus [A08.186.211.180.497]
                    Hypothalamus, Middle [A08.186.211.180.497.352]
                        Hypothalamo-Hypophyseal System [A08.186.211.180.497.352.435]
                            Median Eminence [A08.186.211.180.497.352.435.249]
                            Pituitary Gland [A08.186.211.180.497.352.435.500] ⊖
                                Pituitary Gland, Anterior [A08.186.211.180.497.352.435.500.500] ⊖
                                    Corticotrophs [A08.186.211.180.497.352.435.500.500.500]
```

图 8-7　A08 神经系统类主题词树状结构

由于主题词有多向成族的特点,故而一个主题词在树状结构中可能不止一个位置。如图 8-8 所示,术语"artificial intelligence"(人工智能),在树状结构中有两个位置,既可列在信息科学(L 类)中,也可列在现象和过程(G 类)中,分别为 4 级类目[L01.224.050.375]和 3 级类目[G17.035.250]。

```
Information Science [L01]
    Computing Methodologies [L01.224]
        Algorithms [L01.224.050]
            Artificial Intelligence [L01.224.050.375] ⊖
                Computer Heuristics [L01.224.050.375.095]
                Expert Systems [L01.224.050.375.190]
                Fuzzy Logic [L01.224.050.375.250]
                Knowledge Bases [L01.224.050.375.480] ⊕
                Machine Learning [L01.224.050.375.530] ⊕
                Natural Language Processing [L01.224.050.375.580]
                Neural Networks, Computer [L01.224.050.375.605] ⊕
                Robotics [L01.224.050.375.630]
            Latent Class Analysis [L01.224.050.687]

Mathematical Concepts [G17]
    Algorithms [G17.035]
        Artificial Intelligence [G17.035.250] ⊖
            Machine Learning [G17.035.250.500] ⊕
        Latent Class Analysis [G17.035.625]
```

图 8-8　artificial intelligence 在树状结构中位置

树状结构表为标引和检索人员提供了一个了解某主题词学科属性、该词与其他词属分关系的途径。通过树状结构号可以明确该主题词在族系中的位置,不仅可明确组配限定范围,而且能满足族性检索需求。

三、MeSH 的特点

(一)分类主题一体化

MeSH 是多种检索语言的综合和优化,是分类主题一体化的典范。具体表现在主题词表和树状结构表中。在主题表中:①借助标题法对语词进行规范处理;②不仅采用适当的预先组配,也大量采用主题词/副主题词的概念组配;③利用参照系统显示词间关系;④及时补充 SCR 关键词。在树状结构表中:①利用体系分类法的思想编制范畴索引;②利用多重列类的方式展示主题词的树状结构。因为 MeSH 的权威性和动态性,与其他术语标准建立了很好的映射关系。

(二)查询方式多样

MeSH 词表包括在 MEDLINE®/PubMed®、NLM 目录数据库和其他 NLM 数据库中出现的主题概念术语。对 NLM 的在线数据库进行检索时,主题概念术语的同义词、近义词及密切相关的词汇均可作为入口词输入,入口词会被自动映射到 MeSH 词,以便提高检索效率。对于 MeSH 的在线访问,可通过包含词汇表完整内容的 MeSH Browser、用于帮助搜索 MEDLINE®/PubMed® 的 MESH Entrez 数据库以及具有指向其他受控词汇表链接的 UMLS Metathesaurus® 来实现。

第四节 ICD

一、ICD 简介

ICD 是 international classification of diseases 的首字母缩写,中文译名不是直译成"国际疾病分类",而是"疾病和有关健康问题的国际统计分类"。ICD-10 是 ICD 的第十版,是世界卫生组织(WHO)负责修订和维护的疾病诊断分类国际标准。ICD-10 针对疾病、中毒、损伤和其他相关健康状况编码。WHO 在世界范围内指定合作中心,按语种发展、推广和使用 ICD。对不同国家和地区、不同时间收集的死亡和疾病数据进行系统记录、分析、解释和比较,报告疾病和健康状况,确定全球健康趋势及影响健康状况的因素。

ICD 的发展历史可追溯到 100 多年以前。在 ICD 诞生之前,曾两次在国际统计报告大会上讨论死亡原因分类。1855 年,国际统计报告大会通过英国统计学家法尔和瑞士德斯潘基于不同原则起草的折中的死亡原因分类表。1893 年,国际统计大会通过贝蒂荣提交的报告,即 ICD 的雏形。1900 年,ICD 由法国政府正式颁布用于死因统计。在 100 多年的历史中,ICD 有几次重大变革,如 1948 年第六次修订,由 WHO 接管 ICD 的修订和维护,改名为《疾病、伤害和死因的国际统计分类》;1975 年第 9 次修订,增加了分别代表临床表现和病因的星剑号(*、†)双重编码;1993 年第 10 次修订,改单纯数字编码为数字字母混合编码。ICD 前 9 次修订基本上间隔 10 年进行一次,以尽可能与医疗实践的进步保持一致。随着网络通信技术的发展,1996 年 WHO 启动 ICD-10 的在线修订,每年在官网上发布最新修订本。WHO 于 2018 年 6 月 18 日发布了 ICD-11,允许成员国准备实施,预计 2022 年在全球正式执行 ICD-11。ICD 自第六次修订开始,因扩展了应用范围,不仅考虑医疗、教育、研究、医院管理的需要,而且考虑了医疗费用控制的需要,类目数量上有所增加。

二、ICD-10 主要内容

ICD-10 由三卷组成:第一卷:编码目录,第二卷:指导手册,第三卷:索引字典。

(一)编码目录

第一卷是最核心的内容,且占比最大,主要内容是三位数类目表和四位数亚目表,其次是肿瘤的形态学编码、死亡和疾病特殊类目表、定义和关于命名的条例。

ICD-10 编码目录分为 22 章,内容安排基本遵循法尔的分组原则,即流行性疾病 – 全身疾病 – 局部疾病 – 发育性疾病 – 暴力所致疾病。第 22 章被 WHO 用于编码病因不明的新疾病及特殊研究,具体如表 8-4 所示。

ICD-10 采用字母和数字混合编码。第一个字符为字母,后续字符为数字。大多数章节用一个字母标识,但也有例外,如第 1、第 2、第 19 和第 20 章用多字母标识,字母 D 分别标识了第 2、第 3 章,字母 H 分别标识了第 7、第 8 章(见表 8-4)。

表 8-4 ICD-10 第一卷 编码目录内容列表

内容	代码范围	内容	代码范围
1. 某些传染病和寄生虫病	A00-B99	12. 皮肤和皮下组织疾病	L00-L99
2. 肿瘤	C00-D48	13. 肌肉骨骼系统和结缔组织疾病	M00-M99
3. 血液及造血器官疾病和某些涉及免疫机制疾患	D50-D89	14. 泌尿生殖系统疾病	N00-N99
4. 内分泌、营养和代谢疾病	E00-E90	15. 妊娠、分娩和产褥期	O00-O99
5. 精神和行为障碍	F00-F99	16. 起源于围生期的情况	P00-P96
6. 神经系统疾病	G00-G99	17. 先天性畸形、变形和染色体异常	Q00-Q99
7. 眼和附器疾病	H00-H59	18. 症状、体征和临床与实验室异常所见,不可归类在他处者	R00-R99
8. 耳和乳突疾病	H60-H95	19. 损伤、中毒和外因的某些其他后果	S00-T98
9. 循环系统疾病	I00-I99	20. 疾病和死亡的外因	V01-Y98
10. 呼吸系统疾病	J00-J99	21. 影响健康状态和与保健机构接触的因素	Z00-Z99
11. 消化系统疾病	K00-K93	22. 用于特殊目的的编码	U00-U99

ICD-10 的三位数标识称为类目,四位数标识称为亚目,五位数标识称为细目。类目是 WHO 报告的强制性级别。亚目是对类目的进一步细分,最多有 10 个子类别,同类疾病中特异性诊断一般排在前面(小编码),字符".8"和字符".9"常表示同类情况中的"其他特指"和"未特指",以确保包含所有需要编码的内容。如图 8-9 所示的 M08 幼年型关节炎中亚目 M08.0~M08.4 分别代表幼年型类风湿性关节炎、幼年型关节强硬性脊椎炎、幼年型关节炎伴有全身疾病、幼年型多关节炎(血清反应阴性)、少关节性幼年型关节炎,亚目 M08.8 则代表"其他幼年型关节炎"、亚目 M08.9 代表"幼年型关节炎,未特指"。

ICD-10 的第五位和后面的字符通常是沿着与第四个字符不同的轴心划分的子类。第 13 章的第五位数细分解剖部位,第 19 章的第五位数细分开放性和闭合性骨折以及颅内、胸内和腹内损伤伴有或不伴有开放性伤口,第 20 章的第五位数细分指出在事件发生时所从事活动的类型。

(二)指导手册

指导手册作为第二卷,其核心作用是指导用户使用 ICD,包括对 ICD-10 的说明、如何使用 ICD-10、疾病和死亡编码规则和指导、统计报告、ICD 的发展史。阅读该卷并不意味着已经对使用者提供了详细的培训,还需要在正规指导课程中加以丰富和充实。

(三)索引字典

第三卷中最核心且占比最大的内容是三个索引字典,即疾病和损伤性质的字母顺序索引、损伤的外部原因索引、药物和化学制剂索引(以下分别称之为第 1、第 2、第 3 个索引)。如图 8-10 所示,第 1 个索引列出第 1~19 章及第 21 章的所有术语,表明疾病和损伤性质;第 2 个索引列出第 20 章(除药物和其他化学物品外)的术语,表明发病和死亡的外部原因;

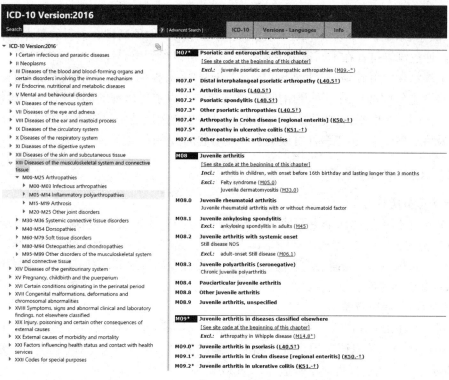

图 8-9 ICD-10 第一卷 13 章 ".8" ".9" 亚目

白内障（皮质性）（未熟）（初期） H26.9
— 创伤性 H26.1
— 放射性 H26.8
— 见于（由于）
— —代谢性疾病NEC E88.9†H28.1*
A — —慢性虹膜睫状体炎 H26.2

第 1 个索引

挤住，夹住（意外地）
— 被（任何）部分
— —脚踏车 V19.8
— —摩托车 V29.8
— 在……之间
B — — 物体（运动）（静止和运动） W23._

第 2 个索引

第三部分 药物和化学制剂表索引

数字、外文字头 1565

药物和化学制剂表索引正文

品　名		中　毒				在治疗中使用的有害效应
		第19章	意外	故意自杀	意图不确定的	
1-丙醇	1-Propanol	T51.3	X45.-	X65.-	Y15.-	
1-二氨基-8-二-精氨酸-加压素	DDAVP	T38.8	X44.-	X64.-	Y14.-	Y42.8
1605(农药) – 现译名 对硫磷	Thiofos	T60.0	X48.-	X68.-	Y18.-	
2-甲-4 氯丙酸	Mecoprop	T60.3	X48.-	X68.-	Y18.-	
2-甲氧乙醇	2-Methoxyethanol	T52.3	X46.-	X66.-	Y16.-	
2-脱氧-5-氟尿苷	2-Deoxy-5-fluorouridine	T45.1	X44.-	X64.-	Y14.-	Y43.1
2-氧基乙醇	2-Ethoxyethanol	T52.3	X46.-	X66.-	Y16.-	
2,3-丁基-4-羟基茴香醚	BHA	T50.9	X44.-	X64.-	Y14.-	Y57.4
2,3,7,8-四氯化二苯-对二噁英	2,3,7,8-Tetrachlorodibenzo-p-dioxin	T53.7	X46.-	X66.-	Y16.-	
2,4-二氯苯氧乙酸	2,4-Dichlorophenoxyacetic acid	T60.3	X48.-	X68.-	Y18.-	
C 2,4,5-三氯苯氧乙酸	2,4,5-T	T60.3	X48.-	X68.-	Y18.-	
	Phenantoin	T42.0	X41.-	X61.-	Y11.-	Y46.2

第 3 个索引

图 8-10 ICD-10 第三卷索引示例

第3个索引以表格形式列出引起药物中毒或不良反应的所有药物和化学物质,并指明中毒是意外、故意、未定,三个索引中的术语,称之为主导词。主导词排在索引的最左侧,以黑体字显示。通过汉语拼音在不同索引中查找主题词,可以得到编码提示。

从上述示例中可看到,主导词下可能有若干修饰词,根据它们与主导词之间的关系逐层排列。每个主导词都从最左列开始排列,该主导词下再重复出现的词则用"－"代替,逐层向右缩入排印。一般来讲,要将索引性诊断反过来才能读成通俗的诊断。如图8-10第一个索引中最后一列读成:由于慢性虹膜睫状体炎引起的白内障,编码为H26.2。

三、ICD-10的特点

(一)多分类轴心

ICD-10依据疾病的四个主要特征对疾病的分类,即病因、部位、病理及临床表现。鉴于ICD-10最初用于死因统计,所以病因是其主要分类标准,其他特征为辅助分类标准。其中临床表现包括症状、体征、分期、分型、性别、年龄、急慢性发病时间等,病理仅用于肿瘤和肾脏疾病。ICD-10依据的每个分类标准形成一个分类轴心,因此ICD是一个多轴心的分类系统。

(二)术语、编码及符号

1. 术语　ICD-10在第一卷中提供了"包括/不包括、注/注释、和/或、需要时使用附加编码…以标明…等术语",用来限定和说明编码范围。在第三卷中提供了"见/另见"等术语,提示主导词的选择可能不合适,需要适当调整。

2. 编码　ICD-10提供主要编码/附加编码、星剑号编码、合并编码、共用编码。

(1)主要编码/附加编码:主要编码标记疾病性质,附加编码标记诊断中需要说明的部分。附加编码常用于编码损伤中毒的外因、肿瘤的形态学、指明后遗症、分类于他处疾病的病原体等。

例1:狗咬伤,出现小腿肌腱开放性伤口

　　　主要编码:小腿水平的未特指肌腱肌肉损伤 S86.9

　　　附加编码:被狗咬伤或抓伤 W54.9

例2:卡波西肉瘤

　　　主要编码:未特指的卡波西肉瘤 C46.9

　　　附加编码:卡波西肉瘤 M9140/3

例3:陈旧性脑梗死所致的言语困难

　　　主要编码:言语困难 R47.0

　　　附加编码:脑梗死后遗症 I69.3

"需要时,使用附加编码…以标明…",标明疾病的相关情况,如用B95~B97的类目表明分类于他处疾病的病原体,作为附加编码使用。

主要编码/附加编码可以用于主要诊断,也可用于其他诊断。

(2)星剑号(*、†)编码、:剑号(†)编码代表疾病病因,星号(*)编码代表疾病临床表现,星剑号编码永远配对使用。如麻疹并发肺炎:B05.2†J17.1*。B05.2†(麻疹并发肺炎)代表病因,J17.1*(分类于他处的病毒性疾病引起的肺炎),代表临床表现。

(3)合并编码两个疾病诊断或者一个疾病诊断伴有相关的临床表现被分类到一个编码时,这个编码即合并编码。例慢性胆囊炎伴有胆石症,合并编码为K80.1(胆囊结石,伴有其他胆囊炎）。

（4）共用编码一组类目共同使用第四位数亚目，或者一组亚目共同使用第五位数细目。如糖尿病（E10-E14）下有亚目的共用编码，说明不管哪种类型的糖尿病，如果不出现或出现某种类型的并发症，都使用共用编码。即：

胰岛素依赖型糖尿病伴有白内障	E10.3† H28.0*
非胰岛素依赖型糖尿病伴有白内障	E11.3† H28.0*
营养不良相关性糖尿病伴有白内障	E12.3† H28.0*

此例中共用编码即".3†"。

3. 缩写　ICD-10 有两个缩写，即 NOS 和 NEC。NOS 出现在第一卷，是 not otherwise specified 的首字母缩写，译成其他未特指，表明分类轴心中的某一个具体轴心（病因、部位或临床表现）没有说明。NEC 出现在第一卷和第三卷，是 not elsewhere classified 的首字母缩写，译成"不可归类在他处者"，提示资料不完整，需要在病案中进一步查找信息，如果情况能分类到其他编码，则不用该编码，确实不能才用此编码。

四、ICD-10 的使用方式

ICD-10 有在线版、印刷版和单机版。在线版可在 WHO 官网上直接浏览，浏览界面内以超链接形式揭示类目关联关系。在线版只提供英文版本。印刷版为各合作中心完成的母语翻译版，可根据地区疾病实际情况添加附加码。单机版是基于印刷版开发的编码数据字典系统。印刷版的使用通常要求三卷连用，使用顺序为第二卷→第三卷→第一卷。即首先使用第二卷指导手册，以便初步掌握 ICD 的基本知识、疾病和死亡的编码规则和指导、统计报告的制作等。然后在具体编码过程中，以主导词为入口从第三卷索引字典得到编码提示，回第一卷编码目录进行编码的补充、核对和确认。

ICD 编码的准确性，需要医生和编码人员各司其职并进行良好的沟通才能保证。医生给出准确的主要诊断、其他诊断、损伤中毒等必须编码的详细信息，编码人员熟悉 ICD 结构、编码规则并仔细阅读理解病例。至于目前各病案科室系统中嵌入的各种 ICD 编码字典，虽能提供快捷的编码，但不一定准确，对该问题的解决办法一是及时更新字典库，二是编码人员手工核对。

五、ICD-11 的变化

WHO 于 2007 年启动 ICD 的第 11 次在线修订，2012 年发布 ICD-11α 版，2018 年发布 ICD-11β 版。ICD-11β 版在结构框架、章节内容、编码系统上都发生了较大的变化。

（一）结构框架

ICD-11β 版改变了 ICD-10 对疾病分类单元的定义模式，不再沿用病因、病理、解剖部位、临床表现这种线性多分类轴心对疾病分类，也不再使用说明性术语对疾病内涵进行界定，而是从症状、病因、发病过程和结果、治疗反应、与基因的关系、与交互环境的关系 6 个方面构建本体模型，选择 13 个属性（即 ICD 实体名称、分类属性、文本定义、术语、身体系统或结构描述、时间属性、亚目严重程度属性、表现属性、致因属性、功能属性、特定条件属性、治疗属性和诊断标准），实现 ICD 分类单元的标准化结构化定义。

ICD-11 提出了"基础组件"和"线性组合"的概念。基础组件是所有分类单元的总集，包含了 ICD 的全部内容。线性组合是根据不同的使用目的或分类粒度自基础组件中衍生出来的不同子集。如 ICD-11-JLMMS（joint linearization for mortality and morbidity statistics）用于疾病和死因统计目的联合线性组合，相当于 ICD-10 的第一卷。为了满足不同资源配置的初级医疗机构的疾病分类需求，ICD-11 有供低资源初级医疗机构和中等资源初级医疗机构使用的线性组合，简称为 ICD-11-PCL 和 ICD-11-PCM。不同专科适用本框架的线性组合也可以通过定义分类单元的分类属性而产生。因此，与 ICD-10 相比，ICD-11 的结构体系和应用范畴要大得多。

（二）章节内容

ICD-11β 版的内容共由 27 章构成。与由 22 章构成的 ICD-10 相比较，除对一些章节内容进行调整外，增加了"扩展码"和"传统医学"两个新章节。内容上的变化主要体现在分类位置的调整、分类层次的改变、分类单元的增加和细化以及医学术语的更新和阐释等。ICD-11β 版允许分类单元存在两个以上的分类位置，并且通过定义主要分类位置实现 ICD-11-JLMMS 的统计分类。

（三）编码系统

ICD-11 采用字母数字编码，编码范围是 1A00.00-ZZ9Z.ZZ，较之于 ICD-10 的编码范围 A00.0-Z99.9，类目位数增加 1 位，类目容量扩大 100 多倍。

ICD-11 的编码结构框架为 $A_1B_2C_3A_4.A_5A_6$（A_7），类目编码含有 4 位数，小数点后有两级亚目编码。框架中 A 的值域为 0~9 和 A~Z（除外 O 和 I）共 34 个值，其中 A_1 代表章节，自 1 开始取值，例如 1A00 属于第 1 章、AA00 属于第 10 章；B_2 的值域为 A~Z（除外 O 和 I）共计 24 个值；C_3 的值域为 0~9。目前 ICD-11β 版仅使用了 1A00-TF7Z。在 ICD-11 的编码中，末尾的 Y 和 Z 有特定的含义，分别代表"其他特指"和"未特指"的残余分类。由于受编码容量的限制，在超过 240 个节的章中，亦采用 F 和 G 指示残余分类。为了保持编码体系的稳定性，ICD-11 的每个节中均留有未使用的编码空间，以便于今后的更新和维护。

六、ICD-9-CM-3

ICD-9-CM 是 1978 年由美国国家卫生统计中心对 WHO 发布的 ICD-9 进行本土化修订产生的临床修订本。CM 即 clinical modification 的首字母缩写。ICD-9-CM-1、ICD-9-CM-2 与 ICD-9 完全兼容，ICD-9-CM-3，即 ICD-9 临床修订本第三卷是对国际医学操作分类（international classification of procedures in medicine，ICPM）尤其第 5 章的改编。ICD-9-CM-3 被我国采用对手术和操作名称进行分类，至今已经 20 余年，目前使用的是 2011 版本。

早期的 ICD 家族没有手术操作分类内容。1959 年美国编辑手术操作分类作为对 ICD 的补充。1971 年 WHO 认识到手术操作分类势在必行，遂组织国际工作组，由美国医学会牵头研究比较各国手术分类方案，着手编写 ICPM 并于 1978 年首次出版。ICPM 共两卷九章，分别为：医疗操作诊断、实验室操作、放射学和某些用于医疗的物理学、预防性操作、手术操作（第 5 章）、药物、药剂和生物制品、其他治疗性操作、辅助操作等。由于 ICPM 出版后无更新，没有成为广泛采用的标准。反倒是 ICD-9-CM-3 每年修订、补充、更新，保持与现代医学同步发展，已被 WHO 认可取代 ICPM 成为手术操作名称分类的国际标准。

ICD-9-CM-3 的编排特点、使用方法基本与 ICD-10 相同。ICD-9-CM-3 由类目表和索引组成,其中90%的类目为手术名称、10%的类目为检查或治疗性操作名称。ICD-9-CM-3使用过程也是先确定主导词,在索引中以主导词为入口查找编码,然后回类目表中核对编码。与ICD-10不同的地方体现在编码符号、某些概念和术语上,如ICD-9-CM-3采用单纯数字编码,两位数、三位数、四位数编码分别代表类目、亚目、细目。ICD-9-CM-3有"另编"这样的术语,指示对同一时间内完成的操作各组成部分,或使用特殊附属操作设备有必须进行编码。

第五节 HL7

一、HL7标准简介

HL7标准全称health level seven,由美国国家标准协会(ASNI)分支机构HISB(Health Information Standards Board)中专门致力于实现医护信息系统之间互操作性和分布式环境下实现医护信息无缝通信的子标准化组织HL7(以下称HL7组织)于1987年提出,由于该标准最早基于ISO的OSI标准第7层,且主要用于医疗卫生领域,因此而得名。该标准在医疗信息系统上的应用,可以让医院的各个医疗系统能够互联,进行医疗信息的共享,提高整个医院的诊疗效率,而且该标准可以适应于多种操作系统和硬件平台上,具有较好的适应性。HL7组织继1987年发布第一版HL7标准之后,1994年成为标准开发组织(SDO)会员之一,是从事医疗服务信息传输协议及标准研究和开发的非营利组织。HL7标准规范了临床医学和管理信息格式,减少了医院在各信息系统模块间互连的成本,大幅提高了各信息系统间数据交互的程度。HL7组织目前会员2 200多,包括团体会员1 500以上,代表世界上主要国家和包括医疗方面90%的信息系统供应商。参与HL7标准技术合作与推广的国家和地区除美国外,还有澳大利亚、阿根廷、加拿大、中国、芬兰、德国、印度、日本、韩国、荷兰、新西兰、南非、瑞典和英国等。

从1988年至今,HL7组织已经发布了HL7V2.0、V2.1、V2.2、V2.3、V2.4、V2.5以及V3版本。

HL7V2.0之后的各个版本体现了在患者信息管理、临床医嘱、信息查询、经济核算、病案、护理记录、医保等医院信息系统各个模块中涉及的信息。在医疗信息交换方面,HL7已成为事实上的国际标准。

HL7V3版本开始采用面向对象的方法,且使用了很多新技术,如XML、CORBA以及微软公司的OLE等。HL7V3标准是对HL7V2版存在的问题进行改进的版本,它是基于模型开发的,是一种面向未来的标准。

二、HL7标准的内容

HL7标准的内容是由多个章节组成,依照国际上标准规范来制定完成的,HL7标准也是不断进行更新的,每一版更新的版本都对前版本做了相应的更新与补充。以下是依据HL7 V2版本对HL7标准内容按章节进行逐一的介绍。

第一章:引言(introduction),对标准的背景、目的、发展历史以及使用的范围等进行简要的介绍。

第二章：控制（control），介绍了所有使用 HL7 消息的一般通用规则，此部分是为后续章节中定义的具体功能性 HL7 消息做铺垫。

第三章：患者管理（patient administration），对患者管理事务进行介绍，该事务主要提供了新增以及更新的患者信息和患者相关的就诊信息。

第四章：医嘱录入（order entry），对医嘱录入事务进行介绍，该事务主要应用于在需要得到医嘱或申请以及执行医嘱或申请的医疗信息系统之间传输医嘱以及相关信息。

第五章：查询（query），对查询以及应答的规则进行介绍，除此之外，本章还对主动显示消息进行了介绍。

第六章：财务管理（financial management），对医患人员的财务事务进行介绍。本章的内容主要应用在收费、折扣、划价、付款、保险以及其他的与医患人员相关的信息交换中。

第七章：观察报告（observation reporting），对事务集进行介绍，该事务集是在两个计算机系统间传递面向医患人员的、结构化的临床数据所使用的。

第八章：主文件（master files），对管理和交换应用系统之间能够共享的基础信息进行介绍，包括诊疗项目、机构人员、编码、地址、系统用户等信息。

第九章：病历记录/信息管理（文件管理）（medical records/information management（document management）），对文件管理进行介绍，文件管理主要是针对临床文档的内容、存在状态以及发布信息等进行管理。

第十章：日程安排（scheduling），对日程安排事务进行介绍，该事务需要定义抽象消息，以此来传递与服务或者是与资源使用的预约日程安排相关的事件。

第十一章：患者转诊（patient referral），对患者转诊进行了介绍，定义了用于相互独立的医疗保健中需要转诊的信息的消息集。

第十二章：患者护理（patient care），对患者护理进行了介绍，该章支持在诊疗过程中临床问题、路径和目标等医疗信息的交换。

第十三章：临床实验室自动化（clinical laboratory automation），对临床实验室自动化进行介绍，叙述了临床实验室自动化所需的 HL7 消息触发事件。

第十四章：应用管理（application management），在标准的 V2.3.1 版本中是作为附录介绍的，在之前版本的标题是网络管理，在 V2.3.1 版本中为了更加准确的表达出本章的内容而更改了标题名称，该章是对能够支持 HL7 标准的网络进行相应的管理。

第十五章：人事管理（personnel management），对人事管理进行介绍，该章的内容应用于医疗信息系统之间交换医疗机构内部人员的相关信息。

第十六章：索赔和报销（claims and reimbursement），对索赔和报销进行了介绍，主要介绍了关于医疗中电子交易的索赔和报销的相关信息。

第十七章：材料管理（materials management），对材料管理进行了介绍，定义了抽象的消息，是和通信与事务有关的各种事件，这些事务来源于医疗保健设施内的供应链管理，也即材料管理。

三、HL7 标准的应用范围

对于医疗机构，将 HL7 标准的数据交换及通信协议归为 OSI 模型的最高层——应用层,从局域来说,可将医院内部不同应用系统之间的患者基本信息、临床检验结果、费用信息进行整合;从广域来说,可为区域内医院间、医院与医疗保险机构间、医院与政府部门间的数据交互提供统一架构的接口标准,它兼容诸多基础医疗保健信息领域,HL7 应用范围如图 8-11 所示。

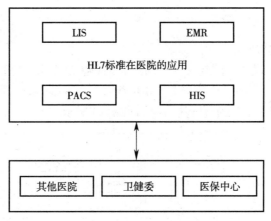

图 8-11　HL7 应用范围

　　在不同的软硬件环境下,多个应用系统之间,通过 HL7 标准可以实现医疗信息的准确快捷的通信,使医院信息系统各子系统间的信息传输更加顺畅。同时,包容性是 HL7 的又一特点,对各类信息系统或医疗设备产生的数据进行统一加工处理,从而为实现医院构建基于数据共享和资源公用的信息平台提供了非常好的解决方案,为数字化医院的建设开辟出了一条技术道路。

四、HL7 数据交换原理

　　HL7 标准主要关注在 OSI 模型应用层发生的事情,即定义不同系统之间被交换的数据、交换时间、交换规则和系统间数据交互时发生的错误,同时也涉及 OSI 模型中表示层的内容定义,例如数据所表达的语法及语义,偶尔可能还会涉及其他低层协议,这些都是为了便于使用者理解、应用 HL7 标准开展工作。

　　HL7 可以运行在点对点的 RS-232 连接或其他符合 OSI 标准的网络上,因为它是建立在 OSI 模型应用层的协议,与下层的通信方式也就可以不受限制。

　　HL7 标准是通过 HL7 接口引擎来实现异构系统间的数据交换,其工作原理如图 8-12 所示。首先利用 HL7 接口引擎将异构信息系统生产的数据转换成 HL7 标准格式,然后按照议定的网络传输协议将标准数据包传输到接收端系统,接收端接口程序再根据接收到的数据包的具体内容做出应答,并对数据的有效性进行验证,数据通过验证后会按照 HL7 标准进行数据包的解析工作,解析转换后的数据被送到接收端信息系统完成数据库存储。

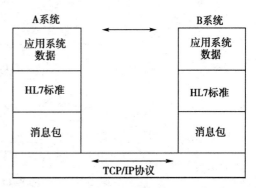

图 8-12　HL7 数据交换工作原理

此外,常见的 HL7 标准数据与信息系统数据间转换的方式:

（1）建立数据结构映射表,将 HL7 消息字段与映射表字段一一做对应。

（2）利用 XML 具备的优点,通过相关转换机制将发送端产生的 XML 数据转换成 HL7 数据,传输到接收端再将 HL7 数据转换为 XML 数据,从而实现异构系统间的数据交互。

五、HL7 消息

（一）HL7 消息的构成

HL7 标准通讯协议中,有几个基本的术语,包含触发事件（trigger events）、消息（message）、消息段（segment）、字段（field）、组分（component）、消息分隔符（message delimiter）等,这些构成了 HL7 消息,其结构如图 8-13 所示。

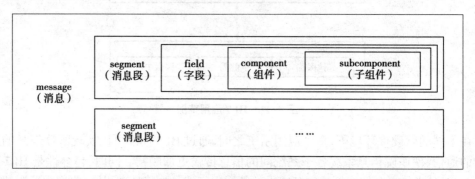

图 8-13　HL7 消息结构示意图

1. 触发事件　在医院诊疗活动进行中,会不断产生针对就诊患者的诊疗操作和大量临床数据。每一个步骤都可能会产生一个事件,并发生数据交换的需求。HL7 标准引入了触发事件这一概念,它指的实际存在的引发数据交换的真实事件,由事件来启动通信和发送消息,每个触发事件都是一组或多组消息构成。HL7 标准定义了非常全面的触发事件代码,每个代码都代表有各自的含义。在消息类型和触发事件的代码之间一般存在着一对多的关系,一个触发事件代码不能对应多个消息类型,但是一个消息类型可以对应多个触发事件。其结构图如图 8-14 所示:

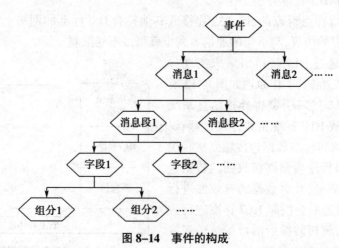

图 8-14　事件的构成

2. 消息 消息是数据交换中的最小单元,是由一组消息段按定义的逻辑规则组合构建起来的,一个消息段也可以被分为若干个字段,这些字段又可以进一步分解为组分和子组分。消息都有一个消息类型来表示其用途。

3. 消息段 每一个消息类型都由一组消息段组成的,消息段在消息中可标识为是必需的或是可选的。一个消息类型里,消息段可能出现一次,也可能出现多次。每个消息段都有一个给定的名称。例如,ADT 消息可能包含以下几个消息段:消息头(MSH)、事件类型(EVN)、患者标示(PID)和患者就诊(PV1)段。

4. 字段 字段是消息段的基本构成,字段之间通过字段分隔符分隔。每个字段都有自己定义的性质,如位置(字段在消息段中的位置)、ID 号(标识字段的号码)、字段名、可选性(标识字段是必选的、可选的或是有条件的)。

5. 组分 组分是字段的基本构成,一个字段可以是一个组分,也可以是几个组分组成。组分之间通过组分分隔符分隔。组分还可以通过子组分分隔符再分隔为多个子组分。

6. 消息分隔符 要构建一条消息,就要用到一些特殊字符。包括消息段终止符、字段分隔符、组件分隔符、子组件分隔符、重复分隔符和转义字符。这些符号分别有自己的推荐值和用法,分隔符意义如表 8-5 所示。

表 8-5 分隔符意义

分隔符	推荐值	编码字符位置	用法
消息段终止符	回车 <r>		结束消息段、不能修改
字段分隔符	|		分隔消息段中相邻字段
组件分隔符	^	1	分隔字段中相邻成分
子组件分隔符	&	4	分隔成分中相邻子成分
重复分隔符	~	2	用来分隔重复出现的字段
转义字符	\	3	构造 ST、TX 等类型字段中的转义序列

(二)HL7V2 消息的数据类型

HL7V2 标准中,定义了构成 HL7 消息的数据类型,HL7 标准中的字段、组件、子组件都是描述数据类型的形式。在 HL7 文档中涉及的数据类型有 52 种,其中基本数据类型包括 ST、TX、FT、NM、SI、DT、TM 七种,其他数据类型均为由这七种基本数据类型组合而成。部分数据类型的分类如下:

文字和数字类(alphanumeric):ST、TX、FT、SRT 数据类型;

数字类(numerical):CQ、MO、NM、SI、SN 数据类型;

标示类(identifiers):ID、IS、HD、EI、RP、PL、PT、VID 数据类型;

时间日期类(date/time):DT、TM、TS 数据类型。

(三)HL7 消息的编码方式

HL7 消息的编码方式主要有两种:ER7(encoding roles for 7)编码和 XML(extensible markup language)编码。

1. ER7 编码方式 ER7 编码也称作竖线编码,是最早开始使用的方式,其编码规则需要使用分隔符进行编码,最大的缺点就是可读性较差,还需要专门的消息解析模块进行数据解析,从而增加了开发难度。基于 ER7 格式编码的实例如图 8-15 所示。

```
VT

MSH|^~\&|LIS-ZF||T3000||||||ORM^O01|501317639SND-201510261042|P|2.3|||AL|AL||88

59/1

PID|1||501317639||^张三||19720101|M

PV1||I?||||||||||||||||

DG1||||888^cancer|||F

IN1||||555

ORC|NW|2015081501|1001||||^^^^^R||20111026104242|Peter

OBR||2015081501|||GLU|||20150814160023|||9999|A

OBR||2015081501|||MZ|||20120814160023|||9999|A

FS
```

图 8-15　HL7 消息 ER7 编码方式

2. XML 编码方式　由于 ER7 编码的先天缺陷,已经无法满足 HL7 标准的发展需求。于是 HL7 组织开始着手采用新的编码方式,最早引入 XML 编码规范的是 V2.3.1 版本。而在 V3.0 版本中,XML 已被作为推荐的编码方式。XML 编码方式具有以下优点:

(1)开放性:XML 编码允许开发者创建并使用自定义的标记,从而具有更好的扩展应用。

(2)灵活性:XML 编码的数据表达方式具有非常清晰的结构层次,能更加方便地修改表现方式和传递信息。

(3)自描述性:XML 格式文档一般都会含有文档类型说明,阅读者很容易能看懂 XML 文档内容。同时,系统也能快捷处理。XML 编码表达数据的方式独立于信息系统之外,便于采用 XML 编码的系统重复使用数据。

以 XML 编码表示的消息如下:

```
<ORM_O01>
    ...
<OBX>
<OBX.1>1</OBX.1>
    <OBX.2>NM</OBX.2>
<OBX.3>
<CE.1>9804-6</CE.1>
<CE.2>Weight</CE.2>
<CE.3>LN</CE.3>
</OBX.3>
<OBX.5>77</OBX.5>
<OBX.6><CE.1>kg</CE.1></OBX.6>
<OBX.11>F</OBX.11>
</OBX>
    ...
</ORM_O01>
```

（四）HL7 V3 标准

HL7 V3 是对 V2 标准的升级更新,相对 V2 标准极大地减少了使用中的歧义,且增加了语义互操作支持。HL7 V3 标准的设计目的是创建一个服务于多个医疗信息系统之间互操作的标准,其主要对 HL7 开发方法和采用 HL7 开发相关制品与文档进行了定义。HL7 V3 开发方法采用了基于 UML 的面向对象模型驱动架构,包括交互建模、用例分析、消息设计建模以及信息建模分析四个部分。采用 HL7 开发的相关制品与文档包括动态模型与静态模型两类。动态模型主要反映了消息在医疗系统间的动态流动,静态模型主要反映了消息本身的结构。

HL7 V3 发布了如下原则声明:

（1）国际化（internationalization）

（2）支持原有系统（support for legacy system）

（3）系统之间保持松散耦合（loosely coupled system）

（4）功能上与 HL7 V2 版本兼容（functional compatibility with V2）

（5）与 HL7 V3 未来版本兼容（compatibility with future versions of V3）

（6）确定一致性（determining conference）

（7）患者信息保密性（patient information confidentiality）

（8）使用权限访问服务（authenticated access for access to services）

（9）安全、隐私、不可抵赖性和完整性（security, privacy, non repudiation and integrity）

（10）不再仅限于第七层（HL7 is not just "7" anymore）

（11）设计和实施时减少可选择性（reduce optionally）

（12）运用唯一标识（identifiers）

（五）HL7 CDA

HL7 CDA（HL7 clinical document architecture,临床文档架构）标准是以可扩展标记语言（extensible markup language, XML）编码方式存在的一个文档标注标准,是 HL7 V3 标准体系的重要组成部分。其以 HL7 参考信息模型（HL7 reference information model, RIM）为模型框架,详细规范了临床文档（如病程记录、手术报告等）的结构和语义,以支持计算机对文档语义地理解和交换。

CDA 文档结构由文档头和文档体两部分构成。文档头以 CDA XML 的根元素 <Clinical Document> 开头,对文档进行标识和分类,提供文档的所属患者、参与医生、就诊情况、签名等基本信息。文档体内包括 <Non XML Body> 元素下的非结构化内容,或 <structured Body> 元素内的结构化内容,并具体分布在不同的章节中。章节内容包含在 <section> 元素内,每个章节可以包含一个文字叙述部分、任意数量的条目以及外部参考。CDA 通过对文档级、章节级和条目级（模版数据元素的约束和详细定义,通用的 CDA 标准可以被进一步具体化和个性化,以支持结构化、半结构化或非结构化等不同类型的临床文档,进而实现临床数据的交换。

（六）FHIR

FHIR（fast health interoperability resources）是 HL7 创建的以适应互联网、云计算等技术快速发展,满足移动医疗和基于云的医疗健康等应用,而开发的下一代标准框架。FHIR 由一系列基于"资源"的模块化组件构成,通过常见的 RESTful 网络服务,实现跨科室、跨机构和跨地区的包括临床数据、医疗保健相关的管理数据等信息的交换。FHIR 资源覆盖了医学和兽医学,支持各类医疗保健相关的应用场景,其目标是在不牺牲信息完整性的前提下,使标准的实施尽可能简单。FHIR DSTU2 将 FHIR 分为 6 大类:临床类(clinical)、标识类(identification)、工作流类(workflow)、基础设施类(infrastructure)、合规类(conformance)和财务类(financial)。每个大类根据具体资源标识的寓意被分为不同的子类,每个子类下是能标识医疗信息的资源类。

第六节　DICOM

一、DICOM 简介

自 20 世纪 70 年代随着计算机层析成像技术(computed tomography, CT)及其他数字成像技术的飞速发展,一大批数字成像设备相继应用于临床,生产这些设备的制造商越来越多,各制造商都制订了各自不同的图像格式,由于所制定的图像标准、图像传输方式不可能相同,因而来自不同制造商的成像设备产生的图像根本不可能相互交换。为了使不同制造商的设备间数字图像信息通信可以建立在同样的标准之上,使之可以在不同的系统之间相互交互,并且可以统一保存,美国放射学会(American College of Radiology, ACR)和美国国家电气制造商协会(National Electrical Manufacturers Association, NEMA)在 1983 年成立了一个联合委员会,旨在制订一套医学图像的通信标准。ACR-NEMA 联合委员会于 1985 年发布了最初的 1.0 版本(ACR-NEMA Standards Publications No.300-1985),又分别于 1986 年 10 月和 1988 年 1 月发布了第 1 次校订版和第 2 次校订版,1988 年该委员会推出 2.0 版本(ACR-NEMA Standards Publications NO.300-1988),并于 1993 年发布 DICOM3.0(digital imaging and communications in medicine,医学数字影像和通信标准)。DICOM3.0 已发展成为医学影像信息学领域的国际通用标准。此标准一经公布即被众多影像设备制造商及机构采用,此后,DICOM 标准不断吸纳各方反馈的有用信息,从不同专业角度对标准在深度和广度方面进行扩充,目前该标准仍然处于不断发展中。ACR—NEMA 委员会每年都会公布一些针对 DICOM3.0 标准的修改和扩充。

二、DICOM 标准的内容

DICOM 标准内容丰富,包括实现医疗图像通信全过程中所有可能涉及的功能的协议;规定了所有可进行信息交换的指令,同时给出了标准响应;满足了网络化需求,提供了足够的服务支持;结构化地定义了制造商的兼容性声明等内容,涉及操作文件的各个方面。

标准的具体章节内容如下:

第一章:概论(Part 1: introduction and overview),简单介绍了 DICOM 的概念、内容、组成、宗旨及意义,还简要列出了标准引用参考的其他标准。

第二章:兼容性(Part 2: conformance),详细说明了生产商该如何制定及描述产品 DICOM 的兼容性,即构造该产品的兼容性声明,内容包括信息对象、编码方法、服务类该如何选择,方便用户使用。

第三章：信息对象定义（Part 3：information object definitions），采用面向对象的方法，利用"E-R 模型"，将现实世界的各种医疗实体映射到 DICOM 里，是 DICOM 标准的主要内容。

第四章：服务类规范（Part 4：service class specifications），定义了很多服务类，阐述了作用于信息对象实例的命令及完成某些特定操作需要的编码结构和数据的构造过程。

第五章：数据结构及编码（Part 5：data structures and encoding），详细叙述了怎样对信息服务类和对象类进行构造和编码。定义了构造数据流所需的编码规则。

第六章：数据字典（Part 6：data dictionary），DICOM 以数据元素表示信息对象的属性。数据字典精确定义了数据元素，其包含一个 UID（唯一标识符）、一个名称、一个数据类型描述及相关使用说明。

第七章：消息交换（Part 7：message exchange），消息是二个 DICOM 应用实体进行通讯的基本数据元素，它包含了一个命令流和一个数据流。该部分描述了通信连接的建立和终止"请求及回应"命令的交换规则和构造命令流和消息的编码规则。创建了较低层次的 DICOM 通讯模型。

第八章：消息交换的网络通信支持（Part 8：network communication support for message exchange），它定义了 DICOM 在网络环境下信息交换所必需的上层协议。目前，DICOM 可支持 TCP/IP 协议和 ISO-OSI 协议。它表明了 DICOM 通讯联接和消息交换的封装规则。

第十章：用于介质交换的存储方式和文件格式（Part 10：media storage and file format for media interchange），详细说明了医疗图像数据以怎样的通用模型存储于可移动存储介质中及不同类型图像进行交换的框架模型。

第十一章：介质存储应用配置（Part 11：media storage application profiles），用于医学图像及相关设备信息交换的兼容性声明。给出了心血管造影、超声、CT、核磁共振等图像的应用说明和 CD-R 格式文件交换的说明。

第十二章：用于介质交换的介质格式和物理介质（Part 12：media formats and physical media for media interchange）。

第十四章：灰度标准显示函数（Part 14：grayscale standard display function），描述了灰度图像显示的函数，明确了各种显示器材的规范，与临床诊断的准确性息息相关。

第十五章：安全和系统管理配置文件（Part 15：security and system management profiles）。

第十六章：内容映射资源（Part 16：content mapping resource）。

第十七章：解释性信息（Part 17：explanatory information）。

第十八章：网页服务（Part 18：Web services）。

第十九章：应用托管（Part 19：application hosting）。

第二十章：使用 HL7 临床文档架构的影像报告（Part 20：imaging reports using HL7 clinical document architecture）。

第二十一章：DICOM 与其他表示之间的转换（Part 21：transformations between DICOM and other representations）。

三、DICOM 文件结构

所有图像的文件格式都是由保存参数的文件头（Header）和数据图像信息（Pixel Data）两部分组成。常见的图像格式文件头内容都很简单，只说明该图像的一些基本信息，例如行列数目、压缩情况、几位数表示的像素点等,而医疗图像参数信息丰富,往往还包含了患者详细的个人信息、历史病情档案、检查项目备案等,且不同医疗装置和不同部位的检测图像需求的内容也不同。因此,普通图像格式和医疗图像格式差异较大。

DICOM 文件由文件头信息和图像数据信息两部分组成,如图 8-16 所示。其中,文件头包括文件前言和辨识字符串。

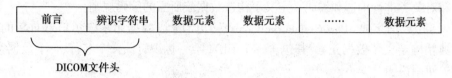

图 8-16　DICOM 文件总体结构

（1）前言:为了方便 DICOM 文件与普通格式的图像文件相互兼容,DICOM 标准对文件前言要求宽泛,在结构上无限制,在文件前言可加载普通格式图像文件的数据信息。当无信息加载时,全都置为 00H。

（2）辨识字符串:该辨识字符串由大写的"D""I""C""M"组成,当系统读取到此字符串时,可以断定读取的是一份 DICOM 格式的文件。

（3）数据集:数据集由众多数据元素按照顺序排列而成,是通信发生时交换的具体内容,是信息对象模块（IOD）的实例表现,是数据信息的载体,可以嵌套使用。数据元素通常由标签、数据描述、数据长度和数据域四部分组成,如图 8-17 所示。

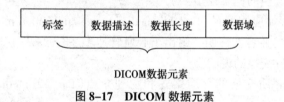

图 8-17　DICOM 数据元素

1）标签（tag）:标签是 DICOM 标准的词汇,表示了一定的语义,具有唯一性。它由 4 个字节的无符号整数组成,高位的两个字节是组号,表示该数据元素隶属于哪个数据组,当该组号是偶数时,该标签是词典里的标准元素,可以查询到它的表征意义;当该组号是奇数时,其被定义为不通用数据元素。低位的两个字节是元素号。DICOM 词典里标签众多,我们需要对常用的标签有一定的认识。部分常见标签如表 8-6 所示。

表 8-6　常见标签及其含义

标签（图像信息）	含义	标签（个人信息）	含义
（0028,0010）	图像行数	（0008,0020）	成像日期
（0028,0011）	图像列数	（0008,0060）	图像模态
（0028,0101）	像素的有效位数	（0008,0080）	机构名称
（0028,0030）	像素间距	（0010,0010）	患者姓名
（0028,1050）	图像窗位	（0010,0020）	患者编号
（0028,1051）	图像窗宽	（0010,0040）	患者性别

2）数据描述（value representation，VR）：VR 用以规定数据元素的格式和类型。它不是必须存在的，根据不同的传输语法，数据描述被分为显示传输和隐示传输，当选择的语法是前者时，必须存在，反之，则可以省略。由一个长度为 2 的字符串表示。DICOM 词典中有关于 VR 丰富的释义，例如某元素的 VR 是"PN"，就表示该元素携带的数据和病患姓名有关。对某属性的解、编码过程都需要选择合适的 VR。

3）数据长度（value length，VL）：VL 指该数据集在数据域中所占的长度。根据不同的传输语法，数据描述会选择不同的类型，数据长度自然有所不同。如表 8-7 所示为常见的数据元素格式。

表 8-7 不同 VR 的数据元素格式

VR 类型	标签	数据描述	数据长度	数据域
显式传输（为 OB、OW、SQ）	4 个字节	2 个字节	4 个字节	"数据长度"指定的字节数或不定长
显式传输（为非 OB、OW、SQ）	4 个字节	2 个字节	2 个字节	"数据长度"指定的字节数或不定长
隐式传输	4 个字节	无	4 个字节	"数据长度"指定的字节数或不定长

4）数据域（value field，VF）：VF 用于存载具体的数据元素的值，该字段长度必须为偶数，若非偶数按规定补成偶数。

第七节 IHE

一、IHE 概述

（一）IHE 的发起

IHE（integrating the healthcare enterprise）一般翻译为"一体化医疗企业""集成医疗企业"。IHE 始于 1997 年，由 RSNA（Radiological Society of North America，北美放射学会）和 HIMSS（Healthcare Information and Management System Society，美国医疗信息与管理系统学会）联合发起，旨在促进影像和信息系统更高水平协同工作能力，意识到能够通过鼓励供应商的参与以及提高用户和买方的知识，帮助推动集成流程，召集了一个由主要会员、产业代表、标准化专家等组成的工作小组。该小组首先制定了发展蓝图，并在一年后发展成为 IHE 的 planning committee 和 technical committee 两大重要委员会。

目前 IHE 的发起单位包括以下 7 个：

（1）American College of Cardiology（ACC，美国心脏病学会）

（2）Radiological Society of North America（RSNA，北美放射学会）

（3）Healthcare Information and Management Systems Society（HIMSS，美国医疗信息与管理系统学会）

（4）GMSIH，HPRIM，JAHIS（laboratory）

（5）American Society of Ophthalmology（美国眼科学会）

（6）American College of Physicians（ACP,美国医师协会）

（7）American College of Clinical Engineering（ACCE,美国临床工程学会）

（二）正确理解 IHE

IHE 本身是一个活动,在基于已有标准的基础上,通过严密的技术框架的文档性描述,提出、确定和介绍集成的工作集成模式（integration profile）,并通过 Connectathon 进行测试验证,保证卫生保健各个参与的环节以及过程都能够具有很好的互联性和互动性。

IHE 不是一个组织,而是一种用户、厂商以及顾问机构共同定义基于标准的医疗保健工作流程的国际合作。至今,IHE 没有成立自己的组织,而是通过其发起单位 HIMSS 和 RSNA 开展活动。

可以通过以下几个方面来深入理解它:

（1）IHE 不是一个标准,虽然它借助于标准。

（2）IHE 不是由厂商驱动的,虽然鼓励厂商积极参加。

（3）IHE 不是一个认证权威,虽然 IHE 提供测试并提供证书。

（4）IHE 不仅仅是一个示范项目,因为项目是有周期的。

（5）IHE 不是组织。

（三）IHE 的目标与策略

IHE 的目标在于为医疗部门、企业、跨企业以及国家级的卫生保健体系提供卫生保健的协同工作方案,提高临床应用的效率和效力,改善系统协同工作能力,改善临床工作流程,改善图像质量和一致性,改善数据的准确性和可用性,降低运作成本（可复用电子数据输入）,通过 IHE 技术框架定义集成解决方案。用标准的解决方案替代私有的方案。IHE 所提倡的是基于卫生保健标准（DICOM,HL7 等）的集成。

为了达成这样的目标,IHE 确定了行动策略。而 IHE 的组织构架以及每年活动安排都与其策略是一致的。这些行动包括:

（1）动员用户要求厂商寻求 IHE 方案（IHE 教育）。

（2）通过技术框架定义和促进每年的增长目标。

（3）提供标准测试工具使得厂商易于评估其一致性（MESA 工具和 Connectathon）。

（4）IHE 在各种全球性的贸易展览中提供教育报告,如 RSNA、HIMSS、ACR、ECR、SCAR、SPIE,等等。

（5）通过与不同国际卫生保健社团（美国 RSNA/HIMSS/ACC,欧洲 COCIR,日本 JIRA）合作,实现全球化的技术框架。

IHE 从北美起步,目前已经走向国际,现在的全球机构包括 IHE 北美（IHE North America）、IHE 欧洲（IHE Europe）、IEH 亚大（IHE Asia and Oceania）,全球已经有 100 多个厂商参与,拥有 5 个技术框架,37 个集成模式。

（四）IHE 在中国

IHE 在中国越来越受到重视,其技术本质恰恰能够支持我国目前正在大力推广的医疗信息化以及解决医疗服务的广覆盖问题。

IHE 中国的基本原则是务实、开放和以应用为向导。

二、几个重要概念

初步理解 IHE,首先要明确其中的几个关键概念并理解他们之间的关系。这些概念包括角色(actor)、事务(transaction)、集成模式(integration profile)、技术框架(technical framework)、领域(domain)。

(一) IHE 角色

一个角色(actor)是指一个产生数据、管理数据或者按照数据动作的系统或者部分系统。

产生、管理、对信息进行操作的信息系统或者应用被表达为功能单元,被称为 IHE 的角色。每个角色都支持一组特定的 IHE 事务(transaction)。一个确定的信息系统可能支持一个或者多个角色。如影像获取设备 CT、MRI 等,影像输出设备显示器、医用打印机等,或者信息处理环节,如医生工作站等都是 IHE 角色。

(二) 事务

事务(transaction)是指为了交换信息而在两个角色之间一个特定的交互作用。事务是角色之间基于标准的(如 HL7, DICOM 和 W3C)信息交换。每一个事务被定义为关于一个特定的标准以及附加细节,包括用例。这些能够增加更多特异型和确保系统间有一个更高水平协同工作能力。一个事务是在两个单独的实体或者对象之间完成的一个协议、通信或者动作,通常包括一些有价值的条款的交换,譬如信息、物品、服务以及金钱。

(三) 集成模式

IHE "集成模式"(integration profile)由一组 "角色" 和 "事务" 按一定顺序组成,以满足特定的患者治疗需要。集成模式为供应商和用户提供一条方便的途径实现 IHE 技术框架(technical framework)功能性定义,而无须重申所有 IHE 角色和事务的细节。他们描述了临床信息和工作流程需要,确定能够满足这些需要的特定角色和事务。

下面简单列举 IHE 最早提出的两个领域(放射学,信息技术构架——ITI)的集成模式。

1. 放射学集成模式(IHE radiology integration profiles)　IHE 为下列放射科临床需求提供了集成模式,如图 8-18 所示。

1)预定工作流程(scheduled workflow, SWF):定义了典型患者影像主要步骤的信息流程(登记、预约、排时、获取、发送和保存)。确保患者资料、医嘱、排程、检查等各项工作流程顺畅和资料的一致性,并提供设备检查工作列表、影像存储和报告产生与回复 HIS 流程。

2)患者信息核对(patient information reconciliation, PIR)当流程中出现了未确认或被错误确认的患者时,定义了有效的方法来处理调整信息。未进入排程、尚未挂号或者姓名不详时,仍然可以执行急诊紧急检查、读片和报告。等有正确的患者资料后自动更正所有相关的系统资料。

3)影像的一致性显示(consistent presentation of images, CPI):可以确保影像和其他信息在不同显示器和媒体中显示的一致性。保证影像的显示一致性,使用者的注释、影像旋转调整、放大、灰阶设定等都与影像一起保留。无论使用任何的电脑、屏幕、软拷贝和硬拷贝都会得到相同的影像。

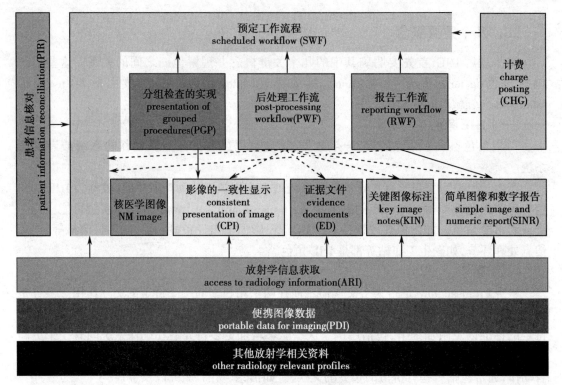

图 8-18　放射科集成模式

4）分组检查的实现（presentation of grouped procedures，PGP）：可以管理在同一个影像获取过程中，需要同时进行多个检查程序的情况（如胸腹部的螺旋性 CT）。为患者的方便而一次执行的检查，可以区分为不同的项目并分别读片和报告，如胸部 CT 和腹部 CT。依照医保或医院收费规定可以分账或合并记账。

5）后处理工作流程（post-processing workflow，PWF）：将预设工作流模式扩展到后续步骤，如计算机辅助诊断（CAD，computer-aided detection）、图像后处理、图像重建等，以确保对病症的判别，以及利用 PACS 系统供其他医生参考使用。

6）报告工作流（reporting workflow，RWF）满足了安排、分配和追踪主要报告任务状态的要求。如：说明、副本和确认。

7）证据文件（evidence documents，ED）：可以保存、管理非影像信息，如所见、测量、CAD 结论和其他过程信息，可用于报告流程中。

8）关键图像标注（key image notes，KIN）：可以在一个检查系列关键图像上添加文本注释和标记。一次检查所产生的影像中可挑选一至数个重要影像加以标注，该标注与影像一起保存。标注必须包含标题及内容，临床医师阅片时需主动优先显示，并可由标注来搜寻影像。

9）简单图像和数字报告（simple image and numeric report，SINR）：实施创建、管理、存储、查看包括图像、文字和数值的报告的标准方式。具有数字录音报告，术语及模版录入等功能，产生符合 DICOM 的结构化报告，报告中包含影像的连接和相关测量信息。

10）计费（charge posting，CHG）：将检查的详细信息与收费系统相连，实现专业检查准确而及时的付费。确保仪器的使用量，管理患者检查前的付费和检查后分确认。

11）基本安全（basic security, SEC）：通过管理跨点安全和合并审核记录的方式，建立了第一级企业范围安全构架（比如 HIPAA），达到会议机密的要求。符合 DICOM 标准中的 TLS/SSL 加密解密方法和要求，提供系统对于传输和存储时影像资料的保密要求，并提供使用者的影像系统使用记录存储管理（Audit），符合 HIPPA 的管理和保存要求。

12）放射学信息获取（access to radiology information, ARI）：存取放射科信息，建立了一个可以跨界限共享放射图像和信息的机制。

13）便携影像数据（potable data for imaging, PDI）：指定角色（actor）和事务（transaction）以使用户能够通过可交换媒介分发影像相关信息。如, CD 光盘。

2. 信息技术构架模式（information technology infrastructure profiles）　另外，在 IT 构架领域中定义了以下四个集成模式：

1）患者标识交叉引用（patient identifier cross-referencing）：使得机构在一个地点维护某患者在不同系统中所使用的不同标识。

2）用于显示的信息检索（retrieve information for display）：提供一个简单的方法来获取并显示文件和以患者为中心的主要信息。

3）企业用户验证（enterprise user authentication）：允许一个用户名可以在多系统登录。

4）患者应用同步（patient synchronized applications）：允许在多个应用中维护患者信息的前后一致。

（四）技术框架（technical framework）

IHE 技术框架是提供用 IHE 所定义的集成能力的全面指导的详细周密的文档。技术框架描述了基于标准的系统（一般定义为 IHE actors）间用于支持特定工作流和集成能力的事务（transaction）。

IHE 技术框架是流程导向的。它定义了一组必须互相交互以成功完成一个特定的流程的角色。这些角色通过（目前）基于 DICOM 和 HL7 信息机制并定义清晰的事务的手段来交互。该框架有意避免给具体产品（如 HIS——hospital information systen, RIS——radiology information system, PACS——picture archiving and communication system, 或者影像设备）分配角色，即使某些产品传统上完成其中的一些事务。其目的在于详细确定卫生保健信息系统环境中功能模块之间的交互。组成这样环境的各个信息系统厂商或者用户可以因之决定在一个特定的部门拿一个产品可以适合哪一个角色。

（五）领域

IHE 由若干临床或者运营领域组成。在每一个领域（domain）内，有临床和运营经验的用户确定集成和信息共享的优先级，而具有相应信息系统的厂商开发与其要求一致的能满足用户要求的基于标准的解决方案。

每一个领域都有一个技术委员会。该委员会的首要任务是发展并成文那些解决方案（被称为集成模式 integration profiles）；还有一个计划委员会，其首要任务是长期发展计划和组织展开活动（如测试活动和教育课程）。每一个领域（domain）发展和维护其自己的一套技术框架（technical framework）文档。领域之间的协调是领域联合主席委员会的职责。该联合主席委员会由该领域计划委员会和技术委员会的代表组成。

IHE 在起步时只有放射学（radiology），下设乳腺（mammography）和核医学（nuclear medicine）两个子领域，由于其影响越来越大，又扩展到心脏学（cardiology）、眼科（eye care）、信息构架（IT infrastructure）、实验室（laboratory）、患者治疗协调（patient care coordination）、患者治疗设备（patient care devices）等领域，每一个领域都由一个技术委员会（technical committee），对应的建立一套技术框架。就在 2007 年 2 月，IHE 又宣布增加一个质量（quality）领域，目的在于确定分享与电子患者保健以及健康保健记录（electronic patient care and health care records）质量改善相关信息的基本构架

（六）这些概念之间的关系

IHE 技术框架定义集成解决方案，称为"集成模式（integration profile）"。一个模式（profile）确定一个工作流或者十个具体问题的解决方案。

一个模式确定一个在角色之间的协作。一个角色是一个定义清晰的实体，如图像显示、图像管理、图像获取，等等。

角色之间通过执行一组通信信息来通信与合作，被称为事务。事务定义了角色需要支持的信息（行动）。

1. IHE 模型

（1）角色是一个准确定义的角色：提取信息系统一个特定的功能。

（2）执行准确定义的事务：使用现存标准。

（3）以便解决现实世界的协同工作（互动性）问题：详细确切的集成模式。

2. IHE 如何工作　IHE 建立了一套各个不同机构间合作与沟通的工作程序，可以分为四步：

（1）发现问题：临床和信息技术专家发现识别在使用信息、临床工作流程、经营管理以及底层构架时共同性的集成问题。

（2）集成模式配置：主管负责人选择能够满足每个发现的集成需求的标准。应用这些标准的技术配置在 IHE 的技术框架中形成文档。

（3）执行和测试：供应商应用这些模式，用软件测试他们的系统，并通过 Connectathon 现场测试来确认他们与其他供应商之间的工作协同性（interoperability）。

（4）综合报告和准备发布：供应商发布报告声明其产品支持该集成模式。用户可以在准备方案时参阅需要的集成模式以节省时间。

具体操作中，IHE 以每年一个周期进行运作：

（1）确认几个关键的卫生保健工作流和集成问题。

（2）研究和选择可以提供解决方案的标准。

（3）撰写、讨论和发布 IHE 技术框架（technical framework）。

（4）召开工作会议并支持厂商应用（这些新的技术框架或者集成模式）。

（5）在 Connectathon 进行交叉测试。

（6）在商业展览上展示和推广（如 RSNA/HIMSS/ECR）。

三、IHE 与现存标准（DICOM、HL7）的关系

IHE 不是一个标准，IHE 是一个倡导和推出多种信息系统集成的运动。首先，IHE 在医学信息系统厂商、用户和其他感兴趣团体（如标准团体和专业学会）中，创造一个开放的讨论环境，以提高患者服务为目的，怎样更好地集成各种信息系统。其次，IHE 为厂商提供通讯兼容测试（connectathon）测试商的产品能否顺利在系统间进行连接和通讯。对用户而

言,IHE 的应用价值主要体现在技术框架和集成模式。

IHE 是遵从标准的、DICOM 和 HL7 目前正用于 IHE 的技术框架。

就像 IHE 扩展到放射学以外的医学领域一样,在它向其他医学领域发展过程中,其他的标准将会适当地加到 IHE 内。

(一) IHE 与 HL7

HL7 组织成立于 1987 年,它的主要目的是发展和整合各型医疗信息系统间,如临床、检验、药店、保险、管理,行政及银行等各项电子资料的交换标准。作为一个获得美国国家标准机构(American National Standards Institute, ANSI)认可并拥有标准发展组织(Standard Developing Organization, SDO)资格的医疗信息系统之一,HL7 已被全球多个政府机构及大型企业所采用。它致力于发展一套联系独立医疗计算机系统的认可规格,确保医疗卫生系统如医院信息系统、检验系统、配药系统及企业系统等符合既定的标准与条件,使接收或传送一切有关医疗、卫生、财政与行政管理等资料或数据时,可达到及时、流畅、可靠且安全的目的。

HL7 已成为医疗信息交换协议的权威,容许不同系统在交换资料及数据时取得快捷、一致的效果。

HL7 的"广泛适应"既有优点也有缺点,不同的厂商以多种方式实现 HL7 标准的"广泛应用"。这样对厂商和用户而言,不同厂商的不同系统对 HL7 有不同的解释,这样系统之间缺乏协调使得 HL7 接口既昂贵又复杂。IHE 技术框架详细说明了怎样应用 HL7,减少操作中的可变性。这个功能使厂商和用户能更容易地完成系统的连接和降低成本。

在 IHE 的技术框架中,HL7 的数组事物处理时为通讯的三个主要信息类型定义的:患者、检查和结果信息。这些事务处理的操作,请求方是在 ADT 和检查登录系统之间,执行方是在部门系统的安排和图像管理系统之间。

患者信息——HL7 ADT 信息是为响应超过 60 个离散的触发事件的人口统计学和登录信息的通讯中,引用了 HL7 标准的 13 个触发事件,即在 IHE 模型内引起信息的产生。

检查信息——在 HL7 内,一个一般目的检查管理(ORM)信息允许检查的通信和身份数据在检查提交和检查安排系统之间。IHE 技术框架详细说明了检查提交管理,检查安排管理,操作安排和操作修正事务处理,即应用 HL7 的 ORM 信息和检查响应(ORR)来协调这些信息的传输。

结果信息——虽然大多数 IHE 处理报告应用的是 DICOM 标准,但 IHE 使用了 HL7 的观察结果主动提供信息,来处理在报告管理和报告管理器和报告库之间 ASCII 文本报告信息。

(二) IHE 与 DICOM

没有一个放射科医生不知道 DICOM。许多人认为 DCOM 是一个从工作站获取成像设备或者图像存储传输系统(PACS)中传输放射科图像的标准。这的确是 20 世纪末 DCOM 的主要目的。

DICOM(digital imaging and communication in medicine)标准是由 ACR(American College of Radiology)及 NEMA(National Electrical Manufacturers Association)所形成的联合委员会,于 1983 年以后陆续发展而成的医疗数字影像及传输标准。简言之,DICOM 是医学图像及

其相关信息的通信标准。

此标准建立的目的为：推动开放式与厂牌无关的医疗数字影像的传输与交换。促使影像储存与传输系统 PACS（picture archiving and communication systems）的发展与各种医院信息系统 HIS（hospital information systems）的结合允许所产生的诊所资料库能广泛地经由不同地方的设备来访问 DICOM Version3.0。

DICOM 标准是被 IHE 采纳的。

四、IHE 认证测试——Connectathon

目前，声称符合 IHE 的厂商很多，实际上，检验一个卫生保健信息产品是否与 IHE 符合很简单，只要到 RSNA 的网站上去查阅一下该公司是否通过 IHE 的 Connectathon 测试就可以了。

IHE Connectathon 是持续约一周左右时间的连接性测试活动。Connectathon 是"Connect"（连接），"a"和"Marathon"（马拉松）的合成体。其主要目的是测试市场上已有的医疗信息系统实现 IHE 定义的基于标准的互联互通能力。所有的角色可以和第三方测试自己的系统。该活动每年在北美、欧洲和亚洲举行一次。

（一）Connectathon 基本步骤

任何一个企业都可以申请参加 Connectathon 测试。简单步骤如下：

（1）阅读技术框架，并确定要求参加测试的角色、模式。

（2）登录 Kudu 注册系统，注册一个或多个参加 Connectathon 测试的系统，申明要求参加 Connectathon 测试的角色或者模式。

（3）下载 MESA 测试工具，先自行完成系统的初步测试，完成后该软件将自动形成一个测试报告，将该测试报告和 Log 及时发送。

（4）IHE 将审核收到的报告以及 Log，进行详细审核。

（5）通过审核确认通过自行测试的厂商将收到通知，可以参加 Connectathon 测试。

（6）参加 Connectathon 测试。

（7）IHE 将公布最终测试结果。

（二）名词解释

1. Kudu　Kudu 是一种非洲大羚羊，在 IHE 里被用于命名 Connectathon 网上注册管理系统。建立这样一套系统的想法最初产生于在 2002 年第一次欧洲 Connectathon 组织过程中。原始想法是为参加者提供一套更好的管理测试时间，为项目经理提供一套工具管理测试过程以及结果。从 2002 年起，这套工具被用于全球的 Connectathon。2005 年 10 月，来自美国、欧洲和亚洲的项目经理在开会讨论 2006 年 Connectathon 测试计划的时候，确定使用"Kudu"作为这个基于 Web 的管理工具的名字。该系统的功能有：

1）Connectathon 注册：参加测试的公司需要注册其参加测试的 profile 以及配置情况。该系统可以自动生成一个参加公司与测试组织者之间的合同。

2）Mesa 测试管理：该系统会列出参与测试者应该完成的 Mesa 测试条目，并有一个反馈界面，参加测试者可以上传其 Log，而项目经理可以通过该系统通知参加测试者其 Log 的分析结果。

3）Connectathon 测试管理：包括测试定义、描述、参加的配置、角色、测试的 UML 序列图表以及 Connectathon 的测试计划。在 Connectathon 期间,该系统既提供同级测试单位之间,也提供测试工作流中的管理。

4）参与系统配置管理。

5）有授权机制,口令保护。

2. MESA　MESA 是 IHE 测试工具的缩写。该工具是由 ACC、HIMSS、RSNA 发起支持,由 Mallinckrodt Institute of Radiology 开发完成。在每一个 IHE 周期里,该机构开发一组工具,只供参加即将进行 Connectathon 测试的公司使用。所有相关链接都有密码保护,但其他公司可以从网上找到以前版本的软件,而不需要密码。

思 考 题

1. 构成 SNOMED-CT 的核心部件有哪些?　SNOMED-CT 有何特点?

2. 阐述 LOINC 的主要用途及其术语组成。

3. 简述 MeSH 主要由哪几部分构成?

4. ICD 的主要用途是什么?它有何特点?

5. 分析 HL7 消息的构成。

6. 简述 HL7 CDA 文档结构。

7. 试分析 DICOM 文件结构。

8. 试述 IHE 的目标。

第九章

医学大数据安全与隐私保护

第一节 医学大数据中的安全与隐私保护问题

一、医学大数据中的数据安全问题

步入大数据时代后,由于医疗健康数据应用价值巨大又极端敏感,因此保障医学大数据安全具有非常重要的意义。从国家战略层面上看,医学大数据已成为推动国家经济发展、改善人民生活水平的重要引擎,医学大数据平台成为关键信息基础设施(CII),医学大数据安全影响到国家安全;从分析应用层面来看,医学大数据已开始改变和颠覆人们的生活,个人很多敏感数据被各类大数据平台采集存储,数据泄露会导致严重的隐私泄露。

医学大数据也引发了与传统安全迥然不同的一系列安全性问题,美国国家标准技术研究所(NIST)在大数据互操作框架卷4(NIST SP1500-4)中提到了以下方面:

(1)大数据项目常包含异构组件,需要设计完整的安全方案。

(2)大数据项目常涉及多个数据源,流式数据及静态数据相结合营造了独特的安全隐私保护场景。

(3)多数据集的引入以及跨库关联检索等手段增大了安全隐私保护的难度。

(4)大数据时代物联网中传感器的脆弱性开始显现。

(5)过去一些太大而无法分析的数据,比如基因、影像、地理空间及视频图像数据,挖掘分析过程中安全问题开始引发关注。

(6)数据的真实性、上下文、溯源、管辖等问题被放大,几乎全部组织及民众都需考虑。

(7)数据的重要性导致数据保存的时间大大延长,需对全生命周期中的安全进行重新设计。

(8)数据和代码的跨组织共享更加便捷,大数据通用安全隐私框架的缺乏会进一步制约一致的安全隐私保护实践。

同时,具体研究中还发现以下4类安全问题:

(1)节点交互引发的安全问题:包括数据源可信问题。

(2)分布式存储架构引发的安全问题:完整性验证难、密钥管理难,存储的可靠性也难保证,此外,还存在数据销毁难等问题;分布协同的计算模式引发的安全问题:纷繁杂乱的

计算环境、安全需求不同、安全强度不同将引发更多的安全漏洞。

（3）大数据分析及应用引发的安全问题：隐私泄露、非授权访问等。

（4）庞大的数据量及流动速度使得传统的安全技术无法满足其在性能和效率上的需求。

整体看来，医学大数据的数据安全牵涉到方方面面，需要统筹规划，确定完善的医学大数据信息安全框架，如图 9-1 所示。

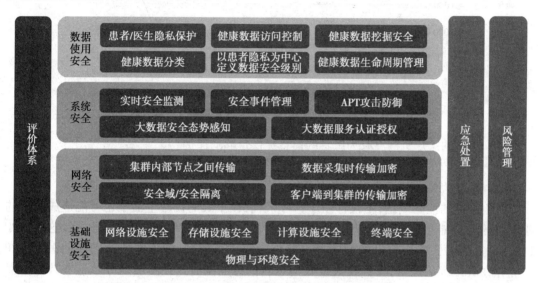

图 9-1 医学大数据的信息安全框架

（一）数据的泄露

随着互联网的迅猛发展，医疗信息化给人们的就医保健等带来极大便利的同时，也带来了医学大数据的安全性问题。在医疗数据采集、加工和应用的过程中，数据泄露时有发生，进而带来患者隐私的泄露。数据的泄露来自多方面原因，首先是来自外部的网络威胁，由于医学大数据的价值巨大，网络黑客垂涎欲滴，而医疗机构的信息安全意识薄弱，对网站缺乏保护、敏感数据未加密存储等，都给黑客带来了盗取数据的机会，数据一旦泄露会危及患者的个人隐私，如孕妇个人信息的泄露，可能带来一系列推销、诈骗等问题。其次，数据的泄露还可能来自医疗机构内部，由于制度不健全，如保密制度、审核制度等，导致数据在收集、使用的过程中被偷窥窃取；此外，医疗系统本身安全性不强，导致部分数据能够在未授权的情况下被访问，使得窃取数据十分容易。

Verizon 数据泄露调查报告（data breach investigations report, DBIP）小组首次发布《2015年受保护的健康信息数据泄露报告》（2015 protected health data breach report）指出 2015年世界范围内 25 个国家中 1 931 次已确认的健康数据泄露事件导致超过 39.2 亿条医疗信息被泄露。2010—2015 年间美国医疗信息泄露事件影响的人数如图 9-2 所示。

SecurityScorecard 发布的《2016 年北美医疗行业网络安全报告》显示，从 2015 年 8 月至 2016 年 8 月：

（1）北美医疗行业发生 22 起重大数据泄露事故，数以百万计的患者信息遭到泄露。

（2）网络安全、IP 信誉、补丁周期等方面是医疗信息安全的最大短板。

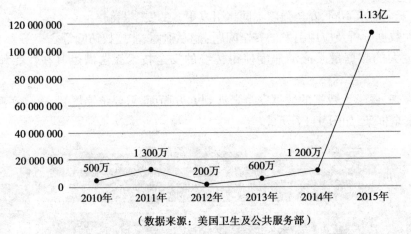

（数据来源：美国卫生及公共服务部）

图 9-2　美国 2010—2015 年医疗信息泄露事件影响人数

（3）70% 的医疗机构没有为患者的信息提供足够的保护。

（4）全美 27 家最大的医院中 63% 的补丁周期（patching cadence）安全评级不及格（C 级）。

（5）超过 75% 的医疗企业遭受恶意软件感染。

医学数据的泄露问题，不仅存在于医疗机构，在个人的日常生活中也可能造成数据的泄露。随着智能手机的普遍使用，和医学相关的第三方 APP 也越来越多，虽然这些 APP 在民众寻医问药、检查自己的健康情况等方面提供了便利，但这些快速发展的医学 APP 可能存在着巨大的缺陷，它们在大量收集患者信息的同时又在不断地导致这些数据的泄露，因此，需要一套行之有效的第三方医学 APP 的评估审核机制来防止个人医学数据的泄露。

（二）数据的可信性

医院管理中统计数据的可信性尤为重要，其是医院管理规范、科学的保证，是科技交流、学术研究的重要依据。然而，在医学大数据的收集、处理过程中都有可能降低数据的可信性，例如：在医院统计数据过程中，由于工作人员粗心、缺乏责任心等原因导致在记录原始数据时出现记录错误；后期对数据进行全面的整理过程中，统计计算时对计算方法、公式选用不当也会导致计算结果出现偏差。除此之外，对医学数据故意造假的行为极大地影响了数据的可信性，若医学数据不真实，在使用时则会造成严重的后果。因此，为了提高医学数据的可信性，加强病案质量管理、提高医务人员对医学数据的重视程度及工作素质、加强监督及责任追究管理制度等是十分重要的。

（三）数据的损毁

医学数据一旦损毁便很难恢复，数据的损毁来自多方面原因，包括软件、硬件和网络。软件方面的起因比较复杂，通常有病毒感染、误格式化、误分区、误克隆、误操作等几种，具体表现为无操作系统、读盘错误、文件找不到、打不开、乱码，报告无分区等，硬件方面的起因有磁盘划伤、磁组损坏、芯片及其他原器件烧坏、突然断电等。具体表现为硬盘不认，盘体有异常响声或电机不转、通电后无任何声音等现象。全面防止医学数据的意外损毁是一项长期而艰巨的任务，更需要不断深入探索与实践。近年来，网络不断进步与发展，黑客病毒也日趋多样化，因此，医学数据备份技术的安全性、可靠性十分重要。

（四）数据的盗用

医学数据的价值巨大,若被人恶意盗用会带来严重的影响,不仅是对患者自身,对医疗机构也影响重大。如果患者的个人就医信息被盗取,广告商可能会针对患者自身进行药物推销,患者也可能会遭受诈骗电话、短信等。对于医疗机构,如果医生的处方用药信息被泄露到医药代表或医药公司,他们在推销药品的时候就可以恶意营销,从而损害医疗机构的利益,破坏公平合理的竞争。医学数据被盗用的事件时有发生,黑客团伙从中捞取高额收益,因此,对医学数据的保护十分重要。

二、医学大数据中的隐私问题

（一）患者的隐私

随着我国推进医疗卫生领域的信息化工作,无线传感器网络（wireless sensor networks, WSN）作为远程无线医疗监护,被广泛地应用于医疗卫生健康监测领域。它实现了患者在家或社区内就可以把人体相关生理参数传送给医疗监护中心,监护中心通过信息处理后回送告警信息、诊断结果等反馈情况给患者及其家属。WSN 让患者在家就可享受相关的医疗服务,免除患者在家与医院之间的奔波之苦,给患者带来方便的同时,也把患者的医疗隐私暴露无遗。借助各类信息技术的"监控",我们生活在一个前所未有、难以想象的数据收集和监控之中：从举止言行到思想内容、从个人生活数据到生理数据资料,人的隐私已无处躲藏。技术化生存变成了透明化生存,无论何时何地都处在别人全面监视的情况下生存。

（二）医务人员的隐私

医务人员可以按照自己的意志从事或不从事与公众利益无关的活动,任何人不得跟踪、骚扰。然而,由于医务人员职业的特殊性,医务人员的私人活动常常受到干扰,尤其在发生医患矛盾时,医务人员的私人活动权利被侵害的事例时有发生,主要表现形式是医务人员的私人活动受到干扰。医患矛盾中,有的患者或其家属对医务人员的医疗行为产生不满情绪,在与医院沟通协商的过程中围攻主管医务人员或临床科室负责人,干扰他们的正常人身活动,有的甚至跟踪、监视医务人员的个人活动。医务人员隐私权被泄露的方式主要为：一是患者未经医务人员允许,或者因为对医务人员诊疗过程的不满意,将非法获取的医务人员的个人信息非法公开,造成医务人员隐私权、名誉权等其他权利受到侵害。二是因工作关系,医院管理部门或者上级主管部门等相关人员掌握了医务人员的个人信息,如果因管理不善,造成医务人员个人隐私泄露,这也侵犯了医务人员的隐私权。三是有些营利机构为了自身利益的需要,在非法获取医务人员个人隐私信息后,未经医务人员本人同意将医务人员个人隐私信息透漏给他人,无论是否以营利为目的,均构成了非法利用他人隐私,侵害隐私权的行为。

（三）医疗机构的隐私

随着现代信息技术的更新和全球一体化的推进,医疗卫生事业领域的信息交流更加密切,各种临床、科研、政府决策、分子生物学等医学信息的交流与共享,大数据时代的到来催化了区域电子病历的发展。即通过网络运营商的介入,为不同的医疗、卫生、保险以及科研机构搭建一个共享电子病历数据平台,实现了诊疗信息和其他相关的健康保健信息的共享。区域电子病历数据库克服了以 HIS（hospital information system）系统为基础的局域网电子病历系统的不足,病历的信息共享不再被限制在医疗机构内部,极大地拓展了病历的应用范围。但是随着医疗信息的网络化,医疗机构的隐私也可能被泄露,因此,隐私数据保护与访问控制对于医疗机构十分重要。

(四)医学大数据隐私保护框架

在大数据发布、存储和挖掘的生命周期过程中,涉及数据发布者、数据存储方和数据挖掘者等多类用户,如图 9-3 所示。在大数据生命周期的各个阶段,大数据隐私保护模型各部分的风险和技术如下所述:

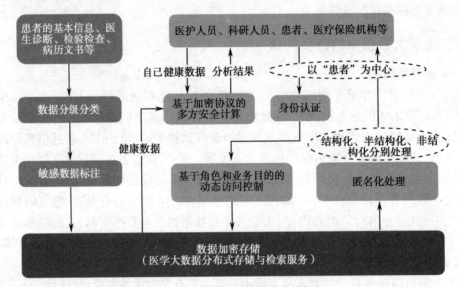

图 9-3　医学大数据的隐私保护框架

1. **数据发布隐私保护**　与传统针对隐私保护进行的数据发布手段相比,大数据发布面临的风险是因为大数据的发布是动态的,且针对同一用户的数据来源众多,总量巨大,如何在数据发布时,保证用户数据可用的情况下,高效、可靠地去掉可能泄露用户隐私的内容,是亟待解决的问题。针对数据的匿名发布技术,包括 k- 匿名、l-diversity 匿名、t-closeness 匿名、个性化匿名、m-invariance 匿名、基于"角色构成"的匿名等方法,可以实现对发布数据的匿名保护。

2. **数据存储隐私保护**　在大数据时代,加密方法是解决数据存储隐私问题的传统思路,但是大数据的查询、统计、分析和计算等操作也为传统加密技术带来了新的挑战。比如,同态加密技术、混合加密技术、基于 BLS 短签名 POR 模型、DPDP、Knox 等方法,是针对数据存储时防止隐私泄露而采取的一些方法。

3. **数据挖掘隐私保护**　数据挖掘者往往希望从发布的数据中尽可能多地分析挖掘出有价值的信息,这很可能会分析出用户的隐私信息。在大数据环境下,由于数据存在来源多样性和动态性等特点,在经过匿名等处理后的数据,通过大数据关联分析、聚类、分类等数据挖掘方法后,依然可能分析出用户的隐私。针对数据挖掘的隐私保护技术,就是在尽可能提高大数据可用性的前提下,研究更加合适的数据隐藏技术,以防范利用数据发掘方法引发的隐私泄露。现在的主要技术包括:基于数据失真和加密的方法,比如数据变换、隐藏、随机扰动、平移、翻转等技术。

对于含有敏感信息的大数据来说,将其加密后存储在云端能够保护用户的隐私,然而若使用传统的 DES、AES 等对称加密手段,虽能保证对存储的大数据隐私信息的加解密速度,但其密钥管理过程较为复杂,难以适用于有着大量用户的大数据存储系统。而使用传统的 RSA、ElGamal 等非对称加密手段,虽然其密钥易于管理,但算法计算量太大,不适用于对不断增长的大数据隐私信息进行加解密。数据加密加重了用户和云平台的计算开销,同时限制了数据的使用和共享,造成了高价值数据的浪费。因此,开发适用于大数据平台的快速加解密技术成为大数据隐私信息存储保护的一个重要研究方向。

当前国内外针对大数据安全与隐私保护的相关研究还不充分,只有通过技术手段与相关政策法规等相结合,才能更好地解决大数据安全与隐私保护问题。

第二节　数据安全策略

本节主要阐述以医学大数据的生命周期为基础,建立全生命周期的数据安全保障策略,如图 9-4 所示。

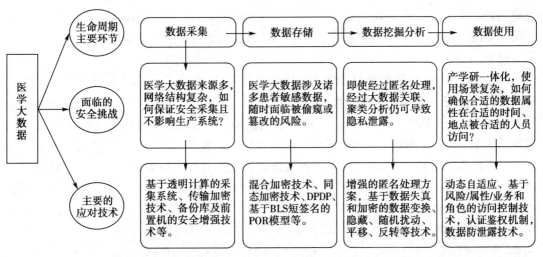

图 9-4　医学大数据的生命周期安全保护

一、大数据存储安全策略

（一）数据加密

数据加密方法有很多,其中最主要的研究方法有两类:常规密钥加密和公开密钥加密方法,其中常规密钥加密方法也被称为对称加密,公开密钥加密也被称为非对称加密。

1. 对称加密算法　对称加密算法又叫传统密码算法,是应用相对较早的加密算法,技术相对也比较成熟。在对称加密算法中数据发送方将明文(原始数据)和加密密钥一起经过特殊加密算法处理后,使其变成复杂的加密密文发送出去。接收数据方接收到密文后,若想读懂原文,则需要使用加密用过的密钥和其相同算法的逆算法对密文进行解密处理,这样才能使密文恢复成可读原文。在对称加密算法中,使用的密钥只有一个,发收数据双方都使用这个同一密钥对数据进行加密和解密,这就要求解密方解密前必须知道加密的密钥。对称加密算法都使用混沌可扩散的思想,因此各种对称加密算法在加密过程和方法上都有很多相似之处。

对称加密算法主要有如下几种常见的算法:

(1) DES(data encryption standard):是明文按 64 位进行分组,密钥长 64 位(密钥事实上是 56 位参与 DES 运算,第 8、第 16、第 24、第 32、第 40、第 48、第 56、第 64 位是校验位,使得每个密钥都有奇数个 1),分组后的明文组和 56 位的密钥按位替代或交换的方法形成密文组的加密方法。该对称法数据加密标准速度较快,适用于加密大量数据的场合。

(2) 3DES(triple DES):是三重数据加密算法(TDEA, triple data encryption algorithm)密码块的通称,是 DES 加密算法的一种模式。3DES 使用 3 条 56 位的密钥对数据进行三次加密,但是第一层和第二层使用相同的密钥。DES 使用 56 位密钥和密码块的方法,而在密码块的方法中,文本被分成 64 位大小的文本块,然后再进行加密。比起最初的 DES,3DES 更为安全。

(3) 高级加密标准(advanced encryption standard, AES):在密码学中又称 Rijndael 加密法,是美国联邦政府采用的一种区块加密标准。AES 的区块长度固定为 128bit,密钥长度则可以是 128bit,192bit 或 256bit。不同于 DES,Rijndael 使用的是代换 - 置换网络,而非 Feistel 架构。AES 在软件及硬件上都能快速地加解密,相对来说较易于实现,且只需要很少的存储器。

(4) RC2 和 RC4:是两种可变密钥长度的加密算法,而且都是 RSA 数据安全公司的专有算法。RC2 是一种可变密钥长度的对称分组密码,是 DES 的一种代替物。它以 64bit 分组加密数据。RC2 软件实现的速度为 DES 的两倍,RC4 是一种可变密钥长度的对称流密码,其速度为 DES 的 10~100 倍。两种算法的编码规模非常紧凑,其速度与密钥长度无关。

(5) Blowfish:是一个 64 位分组及可变密钥长度的对称密钥分组密码算法。算法核心在于子密钥生成,它将变长密钥扩展成总长 4 168Byte 的子密钥数组。算法中使用了大量的子密钥,而子密钥又依赖于用户密钥,实际加 / 解密过程中使用的是更新后的子密钥数组,子密钥即 P 数组和 S 盒。Blowfish 算法有一个核心加密函数:BF_En( ),该函数的输入是 64 位明文信息,经过运算,以 64 位密文信息的形式输出。用 Blowfish 算法加密信息,需要两个过程:密钥预处理和信息加密。同样,解密亦需要两个过程,密钥预处理和信息解密。Blowfish 算法的源密钥——pbox 和 sbox 是固定的,而我们要加密一个信息,需要自己选择一个 key,用这个 key 对 pbox 和 sbox 进行变换,得到下一步信息加密所要用的 key_pbox 和 key_sbox。解密亦是如此,由于 Blowfish 是对称加密算法,解密方在得到 key 后根据 key 生成解密所需的 key_pbox 和 key_sbox。对同一个信息加密解密,选取的 key 的不同会导致密文的不同。因此,Blowfish 算法的关键在于 key 的选择以及保密。

2. 非对称加密算法   非对称加密算法需要两个密钥:公开密钥(public key)和私有密钥(private key)。公开密钥与私有密钥是两把完全不同但又是完全匹配的一对钥匙。在使用不对称加密算法加密文件时,只有使用同一对公开密钥和私有密钥,才能完成对原来数据的加密和解密的过程。加密原来数据时采用公钥加密,解密加密文件时使用私钥才能完成,发送数据方(加密者)知道接收数据方的公钥,但只有接收数据方(解密者)唯一知道自己的私有钥匙。非对称加密算法的基本原理是,如果发信方想发送只有收信方才能解读的加密数据,发送数据方使用收信者的公钥来加密文件,接收数据方使用自己的私钥解密数据。显然,采用非对称加密算法,收发数据双方在数据通信之前,接收数据方必须将自己早已生成的公钥送给发送数据方,而自己保留私钥。由于非对称算法拥有两个密钥,因而特别适用于分布式系统中的数据加密。广泛应用的非对称加密算法有 RSA 算法和美国国家标准局提出的 DSA。目前,以非对称加密算法为基础的加密技术应用非常广泛。

非对称加密算法主要有如下几种常见的算法:

(1)国际数据加密算法(international data encryption algorithm, IDEA):IDEA 使用 128 位密钥提供非常强的安全性。算法用了 52 个子密钥(8 轮中的每一轮需要 6 个,其他 4 个用于输出变换)。首先,将 128bit 密钥分成 8 个 16bit 子密钥。这些是算法的第一批 8 个子密钥(第一轮 6 个,第二轮头两个)。然后,密钥向左环移动 Xbit 后再分成 8 个子密钥。前面 4 个用在第二轮,后面四个用在第三轮。密钥再次向左环移动 25bit,产生另外 8 个子密钥,如此进行直到算法结束。该算法运用基于"相异代数群上的混合运算"设计思想,通过硬件与软件实现都很容易,而且比 DES 算法在实现上快得多。

(2)RSA 公开密钥密码体制:在公开密钥密码体制中,加密密钥(即公开密钥,PK)是公开信息,而解密密钥(即秘密密钥,SK)是需要保密的。加密算法 E 和解密算法 D 也都是公开的。虽然解密密钥 SK 是由公开密钥 PK 决定的,但却不能根据 PK 计算出 SK。正是基于这种理论,1978 年出现了著名的 RSA 算法,它通常是先生成一对 RSA 密钥,其中之一是保密密钥,由用户保存;另一个为公开密钥,可对外公开,甚至可在网络服务器中注册。为提高保密强度,RSA 密钥至少为 500 位长,一般推荐使用 1 024 位,这就使加密的计算量很大。为减少计算量,在传送信息时,常采用传统加密方法与公开密钥加密方法相结合的方式,即信息采用改进的 DES 或 IDEA 对话密钥加密,然后使用 RSA 密钥加密对话密钥和信息摘要。对方收到信息后,用不同的密钥解密并可核对信息摘要。RSA 算法是第一个能同时用于加密和数字签名的算法,也易于理解和操作。RSA 是被研究得最广泛的公钥算法,从提出到现今,经历了各种攻击的考验,逐渐为人们接受,普遍认为是目前最优秀的公钥方案之一。

(3)数字签名算法(digital signature algorithm, DSA):DSA 是数字签名标准(digital signature standard, DSS)中用到的一种算法,是 ElGamal 和 Schnorr 签名算法的变种,其安全性基于离散对数难题,严格来说不算加密算法。

在大数据安全服务的设计中,大数据可以按照数据安全存储的需求,被存储在数据集的任何存储空间,通过 SSL(安全套接层)加密,实现数据集的节点和应用程序之间移动保护大数据。在大数据的传输服务过程中,加密为数据流的上传与下载提供有效的保护。应用隐私保护和外包数据计算,屏蔽网络攻击。目前,PGP 和 TrueCrypt 等程序都提供了强大的加密功能。

(二)加密数据和分离密钥

1. 加密数据 云存储系统中的数据被分为两类:动态数据和静态数据。动态数据是指在网络中传输的数据,而静态数据主要是指存储在磁盘、磁带等存储介质中的数据。对这两类数据的加密有所不同。

(1)静态数据加密:对于那些在云中存储备份自己长期数据的客户,他们可以将自己的数据加密,然后发送密文到云存储提供商(cloud storage provider, CSP)。目前,大多数该类解决方案基于用户的数字证书进行认证和加密。用户使用数字证书向云管理系统进行身份认证,并使用对称密钥在本地加密云中存储的数据,同时使用证书公钥加密对称密钥,然后将加密后的数据传到云中进行存储。这些客户控制并保存密钥,当客户要获取数据时,先将云中密文下载到本地,再由客户自行解密该数据。该模式的优点是只有客户可以解密云中的存储数据,可以有效地保证数据的私密性。缺点是客户端需要较强的密码运算能力来实现加密功能,同时用户数据的加密密钥必须保管安全,一旦丢失,将无法恢复数据,且该模式只适用于客户自己生成的静态数据加密,对于在 IaaS、PaaS、SaaS 下在云中产生的动态数据无法使用该模式进行加密。

（2）动态数据加密:对于在云计算环境中产生的动态数据,只能由云计算管理系统进行加密,虽然 CSP 的网络比开放网络安全。在多租户的云计算应用模式下,客户租用云计算系统的计算能力,虚拟化技术使得一个客户的应用以不同层次与其他客户的应用共享物理资源,因此,客户在云计算环境中产生的数据不可避免地交由云计算环境进行加密。该模式的优点是客户不需要为不同的云应用保管各种不同的密钥,而是交由云计算环境统一管理,具有更高的安全性。缺点是客户无法控制动态数据,一切依赖于云计算服务提供商,同时云计算管理系统需要提供一个统一、有效、可扩展的云计算密钥管理框架,用于为各类客户提供各种类型密钥的统一管理,实现各种密钥操作。

目前云存储加密的研究较多,有面向云存储的安全存储模型及存取策略、基于层次属性加密实现的细粒度访问控制的云存储系统、基于加密策略增强云存储的安全性,还有的云存储密文策略属性基加密方案,但这些方式均为上文所述的客户加密数据模式,无法克服该方法本身所具有的缺点。据目前可检索到的文献分析,还没有一种静态数据加密方法既突破客户加密数据上传的传统云存储模式,又能较好地保证数据私有化实现静态数据的安全。

静态数据一直是通过公钥基础设施（PKI）技术保护。在 IaaS 环境中,使用多种提供商和第三方工具加密静态数据很普遍。在 PaaS 环境中加密静态数据一般会较复杂,需要提供商提供的或专门定制的设备。在 SaaS 环境中加密静态数据是云用户无法直接实施的,需要向他们的提供商请求。2011 年来自微软的安全研究员 Kristin Lauter 及其同事研究出了基于同态加密的存储原型,该技术的产生及在云端领域的应用,可极大提升云端数据安全性,除了存放者本人外,他人无法破译。初创安全公司 Porticor 在 2012 年推出了一个解决方案,专门解决云环境中静态数据安全问题,该公司提供了一种加密解决方案,并声称云客户是唯一知道主密钥的人。

2. 分离密钥 使用加密把数据使用与数据保管分离,把密钥与要保护的数据隔离开。同时,定义产生、存储、备份、恢复等密钥管理生命周期。

保证云端静态数据安全的最大挑战在于密钥管理。网络安全传输过程中加密数据的存在往往只有几毫秒到几秒的时间,但是存储系统中的加密数据需要保存的时间可以到几年甚至上百年,如果加密系统的实现方式不当或加密算法的强度不够,会导致攻击者有充裕的时间用于尝试不同的攻击手段,极大增加存储系统的风险。

传统的云加密解决方案将用户加密密钥交付给了云服务商,增加了泄露密钥的可能性,要解决静态数据的安全问题,需要进行密钥分离,使加密密钥受用户控制,不存储在云中,不暴露在风险中。

分离密钥存储服务的核心是虚拟密钥管理（virtual key management, VKM）服务。在风险管理方面,为了达到数据的安全,虚拟密钥管理服务部署在云端服务器和存储服务器之间,以确保云端服务器和存储服务器间的每字节数据都被加密了,并且从存储服务器移动到云服务器的每字节数据都只能通过客户来解密。虚拟密钥管理服务使用 VPD(virtual private data)应用程序,VPD 是使用加密算法(如 AES-256)解密任何磁盘或存储阵列的虚拟设备。在数据进行存储和读取操作时,VPD 负责检索服务器配对密钥以及请求客户密钥,完成存储数据的加解密。如图 9-5 所示是其服务框架示意,为简化叙述,以下只介绍虚拟密钥管理服务实现数据加密的流程。

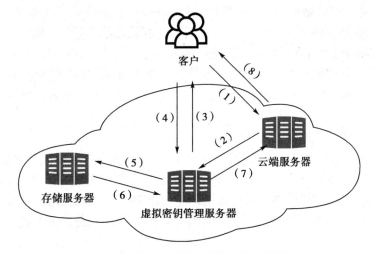

图 9-5　虚拟密钥管理服务框架示意图

(1)客户向云服务器递交数据加解密申请。

(2)云服务器验证客户的加密申请后向虚拟密钥管理服务器发出数据加密指令。

(3)虚拟密钥管理服务器在处理加密的过程中需要向客户请求主密钥。

(4)客户通过对密钥请求的验证后返回主密钥,并将需加密的数据传输给虚拟密钥管理服务器。

(5)虚拟密钥管理服务器依据主密钥产生数据加密密钥对客户数据进行加密并配对分配存储到对应的云存储服务器上,在此过程中主密钥和最终用于数据加密的密钥并不会以任何方式存放在服务器上,这是保证数据安全的关键。

(6)数据加密存储完成后云存储服务器向虚拟密钥服务器返回验证信息。

(7)虚拟密钥管理服务器向云服务器返回验证信息。

(8)云服务器向客户返回验证信息。

图 9-5 中"(3)和(4)"这两个环节是数据加解密的关键步骤,客户参与了每一次数据加解密的过程并起到了决定性作用,只有当客户持有主密钥来参与才能完成上述加解密过程,也就是说,当客户的数据完成加密存储之后,如需解密就必须提供主密钥,否则,数据就不能被解密,于是客户成为唯一可以解密数据的人,实现了将数据存储到云端而又保证数据的完全私有化。

(三)使用过滤器

当客户端发出 Web 资源的请求时,Web 服务器根据应用程序配置文件设置的过滤规则进行检查,若客户请求满足过滤规则,则对客户请求/响应进行拦截,对请求头和请求数据进行检查或改动,并依次通过过滤器链,最后把请求/响应交给请求的 Web 资源处理。请求信息在过滤器链中可以被修改,也可以根据条件让请求不发往资源处理器,并直接向客户机发回一个响应。当资源处理器完成了对资源的处理后,响应信息将逐级逆向返回。同样在这个过程中,用户可以修改响应信息,从而完成一定的任务。

通过过滤器的监控,一旦发现数据离开了用户的网络,就自动阻止数据的再次传输。

(四)数据备份

数据备份是容灾的基础,是指为防止系统出现操作失误或系统故障导致数据丢失,而将全部或部分数据集合从应用主机的硬盘或阵列复制到其他的存储介质的过程。传统的数据备份主要是采用内置或外置的磁带机进行冷备份。但是这种方式只能防止操作失误等人为故障,而且其恢复时间也很长。随着技术的不断发展,数据的海量增加,不少的企业开始采用网络备份。网络备份一般通过专业的数据存储管理软件结合相应的硬件和存储设备来实现。

目前来看,主要的数据备份方式如下:

(1)定期磁带/光盘备份:包括远程磁带库、光盘库备份和远程关键数据 + 磁带备份。远程磁带库、光盘库备份,即将数据传送到远程备份中心制作完整的备份磁带或光盘。远程关键数据 + 磁带备份,即采用磁带备份数据,生产机实时向备份机发送关键数据。

(2)数据库备份:就是在与主数据库所在生产机相分离的备份机上建立主数据库的一个拷贝。

(3)网络数据备份:这种方式是对生产系统的数据库数据和所需跟踪的重要目标文件的更新进行监控与跟踪,并将更新日志实时通过网络传送到备份系统,备份系统则根据日志对磁盘进行更新。

(4)远程镜像:通过高速光纤通道线路和磁盘控制技术将镜像磁盘延伸到远离生产机的地方,镜像磁盘数据与主磁盘数据完全一致,更新方式为同步或异步。

数据备份必须要考虑到数据恢复的问题,包括采用双机热备、磁盘镜像或容错、备份磁带异地存放、关键部件冗余等多种灾难预防措施。这些措施能够在系统发生故障后进行系统恢复。但是这些措施一般只能处理计算机单点故障,对区域性、毁灭性灾难则束手无策,也不具备灾难恢复能力。所以,需要建立异地容灾中心,做数据的远程备份,在灾难发生之后要确保原有的数据不会丢失或者遭到破坏。建立的异地容灾中心可以简单地理解成一个远程的数据备份中心。数据容灾的恢复时间比较长,但是相比其他容灾级别来讲,它的费用比较低,而且构建实施也相对简单。主要的实施方法如下:

(1)实时复制:当主中心的数据库内容被修改时,备份中心的数据库内容实时地被修改,此种复制方式对网络可靠性要求高。

(2)定时复制:当主中心的数据库内容被修改时,备份中心的数据库内容会按照时间间隔,周期性地按照主中心的更新情况进行刷新,时间间隔可长(几天或几个月)可短(几分钟或几秒钟)。

(3)存储转发复制:当主中心的数据库内容被修改时,主中心的数据库服务器会先将修改操作 Log 存储于本地,待时机成熟再转发给备份中心。

数据备份的主要技术有 LAN 备份、LAN Free 备份和 SAN Server-Free 备份三种。LAN

备份针对所有存储类型都可以使用，LAN Free 备份和 SAN Server-Free 备份只能针对 SAN（storage area network）架构的存储。

传统备份需要在每台主机上安装磁带机备份本机系统，采用 LAN 备份策略，在数据量不是很大的时候，可采用集中备份。一台中央备份服务器将会安装在 LAN 中，然后将应用服务器和工作站配置为备份服务器的客户端。中央备份服务器接受运行在客户机上的备份代理程序的请求，将数据通过 LAN 传递到它所管理的、与其连接的本地磁带机资源上。这一方式提供了一种集中的、易于管理的备份方案，并通过在网络中共享磁带机资源提高了效率。

由于数据通过 LAN 传播，当需要备份的数据量较大，备份时间窗口紧张时，网络容易发生堵塞。在 SAN 环境下，可采用存储网络的 LAN-Free 备份，需要备份的服务器通过 SAN 连接到磁带机上，在 LAN-Free 备份客户端软件的触发下，读取需要备份的数据，通过 SAN 备份到共享的磁带机。这种独立网络不仅可以使 LAN 流量得以转移，而且它的运转所需的 CPU 资源低于 LAN 方式，这是因为光纤通道连接不需要经过服务器的 TCP/IP 栈，而且某些层的错误检查可以由光纤通道内部的硬件完成。在许多解决方案中需要一台主机来管理共享的存储设备以及用于查找和恢复数据的备份数据库。LAN Free 备份需要占用备份主机的 CPU 资源，如果备份过程能够在 SAN 内部完成，而大量数据流无须流过服务器，则可以极大降低备份操作对生产系统的影响。SAN Server-Free 备份就是这样的一种技术。

（五）数据水印技术

数字水印技术（digital watermarking）是将一些标识信息（即数字水印）直接嵌入数字载体（包括多媒体、文档、软件等）当中，但不影响原载体的使用价值，也不容易被人的知觉系统（如视觉或听觉系统）觉察或注意到。通过这些隐藏在载体中的信息，可以达到确认内容创建者、购买者、传送隐秘信息或者判断载体是否被篡改等目的。数字水印是信息隐藏技术的一个重要研究方向。

数字水印系统必须满足一些特定的条件才能使其在数字产品版权保护和完整性鉴定方面成为值得信赖的应用体系，一个安全可靠的水印系统一般具有以下几个方面的特点：

（1）安全性（security）：数字水印的信息应是安全的，难以篡改或伪造，同时，应当有较低的误检测率，当原内容发生变化时，数字水印应当发生变化，从而可以检测原始数据的变更；当然，数字水印同样对重复添加有很强的抵抗性。

（2）隐蔽性（invisibility）：数字水印应是不可知觉的，而且应不影响被保护数据的正常使用，不会降质。

（3）鲁棒性（robustness）：该特性适用于鲁棒水印。是指在经历多种无意或有意的信号处理过程后，数字水印仍能保持部分完整性并能被准确鉴别。可能的信号处理过程包括信道噪声、滤波、数/模与模/数转换、重采样、剪切、位移、尺度变化以及有损压缩编码等。

（4）敏感性（sensitivity）：该特性适用于脆弱水印。是经过分发、传输、使用过程后，数字水印能够准确地判断数据是否遭受篡改。进一步的，可判断数据篡改位置、程度甚至恢复原始信息。

近年来，数字水印技术研究取得了很大的进步，下面对一些典型的算法进行了分析，除特别指明外，这些算法主要针对图像数据（某些算法也适合视频和音频数据）。

1. 空域算法　该类算法中典型的水印算法是将信息嵌入到随机选择的图像点中最不

重要的像素位（least significant bits, LSB）上，这可保证嵌入的水印是不可见的。但是由于使用了图像不重要的像素位，算法的鲁棒性差，水印信息很容易为滤波、图像量化、几何变形的操作破坏。另外一个常用方法是利用像素的统计特征将信息嵌入像素的亮度值中。

2. Patchwork 算法　方法是随机选择 N 对像素点（a_i, b_i），然后将每个 a_i 点的亮度值加 1，每个 b_i 点的亮度值减 1，这样整个图像的平均亮度保持不变。适当地调整参数，Patchwork 方法对 JPEG 压缩、FIR 滤波以及图像裁剪有一定的抵抗力，但该方法嵌入的信息量有限。为了嵌入更多的水印信息，可以将图像分块，然后对每一个图像块进行嵌入操作。

3. 变换域算法　该类算法中，大部分水印算法采用了扩展频谱通信（spread spectrum communication）技术。算法实现过程为：先计算图像的离散余弦变换（discrete cosine transform, DCT），然后将水印叠加到 DCT 域中幅值最大的前 k 系数上（不包括直流分量），通常为图像的低频分量。若 DCT 系数的前 k 个最大分量表示为 $D=\{d_i\}$, $i=1, \cdots, k$，水印是服从高斯分布的随机实数序列 $W=\{w_i\}$, $i=1, \cdots, k$，那么水印的嵌入算法为 $d_i=d_i(1+aw_i)$，其中常数 a 为尺度因子，控制水印添加的强度。然后用新的系数做反变换得到水印图像 I。解码函数则分别计算原始图像 I 和水印图像 I* 的离散余弦变换，并提取嵌入的水印 W*，再做相关检验以确定水印的存在与否。该方法即使当水印图像经过一些通用的几何变形和信号处理操作而产生比较明显的变形后仍然能够提取出一个可信赖的水印拷贝。一个简单改进是不将水印嵌入到 DCT 域的低频分量上，而是嵌入到中频分量上以调节水印的鲁棒性与隐蔽性之间的矛盾。另外，还可以：①将数字图像的空间域数据通过离散傅里叶变换（discrete fourier transform, DFT）或离散小波变换（disperse wavelet transform, DWT）转化为相应的频域系数；②根据待隐藏的信息类型，对其进行适当编码或变形；③根据隐藏信息量的大小和其相应的安全目标，选择某些类型的频域系数序列（如高频或中频或低频）；④确定某种规则或算法，用待隐藏的信息的相应数据去修改前面选定的频域系数序列；⑤将数字图像的频域系数经相应的反变换转化为空间域数据。该类算法的隐藏和提取信息操作复杂，隐藏信息量不能很大，但抗攻击能力强，很适合于数字作品版权保护的数字水印技术中。

（1）基于离散余弦变换的数字水印：最早的基于分块 DCT 水印技术出现于 E Koch、J Zhao 的文献。针对静止图像和视频压缩标准（JPEG 和 MPEG），他们的水印方案中图像也被分成 8×8 的块，由一个密钥随机地选择图像的一些分块，在频域的中频上稍微改变一个三元组以隐藏二进序列信息。选择在中频分量编码是因为在高频编码易于被各种信号处理方法破坏，而在低频编码则由于人的视觉对低频分量很敏感，对低频分量的改变易于被察觉。未经授权者由于不知道水印嵌入的区域，因此是很难测出水印的，此外，该水印算法对有损压缩和低通滤波是鲁棒的。将图像分割成 8×8 块，并对每个块做 DCT 变换，然后随机选择构造所有块的一个子集，对子集的每一个块，选择一组频率并嵌入二进制水印信息。由于频率组的选择不是基于最显著分量，并且频率系数的方差较小，因此该方法对噪声、几何变形以及多文档攻击比较敏感。

Cox 等人于 1995 年提出了基于图像全局变换的水印方法，称之为扩频法。这也是目前大部分变换域水印算法中所用到的技术。它将满足正态分布的伪随机序列加到图像的 DCT 变换后视觉最重要系数中，利用了序列扩频技术（sequence spread-spectrum, SS）和人类视觉感知特性（human vision system, HVS）。算法原理为先选定视觉重要系数，再进行修改，最常用的嵌入规则如下：

$$V_1=V+\alpha W_i\text{（加法准则）}$$
$$V_1=V(1+\alpha W_i)\text{（乘法准则）}$$

其中 V、V_1 分别是修改前和修改后的频域系数，α 是缩放因子，W_i 是第 i 个信息位水印。

一般说来，乘法准则的抗失真性能要优于加法准则。水印的检测是通过计算相关函数实现的。从嵌入水印的图像中提取出是嵌入规则的逆过程，把提取出来的水印与原水印作相似性运算，与制定的阈值比较，可确定是否存在水印。这是稳健性水印的奠基性算法。

Chiou-Ting Hsu 等人提出一种基于分块 DCT 的水印，他们的水印是可辨识的图像，而不是简单的一个符号或一个随机数。通过有选择地修改图像的中频系数来嵌入水印。验证时，衡量提取出的水印同原水印之间的相似性来判断是否加入了水印。

（2）基于离散小波变换的数字水印：与传统的 DCT 变换相比，小波变换是一种变分辨率的，将时域与频域相联合的分析方法，时间窗的大小随频率自动进行调整，更加符合人眼视觉特性。小波分析在时域、频域同时具有良好的局部性，为传统的时域分析和频域分析提供了良好的结合。

目前，小波分析已经广泛应用于数字图像和视频的压缩编码、计算机视觉、纹理特征识别等领域。由于小波分析在图像处理上的许多特点可用于信息隐藏的研究，所以这种分析方法在信息隐藏和数字水印领域的应用也越来越受到广大研究者的重视，目前已经有很多比较典型的基于离散小波变换的数字水印算法。

除了上述有代表性的变换域算法外，还有一些变换域水印算法，它们中有相当一部分是上述算法的改进及发展。

总的来说，与空域的方法相比，变换域的方法具有如下优点：

（1）在变换域中嵌入的水印信号能量可以分布到空域的所有像素上，有利于保证水印的不可见性。

（2）在变换域中，人类视觉系统（HVS）的某些特性（如频率掩蔽特性）可以更方便地结合到水印编码过程中，因而其隐蔽性更好。

（3）变换域的方法可与国际数据压缩标准兼容，从而易实现在压缩域（compressed domain）内的水印算法，同时也能抵抗相应的有损压缩。

4. 压缩域算法　基于 JPEG、MPEG 标准的压缩域数字水印系统不仅节省了大量的完全解码和重新编码过程，而且在数字电视广播及 VOD（video on demand）中有很大的实用价值。相应地，水印检测与提取也可直接在压缩域数据中进行。下面介绍一种针对 MPEG-2 压缩视频数据流的数字水印方案。

虽然 MPEG-2 数据流语法允许把用户数据加到数据流中，但是这种方案并不适合数字水印技术，因为用户数据可以简单地从数据流中去掉，同时，在 MPEG-2 编码视频数据流中，增加用户数据会加大位率，使之不适于固定带宽的应用，所以，关键是如何把水印信号加到数据信号中，即加到表示视频帧的数据流中。对于输入的 MPEG-2 数据流而言，它可分为数据头信息、运动向量（用于运动补偿）和 DCT 编码信号块 3 部分，在方案中只有 MPEG-2 数据流最后一部分数据被改变。其原理是，首先对 DCT 编码数据块中每一输入的 Huffman 码进行解码和逆量化，以得到当前数据块的一个 DCT 系数；其次，把相应水印信号块的变换系数与之相加，从而得到水印叠加的 DCT 系数，再重新进行量化和 Huffman 编码，最后对新的 Huffman 码字的位数 n_1 与原来的无水印系数的码字 n_0 进行比较，只在 n_1 不大于 n_0 的时候，才能传输水印码字,否则传输原码字,这就保证了不增加视频数据流位率。该方法有一个问题值得考虑,即水印信号的引入是一种引起降质的误差信号,而基于运动补偿的编码方案会将一个误差扩散和累积起来,为解决此问题,该算法采取了漂移补偿的方案来抵消因水印信号的引入所引起的视觉变形。

5. NEC 算法 该算法由 NEC 实验室的 Cox 等人提出,该算法在数字水印算法中占有重要地位,其实现方法是,首先以密钥为种子来产生伪随机序列,该序列具有高斯 N(0,1) 分布,密钥一般由作者的标识码和图像的哈希值组成,其次对图像做 DCT 变换,最后用伪随机高斯序列来调制(叠加)该图像除直流(DC)分量外的 1 000 个最大的 DCT 系数。该算法具有较强的鲁棒性、安全性、透明性等。由于采用特殊的密钥,因此可防止 IBM 攻击,而且该算法还提出了增强水印鲁棒性和抗攻击算法的重要原则,即水印信号应该嵌入源数据中对人感觉最重要的部分,这种水印信号由独立同分布随机实数序列构成,且该实数序列应该具有高斯分布 N(0,1) 的特征。

6. 生理模型算法 人的生理模型包括人类视觉系统(HVS)和人类听觉系统(HAS)。该模型不仅被多媒体数据压缩系统利用,同样可以供数字水印系统利用。利用视觉模型的基本思想均是利用从视觉模型导出的 JND(just noticeable difference)描述来确定在图像的各个部分所能容忍的数字水印信号的最大强度,从而能避免破坏视觉质量。也就是说,利用视觉模型来确定与图像相关的调制掩模,然后再利用其来插入水印。这一方法同时具有好的透明性和强健性。

随着数字水印技术的发展,数字水印的应用领域也得到了扩展,数字水印的基本应用领域是防伪溯源、版权保护、隐藏标识、认证和安全隐蔽通信。

当数字水印应用于防伪溯源时,包装、票据、证卡、文件印刷打印都是潜在的应用领域。用于版权保护时,潜在的应用市场在于电子商务、在线或离线地分发多媒体内容以及大规模的广播服务。数字水印用于隐藏标识时,可在医学、制图、数字成像、数字图像监控、多媒体索引和基于内容的检索等领域得到应用。数字水印的认证方面主要用于 ID 卡、信用卡、ATM 卡等上面。数字水印的安全不可见通信将在国防和情报部门得到广泛的应用。

(六)时间戳

时间戳(timestamp)是指格林尼治时间 1970 年 01 月 01 日 00 时 00 分 00 秒(北京时间 1970 年 01 月 01 日 08 时 00 分 00 秒)起至现在的总秒数。通俗地讲是一个能表示一份数据在某个特定时间之前已经存在的、完整的、可验证的数据,通常是一个字符序列,唯一地标识某一刻的时间。

时间戳也是一个经加密后形成的凭证文档,它包括三个部分:

(1)需加时间戳的文件的摘要(digest)。

(2)数字时间戳服务(digital timestamp service,DTS)收到文件的日期和时间。

(3)DTS 的数字签名。

时间戳产生的过程如图 9-6 所示,用户首先将需要加时间戳的文件用 Hash 编码加密形成摘要,然后将该摘要发送到 DTS,DTS 在加入了收到文件摘要的日期和时间信息后再对该文件加密(数字签名),然后送回用户。由 Bellcore(bell communications research center,贝尔通信研究中心)创造的 DTS 采用如下的过程:加密时将摘要信息归并到二叉树的数据结构;再将二叉树的根值发表在报纸上,这样更有效地为文件发表时间提供了佐证。

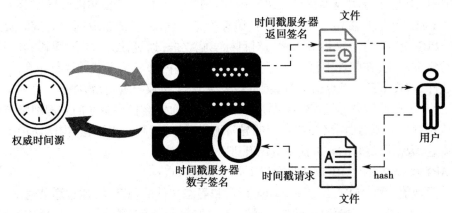

图 9-6 时间戳机制

注意,书面签署文件的时间是由签署人自己写上的,而数字时间戳则不然,它是由认证单位 DTS 来加的,以 DTS 收到文件的时间为依据。可信时间戳即由国家法定时间源来负责保障时间的授时和守时监测,任何机构包括时间戳中心自己不能对时间进行修改以保障时间的权威,只有这样产生的时间戳才具有法律效力,而自建时间戳不具备法律效力。

时间戳的提出主要是为用户提供一份电子证据,以证明用户某些数据的产生时间。它的策略不依赖于任何单个的机器,该时间戳为逻辑上的时钟,并且通过时间戳版本的更新可以在系统中生成一个全局有序的逻辑关系。时间戳最早用于分布式系统中进程之间的控制,用于确定分布式系统中事件的先后关系,可用于协调分布式系统中的资源控制。时间戳的使用更可以保证数据的一致性。现在已广泛地运用在知识产权保护、合同签字、金融账务、电子报价投标、股票交易等方面,尤其可以用来支撑公开密钥基础设施的"不可否认"服务。

GB/T 20519—2006《时间戳规范》详细介绍了时间戳规范的编制背景和时间戳系统部件组成、时间戳的产生和颁发、时间戳的管理、时间戳的格式和时间戳系统的安全等方面的具体内容。

2010 年 11 月,原卫生部组织有关部门和专家召开了"可信时间戳与电子病历法律效力研讨论证会"。与会专家对可信时间戳在解决我国电子病历法律效力问题进行了深入的探讨和论证,认为 TSA+CA 的模式是一种有效解决电子病历法律效力的方法,建议在医院广泛采用,将选择部分试点医院开展试点应用,并作相关技术标准和法规的研究。目前,时间戳在我国医疗领域已经开始普及应用,在一些大型医院得到了推广。

二、大数据应用安全策略

(一)防止 APT 攻击

1. APT 攻击 高级持续性威胁(advanced persistent threat, APT)攻击是一种有目标、有组织的攻击方式,它通过一切方式,绕过基于代码的传统安全方案(如防病毒软件、防火墙、IPS 等),并长时间地潜伏在系统中,具有极强的针对性、隐蔽性,APT 攻击者可以轻而易举地深入到企业内部,窃取重要的资料。

在确定好攻击目标后,黑客将通过各种方法突破攻击目标的防线,实施客制化攻击。通过 Web 服务、邮件系统及其他对外开放并可能利用的服务,渗透进入内网,并以此为跳板,对内网的其他服务器或桌面终端进行嗅探、扫描,对 OA、邮箱、文件服务器等关键资源发动攻击;通过在用户端植入木马、后门、病毒等恶意软件,回传企业网中大量的敏感文件(WORD、PPT、PDF、CAD 文件等),然后对目标实施攻击;通过社会工程学手段,利用收集的邮件进行定向攻击,在邮件中添加恶意 URL,欺骗企业内部员工下载或执行包含 0day 漏洞的恶意软件,被攻击者一旦点击 URL,浏览器被溢出,主机权限丢失,软件运行之后建立了后门,网络门户因此而洞开,后续渗透便轻而易举;黑客通常会扫描企业的外部网络与对外服务网站应用程序及服务,网络扫描嗅探的异常流量,针对远程溢出数据,内网病毒木马爆发的异常流量,数据回传时的异常流量等展开进一步的攻击。

2. APT 攻击特点　APT 攻击具有以下几个显著特点:

(1)隐蔽能力强:APT 更加注重动态行为和静态文件的隐蔽性,通过隐蔽通道、加密通道避免网络行为检测,或者通过伪造合法签名的方式避免恶意代码文件本身被识别,从而绕过传统基于签名的检测。APT 攻击的目的往往不是为了在短时间内获利,而是把"被控主机"当成跳板,持续搜索,针对性地进行信息收集,探测目标网络环境,获取线上服务器分布,分析应用程序弱点,直到攻击者收集到足够的信息时,才会对目标网络发起攻击。

(2)攻击持续时间长:APT 从最初的信息收集到信息窃取并外传,具有持续性甚至长达数年的特征,攻击者不断尝试各种攻击手段,以及渗透到网络内部后长期蛰伏,基于单个时间点的实时监测,难以对跨度如此长的攻击进行有效跟踪。

(3)攻击行为特征难以提取:APT 普遍采用 0day 漏洞获取权限,通过未知木马进行远程控制,而传统基于特征匹配的检测设备总是要先捕获恶意代码样本,才能提取特征并基于特征进行攻击识别,这就存在很大的滞后性。

(4)攻击目标明确:针对特定政府或企业,长期进行有计划性、组织性的窃取情报,针对被锁定对象寄送几乎可以乱真的社交工程恶意邮件,如冒充客户的来信,获得在计算机植入恶意软件的第一个机会。

3. APT 攻击防范措施　由于 APT 攻击手段多样、攻击行为特征难以提取、潜伏周期长、隐蔽性强等特点,传统的安全策略无法应对 APT 攻击,需要综合应用多层网络检测与防御技术来有效地降低 APT 攻击的发生。

(1)主机应用控制漏洞防护:随着企业信息化发展,网络安全的边界已经从传统的网关、终端延续到任何应用及业务可能到达的每一个节点,无论攻击者通过何种渠道执行攻击文件,都必须在终端上执行。控制用户终端使用习惯,提升安全操作意识,确保终端安全,建立基于生产环境的安全基线,可以有效防止 APT 采用漏洞防护技术,通过控制个人主机上应用程序的合法加载与执行,防止恶意代码在终端上执行,部署漏洞更新系统,当企业内网络终端发生异常时,快速恢复系统初始状态,提供系统快速更新;同时针对利用邮件的定向攻击,检测是否有遭到窜改和注入恶意代码的电子邮件附件,侦测针对主机漏洞的攻击并加以拦截,防止已知和 0day 漏洞攻击

(2)恶意代码的检测:从攻击样本中提取攻击特征与功能特性,对样本进行逆向分析,形成多层次、实时防御不断发展的新病毒、间谍软件和其他类型的网页、电子邮件、文件传输流量中的恶意攻击特征库,采用双引擎病毒扫描,通过特征匹配的方式定位已知病毒木马。

在办公网络部署一个流量检测系统,有助于统计网络中应用程序的带宽占用情况和网络进/出口流量,通过对流量变化的行为特征分析,发现网络中的异常流量,从而发现恶意

攻击。建立一些可掌握恶意软件与幕后操纵服务器通讯的网络安全控管措施,有助于企业发掘遭到入侵的主机,并且切断这类通讯。

拓宽被检测域,模拟用户环境,执行 APT 代码,捕获并记录 APT 的所有攻击行为,对全流量数据进行存储分析,建立基于历史时间窗的异步检测,回溯与攻击行为相关的历史流量数据进行关联分析,能够进行有效识别隐藏的攻击意图,通过多维数据可视化分析,定位可疑会话,再进一步对流量数据进行细粒度协议解析和应用还原,识别异常行为和伪装成正常业务的攻击行为。

（二）访问控制技术

1. **访问控制**　访问控制(access control)指系统对用户身份及其所属的预先定义的策略组限制其使用数据资源能力的手段。通常用于系统管理员控制用户对服务器、目录、文件等网络资源的访问。访问控制是系统保密性、完整性、可用性和合法使用性的重要基础,是网络安全防范和资源保护的关键策略之一,也是主体依据某些控制策略或权限对客体本身或其资源进行的不同授权访问。访问控制包括三个要素:主体、客体和控制策略。

1）主体 S(subject):是指提出访问资源的具体请求者。是某一操作动作的发起者,但不一定是动作的执行者,可能是某一用户,也可以是用户启动的进程、服务和设备等。访问控制的主要目的是限制访问主体对客体的访问,从而保障数据资源在合法范围内得以有效使用和管理。为了达到上述目的,访问控制需要完成两个任务:识别和确认访问系统的用户、决定该用户可以对某一系统资源进行何种类型的访问。

2）客体 O(object):是指被访问资源的实体。所有可以被操作的信息、资源、对象都可以是客体。客体可以是信息、文件、记录等集合体,也可以是网络上硬件设施、无限通信中的终端,甚至可以包含另外一个客体。

3）控制策略 P(policy):是主体对客体的相关访问规则集合。访问策略体现了一种授权行为,也是客体对主体某些操作行为的默认。

访问控制的主要功能包括:保证合法用户访问受保护的网络资源,防止非法的主体进入受保护的网络资源,或防止合法用户对受保护的网络资源进行非授权的访问。访问控制首先需要对用户身份的合法性进行验证,同时利用控制策略进行选用和管理工作。当用户身份和访问权限验证之后,还需要对越权操作进行监控。因此,访问控制的内容包括认证、控制策略实现和安全审计。

1）认证:包括主体对客体的识别及客体对主体的检验确认。

2）控制策略:通过合理地设定控制规则集合,确保用户对信息资源在授权范围内的合法使用。既要确保授权用户的合理使用,又要防止非法用户侵权进入系统,使重要信息资源泄露。同时对合法用户,也不能越权行使权限以外的功能及访问范围。

3）安全审计:系统可以自动根据用户的访问权限,对计算机网络环境下的有关活动或行为进行系统的、独立的检查验证,并做出相应评价与审计。

2. **传统的访问控制**　访问控制技术起源于 20 世纪 70 年代,当时是为了满足管理大型主机系统上共享数据授权访问的需要。但随着计算机技术和应用的发展,特别是网络应用的发展,这一技术的思想和方法迅速应用于信息系统的各个领域。在 50 多年的发展过程中,先后出现了多种重要的访问控制技术,它们的基本目标都是为了防止非法用户进入系统和合法用户对系统资源的非法使用。为了达到这个目标,访问控制常以用户身份证为前提,在此基础上实施各种访问控制策略来控制和规范合法用户在系统中的行为。传统的访问控制技术主要包括自主访问控制和强制访问控制。

自主访问控制（discretionary access control, DAC）是一种接入控制服务。通过执行基于系统实体身份及其到系统资源的接入授权，包括在文件、文件夹和共享资源中设置许可，用户有权对自身所创建的文件、数据表等访问对象进行访问，并可将其访问权授予其他用户或收回其访问权限。允许访问对象的属主制定针对该对象访问的控制策略，通常可通过访问控制列表来限定针对客体可执行的操作。它具有以下几个特点：

1）每个客体有一个所有者，可按照各自意愿将客体访问控制权限授予其他主体。

2）各客体都拥有一个限定主体对其访问权限的访问控制列表（ACL）。

3）每次访问时都以基于访问控制列表检查用户标志，实现对其访问权限控制。

4）DAC 的有效性依赖于资源的所有者对安全政策的正确理解和有效落实。

DAC 提供了适合多种系统环境的灵活方便的数据访问方式，是应用最广泛的访问控制策略。然而，它所提供的安全性可被非法用户绕过，授权用户在获得访问某资源的权限后，可能传送给其他用户。主要是在自由访问策略中，用户获得文件访问后，若不限制对该文件信息的操作，即没有限制数据信息的分发。所以 DAC 提供的安全性相对较低，无法对系统资源提供严格保护。

强制访问控制（mandatory access control, MAC）是系统强制主体服从访问控制策略，是由系统对用户所创建的对象，按照规定的规则控制用户权限及操作对象的访问。主要特征是对所有主体及其所控制的进程、文件、共享内存段、设备等客体实施强制访问控制。在 MAC 中，每个用户及文件都被赋予一定的安全级别，只有系统管理员才可确定用户和组的访问权限，用户不能改变自身或任何客体的安全级别。系统通过比较用户和访问文件的安全级别，决定用户是否可以访问该文件。此外，MAC 不允许通过进程生成共享文件，以通过共享文件将信息在进程中传递。MAC 可通过使用敏感标签对所有用户和资源强制执行安全策略，一般采用 3 种方法：限制访问控制、过程控制和系统限制。MAC 常用于多级安全军事系统，对专用或简单系统较有效，但对通用或大型系统并不太有效。

MAC 的安全级别有多种定义方式，常用的分为 4 级：绝密级 T（top secret）、秘密级 S（secret）、机密级 C（confidential）和无级别级 U（unclassified），其中 T>S>C>U。所有系统中的主体（用户，进程）和客体（文件，数据）都分配安全标签，以标识安全等级。

MAC 的本质是基于格的非循环单向信息流政策。系统中每个主体都被授予一个安全证书，而每个客体被指定为一定的敏感级别。访问控制的两个关键规则是：不向上读和不向下写，即信息流只能从低安全级向高安全级流动。任何违反非循环信息流的行为都是被禁止的。

通常 MAC 与 DAC 结合使用，并实施一些附加的、更强的访问限制。一个主体只有通过自主与强制性访问限制检查后，才能访问其客体。用户可利用 DAC 来防范其他用户对自己客体的攻击，由于用户不能直接改变强制访问控制属性，所以强制访问控制提供了一个不可逾越的、更强的安全保护层，以防范偶然或故意地滥用 DAC。

3. 基于角色的访问控制　角色（role）是一定数量的权限的集合。指完成一项任务必须访问的资源及相应操作权限的集合。角色作为一个用户与权限的代理层，表示为权限和用户的关系，所有的授权应该给予角色而不是直接给用户或用户组。

基于角色的访问控制（role-based access control, RBAC）是通过对角色的访问所进行的控制。使权限与角色相关联,用户通过成为适当角色的成员而得到其角色的权限,可极大地简化权限管理。为了完成某项工作创建角色,用户可依其责任和资格分派相应的角色,角色可依新需求和系统合并赋予新权限,而权限也可根据需要从某角色中收回。减小了授权管理的复杂性,降低了管理开销,提高了企业安全策略的灵活性。

RBAC 模型的授权管理方法,主要有 3 种:

1）根据任务需要定义具体不同的角色。

2）为不同角色分配资源和操作权限。

3）给一个用户组（group,权限分配的单位与载体）指定一个角色。

RBAC 支持三个著名的安全原则:最小权限原则、责任分离原则和数据抽象原则。前者可将其角色配置成完成任务所需要的最小权限集。第二个原则可通过调用相互独立互斥的角色共同完成特殊任务,如核对账目等。后者可通过权限的抽象控制一些操作,如财务操作可用借款、存款等抽象权限,而不用操作系统提供的典型的读、写和执行权限。这些原则需要通过 RBAC 各部件的具体配置才可实现。

基于角色的访问控制优点是简化了各种环境下的授权管理。在 DAC/MAC 系统中,访问权限直接授予用户,但系统中的用户数量众多且经常变动,这增加了授权管理的复杂性。RBAC 的思想是将访问权限分配给角色,系统的用户担任一定的角色,与用户相比角色是相对稳定的。角色实际上是与特定工作岗位相关的一个权限集,当用户改变时只需进行角色的撤销和重新分配即可。虽然 RBAC 仍处于发展阶段,但已经在某些系统中得到了应用,例如通过 x.509 证书来实现对用户身份的认证,把用户和密钥结合起来,在验证用户身份的同时,实现基于角色的访问控制。

（三）整合工具和流程

数据整合是把在不同数据源的数据收集、整理、清洗,转换后加载到一个新的数据源,为数据消费者提供统一数据视图的数据集成方式。

1. **整合工具**　目前比较成熟稳定的产品有:Kettle、Informatica、Datastage、ODI、OWB、微软 DTS、HaoheDI、Teradata。

2. **流程**

1）与软件厂商合作:作为企业,让厂商正确理解你的业务需求对自己有益无害。因为只有这样,厂商高管才能准确识别并集成所有你需要的数据点。

2）定义划分集成优先级:列出所有所需的数据集成任务,安排好部署计划。你的目标应该是在部署或正式投入使用阶段之前完成所有的数据集成活动,并界定增量数据的更新频率。除此之外,还要本着成本时间的节约,根据数据集成解决方案对其效益进行估测。

3）选择合适的集成界面:数据集成解决方案提供了两种数据界面:单向和双向。

单向界面中,数据仅从 A 点传送到 B 点,没有返回或来回的运动。例如,在 B2B 平台上,供应商能够追踪到商店的货运信息。库存、付款以及销售信息都被发送到 B2B 平台上,但没有任何数据返回到这些数据源。

双向界面中,数据从一个应用传送到另一个应用,然后返回。例如,如果部署了一个新的应用（如销售点,POS）,产品数据就会从商品管理系统发送到 POS 上,然后销售数据又会从 POS 发回来。

4）选择一款正确的接口媒体,最简单的不一定最好:选择接口媒体一定要考虑未来需求和升级问题。数据集成有很多种方法,如 XML、逗号限定、电子表格、直接数据库连接,等等;然而,最简单的方法不一定最适合你的企业,应该从多方面进行考虑,如可扩展性需求、数据容量和预算开销等。多年来,基于文本的集成一直很盛行,但是目前有很多企业都开始使用 XML 和直接数据库连接。

5)监控流程,设置多个检测点:对集成数据进行微调。对于 B2B 平台来说,数据集成在每天结束的时候都会进行,而只有增量数据会被传送到服务器上。Hypercity 的检测点从源系统开始,分布于各个级别。一些涉及销售数量和零售价格的问题在这些检测点中提出。B2B 平台的提取上载阶段构成了第二个检测点,问题的答案会在这里出现。自动化系统会检测输入数据的准确性。为了避免错误的出现,相关用户会收到提示邮件,以确认全天的数据是不是正确上载、是不是需要纠错措施。

6)保证数据的安全性:根据风险级别设置安全政策:如果你只是在内网中转换数据,也许不需要加密;但如果你需要将数据对外传送,可能就要加以防范了。

(四)审计

数据库审计(简称 DBAudit)能够实时记录网络上的数据库活动,对数据库操作进行细粒度审计的合规性管理,对数据库遭受到的风险行为进行告警,对攻击行为进行阻断。它通过对用户访问数据库行为的记录、分析和汇报,用来帮助用户事后生成合规报告、事故追根溯源,同时加强内外部数据库网络行为记录,提高数据资产安全。

现有的依赖于数据库日志文件的审计方法,存在诸多的弊端,如:数据库审计功能的开启会影响数据库本身的性能、数据库日志文件本身存在被篡改的风险,难于体现审计信息的有效性和公正性。此外,对于海量数据的挖掘和迅速定位也是任何审计系统必须面对和解决的一个核心问题之一。

数据库审计的主要功能有:多层业务关联审计,细粒度数据库审计,精准化行为回溯,全方位风险控制,职权分离,友好真实的操作过程回放。

三、大数据管理安全策略

通过技术来保护大数据的安全必然重要,但管理也很关键。大数据的管理安全策略主要有:

1. **规范建设** 大数据建设是一项有序的、动态的、可持续发展的系统工程,一套规范的运行机制、建设标准和共享平台建设至关重要。规范化建设可以促进大数据管理过程的正规有序,实现各级各类信息系统的网络互连、数据集成、资源共享统一的安全规范框架下运行。

2. **建立以数据为中心的安全系统** 基于云计算的大数据存储在云共享环境中,为了大数据的所有者可以对大数据使用进行控制,可以通过建设一个基于异构数据为中心的安全方法,从系统管理上保证大数据的安全。安全系统需要涵盖物理安全、网络安全、系统安全以及应用层的安全防护,每个层面包括了若干种安全防护手段和措施。

(1)物理安全措施主要包括环境安全、机房安全和物理隔离等方面。

(2)网络安全是一个比较通用的概念,通常包括网络自身的设计、构建和使用的各种安全相关的技术和手段。常见的网络安全手段有:防火墙、入侵保护系统以及利用安全审计系统监控来自网络内部和外部的用户活动,侦察系统中现存的和潜在的威胁,对与安全有关的活动的相关信息进行识别、记录、存储和分析,对突发事件进行报警和响应。

（3）系统安全主要任务包括保证主机安全、漏洞扫描、防病毒和补丁分发。

数据中心在主机安全管理方面，可着重考虑以下措施：在计算机网络与信息系统中采用先进的访问控制系统，完善计算机系统的访问控制，严格划分、管理、控制用户的权限和行为，达到更高层次的安全级别。在信息系统中，对于核心业务服务器以及关键数据库服务器采用主机访问控制措施，增强系统的安全等级。

漏洞扫描（也叫漏洞检测）目前已经越来越为网络安全管理员所重视，因为利用系统设计、配置和管理中的漏洞来攻击系统是最为典型的技术型攻击手段。这种技术通常采用两种策略，即被动式策略和主动式策略。被动式策略是基于主机的检测（system scanner），对系统中不合适的设置、脆弱的口令以及其他同安全规则相抵触的对象进行检查；而主动式策略是基于网络的检测（network scanner），通过执行一些脚本文件对系统进行攻击，并记录它的反应，从而发现其中的漏洞。漏洞扫描的结果实际上就是系统安全性能的一个评估，它指出了哪些攻击是可能的。数据中心可以采用周期性的扫描，例如每月进行扫描一次，针对扫描结果对系统进行相应的安全修补，提高安全防护等级。

防病毒主要是在数据中心的主机和服务器上安装网络版的防毒产品客户端软件。

对操作系统及时的打补丁，提高操作系统的健壮性。及时有效全面地对业务系统中的计算机操作系统特别是 Windows 操作系统更新补丁，对于病毒防范显得十分重要。对于 Windows 可采用自动分发，对于 Linux 等操作系统采用手动下载和安装补丁。

四、匿名技术

（一）匿名化目的

随着信息技术的高速发展，海量数据的发布为人们提供大量有利信息的同时，也对其中涉及的个人隐私信息带来很大的泄露威胁。使用数据匿名技术实现数据发布中的隐私保护，得到人们的广泛关注和深入研究。

数据匿名技术的目的是切断原始数据集中数据所有者和敏感信息之间的一一对应关系，产生既满足隐私保护需求又保证数据可用的匿名数据集。数据发布中的匿名化处理场景包括数据收集和数据发布 2 个阶段，如图 9-7 所示。

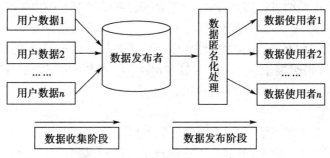

图 9-7 数据发布的匿名化处理场景图

在数据收集阶段，数据发布者被数据所有者信任，收集和维护数据所有者直接提供的用户数据 1、2、…、n；在数据发布阶段，数据使用者 1、2、…、n 可能是攻击者，不被信任，因此数据发布者对要发布的数据集先匿名化处理，满足隐私保护需求，再发布给数据使用者进行分析和应用。

（二）匿名化方法

1. 泛化 为了使数据表中某属性值表示的意义更广泛，包含的信息量更少，大部分人选择了泛化的方法，使用更一般或者更模糊的值来代替具体属性值，但在语义上原始属性值保持一致。例如，地址可以精确到城市，年龄可以精确到十位数上面等。一般情况下，可以将泛化分为两种类型：域泛化与值泛化。

域泛化指的是把原始属性值泛化成一个区间。一般情况下，对于数值类型的敏感属性，通常采用域泛化的方式。例如，某个体的年龄属性值为47，那么经过域泛化之后，年龄属性可以表示成$[45,50]$。泛化区间越大，对原始数据造成的损失就会越大。

值泛化指的是把原始属性值直接泛化成一个唯一值。一般情况下，对于非数值类型的敏感属性，通常采用值泛化的方式。例如，某个体的家庭住址是上海市南京西路××号，经过值泛化处理之后，其家庭住址可以表示为上海市，也可以泛化成中国。

泛化的目的是保证发布数据中的隐私安全性，通过将多个不同的属性值泛化成相同的属性值，或者用包含该属性值的范围区间来替代这一属性值，达到属性匿名的效果，但是也牺牲了数据的有效性。通常，值泛化比域泛化的灵活性更大，并能够有效减小因过度泛化导致的信息损失。

2. 聚类 聚类指的是根据某种规则将一个数据集（多个元组）划分成多个不同的等价组，使得每个分组中的元组之间彼此相似，但是与其他分组中的元组尽可能不同。不仅可以通过属性进行聚类，同时还可以对数据对象的结构进行聚类，例如结点聚类、边聚类、结点和边聚类、属性聚类等。在泛化处理中，也可以通过聚类来实现，并出现了一系列基于聚类的泛化方法。

3. 数据干扰 数据扰乱的基本思想是：在隐私保护技术研究中，通过修改原始对象的数据使得攻击者不能推测出攻击目标的隐私信息，从而保护结点的隐私信息。在隐私保护技术的发展中，数据扰乱的作用十分重要，经常被用来弥补其他隐私保护方法的不足。通常分为两种类型：数值扰乱和图结构扰乱。

数值扰乱指的是随机修改或者删除原始数据中的数值信息，使得攻击者不能获取真实数据，从而可以保护结点的隐私安全。目前，数值扰乱主要用来保护加权对象数据的隐私。

图结构扰乱通过随机删除原始社会网络中的边、添加噪声边以及交换社会网络中边的两端结点等方法对图结构进行修改，防止攻击者通过图结构获取用户的隐私信息。

4. 隐匿 隐匿作为最高级别的泛化，通常将泛化最高层的泛化值来替代原始的属性值。由于隐匿对发布数据造成的损失比较大，因此不建议使用隐匿的方式来处理，只有当某些记录无法满足k-匿名要求，才会采取隐匿操作。在对数据进行隐匿处理的时候，可以直接将被隐匿的属性值从数据表中删除，也可以使用若干个"*"来表示。

（三）匿名模型

1. 结点k-匿名模型 结点k-匿名基于聚类思想将网络中的所有结点聚类构成超点，每个超点至少包含了k个结点，并且这k个结点不可区分，超点记录了内部结点之间边的连接数，超点之间边的连接数为两个超点内部结点之间边的连接数，因此攻击者识别出目标结点的概率不会大于$1/k$。

2. 子图k-匿名模型 假设攻击者已经获取了关于攻击目标的子图信息，那么就会很容易通过子图信息识别出目标结点，获取隐私信息。为了防御此类攻击，研究者们提出了子图k-匿名思想。所谓子图k-匿名，是指在发布的社会网络中至少有$k-1$个子图与目标子

图一样,这样攻击者识别出目标子图的概率就会小于或等于 $1/k$。

3. 直方匿名模型　为了保护加权社会网络中的权值信息,对于社会网络中的任意结点 v,将与其相连的所有边的权值以降序的方式排列,得到结点 v 的权值序列,又称权值包。通过 k一直方匿名方式对社会网络处理后,使得图中任意结点 v,都有 $k-1$ 结点与其权值包相同。

第三节　基于 Hadoop 的医学大数据安全隐私保护

Hadoop 是应对海量数据存储的横向扩展架构,目前已成为大数据系统事实上的标准。HDFS 引入一次写入多次读取机制,以块(block)的形式将数据存储在集群各节点上,由于数据量很大,故采用移动计算而不是移动数据的方式,name node 和 data node 各司其职,集群内各节点频繁交互,这种架构设计对 Hadoop 安全机制提出了独特要求。

Hadoop 一直聚焦于对大数据有效、经济地存储和处理,设计之初对安全并没有重点关注,集群内各节点和相关访问用户都默认为是可信的,缺乏强安全举措;随着项目不断演进,安全需求越来越强烈,最基础的是需要实现用户强认证机制,于是引入了 Kerberos,接下来是强授权,最开始每个组件的授权管理都是独立设计的,这意味着平台管理员需要在很多位置分别设置授权管控,后来出现了可对多个组件进行授权管理的 Sentry、Ranger,但至今为止仍没有对整个 Hadoop 生态系统进行统一授权(unified authorization)管理的有效方式,访问控制颗粒度和灵活度也尚待完善。Hadoop 安全的另一大方面是数据安全,加密(encryption)是重要的保障手段,包括静态数据(data-at-rest)加密和动态数据(data-in-transit 或 over-the-wire)加密两部分,关于这块前面已有所涉及。

master/worker 架构下,Hadoop 平台主节点(master node)、工作节点(worker node)、管理节点(management node)和边缘节点(edge node)要根据需求进行合理规划,针对不同用户设计安全的访问控制权限,避免出现资源竞争、安全脆弱性、拒绝服务、角色偏离(role skew)等问题;对承载 Hadoop 平台的操作系统而言,主要是要设置好 iptables 和 SELinux。

Kerberos 虽然提供了良好的认证机制,但没有提供分组、角色等高级的身份特征,Hadoop 引入了 hadoop.security.group.mapping 参数实现用户与组间的映射,也可以借助 LDAP 或 AD 将用户映射到组;还有,Hadoop 集群内各节点、各组件、不同任务的交互需要频繁认证,完全依靠 Kerberos 是不够的,KDC(密钥分发中心)负荷太高导致系统性能下降,于是引入了可被分发到各任务同时又限于特定业务的委托令牌(delegation token),如块访问令牌(block access token)和工作令牌(job token);此外,Hadoop 认证过程中还经常用到身份模拟(impersonation),让特定业务或用户获得被代理/模拟用户的身份与权限。

关于授权,HDFS 采纳了 POSIX 文件系统的授权方案(需注意的是 HDFS 文件的执行权限无意义),当多组用户对同一个 HDFS 目录执行操作尤其是不同权限的操作时该方案的局限性就显现出来。因此,v2.4 以后的 Hadoop 系统引入了扩展的访问控制列表(extended ACLS),增加了 mask 这个新属性。Sentry 属于 RBAC,严格按照用户→分组→角色→权限的关系执行,每个用 Sentry 进行授权管理的组件都有一个相对应的绑定(binding),该绑定用相关模型(relevant model)进行授权决策。

如图 9-8 所示,Knox 作为大数据平台的增强型安全网关,可提供访问 Hadoop 集群的 REST API 网关,为所有 REST 访问提供一个简单的访问接口点,能完成 3A 认证(authentication、authorization、auditing)和单点登录(single sign on, SSO)等安全功能。

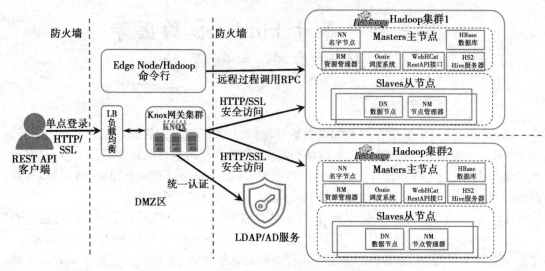

图 9-8　Hadoop 平台安全网关模块

审计是 Hadoop 安全的重要组成部分,有主动审计、被动审计及相应的安全合规遵从,不同组件审计的侧重点不同,比如 HDFS 和 HBase 主要关注数据的读写访问,而 Hive 主要聚焦于查询和任务,审计主要依靠系统日志,Flume 作为 Hadoop 的日志收集组件值得深度挖掘。

以 Hadoop 为基础,医学大数据平台可建立边界防护、身份认证、细粒度权限控制和主动防御等安全机制,整体框架如图 9-9 所示。

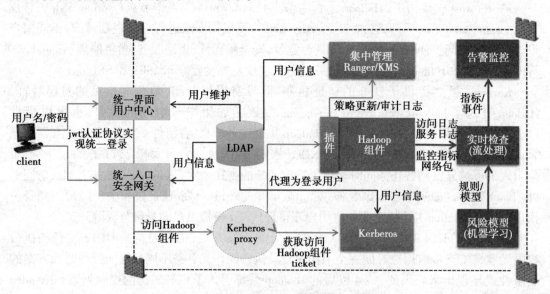

图 9-9　医学大数据平台安全机制整体框架图

第四节　医学大数据安全与隐私保护的相关法律法规

一、国外相关法律法规

1996年,美国总统签署适用于提供健康保健的医疗组织和其他符合健康计划组织的健康保险携带和责任法案(*Health Insurance Portability and Accountability Act*, HIPAA)。HIPAA目标是确保健康信息的安全性和隐私性,其主要内容包括隐私条例和安全条例。隐私条例保护所有由适用实体保存的可识别个体的受保护健康信息(protected health information, PHI)。根据美国卫生和福利部的规定,PHI包括以下数据信息:与个人以往、目前或将来的身体(或精神)健康或状况有关的数据;个人接受健康保健服务的相关数据;个人以往、目前或将来接受健康保健服务的费用支付相关的数据。隐私条例的基本规定是企业只有在隐私条例允许范围内或者获得数据主体的个人书面同意之后才能够披露 PHI。隐私条例还包含了一些告知规定和管理规定,保证企业保持数据记录行为的恰当性,以及确保个人明确自己受 HIPAA 条例保护的权利。安全条例包含了电子受保护健康信息(electronic protected health information, ePHI)的安全保护,规定了企业在其所有需要处理 ePHI 数据的系统里必须具有的策略、流程和报告机制。HIPAA 还规定了用于保护 ePHI 的保密性、完整性和可用性的具体实施规定,这些规定包含管理防护、物理防护、技术防护、组织要求、企业策略和流程。

欧盟颁布的《通用数据保护条例》(*General Data Protection Regulation*, GDPR)为一个数据隐私权标准法规,它于 2016 年 5 月 24 日生效,并于 2018 年 5 月 25 日实施,旨在取代1995 年发布的《数据保护指令》。GDPR 主要为了保护欧盟公民个人数据的隐私权,并对数据保护规则进行了改革和更新,如 GDPR 引入了新型的数据主体权利,包括"数据可携带权"和"被遗忘权",为个人有效行使权利提供了坚实的法律保障。条例规定:个人健康数据应包括所有与数据主体的健康状态有关的数据,如为自然人在注册或提供医疗健康服务过程中收集的信息,为健康的目的用于唯一识别一个自然人的数字、符号或其他指定的标记;来源于对身体的部分或身体中的物质进行检验、检测时获取的信息,包括来源于遗传数据及生物样本的信息;任何与数据主体的疾病、残疾、致病风险、病史、临床治疗、生理或生物医学状态等有关并有独立来源的信息,例如来源于医生或其他卫生专业人员、医院、医疗机构及体外诊断测试。条例要求对个人数据进行合法处理,对个人数据的收集和使用必须基于合法的理由,包括取得数据主体的同意、履行合同需要、履行法定义务的需要以及为数据控制者的合法利益的目的等。同意必须是具体的、清晰的,是数据主体在充分知情的前提下自由做出的。在一些例外情况下,个人健康数据的处理并不需要获取同意,包括:①医疗:在遵守欧盟或成员国法律及与健康职业机构所签订合同的前提下,出于预防医学或临床医学的目的,为了评估雇员工作能力、医疗诊断、提供保健或社会护理及治疗、管理保健或社会护理系统和服务等;②公共利益:为了公共健康领域的公共利益,例如防止对健康的严重跨境威胁,保障健康保健、药品和医疗器械的质量和安全性;③科学研究:为了科学研究的目的。该条例力图在个人权利保护和个人健康数据最大化合理利用的两者之间寻找到最佳的平衡点。

为专门保障精准医疗领域的信息安全,解决患者隐私权问题,2015 年 11 月,白宫发布《精准医疗隐私与信赖最终原则》,主要包含以下几个方面:①管理应具有包容性、协作性和适应性(governance);②保障向患者与公众的信息透明度(transparency);③尊重参与者偏好(respecting participant preferences);④数据共享、访问和使用(data sharing access and use);⑤数据质量和完整性(data quality and integrity)。这些原则体现出对公共信任的重视,并体现精准医疗的社会收益最大化的核心价值与相关策略。

作为补充,2016 年,美国白宫发布了 *Precision Medicine Initiative:Data Security Policy Principles and Framework*,以确保精准医疗数据的保密性和完整性。安全框架指出,精准医疗的数据范围包括但不限于:基因组及其他生物样本数据等,但仅包含与人身信息有关的数据安全,而不包含对人身安全的相关内容。受该框架约束的 PMI 机构包括公共机构、服务提供者或者其他收集、使用、分析或分享 PMI 数据等机构。PMI 机构应采用去识别化措施来保护患者隐私,去识别化是指通过在数据包中去除可识别性信息(如姓名、出生日期、地址、身份证等),使得这些信息不能直接或间接地于具体的个人联系起来。去识别化是一项重要的技术控制措施,PMI 机构可以进行合理使用,来帮助保护参与者的隐私。但是,去识别化流程难以保障个人永远不会再被识别出来。因此,PMI 机构不应仅仅依赖去识别化措施作为安全控制或者隐私保护的手段。该框架还指出,不具有可识别性的、非个人层面的信息的合理公开发布不应受到本原则或框架的阻碍。在数据收集、存储、分析、维护、使用、披露、交换和宣传过程中,PMI 机构应当遵守既有的关于 PMI 数据隐私、安全及保护的法律法规。

二、国内相关法律法规

目前,国家已陆续出台一系列医学大数据安全与隐私保护相关的法律法规、标准规范及政策性指引文件,有助于确保在医学大数据应用发展的过程中"有法可依",但对于医学大数据的具体法律法规和操作细则尚不够全面细致。

(一)关于个人数据安全的保护

目前围绕个人信息保护的立法正稳步开展并趋向完善。2012 年第十一届全国人民代表大会常务委员会通过了《全国人大常委会关于加强网络信息保护的决定》,将"能够识别公民个人身份和涉及公民个人隐私的电子信息"纳入保护范围;2013 年工业和信息化部公布了《电信和互联网用户个人信息保护规定》,对电信业务经营者、互联网信息服务提供者收集、使用个人信息做出规定;2015 年全国人大常委会颁布《中华人民共和国刑法修正案(九)》,将"违反规定,向他人出售或者提供公民个人信息"定性为犯罪行为;2016 年颁布的《中华人民共和国网络安全法》首次从立法层面定义"个人信息",对"个人信息"进行了不完全列举;2017 年国家互联网信息办公室发布《网络产品和服务安全审查办法(试行)》,明确了在审查网络产品和服务的安全性和可控性时,应考虑"产品和服务提供者利用提供产品和服务的便利条件非法收集、存储、处理、利用用户相关信息的风险"这一重要因素。同年,《中华人民共和国民法总则》通过,进一步规定"任何组织和个人应当确保依法取得的个人信息安全",强调了信息获得者保护信息的法律责任。随着公民个人信息权利意识的提高,立法机关可能会加快制定和出台个人信息保护单行法的进程。

(二) 关于医学大数据安全的保护

2015 年国务院印发《促进大数据发展行动纲要》,要求"强化安全保障、提高管理水平,促进健康发展",并探索完善安全保密管理规范措施,切实保障数据安全;2016 年第十二届全国人大四次会议表决通过了《关于国民经济和社会发展第十三个五年规划纲要》,要求在大力推进健康医疗行业治理、临床、科研和公共卫生大数据应用的同时,加强健康医疗数据安全保障和患者隐私保护;同年,《中华人民共和国网络安全法》发布,要求网络运营者采取数据分类、重要数据备份和加密等措施,防止网络数据被窃取或者篡改,加强对公民个人信息的保护,防止公民个人信息被非法获取、泄露或者非法使用,要求关键信息基础设施的运营者在境内存储公民个人信息等重要数据,网络数据确实需要跨境传输时,需要经过安全评估和审批;2018 年国家卫生健康委员会制定了《国家健康医疗大数据标准、安全和服务管理办法(试行)》,是目前对医学大数据安全与隐私保护方面最新、最有针对性的一个,其明确了健康医疗大数据的责任主体,即"各级各类医疗卫生机构和相关企事业单位是健康医疗大数据安全和应用管理的责任单位",同时还明确了健康医疗大数据安全管理的范畴,要求责任单位建立健全相关安全管理制度、操作规程和技术规范、落实"一把手"负责制、加强安全保障体系建设,健康医疗大数据中心、相关信息系统等均应开展定级、备案、测评等工作,确保健康医疗大数据关键信息基础设施和核心系统安全可控。

总之,目前医学大数据安全与隐私保护的法律体系尚未完全建立,《关键信息基础设施保护条例》《网络安全等级保护条例》以及《个人信息和重要数据出境安全评估办法》等相关法律法规仍在制定过程中。如何制定一套完善的数据流通规则使得医学大数据可以更好地被用来共享利用,同时又可以兼顾隐私与安全保护,从而有效促进医学大数据的可持续发展,是大数据时代立法部门急需解决的问题,也需要研究人员深入探索和持续跟踪。

思　考　题

1. 医学大数据的数据安全涉及哪些方面?
2. 医学大数据有哪些隐私保护问题?
3. 大数据存储有哪些安全策略?
4. 大数据应用有哪些安全策略?
5. 对医学大数据安全与隐私保护,国内外有哪些重要的相关法律法规?

第十章

大数据关键技术

第一节 Hadoop 分布式存储和计算平台

Hadoop 不是指具体一个框架或者组件，它是 Apache 软件基金会下用 Java 语言开发的一个分布式开源计算平台，实现在大量计算机组成的集群中对海量数据进行分布式计算，其适合用于大数据的分布式存储和计算平台。Hadoop 的框架最核心的设计是 MapReduce 和 Hadoop distributed file system（HDFS）。其中 HDFS 负责将海量数据进行分布式存储，而 MapReduce 负责提供对数据计算的分配调度和结果的汇总。

大数据处理的核心技术是分布存储和并行计算。从软件系统角度看，Hadoop 系统包括分布式存储和并行计算两个部分。分布式存储构架上，Hadoop 基于每个从节点上的本地文件系统，构建一个逻辑上整体化的分布式文件系统，以此提供大规模可扩展的分布式数据存储功能，这个分布式文件系统称为 HDFS，其中，负责控制和管理整个分布式文件系统的主控节点称为 nameNode，而每个具体负责数据存储的从节点称为 dataNode。

为了能对存储在 HDFS 中的大规模数据进行并行化的计算处理，Hadoop 又提供了一个称为 MapReduce 的并行化计算框架。该框架能有效管理和调度整个集群中的节点来完成并行化程序的执行和数据处理，并能让每个从节点尽可能对本地节点上的数据进行本地化计算。其中，负责管理和调度整个集群进行计算的主控节点称为 JobTracker，而每个负责具体的数据计算的从节点称为 TaskTracker。JobTracker 可以与负责管理数据存储的主控节点 nameNode 设置在同一个物理的主控服务器上，在系统规模较大、各自负载较重时两者也可以分开设置。但数据存储节点 dataNode 与计算节点 TaskTracker 会配对地设置在同一个物理的从节点服务器上。

一、Hadoop 发展简史

Hadoop 是 Apache Lucene 创始人 Doug Cutting 创建的，Lucene 是一个应用广泛的文本搜索系统库。Hadoop 起源于开源的网络搜索引擎 Apache Nutch，它本身也是 Lucene 项目的一部分。

从头建立一个网络搜索引擎是个非常有难度的目标，不只是因为写爬虫程序很复杂，更因为必须有一个专门的操作团队来实现,因为项目中包含许许多多需要随时修改的活动部件。同时,构建这样的系统代价非常高。据 Mike Cafarella 和 Doug Cutting 估计,一个支持 10 亿网页的索引系统,单是硬件上的投入就高达 50 万美元,另外还有每月高达 3 万美元的运维费用。尽管如此,他们相信这是一个有价值的目标,因为它开创的是一个优化搜索引擎算法的平台。

Nutch 项目开始于 2002 年一个可以运行的网页爬取工具和搜索引擎系统迅速出现。然而,后来它的创建者认识到这一架构灵活性不够,不能适应数百亿规模的网页搜索问题。一篇发表于 2003 年的论文为此提供了帮助,该论文描述了谷歌(Google)的产品架构,该架构称为 "谷歌分布式文件系统",简称 GFS。GFS 或是类似的架构,可以解决它们在网页爬取和索引过程中产生的超大文件的存储需求。特别关键的是 GFS 能够节省系统管理(如管理存储节点)所花的大量时间。在 2004 年,他们开始着手做开源版本的实现,即 Nutch 分布式文件系统(NDFS)。

2003 年,Google 公司为了解决其搜索引擎中大规模 Web 网页数据的处理,研究发明了一套称为 MapReduce 的大规模数据并行处理技术,并于 2004 年在著名的 OSDI 国际会议上发表了一篇题为 *MapReduce: Simplified Data Processing on Large Clusters* 的论文,简要介绍 MapReduce 的基本设计思想。论文发表后,Doug Cutting 受到了很大启发,他发现 Google MapReduce 所解决的大规模搜索引擎数据处理问题,正是他同样面临并急需解决的问题。因而,在 2005 年初,Nutch 的开发人员尝试依据 Google MapReduce 的设计思想,模仿 Google MapReduce 框架的设计思路,用 Java 设计实现出了一套新的 MapReduce 并行处理软件系统,并将其与 Nutch 分布式文件系统结合,用以支持 Nutch 搜索引擎的数据处理。到年中,Nutch 的所有主要算法均完成移植,用 MapReduce 和 NDFS 来运行。

Nutch 的 NDFS 和 MapReduce 实现不只适用于搜索领域。在 2006 年 2 月,开发人员把 NDFS 和 MapReduce 从 Nutch 项目中分离出来,成为一套独立的大规模数据处理软件系统,命名为 Hadoop。大约同一时间,Doug Cutting 加入雅虎(Yahoo!),雅虎为此组织了专门的团队和资源,将 Hadoop 发展成能够处理 Web 数据的系统。在 2008 年 2 月,雅虎宣布,雅虎搜索引擎使用的索引是在一个拥有 1 万个内核的 Hadoop 集群上构建的。

2008 年 1 月,Hadoop 已成为 Apache 的顶级项目,证明了它的成功、多样化和生命力。除雅虎之外,还有很多公司在用 Hadoop,例如:Last.fm、Facebook、NewYork Times 等。NewYork Times 的一个广为人知的壮举是,把 1851—1980 年的存档扫描之后得到的 4TB 的文件,使用 Amazon(亚马逊)的 EC2 云服务转成 pdf 格式放到网上共享。这个处理过程一共使用了 100 台机器,所花的时间少于 24h。如果没有 Amzon 的按小时付费模式和 Hadoop 的易于使用的编程模型珠联璧合,这个任务也许就不可能这么快启动和完成。

2008 年 4 月,Hadoop 打破世界纪录,成为最快的 TB 级数据排序系统。在一个 910 节点的集群上,Hadoop 在 209s 内完成了对 1TB 的数据的排序,打败了上一年的 297s(冠军)。同年 11 月,Google 声称他们的 MapReduce 对 1TB 数据实现排序只用了 68s。然后,2009 年 5 月,雅虎的一个团队声称他们使用 Hadoop 对 1TB 数据进行排序只花了 62s。此后,Hadoop 跃升为企业主流的部署系统。Hadoop 的大数据存储和分析平台的角色已经被业界认可,这个事实主要体现在大量直接使用或间接辅助 Hadoop 系统的产品如雨后春笋般大量涌现。一些大公司也发布了 Hadoop 发行版本,包括 Cloudera、Hortonworks、MapR 等。

Hadoop 开源项目自最初推出后,经历了数十个版本的演进。它从最初于 2007 年推出的 Hadoop0.14.X 测试版,一直发展到 2011 年 5 月推出了经过 4 500 台服务器产品级测试的最早的稳定版 0.20.203.X。到 2011 年 12 月,Hadoop 又在 0.20.205 版基础上发布了 Hadoop1.0.0,该版本到 2012 年 3 月发展为 Hadoop1.0.1 稳定版。1.0 版继续发展,到 2013 年 8 月发展为 Hadoop1.2.1 稳定版。

与此同时,由于 Hadoop1.X 以前版本在 MapReduce 基本构架的设计上存在作业主控节点(JobTracker)单点瓶颈、作业执行延迟过长、编程框架不灵活等较多的缺陷和不足,2011 年 10 月,Hadoop 推出了基于新一代构架的 Hadoop0.23.0 测试版,该版本系列最终演化为 Hadoop2.0 版本,即新一代的 Hadoop 系统 YARN(yet another resource negotiator)。2013 年 10 月 YARN 系统已经发展出 Hadoop2.2.0 稳定版。

二、Hadoop 的优点

Hadoop 是一个能够对大量数据进行分布式处理的软件框架,它是以一种可靠、高效、可伸缩的方式进行处理的。Hadoop 是可靠的,因为它假设计算元素和存储会失败,因此它维护多个工作数据副本,确保能够针对失败的节点重新分布处理。Hadoop 是高效的,因为它以并行的方式工作,通过并行处理加快处理速度。Hadoop 还是可伸缩的,能够处理 PB 级数据。此外,Hadoop 依赖于社区服务器,因此它的成本比较低,任何人都可以使用。

Hadoop 是一个能够让用户轻松架构和使用的分布式计算平台。用户可以轻松地在 Hadoop 上开发和运行处理海量数据的应用程序。它主要有以下几个优点:

(1)高可靠性:Hadoop 按位存储和处理数据的能力值得人们信赖。

(2)高扩展性:Hadoop 是一个高度可扩展的存储平台,因为它可以存储和分发横跨数百个并行操作的廉价的服务器数据集群。不同于传统的关系型数据库系统不能扩展到处理大量的数据,Hadoop 是能给企业提供涉及成百上千 TB 的数据节点上运行的应用程序。

(3)高效性:Hadoop 能够在节点之间动态地移动数据,并保证各个节点的动态平衡。Hadoop 拥有独特的存储方式,用于数据处理的工具通常在与数据相同的服务器上,从而导致能够更快地处理数据。如果你正在处理大量的非结构化数据,Hadoop 能够有效地在几分钟内处理 TB 级的数据,而不是像以前 PB 级数据都要以小时为单位。

(4)高容错性:Hadoop 能够自动保存数据的多个副本,并且能够自动将失败的任务重新分配,即在故障情况下,存在另一个副本可供使用。

(5)低成本:Hadoop 还为企业用户提供了极具成本效益的存储解决方案。传统的关系型数据库管理系统不符合海量数据的处理器,不能够符合企业的成本效益。许多公司过去不得不假设那些数据最优价值,然后根据这些有价值的数据设定分类,如果保存所有的数据,那么成本就会过高。虽然这种方法可以短期内实现工作,但是随着数据量的增大,这种方式并不能很好地解决问题。Hadoop 的架构则不同,其被设计为一个向外扩展的架构,可以经济地存储公司的所有数据供以后使用,节省的费用是非常惊人的,Hadoop 提供数百 TB 的存储和计算能力。

Hadoop 带有用 Java 语言编写的框架,因此运行在 Linux 生产平台上是非常理想的。Hadoop 上的应用程序也可以使用其他语言编写,比如 C++。

Hadoop 得以在大数据处理应用中广泛应用,得益于其自身在数据抽取、转换和加载

（Extract-Transform-Load，简写 ETL）方面上的天然优势。Hadoop 的分布式架构,将大数据处理引擎尽可能地靠近存储,对像 ETL 这样的批处理操作相对合适,因为类似这样操作的批处理结果可以直接走向存储。Hadoop 的 MapReduce 功能实现了将单个任务打碎,并将碎片任务（Map）发送到多个节点上,之后再以单个数据集的形式加载（Reduce）到数据仓库里。

三、Hadoop 生态系统概况

目前应用 Hadoop 最多的领域有搜索引擎、大数据存储和大数据处理等,其生态系统如图 10-1 所示。

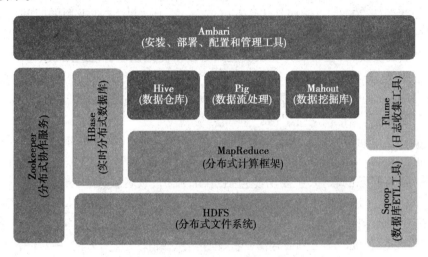

图 10-1 Hadoop 生态系统

HDFS 是 Hadoop 体系中数据存储管理的基础,它是一个高度容错的系统,能检测和应对硬件故障,用于在低成本的通用硬件上运行。HDFS 简化了文件的一致性模型,通过流式数据访问,提供高吞吐量应用程序数据访问功能,适合带有大型数据集的应用程序。

MapReduce 是一种计算模型,用以进行大数据量的计算。其中 Map 对数据集上的独立元素进行指定的操作,生成键/值对形式中间结果。Reduce 则对中间结果中相同"键"的所有"值"进行规约,以得到最终结果。MapReduce 也是一个软件框架,基于该框架能够容易地编写应用程序,这些应用程序能够运行在由上千个商用机器组成的大集群上,并以一种可靠的,具有容错能力的方式并行地处理上 TB 级别的海量数据集。

HBase 是一个针对结构化数据的可伸缩、高可靠、高性能、分布式和面向列的动态模式数据库。和传统关系数据库不同,HBase 采用了 Bigtable 的数据模型:增强的稀疏排序映射表（key/value）,其中,键由行关键字、列关键字和时间戳构成。HBase 提供了对大规模数据的随机、实时读写访问,同时,HBase 中保存的数据可以使用 MapReduce 来处理,它将数据存储和并行计算完美地结合在一起。

Hive 是基于 Hadoop 的一个数据仓库工具,是为简化 MapReduce 编程而生的。Hive 是由 Facebook 开源,最初用于解决海量结构化的日志数据统计问题的 ETL 工具,Hive 是构建在 Hadoop 上的数据仓库平台,设计目标是可以用传统 SQL 操作 Hadoop 上的数据,让熟悉 SQL 编程的人员也能拥抱 Hadoop。Hive 提供类似 SQL 的语言（不兼容 SQL 92）:HiveQL,将 SQL 转化为 MapReduce 任务在 Hadoop 上执行。

Pig 是一种编程语言,它简化了 Hadoop 常见的工作任务,Pig 为大型数据集处理提供了更高层次的抽象。Pig 包含一种语言:Pig Latin,用来表达这些数据流。Pig Latin 包括大量的传统数据操作(join、sort、filter 等),也可以让用户开发他们自己的函数,用来查看、处理和编写数据。Pig 在 Hadoop 上运行,在 HDFS 和 MapReduce 中都有使用。Pig 使用 MapReduce 来执行所有的数据处理,编译 Pig Latin 脚本,用户可以编写到一个系列,一个或者多个的 MapReduce 作业,然后执行。Pig Latin 看起来跟大多数编程语言都不一样,没有 if 状态和 for 循环。与 MapReduce 相比,Pig 提供了更丰富的数据结构,一般都是多值和嵌套的数据结构。

Mahout 起源于 2008 年,最初是 Apache Lucene 的子项目,它在极短的时间内取得了长足的发展,现在是 Apache 的顶级项目。Mahout 的主要目标是创建一些可扩展的机器学习领域经典算法的实现,旨在帮助开发人员更加方便快捷地创建智能应用程序。Mahout 现在已经包含了聚类、分类、推荐引擎(协同过滤)和频繁集挖掘等广泛使用的数据挖掘方法。除了算法,Mahout 还包含数据的输入/输出工具、与其他存储系统(如数据库、MongoDB 或 Cassandra)集成等数据挖掘支持架构。

ZooKeeper 是 Hadoop 的正式子项目,是一个分布式的、开源的分布式应用程序协调服务,是 Google Chubby 一个开源的实现,是 Hadoop 和 HBase 的重要组件。它是一个为分布式应用提供一致性服务的软件,主要功能包括:配置维护、域名服务、分布式同步、组服务等。ZooKeeper 的目标就是封装好复杂易出错的关键服务,将简单易用的接口和性能高效、功能稳定的系统提供给用户。Zookeeper 能够用来 leader 选举,配置信息维护等。在一个分布式的环境中,需要一个 Master 实例或存储一些配置信息,确保文件写入的一致性等。

Flume 是 Cloudera 提供的一个高可用的、高可靠的、分布式的海量日志采集、聚合和传输的系统。Flume 支持在日志系统中定制各类数据发送方,用于支持收集各种不同协议数据。同时,Flume 数据流提供对日志数据进行简单处理的能力,如过滤、格式转换等。此外,Flume 还具有能够将日志写往各种数据目标(可定制)的能力。总的来说,Flume 是一个可扩展、适合复杂环境的海量日志收集系统。

Sqoop 是 SQL-to-Hadoop 的缩写,是一个开源工具,允许用户将数据从结构化存储器抽取到 Hadoop 中,用于进一步的处理。抽取出的数据可以被 MapReduce 程序使用,也可以被其他类似于 Hive 的工具使用,甚至可以使用 Sqoop 将数据从数据库转移到 HBase。一旦生成最终的分析结果,Sqoop 便可以将这些结果导回数据存储器,供其他客户端使用。Sqoop 的核心设计思想是利用 MapReduce 加快数据传输速度,也就是说 Sqoop 的导入和导出功能是通过 MapReduce 作业实现的,所以它是一种批处理方式进行数据传输,难以实现实时数据的导入和导出。

Ambari 是一个集群的安装和管理工具,它是 Apache 的顶级开源项目,可以免费使用。Ambari 使用 Ganglia 收集度量指标,用 Nagios 支持系统报警,当需要引起管理员的关注时(如节点停机或磁盘剩余空间不足等问题),系统将向其发送邮件。就 Ambari 的作用来说,就是创建、管理、监视 Hadoop 的集群,但是这里的 Hadoop 是广义,指的是 Hadoop 整个生态圈(例如 Hive、HBase、Sqoop、Zookeeper 等),而并不仅是特指 Hadoop。用一句话来说,Ambari 就是为了让 Hadoop 以及相关的大数据软件更容易使用的一个工具。

第二节　HDFS（分布式文件系统）

当数据集的大小超过一台独立的物理计算机的存储能力时，就有必要对它进行分区（partition）并存储到若干台独立的计算机上。管理网络中跨多台计算机存储的文件系统称为分布式文件系统（distributed file system，DFS）。Hadoop 有一个称为 HDFS 的分布式系统，即 Hadoop distributed file system。在非正式文档或旧文档以及配置文件中，有时也简称为 DFS。

一、HDFS 的设计

HDFS 是一个高度容错性的系统，可以部署在低成本的硬件之上，它能提供高吞吐量的数据访问，非常适合大规模数据集上的应用。HDFS 在最开始是作为 Apache Nutch 搜索引擎项目的基础架构而开发的，是 Apache Hadoop Core 项目的一部分。

Hadoop 并不需要运行在昂贵且高可靠的硬件上，它是设计运行在商用软件（在各种零售店都能买到的普通硬件）的集群上的，因此至少对于庞大的集群来说，节点故障的概率还是非常高的，硬件错误是常态而不是异常。HDFS 可能由成百上千的服务器所构成，每个服务器上存储着文件系统的部分数据。构成系统的组件数目是巨大的，而且任一组件都有可能失效，这意味着总是有一部分 HDFS 的组件是不工作的。因此错误检测和快速、自动的恢复是 HDFS 最核心的架构目标。

运行在 HDFS 上的应用具有很大的数据集。HDFS 上的一个典型文件大小一般都在 GB 至 TB，因此，HDFS 被调节以支持大文件存储。它应该能提供整体上高的数据传输带宽，能在一个集群里扩展到数百个节点。一个单一的 HDFS 实例应该能支撑数以千万计的文件。

运行在 HDFS 上的应用和普通的应用不同，需要流式访问它们的数据集。HDFS 被设计成适合批量处理的，而不是用户交互式的。重点是在数据吞吐量，而不是数据访问的反应时间。数据集通常由数据源生成或从数据源复制而来，接着长时间在此数据集上进行各种分析。每次分析都涉及大部分数据集或者整个数据集，因此读取整个数据集的时间延迟比读取第一条记录的时间延迟更重要。要求低时间延迟数据访问的应用，例如几十毫秒范围，不适合在 HDFS 上运行。HDFS 是为高数据吞吐量应用优化的，这可能会以提高时间延迟为代价。目前，对于低延迟的访问需求，HBase（参见本章第五节内容）是更好的选择。

HDFS 应用需要一个"一次写入多次读取"的文件访问模型。一个文件经过创建、写入和关闭之后就不需要改变。这一假设简化了数据一致性问题，并且使高吞吐量的数据访问成为可能。Map/Reduce 应用或者网络爬虫应用都非常适合这个模型。HDFS 中的文件可能只有一个写入者，而且写操作总是将数据添加在文件的末尾。它不支持具有多个写入者的操作，也不支持在文件的任意位置进行修改。

一个应用请求的计算，离它操作的数据越近就越高效，在数据达到海量级别的时候更是如此。因为这样就能降低网络阻塞的影响，提高系统数据的吞吐量。将计算移动到数据附近，比之将数据移动到应用所在显然更好。HDFS 为应用提供了将它们自己移动到数据附近的接口。HDFS 在设计的时候就考虑到平台的可移植性,这种特性方便了 HDFS 作为大规模数据应用平台的推广。

二、HDFS 的概念

(一)数据块

每个磁盘都有默认的数据块大小,这是磁盘进行数据读写的最小单位。构建于单个磁盘之上的文件系统通过磁盘块来管理该文件系统中的块,该文件系统块的大小可以是磁盘块的整数倍。文件系统块一般为几千字节,而磁盘块一般为 512 字节。

HDFS 中同样也有块(block)的概念,与单一磁盘上的文件系统相似,HDFS 上的文件也被划分为块大小的多个分块(chunk),作为独立的存储单元。但与其他文件系统不同的是 HDFS 中小于一个块大小的文件不会占据整个块的空间。一个典型的数据块大小默认是 64MB。因而,HDFS 中的文件总是按照 64M 被切分成不同的块,每个块尽可能地存储于不同的 dataNode 中。

(二)nameNode 和 dataNode

HDFS 是一个主 / 从(mater/slave)体系结构,从最终用户的角度来看,它就像传统的文件系统一样,可以通过目录路径对文件执行 CRUD(create、read、update 和 delete)操作。但由于分布式存储的性质,HDFS 集群拥有一个 nameNode 和一些 dataNode。nameNode 管理文件系统的元数据,dataNode 存储实际的数据。客户端通过同 nameNode 和 dataNode 的交互访问文件系统。客户端联系 nameNode 以获取文件的元数据,而真正的文件 I/O 操作是直接和 dataNode 进行交互的。

nameNode 是一个中心服务器,负责管理文件系统的名字空间(namespace)以及客户端对文件的访问。它维护着文件系统树及整棵树内所有的文件和目录。这些信息以两个文件形式永久保存在本地磁盘上:命名空间镜像文件和编辑日志文件。nameNode 也记录着每个文件中各个块所在的数据节点信息,但它并不永久保存块的位置信息,因为这些信息会在系统启动时有数据节点重建。

dataNode 是文件系统的工作节点。集群中的 dataNode 一般是一个节点一个,它们根据需要存储并减少数据块,并且定期向 nameNode 发送它们所存储的块的列表。HDFS 暴露了文件系统的名字空间,用户能够以文件的形式在上面存储数据。从内部看,一个文件其实被分成一个或多个数据块,这些块存储在一组 dataNode 上。nameNode 执行文件系统的名字空间操作,比如打开、关闭、重命名文件或目录。它也负责确定数据块到具体 dataNode 节点的映射。dataNode 负责处理文件系统客户端的读写请求。在 nameNode 的统一调度下进行数据块的创建、删除和复制。

没有 nameNode 文件系统将无法使用。事实上,如果运行 nameNode 服务的机器毁坏,文件系统上所有的文件将会丢失,因为不知道如何根据 dataNode 的块重建文件。因此,对 nameNode 实现容错性非常重要,Hadoop 为此提供了两种机制。

第一种机制是备份那些组成文件系统元数据持久状态的文件。Hadoop 可以通过配置使 nameNode 在多个文件系统上保存元数据的持久状态。这些写操作是实时同步的,是原子操作。一般的配置是,将持久状态写入本地磁盘的同时,写入一个远程挂载的网络文件系统(NFS)。

另一种可行的方法是运行一个辅助 nameNode,但它不能被用作 nameNode。这个辅助 nameNode 的重要作用是定期通过编辑日志合并命名空间镜像,以防止编辑日志过度。这个辅助的 nameNode 一般在另一台单独的物理计算机上运行,因为它需要占用大量 CPU 时间与 nameNode 相同容量的内存来执行合并操作。它会保存合并后的命令空间镜像副本,并在 nameNode 发生故障时启用。但是,辅助 nameNode 保存的状态总数滞后于主节点,所以在主节点全部失效时,难免会丢失数据。在这种情况下,一般把存储在 NFS 上的 nameNode 元数据复制到辅助 nameNode 并作为新的主 nameNode 运行。

三、HDFS 读写过程

客户端(client)代表用户通过 nameNode 和 dataNode 交互来访问整个文件系统。客户端提供一个类似于 POSIX 的文件系统接口,因此用户在编程时无须知道 nameNode 和 dataNode 也可实现其功能。

用户应用程序通过 HDFS 客户端连接到 HDFS 文件系统,通过库文件可导出 HDFS 文件系统的接口。像很多传统的文件系统一样,HDFS 支持文件的读、写和删除操作,还支持对目录的创建和删除操作。如图 10-2 所示为客户端读取 HDFS 文件的过程。

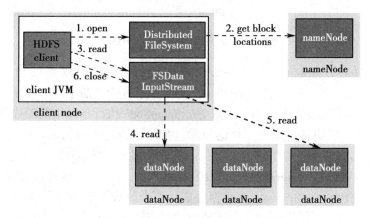

图 10-2 客户端读取 HDFS 数据

客户端通过调用 FileSystem 的 open( )函数打开希望读取的文件(步骤 1),对于 HDFS 来说,这个对象是分布式文件系统(distributed file system, DFS)的一个实例。通过使用 RPC 调用 nameNode,得到文件的数据块信息(步骤 2)。对于每一个数据块,nameNode 返回保存数据块的数据节点的地址。此外,这些 dataNode 根据它们与客户端的距离来排序。如果该客户端本身就是一个 dataNode,并保存有相应数据块的一个副本时,该节点就会从本地 dataNode 读取数据。Distributed FileSystem 类返回一个 FSData InputStream 对象给客户端,用来读取数据。接着,客户端对这个输入流调用 read( )函数开始读取数据(步骤 3)。DFSInputStream 连接保存此文件第一个数据块的最近的数据节点。通过对数据流反复调用 read( )方法,可将数据从 dataNode 传输到客户端(步骤 4)。当此数据块读取完毕时,DFSInputStream 关闭和此数据节点的连接,然后连接此文件下一个数据块的最近的数据节点(步骤 5)。客户端只需要读取连续的流,并且对于客户端都是透明的。当客户端读取完毕数据的时候,调用 FSDataInputStream 的 close( )函数(步骤 6)。

在读取数据的过程中,如果客户端在与数据节点通信出现错误,则尝试连接包含此数据块的下一个数据节点。失败的数据节点将被记录,以后不再连接。

文件写入 HDFS 如图 10-3 所示,显示了如何新建一个文件,把数据写入该文件,最后关闭该文件的过程。

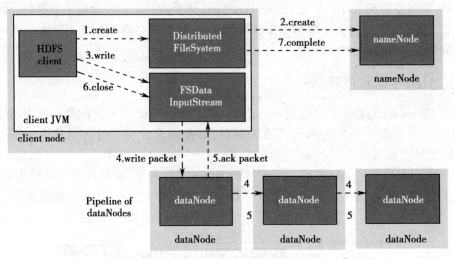

图 10-3　客户端将数据写入 HDFS

客户端通过对 Distributed FileSystem 对象调用 create( ) 函数来创建文件(步骤 1)。Distributed FileSystem 用 RPC 调用 nameNode,在文件系统的命名空间中创建一个新的文件,此时该文件中还没有相应的数据块(步骤 2)。nameNode 执行各种不同的检查,以确保这个文件不存在以及客户端有新建该文件的权限。如果检查均通过,nameNode 就会为创建新文件添加一条记录;否则,文件创建失败并向客户端抛出一个异常。Distributed FileSystem 向客户端返回一个 FSDataOutputStream 对象,由此客户端可以开始写入数据。客户端写入数据时(步骤 3),DFSOutputStream 将数据分成一个个的数据包,并写入内部队列,称为“数据队列”(data queue)。Data Streamer 处理数据队列,它的任务是根据 dataNode 列表,要求 nameNode 分配适合的新块来存储数据复本(每块默认复制 3 块)。这一组 dataNode 构成一个管线(pipeline)数。Data Streamer 将数据包流式传输到管线中第 1 个 dataNode,该 dataNode 存储数据包并将它发送到管线中的第 2 个 dataNode。同样,第 2 个 dataNode 存储该数据包并且发送给管线中的第 3 个 dataNode(步骤 4)。DFSOutputStream 也维护着一个内部数据包队列来等待 dataNode 的收到确认回执,称为“确认队列”(ack queue)。收到管道中所有 dataNode 确认信息后,该数据包才会从确认队列删除(步骤 5)。

如果数据节点在写入的过程中失败,则执行以下操作。首先关闭管线,确认把队列中的所有数据包都添加回数据队列的最前端,以确保故障节点 dataNode 不会漏掉任何一个数据包。为存储在另一正常 dataNode 的当前数据块指定一个新的标识,并将该标识传送给 nameNode,以便故障 dataNode 在恢复后可以删除存储的部分数据块。从管线中删除故障数据节点并且把余下的数据块写入管线中另外两个正常的 dataNode。nameNode 注意到块复本量不足时,会在另一个节点上创建一个新的复本。后续的数据块继续正常接受处理。

当客户端结束写入数据,则对数据流调用 close 函数(步骤 6)。此操作将剩余的所有数据块写入 dataNode 管线,并在联系到 nameNode 且发送文件写入完成信号之前,等待确认（步骤 7）。nameNode 已经知道文件由哪些块组成,所以它在返回成功前只需要等待数据块进行最小量的复制。

第三节 MapReduce 分布式编程模式

大数据的数据规模之大,使得现有的串行计算方法难以在可接受的时间里快速完成大数据的处理和计算。为了提高大数据处理的效率,需要使用大数据并行计算模型和框架来支撑大数据的计算处理。目前最主流的大数据并行计算和框架是 Hadoop MapReduce 技术。

MapReduce 最早是由 Google 公司研究提出的一种面向大规模数据处理的并行计算模型和方法。MapReduce 是一个单输入、两阶段（Map 和 Reduce）的数据处理过程。首先,MapReduce 对具有简单数据关系、易于划分的大规模数据采用"分而治之"的并行处理思想;然后将大量重复的数据记录处理过程总结成 Map 和 Reduce 两个抽象的操作;最后MapReduce 提供了一个统一的并行计算框架,把并行计算所涉及的诸多系统层细节都交给计算框架去完成,以此大大简化了程序员进行并行化程序设计的负担。

一、MapReduce 的模型框架

MapReduce 借鉴了函数式程序设计语言的设计思想,把处理并发、容错、数据分布等的细节抽象到一个库里面,这种想法源自 Lisp 语言中所包含的 Map 和 Reduce 功能。这些Map 操作处理输入记录的每个逻辑块,并且产生一组中间的键/值对集,在中间键/值对集具有相同键的结果中使用 Reduce 操作来合并相关数据。

map 函数通常是根据不同的业务需要由用户提供的。它用来处理作为输入的一组键/值对,生成另外一组键/值对作为中间结果。MapReduce 函数库会将中间结果中具有相同键的部分聚集起来,发送给 reduce 函数。

reduce 函数和 map 函数一样也是用户自定义的。它依据传递的中间结果的键值来处理相关的中间结果集,通过合并中间键值相同的的结果集最终产生一个更小的结果值集合。reduce 函数处理的中间值是一个迭代器,这样用户就不必担心传递的中间键值会超过内存的容量。

在 Hadoop 的 MapReduce 中,map 和 reduce 函数遵循如下常规格式:

map:$(K_1, V_1) \rightarrow list(K_2, V_2)$

reduce:$(K_2, list(V_2)) \rightarrow list(K_3, V_3)$

一般来说,map 函数输入的键/值类型（K_1 和 V_1）不同于输出类型（K_2 和 V_2）。虽然reduce 函数的输入类型必须与 map 函数的输出类型相同,但 reduce 函数的输出类型（K_3 和 V_3）可以不同于输入类型。如果使用 combine 函数,它与 reduce 函数的形式相同,不同之处是它的输出类型是中间的键/值对类型（K_2 和 V_2）,这些中间值可以输入 reduce 函数:

map:$(K_1, V_1) \rightarrow list(K_2, V_2)$

combine:$[K_2, list(V_2)] \rightarrow list(K_2, V_2)$

reduce: $[K_2, \text{list}(V_2)] \rightarrow \text{list}(K_3, V_3)$

MapReduce 库支持多种不同格式的输入数据类型,如文本模式的输入数据,每一行被视为一个 key/value 对, key 是文件的偏移量, value 是该行的文本内容。MapReduce 的预定义输入类型能够满足大多数的输入要求,使用者还可通过提供一个简单的 Reader 接口,实现一个新的输入类型。MapReduce 还提供了预定义的输出类型,通过这些预定义类型能够产生不同格式的输出数据,用户可采用类似添加新输入数据类型的方式增加新输出类型。

MapReduce 作业(job)是客户端需要执行的一个工作单元:它包括输入数据、MapReduce 程序和配置信息。Hadoop 将作业分成若干个小任务(task)来执行,其中包含两类任务:Map 任务和 Reduce 任务。有两类节点控制着作业执行过程:一个 jobtracker 及一系列 tasktracker。jobtracker 通过调度 tasktracker 上运行的任务来协调所有运行在系统上的作业。tasktracker 在运行任务的同时将运行进度报告发送给 jobtracker,jobtracker 由此记录每项作业任务的整体进度情况。如果其中一个任务失败,jobtracker 可以在另外一个 tasktracker 节点上重新调度该任务。

Hadoop 将 MapReduce 的输入数据划分成等长的小数据块,称为输入分片(input split)或简称为分片。Hadoop 为每个分片构建一个 Map 任务,并由该任务来运行用户自定义的 map 函数,从而处理分片中的每条记录。

拥有许多分片,意味着处理每个分片所需要的时间少于处理整个输入数据所花的时间。如果并行处理每个分片,且每个分片数据比较小,那么整个处理过程将获得更好的负载平衡,因为一台较快的计算机能够处理的数据分片比一台较慢的计算机更多,且成一定的比例。即使使用相同的机器,失败的进程或者其他同时运行的作业能够实现满意的负载平衡,且如果分片被切分得更细,负载平衡的会更高。

另一方面,如果分片切分的太小,那么管理分片的总时间和构建 Map 任务的总时间将决定作业的整个执行时间。对于大多数作业来说,一个合理的分片大小趋向于 HDFS 的一个块大小,默认是 64MB,不过可以针对集群调整这个默认值,或对新建的每个文件具体指定。

Hadoop 在存储有输入数据的节点上运行 Map 任务,可以获得最佳性能。这就是所谓的"数据本地化优化"(data locality optimization),因为它无须使用宝贵的集群带宽资源。但是,有时对于一个 Map 任务的输入来说,存储有某个 HDFS 数据块备份的三个节点可能正在运行其他的 Map 任务,此时作业调度需要在三个备份中的某个数据寻求同个机架中空闲的机器来运行该 Map 任务。仅仅在非常偶然的情况下才会使用其他机架中的机器运行该 Map 任务,这将导致机架与机架之间的网络传输。

Reduce 任务不具备数据本地化的优势,因为单个 Reduce 任务的输入通常来自所有的 Map 的输出。排过序的 Map 输出需要通过网络传输,发送到运行 Reduce 任务的节点。数据在 Reduce 端合并,然后有用户定义的 reduce 函数处理。Reduce 的输出通常存储在 HDFS 中以实现可靠存储。一个 Reduce 任务的完整数据流如图 10-4 所示。虚线框表示节点,虚线箭头表示节点内部的数据传输,而实线箭头表示不同节点之间的数据传输。

Reduce 任务的数量并非由输入数据的大小决定,而事实上是独立指定的。如果有好多个 Reduce 任务,每个 Map 任务就会针对输出进行分区(partition),即为每个 Reduce 任务建一个分区。每个分区有许多键,但每个键对应的键/值对记录都在同一个分区中。分区由用户定义的 partition 函数控制,但通常使用哈希函数来分区,很高效。

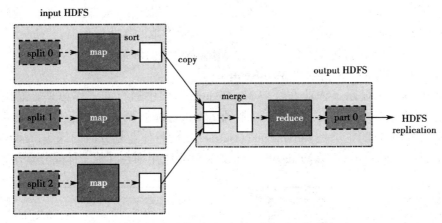

图 10-4　一个 Reduce 任务的 MapReduce 数据流

一般情况下,多个 Reduce 任务的数据流如图 10-5 所示。该图清楚地表明了为什么 Map 任务和 Reduce 任务直接的数据流称为 Shuffle(混洗),因为每个 Reduce 任务的输入都来自许多 Map 任务。Shuffle 一般比图中所示的更复杂,而且调整混洗参数对作业总执行时间的影响非常大。

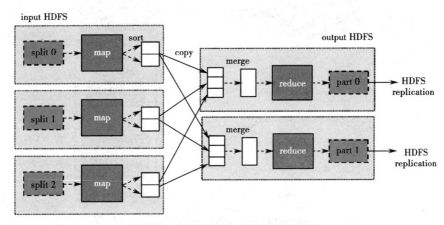

图 10-5　多个 Reduce 任务的数据流

MapReduce 的思想是"分而治之"。Map 负责"分",即把复杂的任务分解为若干个"简单的任务"来处理。"简单的任务"包含三层含义:一是数据或计算的规模相对原任务要大大缩小;二是就近计算原则,即任务会分配到存放着所需数据的节点上进行计算;三是这些小任务可以并行计算,彼此间几乎没有依赖关系。Reduce 节点负责对 Map 阶段的结果进行汇总。至于需要多少个 Reduce 节点,用户可以根据具体问题,通过在 mapred-site.xml 配置文件里设置参数 mapred.reduce.tasks 的值,缺省值为 1。

二、MapReduce 的工作机制

可以通过一个简单的方法调用来运行 MapReduce 作业:Job 对象上的 submit() 方法。也可以调用 waitForCompletion() 方法,它用于提交以前没有提交过的作业,并等待它的完成。submit() 方法调用封装了大量的处理细节。Hadoop2.0 引入了一种新的执行机制,这

种新机制（称为 MapReduce2）建立在一个名为 YARN 的系统上。目前用于执行的框架通过 mapreduce.framework.name 属性进行设置，值 local 表示本地的作业运行器，"classic"表示经典的 MapReduce 框架（也称 MapReduce1），YARN 表示新的框架。

（一）经典 MapReduce 框架（MapReduce1）

如图 10-6 所示显示了作业在经典 MapReduce 框架中运行的工作原理。最顶层包含 4 个独立的实体：客户端提交 MapReduce 作业；jobtracker 协调作业的运行，jobtracker 是一个 Java 应用程序，它的主类是 JobTracker；tasktracker 运行作业划分后的任务，tasktracker 是 Java 应用程序，它的主类是 TaskTracker；分布式文件系统用来在其他实体间分享作业文件。

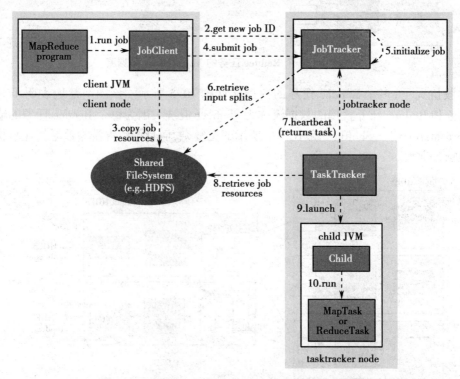

图 10-6   Hadoop 运行 MapReduce 作业的工作原理

1. 作业的提交   Job 的 submit（）方法创建一个内部的 JobSummiter 实例，并且调用其 submitJobInternal（）方法（见步骤 1）。提交作业后，waitForCompletion（）每秒轮询作业的进度，如果发现自上次报告有改变，便把进度报告到控制台。作业完成后，如果成功就显示作业计算器；如果失败，则导致作业失败的错误被记录到控制台。JobSummiter 所实现的作业提交过程如下所述：

（1）通过调用 JobTracker 的 getNewJobId（）方法，向 JobTracker 请求一个新的作业 ID，参见步骤 2。

（2）检查作业的输出说明：例如，如果没有指定输出目录或输出目录已经存在，作业就不提交，错误抛回给 MapReduce 程序。

（3）计算作业的输入分片。如果分片无法计算，比如因为输入路径不存在，作业就没法提交，就会将错误抛给 MapReduce 程序。

（4）将作业运行所需的资源，比如作业 JAR 文件、配置文件和计算所得的输入分片等复制到一个以作业 ID 命名的目录下 jobtracker 的文件系统中。作业 JAR 的副本较多（由 mapred.submit.replication 属性控制，默认值为 10），因此在运行作业的任务时，集群中有很多个副本可供 tasktracker 访问，参见步骤 3。

（5）通过 JobTracker 的 submitJob（）方法，告诉 jobtracker 作业准备执行，参见步骤 4。

2. 作业的初始化　当 JobTracker 接收到对其 submitJob（）方法的调用之后，就会把此调用放入一个内部队列当中，交由作业调度器（job scheduler）进行调度，并对其进行初始化。初始化包括创建一个表示正在运行作业的对象，用于封装任务和记录信息，以便跟踪任务的状态和进程，参见步骤 5。Hadoop 作业的调度器常见的有 3 个：先进先出调度器、容量调度器、公平调度器。Hadoop 作业调度器采用的是插件机制，即作业调度器是动态加载的、可插拔的，同时第三方可以开发自己的作业调度器。

接下来要创建运行任务列表，作业调度器首先从共享文件系统中获取客户端 JobClient 已计算好的输入分片信息（input splits），参见步骤 6。然后为每个分片创建一个 Map 任务，也就是说 Map 节点的个数与分片的数目相同。创建 Reduce 任务的数量由 Job 的 mapred.reduce.task 属性决定，它是用 setNumReduceTasks（）方法来设置的，然后调度器创建相应数量的要运行的 Reduce 任务。任务在此时被指定 ID。

除了 Map 任务和 Reduce 任务，还会创建两个任务：作业创建和作业清理。这两个任务在 TaskTracker 中执行，在 Map 任务运行之前运行代码来创建作业，并在所有 Reduce 任务完成之后完成清理工作。配置项 OutputCommitter 属性能设置运行的代码，默认值是 FileOutputCommitter。作业创建任务为作业创建输出路径和临时工作空间。作业清理任务清除作业运行过程中的临时目录。

3. 任务的分配　tasktracker 本身运行一个简单的循环来定期发送"心跳"（heartbeat）给 jobtracker。"心跳"就是 tasktracker 告诉 jobtracker 它是否还活着，同时也充当两者之间的消息通信。作为"心跳"的一部分，tasktracker 会指明它是否已经做好准备来运行新的任务了，如果是，管理者 jobtracker 就会给执行者 tasktracker 分配一个任务，并使用"心跳"的返回值与 tasktracker 进行通信，参见步骤 7。

当然，在管理者 jobtracker 为执行者 tasktracker 选择任务之前，jobtracker 必须先选定任务所在的作业。利用 Hadoop 作业的调度器来进行作业的选择，它就像是 Hadoop 的中枢神经系统一样，默认的方法是简单维护一个作业优先级列表。一旦选择好作业，jobtracker 就可以给 tasktracker 选定一个任务。

对于 Map 任务和 Reduce 任务，tasktracker 有固定数量的任务槽，两者是独立设置的。例如，一个 tasktracker 可能可以同时运行两个 Map 任务和两个 Reduce 任务。其准确数量有 tasktracker 核的数量和内存大小来决定。默认调度器在处理 Reduce 任务槽之前，会填满空闲的 Map 任务槽，因此，如果 tasktracker 至少有一个闲置的 Map 任务槽，jobtracker 会为它选择一个 Map 任务，否则选择一个 Reduce 任务。

为了选择 Reduce 任务，jobtracker 从待运行的 Reduce 任务列表中选取下一个来执行，用不着考虑数据的本地化。然而，对于 Map 任务，jobtracker 会考虑 tasktracker 的网络位置，并选取一个距离其输入分片文件最近的 tasktracker。在最理想的情况下，任务是数据本地化的（data-local），也就是任务运行在输入分片所在的节点上。同样，任务也可能是机架本地化的（rack-local），即任务和输入分片在同一个机架，但不在同一节点上。一些任务既不是数据本地化，也不是机架本地化的，而是从与它们自身运行的不同机架上检索数据。

4. 任务的执行 作业选择好了，任务也选择好了，接下来要做的事情就是任务的运行了。第一步，通过共享文件系统把作业的 JAR 文件复制到 tasktracker 所在的文件系统，从而实现作业的 JAR 本地化。同时，tasktracker 将应用程序所需要的全部文件从分布式缓存复制到本地磁盘，参见步骤 8。第二步，tasktracker 为任务新建一个本地工作目录，并把 JAR 文件中的内容解压到这个文件夹中。第三步，tasktracker 新建一个 TaskRunner 实例来运行该任务。

TaskRunner 启动一个新的 JVM（见步骤 9）来运行每个任务（见步骤 10），以便用户定义的 map 和 reduce 函数的任何软件问题都不会影响 tasktracker（比如导致它崩溃或者挂起）。子进程通过 umbilical 接口与父进程进行通信，任务的子进程每隔几秒便告诉父进程它的进度，直到任务完成。

每个任务都能够执行搭建（setup）和清理（cleanup）动作，它们和任务本身在同一个 JVM 中运行，并由作业的 OutputCommitter 确定。清理动作用于提交任务，这在基于文件的作业中意味着它的输出写到该任务的最终位置。提交协议确保当推理执行（speculative execution）可用时，只有一个任务副本被提交，其他的都将取消。

5. 进度和状态的更新 MapReduce 作业是长时间运行的批量作业，运行时间范围从数分钟到数小时。一个作业和每个任务都有一个状态（status）信息，包括作业或任务的运行状态（如运行状态、成功完成、失败状态）、Map 和 Reduce 的进度、作业计数器值、状态消息和描述等。这些状态消息通过一定的时间间隔由 child JVM → tasktracker → jobtracker 汇聚。如图 10-7 所示显示了状态更新在 MapReduce 中的传递流程。

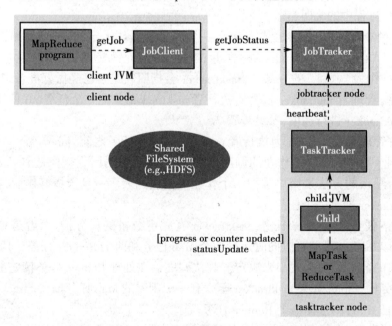

图 10-7 状态更新在 MapReduce 系统中的传递流程

任务在运行时，对其进度（progress，即任务完成百分比）保持追踪。对 Map 任务，任务进度是已处理输入所占的比例。对 Reduce 任务，情况稍微有点复杂，但系统仍然会估计已处理 Reduce 输入的比例。

如果任务报告了进度,就设置一个标志以表明状态变化将被发送到 tasktracker。有一个独立的线程每隔 3 秒钟就检查一次此标志,如果已设置,则报告 tasktracker 当前任务状态。同时,tasktracker 每隔 5 秒钟就发送"心跳"(heartbeat)到 jobtracker(5 秒钟这个间隔是最小值,因为"心跳"间隔是实际上由集群的大小来决定的,对于一个更大的集群,间隔会更长一些),并且由 tasktracker 运行的所有任务的状态都会在调用中被发送至 jobtracker。

jobtracker 将这些更新合并起来,产生一个表明所有运行作业及其任务状态的全局视图。同时,JobClient 通过每秒查询 jobtracker 来获得最新状态,输出到控制台上。客户端也可以使用 Job 的 getJobStatus( )方法来得到一个 JobStatus 的实例,后者包含作业的所有状态信息。

6. 作业的完成　当 jobtracker 收到作业最后一个任务已完成的通知后,便把作业的状态设置为"成功"。然后,在 Job 查询状态时,便知道作业已成功完成,于是 Job 输出一条消息告知用户,然后从 waitForCompletion( )方法返回。Job 的统计信息和计数值也在这时输出到控制台。最后,jobtracker 清空作业的工作状态,指示 tasktracker 也清空作业的工作状态(如删除中间输出)。

(二)YARN 框架(MapReduce2)

对于节点数超出 4 000 的大型集群,经典的 MapReduce 系统开始面临着扩展性的瓶颈。在 2010 年雅虎的一个团队开始设计下一代的 MapReduce,由此,YARN 应运而生。

YARN 将 Jobtracker 的职能划分为多个独立的实体,从而改善了经典的 MapReduce 面临的扩展瓶颈问题。Jobtracker 负责作业调度和任务进度监视,追踪任务、重启失败或过慢的任务和进行任务分配,例如维护计数器总数。

YARN 中将 Jobtracker 的责任划分给两个独立的守护进程:资源管理器(resource manager)负责管理集群的所有资源;应用管理器(application master)负责管理集群上运行任务的生命周期。具体的做法是应用管理器向资源管理器提出资源需求,以容器(container)为单位,然后在这些容器中运行该应用相关的进程。容器由集群节点上运行的节点管理器监视,以确保应用程序使用的资源不会超过分配给它的资源。与 jobtracker 不同,应用的每个实例亦即一个 MapReduce 作业都有一个专用的应用 master,它运行在应用的运行期间。

YARN 上的 MapReduce 比经典的 MapReduce 包括更多的实体:①客户端,向整个集群提交 MapReduce 作业;②YARN 资源管理器,负责调度整个集群的计算资源;③YARN 节点管理器,负责启动以及监控集群中机器上的计算容器;④MapReduce 应用管理器,调度某个作业的所有任务,它和 MapReduce 任务在容器中运行,这些容器由资源管理器调度,由节点管理器管理;⑤分布式文件系统,用来与其他实体间共享作业文件。作业的运行过程如图 10-8 所示。

1. 作业提交　YARN 中提交作业的 API 和经典 MapReduce 很像(步骤 1)。新的作业 ID(应用 ID)由资源管理器(而不是 jobtracker)分配(步骤 2)。作业的客户端核实作业的输出,计算输入分片,将作业的资源(包括 Jar 包、配置文件、分片信息)拷贝给 HDFS(步骤 3)。最后,通过调用资源管理器的 submitApplication( )来提交作业(步骤 4)。

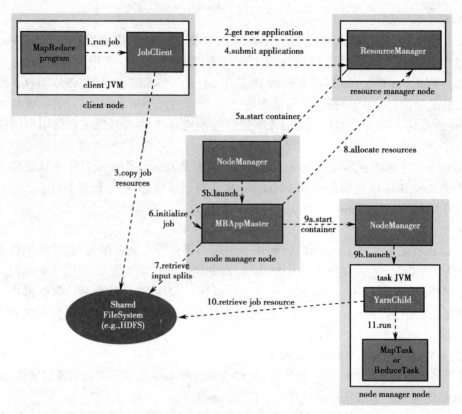

图 10-8 Hadoop 使用 YARN 运行 MapReduce 的过程

2. 作业初始化　当资源管理器收到 submitApplciation( ) 的请求时，就将该请求发给调度器，调度器分配第一个容器，然后资源管理器在该容器内启动应用程序的 master 进程，由节点管理器监控（步骤 5a 和 5b）。

MapReduce 作业的应用管理器（application master）是一个主类为 MRAppMaster 的 Java 应用。它对作业进行初始化：通过创建多个簿记（bookkeeping）对象来监控作业的进度，得到任务的进度和完成报告（步骤 6）；接下来其通过分布式文件系统得到由客户端计算好的输入分片（步骤 7），为每个输入分片创建一个 Map 任务，以及根据 mapreduce.job.reduces 创建多个 Reduce 任务对象。

然后，应用管理器决定如何运行构成 MapReduce 作业的各个任务。如果作业很小，就选择在其自己的 JVM 中运行任务。在任何任务运行之前，作业的 setup 方法被调用来创建输出路径。与 MapRuduce1 中该方法由 tasktracker 运行的一个任务调用不同，在 YARN 中是由应用管理器调用的。

3. 任务分配　如果不是小作业，那么应用管理器向资源管理器请求容器来运行所有的 Map 和 Reduce 任务（步骤 8）。这些请求是通过"心跳"来传输的，包括每个 Map 任务的数据本地化信息，特别是存放输入分片的主机和相应机架信息。调度器利用这些信息来调度任务，尽量将任务分配给存储数据的节点，或者进而分配给和存放输入分片的节点相同机架的节点。请求也包括了任务的内存需求，默认情况下 Map 和 Reduce 任务的内存需求都是 1 024MB，可以通过 mapreduce.map.memory.mb 和 mapreduce.reduce.memory.mb 来配置。

内存的分配方式和 MapReduce1 中不一样，MapReduce1 中每个 tasktracker 有在集群配置时设置的固定数量的槽，每个任务运行在一个槽中。每个槽都有最大内存限制，这也是整个集群固定的，导致当任务使用较少内存时无法充分利用内存以及由于任务不能获取足够内存而导致作业失败。在 YARN 中，资源划分的粒度更细，所以可以避免上述问题。具体而言，应用的内存需求可以介于最小内存和最大内存之间，并且必须是最小内存的倍数。

4. **任务运行**　一旦资源管理器的调度器为任务分配了容器，应用管理器就通过与节点管理器通信来启动容器（步骤 9a 和 9b）。任务由一个主类为 YARNChild 的 Java 应用执行。在运行任务之前，首先本地化任务需要的资源，比如作业配置、JAR 文件、以及分布式缓存的所有文件（步骤 10）。最后，运行 Map 或 Reduce 任务（步骤 11）。YARNChild 运行在一个专用的 JVM 中，但是 YARN 不支持 JVM 重用。

5. **进度和状态更新**　YARN 中的任务将其进度和状态（包括计算器 counter）返回给应用管理器，后者通过每 3 秒的脐带（umbilical）接口有整个作业的汇聚视图（aggregate view）。这个过程如图 10-9 所示。相比之下，MapRduce1 通过 tasktracker 到 jobtracker 来实现进度更新。

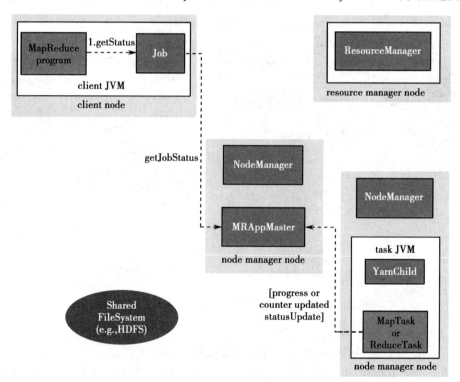

图 10-9　在 MapReduce2 系统中状态更新信息的传播

客户端每秒（可通过 mapreduce.client.progressmonitor.pollinterval 设置）向应用管理器请求进度更新，展示给用户。在 MapReduce1 中，jobtracker 的用户接口（UI）有运行的任务列表及其对应的进度；在 YARN 中，资源管理器的 UI 展示了所有的应用以及各自应用管理器的 UI。

6. **作业完成**　除了向应用管理器请求作业进度外，客户端每 5s 都会通过调用 Job 的 waitForCompletion（）来检查作业是否完成。查询的时间间隔可以通过 mapreduce.client.

completion.pollinterval 来设置。作业完成之后,应用管理器和任务容器会清理工作状态,OutputCommiter 的作业清理方法也会被调用。作业的信息会被作业历史服务器存储以备之后用户核查。

三、Shuffle 和排序

MapReduce 确保每个 Reduce 节点的输入都是按键排序的。Shuffle 是指从 Map 产生输出开始,包括系统执行排序以及传送 Map 输出到 Reduce 节点作为输入的过程。Shuffle 属于不断被优化和改进的代码库的一部分,从许多方面来看,Shuffle 是 MapReduce 的"心脏",是奇迹发生的地方。

当 Map 开始产生输出时,它并不是简单地把数据写到磁盘,因为频繁的磁盘操作会导致性能严重下降。它的处理过程更复杂,数据首先是写到内存中的一个缓冲区,并做了一些预排序,以提升效率。如图 10-10 所示展示了这个过程。

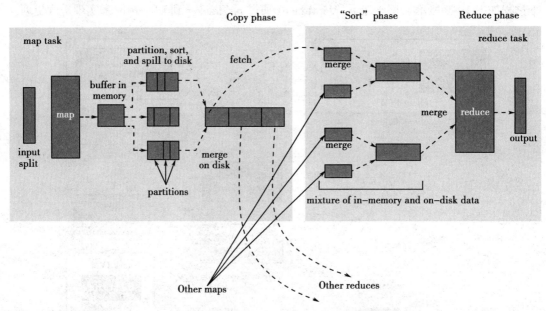

图 10-10　MapReduce 的 Shuffle 和排序

(一) Map 端

每个 Map 任务都有一个用来存储任务输出数据的循环内存缓冲区。默认情况下,这个缓冲区的大小是 100MB,此值可以通过改变 io.sort.mb 属性来调整。当缓冲区中的数据量达到一个特定阈值(io.sort.spill.percent,默认是 0.80,或者 80%)时,系统将会启动一个后台线程把缓冲区中的内容溢出(spill)到磁盘。在溢出写到磁盘过程中,Map 的输出将会继续写入到缓冲区,但如果缓冲区已满,Map 就会被阻塞直到写磁盘过程完成。溢出写过程按轮询方式将缓冲区中的内容写到 mapred.local.dir 属性指定的作业特定子目录中。

在写磁盘之前,线程首先根据数据最终要传的 Reduce 把数据划分成相应的分区(partition)。spill 线程在把缓冲区的数据写到磁盘前,会对它进行一个二次快速排序,首先根据数据所属的 partition 排序,然后每个 partition 中再按 key 排序。输出包括一个索引文件和数据文件。如果设定了 combiner,将在排序输出的基础上运行。combiner 就是一个 mini reducer，它在执行 Map 任务的节点本身运行，先对 Map 的输出做一次简单 Reduce，使得 Map 的输出更紧凑，更少的数据会被写入磁盘和传送到 Reduce。

每当内存缓冲区中的数据达到溢出阈值的时候，都会产生一个新的溢出文件（spill file），所以在 Map 任务写完它的最后一个输出记录时，可能会有多个溢出文件。在 Map 任务完成前，所有的溢出文件将会被归并排序为一个索引文件和数据文件。这是一个多路归并过程，最大归并路数由 io.sort.factor 控制（默认是 10）。如果设定了 combiner，并且溢出文件的数量至少是 3（由 min.num.spills.for.combine 属性控制），那么 combiner 将在输出文件被写入磁盘前运行以压缩数据。

对写入到磁盘的数据进行压缩（这种压缩同 combiner 的压缩不一样）通常是一个很好的方法，因为这样做使得数据写入磁盘的速度更快，节省磁盘空间，并减少需要传送到 Reduce 的数据量。默认情况下，输出是不被压缩的，但可以很简单地设置 mapred.compress.map.output 为 true 来启用该功能。压缩所使用的库由 mapred.map.output.compression.codec 来设定。

当溢出文件归并完毕后，Map 任务将删除所有的临时溢出文件，并告知 tasktracker 任务已完成。Reduce 通过 HTTP 方式来获取对应的数据。用来传输 partitions 数据的工作线程数由 tasktracker.http.threads 控制，这个设定是针对每一个 tasktracker 的，并不是单个 Map，默认值为 40，在运行大作业的大集群上可以增大以提升数据传输速率。

（二）Reduce 端

Map 的输出文件放置在运行 Map 任务的 tasktracker 的本地磁盘上，它是运行 Reduce 任务的 tasktracker 所需要的输入数据。Reduce 任务的输入数据分布在集群内的多个 Map 任务的输出中，每个 Map 任务可能会在不同的时间内完成，只要有其中的一个 Map 任务完成，Reduce 任务就开始复制它的输出。这个阶段称之为复制阶段。Reduce 任务拥有多个复制线程，可以并行的获取 Map 输出。默认值是 5 个线程，但这个默认值可以通过设定 mapred.reduce.parallel.copies 属性来改变。

如果 Map 输出足够小，它们会被复制到 Reduce 任务 JVM 的内存中（缓冲区的大小由 mapred.job.Shuffle.input.buffer.percent 属性控制，规定了用于此目的的堆内存的百分比），如果缓冲区空间不足，会被复制到磁盘上。当内存中的缓冲区用量达到一定比例阈值（由 mapred.job.Shuffle.merge.threshold 控制）或者达到了 Map 输出的阈值大小（由 mapred.inmem.merge.threshold 控制），则合并后溢出写到磁盘中。如果指定 combiner，则在合并期间运行它以降低写入硬盘的数据量。

随着磁盘上副本增多，后台线程会将它们归并为更大的排序文件，这样做节省了后期归并的时间。对于经过压缩的 Map 输出，系统会自动把它们解压到内存方便对其执行归并。

当所有的 Map 输出都被复制后，Reduce 任务进入排序阶段（更恰当地说应该是归并阶段，因为排序在 Map 端就已经完成），这个阶段会对所有的 Map 输出进行归并排序，这个工作会重复多次才能完成。假设这里有 50 个 Map 输出，并且归并因子是 10（由 io.sort.factor 控制，就像 Map 端的 merge 一样），那最终需要 5 次归并。每次归并会把 10 个文件归并为一个，最终生成 5 个中间文件。在最后阶段，即 Reduce 阶段，直接把数据输入 reduce 函数，从而省略了一次磁盘往返行程，并没有将这 5 个文件合并成一个已排序的文件作为最后一趟。

最后的合并可以来自内存和磁盘片段。

在 Reduce 阶段，reduce 函数会作用在排序输出的每一个 key 上。这个阶段的输出被直接写到输出文件系统，一般是 HDFS。在 HDFS 中，因为 tasktracker 节点也运行着一个 dataNode 进程，所以第一个块备份会直接写到本地磁盘。

第四节 NoSQL 技术

NoSQL（Not Only SQL），意即"不仅仅是 SQL"，是一项全新的数据库革命性运动。

在现代的计算系统中，每天网络上都会产生庞大的数据量，这些数据有很大一部分是由 RDBMS（relational database management system，关系数据库管理系统）来处理。应用实践证明，关系模型非常适合于客户服务器编程，远远超出预期的效益，今天它仍然是结构化数据存储的主导技术。

然而，随着互联网 Web2.0 网站的兴起，传统的关系数据库在应付 Web2.0，特别是超大规模和高并发的社交网络软件（social network software，SNS）类型的 Web2.0 纯动态网站，已经显得力不从心，暴露了很多难以克服的问题。传统的数据库技术主要适用于规模相对较小的结构化数据的存储管理和查询，当数据规模增大或者要处理很多非结构化或半结构化数据时，传统数据库技术和系统将难以胜任。现实世界中的大数据不仅数据量大，而且具有多样化的形态特征。据统计，80% 的数据都是非结构化或半结构化的。NoSQL 数据库的产生就是为了解决大规模数据集合多重数据种类带来的挑战，尤其是大数据应用难题。非关系型数据库由于其本身的特点得到了非常迅速的发展。

NoSQL 一词最早出现于 1998 年，是 Carlo Strozzi 开发的一个轻量、开源、不提供的结构化查询语言（structured query language，SQL）功能的关系数据库。2009 年，Last.fm 的 Johan Oskarsson 发起了一次关于分布式开源数据库的讨论，来自 Rackspace 的 Eric Evans 再次提出了 NoSQL 的概念，这时的 NoSQL 主要指非关系型、分布式、不提供 ACID 的数据库设计模式。2009 年在亚特兰大举行的 "no: sql（east）"讨论会是一个里程碑，其口号是 "select fun, profit from real_world where relational=false；"。因此，对 NoSQL 最普遍的解释是"非关联型的"，强调键 / 值对存储和文档数据库的优点，而不是单纯的反对关系型数据库。

一、RDBMS 与 NoSQL

RDBMS 遵循 ACID（atomicity, consistency, isolation, durability）规则。atomicity：原子性，指的是事务里的所有操作要么全部做完，要么都不做，事务成功的条件是事务里的所有操作都成功，只要有一个操作失败，整个事务就失败，需要回滚。比如银行转账，从 A 账户转 100 元至 B 账户，分为两个步骤：①从 A 账户取 100 元；②存入 100 元至 B 账户。这两步要么一起完成，要么一起不完成，如果只完成第一步，第二步失败，钱会莫名其妙少了 100 元。consistency：一致性，指的是数据库要一直处于一致的状态，事务的运行不会改变数据库原本的一致性约束。例如现有完整性约束 $a+b=10$，如果一个事务改变了 a，那么必须得改变 b，使得事务结束后依然满足 $a+b=10$，否则事务失败。isolation：独立性，是指并发的事务之间不会互相影响,如果一个事务要访问的数据正在被另外一个事务修改,只要另外一个事务未提交,它所访问的数据就不受未提交事务的影响。比如,有个交易是从 A 账户转 100 元至 B 账户,在这个交易还未完成的情况下,如果此时 B 查询自己的账户,是看不到新增加的 100 元的。durability:持久性,是指一旦事务提交后,它所做的修改将会永久的保存在数据库上,即使出现宕机也不会丢失。

　　而相对于事务严格的 ACID 特性,NoSQL 数据库保证的是 BASE(basically available, soft-state, eventually consistent)特性。BASE 是 NoSQL 数据库通常对可用性及一致性的弱要求原则。其提出牺牲强一致性换取可用性和高性能,支持分区失败,允许一段时间的状态不同步,只要达到数据的最终一致性即可,而不需要时时一致。最终一致性要求最终读取的操作都是最新写入的数据。

　　在计算机科学中,CAP 定理,又被称作布鲁尔定理(Brewer's theorem),它指出:对于一个分布式计算系统来说,不可能同时满足以下三点:一致性(consistency:所有节点在同一时间具有相同的数据)、可用性(availability:保证每个请求不管成功或者失败都有响应)、分区容忍(partition tolerance:系统中任意信息的丢失或失败不会影响系统的继续运作)。CAP 理论的核心是:一个分布式系统不可能同时很好地满足一致性、可用性和分区容错性这三个需求,最多只能同时较好地满足两个。因此,根据 CAP 原理将 NoSQL 数据库分成了满足 CA 原则、满足 CP 原则和满足 AP 原则三大类:CA:单点集群,满足一致性、可用性的系统,通常在可扩展性上不太强大。CP:满足一致性、分区容忍性的系统,通常对可用性要求不是特别高。AP:满足可用性、分区容忍性的系统,通常可能对一致性要求低一些。

　　关系型数据库能够应付每秒上万次的读请求,但是却没有办法应付每秒上万次的写请求,如果达到每秒上万次的写请求,磁盘的 IO 就无法承受这么大的压力了。NoSQL 数据库都具有非常高的读写性能,尤其在大数据量下。这得益于它的无关系性,数据库的结构简单。它可以处理超大量的数据,能够运行在便宜的 PC 集群上。关系型数据库难以横向扩展,但是 NoSQL 数据库却可以通过增加硬件的数量和服务节点的数量来扩展性能和服务器的负载能力。NoSQL 无须事先为要存储的数据建立字段,随时可以存储自定义的数据格式。而在关系数据库里,增删字段是一件非常麻烦的事情。如果是非常大数据量的表,增加字段简直就是一个噩梦。

二、主流 NoSQL 数据库分类

　　主流的 NoSQL 数据库分为四大类:键/值(key-value)对存储数据库、列存储数据库、文档型数据库、图形数据库。

　　键/值对存储数据库是比较流行的一种 NoSQL 解决方案,特点就是采用键/值对来存储数据,它的优势在于容易部署和简单性,但是如果查询的部分只是整个数据库的小部分,那性能并不是特别突出,如:Tokyo Cabinet/Tyran、Redis、Voldemort、Oracle BDB 等。

　　列存储数据库,顾名思义,是按列存储数据的。最大的特点是方便存储结构化和半结构化数据,方便做数据压缩,对针对某一列或者某几列的查询有非常大的 IO 优势。比较适合的场景是处理海量的分布式存储的数据,它的主键可能是指向多个列的,数据量增加的时候几乎不影响性能,如:Cassandra、HBase、Riak 等。

　　文档型数据库是采用类似键/值对的方式进行存储,更准确地说,一般用类似 JSON 的格式存储,存储的内容是文档型的。这样也就有机会对某些字段建立索引,实现关系数据库的某些功能。可以嵌套键 / 值对,文档数据库比键 / 值对存储数据库的效率更高。主流的文档型 NoSQL 数据库有 MongoDB、CouchDB 等。

图形数据库与其他行列以及刚性结构的 SQL 数据库不同,它是使用灵活的图形模型,这样极大地避免了传统的 SQL 数据库需要首先定义模式才能存储数据的局限性,并且能够扩展到多个服务器上。NoSQL 数据库没有标准的查询语言,因此进行数据库查询需要制定数据模型。许多 NoSQL 数据库都有 REST 式的数据接口或者查询 API。如:Neo4J、InfoGrid、Infinite Graph 等。

三、NoSQL 数据库共同特征

对于 NoSQL 并没有一个明确的范围和定义,但是它们都普遍存在下面一些共同特征:

(1)不需要预定义模式:不需要事先定义数据模式,预定义表结构。数据中的每条记录都可能有不同的属性和格式。当插入数据时,并不需要预先定义它们的模式。

(2)无共享架构:相对于将所有数据存储的存储区域网络中的全共享架构,NoSQL 往往将数据划分后存储在各个本地服务器上。因为从本地磁盘读取数据的性能往往好于通过网络传输读取数据的性能,从而提高了系统的性能。

(3)弹性可扩展:可以在系统运行的时候,动态增加或者删除结点。不需要停机维护,数据可以自动迁移。

(4)分区:相对于将数据存放于同一个节点,NoSQL 数据库需要将数据进行分区,将记录分散在多个节点上面。而且通常在分区的同时还要做复制。这样既提高了并行性能,又能保证没有单点失效的问题。

(5)异步复制:和 RAID 存储系统不同的是,NoSQL 中的复制,往往是基于日志的异步复制。这样,数据就可以尽快地写入一个节点,而不会被网络传输引起迟延。缺点是并不总是能保证一致性,这样的方式在出现故障的时候,可能会丢失少量的数据。

(6)BASE:相对于事务严格的 ACID 特性,NoSQL 数据库保证的是 BASE 特性。BASE 是最终一致性和软事务。

NoSQL 数据库并没有一个统一的架构,两种 NoSQL 数据库之间的不同,甚至远远超过两种关系型数据库的不同。可以说,NoSQL 各有所长,成功的 NoSQL 必然特别适用于某些场合或者某些应用,在这些场合中会远远胜过关系型数据库和其他的 NoSQL。

四、几种主流 NoSQL 技术

(一)Redis

Redis 全称为 REmote DIrectionary Server,是一个开源的使用 ANSI C 语言编写、支持网络、可基于内存亦可持久化的日志型、key-value 数据库,并提供多种语言的 API。Redis 对访问速度的支持非常强大,每秒达十万次的存取数据,对于数据的持久化也有相关的支持,可以一边服务一边对数据提供持久化操作,整个过程是在异步的情况下进行。由于 Redis 支持高速查询和数据持久化,因此 Redis 也经常用于数据缓存和消息队列等应用场景。Redis 提供缓存时间的调整,自动删除相关数据,这样扩展了 Redis 的应用场景。Redis 客户端可以支持多种语言,在 Redis 内部对数据的交互采用相关的命令来进行,这可以类比于 SQL 语句。因此 Redis 可以在各式各样的客户端实现,各种客户端分别封装了这些命令,可以使 Redis 的存储更加简单方便,由于其开源的特性也让整个生态更加的壮大。

Redis 通常被称为数据结构服务器,其将数据存放在内存,是一种键 / 值对的数据结构,采用 TCP 连接访问数据库。Redis 支持五种数据类型:string(字符串)、hash(哈希)、list(列表)、set(集合)及 zset(sorted set:有序集合)。

string 是 Redis 最基本的类型,一个 key 最大能存储 512MB。其可以理解成与 Memcached 一模一样的类型,一个 key 对应一个 value。Memcached 是一个高性能的分布式内存对象缓存系统,用于动态 Web 应用以减轻数据库负载。它通过在内存中缓存数据和对象来减少读取数据库的次数,从而提高动态、数据库驱动网站的速度。string 类型是二进制安全的,Redis 的 string 可以包含任何数据,比如 jpg 图片或者序列化的对象。hash 是一个键 / 值对集合,是一个 string 类型的 field 和 value 的映射表,hash 特别适合用于存储对象。list 是简单的字符串列表,按照插入顺序排序可以添加一个元素到列表的头部(左边)或者尾部(右边)。set 是 string 类型的无序集合,集合成员是唯一的,这就意味着集合中不能出现重复的数据。该集合是通过哈希表实现的。zset 和 set 一样也是 string 类型元素的集合,且不允许重复的成员。不同的是每个元素都会关联一个 double 类型的分数(score)。Redis 正是通过分数来为集合中的成员进行从小到大的排序。zset 的成员是唯一的,但分数却可以重复。

(二)Cassandra

Cassandra 最初由 Facebook 开发,后来成了 Apache 开源项目,它是一个网络社交云计算方面理想的数据库。Cassandra 具有良好的扩展性和伸缩性,是一个分布式存储的数据库,不仅具有良好的数据结构存储的支持,还采用了 Bigtable 的基于列的模型,数据量变大不会导致性能的降低,它侧重了 CAP 中的 AP,即可用性和分区容忍。分布式通过基于一致性 hash 环算法来实现,Cassandra 是无结构存储。所谓无结构是指对应的关系数据的结构化数据,不需要事先定义好字段,记录当中的每一行可以是不同的结构,每一行也有唯一标识可以进行索引。

Cassandra 不是一个完全的数据库,主要强调分布式的存储网络,包含很多节点,数据被存储到某个节点,当用户访问集群的时候,集群会根据适合的路由去相关的节点获取数据。对于整个数据库的扩充也是十分方便的,直接增加节点即可。

Canssandra 采用了多维度的键 / 值对存储结构,比传统的数据库静态定义模式的方式更加灵活。有比较典型的 NoSQL 数据处理能力和扩充能力,只要简单地向集群里添加节点。它具有灵活的查询功能,可以指定在一定范围内查询。具有良好地对分布式集群的数据访问支持。它的优点可以概括为以下几个方面:

(1)扩展性:不用预先定义字段,灵活地扩充字段,相比传统数据库需要静态的定义字段才能存储数据,有方便扩展的优势。

(2)分布式:基于多节点的分布式存储,扩充容量只需添加节点即可,迁移十分方便,方便集中读写数据,单点不容易失败。

(3)去中心化:P2P(peer-to-peer)支持,容易备份,有良好的容灾支持。

(4)支持范围查询:不一定去查询所有的数据,可以指定键的范围去查询。

Canssandra 的缺点也比较明显,它最开始的设计就不是面向存放超大规模文件的系统,因此应用有一定局限性。它的开源社区也并没有完善,代码层面还有一些问题,底层没有采用一个类似 HBase 之类的 HDFS 去存储文件,因此大文件是个问题,采用客户端去分割文件也会降低可用性。因此,如果是构建大规模数据存储和处理,可以使用 HBase 和 HDFS,从扩展性来说,MongoDB 也不失为一个不错的选择。

Canssandra 最开始来自 Facebook,但是对于 Facebook 的应用也仅限于 index box,因此 Canssandra 没有太多大规模数据访问成功的案例,index box 对于 Facebook 也不是处于比较核心的基础架构,后来 Twitter 虽然对 Canssandra 寄予厚望,大量地进行优化,但是最终还是放弃了 Canssandra。Canssandra 还有很多运维的相关问题不能很好地解决,例如跟其他工具整合、刷新集群的数据到磁盘可能导致停机等。因此,Canssandra 逐渐在 NoSQL 中处于比较边缘的状态。

（三）MongoDB

MongoDB 是现在非常流行的一种 NoSQL,具有操作简便、完全开源免费、灵活的扩展性、弱事务管理的特点。MongoDB 是一个基于分布式文件存储的开源数据库系统,由 C++ 编写,这种类似于 C 语言的编程语言使得在底层执行效率更加高效。MongoDB 旨在为 Web 应用提供高性能、高扩展、易部署、易使用的数据存储解决方案。MongoDB 介于关系数据库和非关系数据库之间,是非关系数据库当中功能最丰富、最像关系数据库的 NoSQL。其简便和灵活的模式和高性能让国内大多的创业公司最开始就选择 MongoDB 作为自己基础架构。

MongoDB 的存储结构有别于关系数据库的表,采用类似集合的结构,集合中存放的内容类似表中存放的记录,叫做文档。文档的结构类似于 JSON 的格式,可以有键,键只能是字符串类型,值可以是常用的类型,例如整型、布尔型、时间型,也可是嵌套的文档或者是数组类型等。MongoDB 的文档不需要设置相同的字段,并且相同的字段不需要相同的数据类型,这与关系型数据库有很大的区别,也是 MongoDB 非常突出的特点。文档的结构十分灵活,并没有特别的模式。集合就是 MongoDB 文档组,类似于 RDBMS 中的表格。集合存在于数据库中,集合没有固定的结构,对集合可以插入不同格式和类型的数据,但通常情况下插入集合的数据都会有一定的关联性。

MongoDB 可以很好地支持面向对象的查询,支持传统关系数据库类似的查询功能,支持对数据建立索引,支持多种语言。可以在 MongoDB 记录中设置任何属性的索引来实现更快的排序。MongoDB 最大的特点是它支持的查询语言非常强大,其语法有点类似于面向对象的查询语言,几乎可以实现类似关系数据库单表查询的绝大部分功能。支持丰富的查询表达式,查询指令使用 JSON 形式的标记,可轻易查询文档中内嵌的对象及数组。MongoDB 支持 RUBY、Python、JAVA、C++、PHP、C# 等多种语言。

MongoDB 对分布式的支持也十分良好,内置了 MapReduce 引擎。可以弹性的扩充数据管理能力。非常适合高并发的增删改查操作。MongoDB 也可以用来做缓存数据库,因为频繁交互数据对于传统数据库可能性能过载,所以让 MongoDB 存放部分数据可以提升整个数据持久层的相应能力。因为有很多 NoSQL 的共性,横向的扩充数据存储能力的 MongoDB 也适合用廉价的基础设施来存储大尺寸低价值的文件,这比利用传统的关系数据库存放的成本要降低很多。传统的数据库在处理高并发的情况时,为了保证严格的一致性,可能会在数据更新的时候进行锁表等操作。这样,如果短时间内大量的请求堵塞在这里,将会导致数据库 IO 性能急剧降低。MongoDB 弱化了事务的概念,优先保证了可用性和分区容忍,首先将数据读取放到内存,然后再尽快地去保持数据的一致性,而不会因为大量的锁存在而导致其他的访问被阻塞在这里。由于 MongoDB 的壮大,各种开源社区提供的相关语言支持也相当的完善。

MongoDB 不是万能的,它不支持事务,在 CAP 理论中弱化了一致性,基于 BASE 理论的 NoSQL 在一致性保证方面难以跟传统数据库抗衡。因此,对于如银行系统等对实时修改可见性(即对事务性)要求很高的应用系统,采用 MongoDB 的可能性暂时还比较小。

(四)Neo4j

大多数的 NoSQL 数据库只是存储键和值的一个灵活的捆绑,但是 Neo4j 存储的是对象之间的关系。Neo4j 是一个高性能的 NoSQL 图形数据库,它将结构化数据存储在网络上而不是表中。它是一个嵌入式的、基于磁盘的、具备完全的事务特性的 Java 持久化引擎。Neo4j 也可以看作是一个高性能的图引擎,该引擎具有成熟和健壮的数据库的所有特性。程序员工作在一个面向对象的、灵活的网络结构下而不是严格、静态的表中,但是他们可以享受到具备完全的事务特性、企业级的数据库的所有好处。Neo4j 因其嵌入式、高性能、轻量级等优势,越来越受到关注。

在一个图中包含两种基本的数据类型:nodes(节点)和 relationships(关系)。nodes 和 relationships 包含键/值对形式的属性。nodes 通过 relationships 所定义的关系相连起来,形成关系型网络结构。每个节点可以和多个节点之间建立多个关系,单个节点可以设置多个(key-value)的 properties 属性的键/值对。

Neo4j 提供了大规模可扩展性,在一台机器上可以处理数十亿节点/关系/属性的图,可以扩展到多台机器并行运行。相对于关系数据库来说,图数据库善于处理大量复杂、互连接、低结构化的数据,这些数据变化迅速,需要频繁地查询。而在关系数据库中,这些查询会导致大量的表连接,因此会产生性能上的问题。Neo4j 重点解决了拥有大量连接的传统 RDBMS 在查询时出现的性能衰退问题。通过围绕图进行数据建模,Neo4j 会以相同的速度遍历节点与边,其遍历速度与构成图的数据量没有任何关系。此外,Neo4j 还提供了非常快的图算法、推荐系统和 OLAP 风格的分析,而这一切在目前的 RDBMS 系统中都是无法实现的。

第五节　HBase 分布式数据库

HBase(Hadoop Database)是 Google Bigtable 克隆版,起源于 Google 发表的论文 *Bigtable: A Distributed Storage System for Structured Data*。HBase 是 Apache Hadoop 项目的子项目,是由 Powerset 公司的 Chad Walters 和 Jim Kelleman 在 2006 年末发起的。HBase 的第一个发布版本是在 2007 年 10 月和 Hadoop0.15.0 捆绑在一起发布的。2010 年 5 月,HBase 从 Hadoop 子项目升级成 Apache 顶层项目。

HBase 是一个建立在 HDFS 之上,面向列的针对结构化数据的可伸缩、高可靠、高性能、分布式和面向列的动态模式数据库。HBase 提供了对大规模数据的随机、实时读写访问,同时,HBase 中保存的数据可以使用 MapReduce 来处理,它将数据存储和并行计算完美地结合在一起。如果需要实时地随机访问超大规模数据集,就可以使用 HBase 这一 Hadoop 应用。

虽然数据库存储和检索的实现可以选择很多不同的策略,但是绝大多数解决办法(特别是关系数据库技术的变种)不是为大规模可伸缩的分布式处理设计的。很多厂商提供了复制(replication)和分区(partitioning)解决方案,让数据库能够从单个节点上扩展出去,但是这些附加的技术大都属于“事后”的解决办法,而且非常难以安装和维护。并且这个解决方法常常要牺牲一些重要的 RDBMS 特性。在一个“扩展的” RDBMS 上,连接、复杂查询、触发器、视图以及外键约束这些功能要么运行开销大,要么根本无法用。

一、HBase 的特点和优势

HBase 并不是关系型数据库,其设计目标是用来解决关系型数据库在处理海量数据时的理论和实现上的局限性。传统关系型数据库在 20 世纪 70 年代为交易系统设计,以满足数据一致性为目标,并没有考虑数据规模扩大时的扩展性,以及单点系统失效时的可靠性。虽然经过多年的技术发展,产生了一些对关系型数据库的修补(并行数据库),然而受限于理论和实现上的约束,扩展性从来没有超过 40 个服务器节点。而 HBase 从一开始就是为 TB 到 PB 级别的海量数据存储和高速读写而设计,这些数据要求能够被分布在数千台普通服务器上,并且能够被大量并发用户高速访问。

HBase 是真正意义上的线性水平扩展,它自底向上地进行构建,能够简单地通过增加节点来达到线性扩展。数据量累计一定程度(可配置),HBase 系统会自动对数据进行水平切分,并分配不同的服务器来管理这些数据。这些数据可以被扩散到上千个普通服务器上。这样一方面可以由大量普通服务器组成大规模集群,来存放海量数据(从几个 TB 到几十 PB 的数据)。另一方面,当数据峰值接近系统设计容量时,可以简单通过增加服务器的方式来扩大容量。这个动态扩容过程无须停机,HBase 系统可以照常运行并提供读写服务,完全实现动态无缝无宕机扩容。

HBase 的设计目的之一是支持高并发用户数的高速读写访问。这是通过两方面来实现的。首先,数据行被水平切分并分布到多台服务器上,在大量用户访问时,访问请求也被分散到了不同的服务器上,虽然每个服务器的服务能力有限,但是数千台服务器汇总后可以提供极高性能的访问能力。其次,HBase 设计了高效的缓存机制,有效提高了访问的命中率,提高了访问性能。

HBase 建立在 HDFS 之上,HDFS 提供了数据自动复制和容错的功能。HBase 的日志和数据都存放在 HDFS 上,即使在读写过程中当前服务器出现故障(硬盘、内存、网络等故障),日志也不会丢失,数据都可以从日志中自动恢复,HBase 系统会自动分配其他服务器接管并恢复这些数据。因此,一旦成功写入数据,这些数据就保证被持久化并被冗余复制,整个系统的高可用性得到保证。

二、HBase 的数据模型

HBase 是一个面向列的、稀疏的、分布式的、持久化存储的多维排序映射表(map)。应用把数据存放在带标签的表中,表由行和列组成。表格的“单元”(cell)由行和列的坐标交叉决定,是有版本的。默认情况下,版本号是自动分配的,为 HBase 插入单元格时的时间戳。每个单元格的内容都是一个未经解析的字节数组。表中的数据通过一个行关键字(row key)、一个列簇和列名(column family, column name)和一个时间戳(timestamp)进行索引和查询定位。

HBase 一张表中可以有上亿行记录,每一行都由一个行关键字来标识。行关键字可以是任意字符串(最大长度是 64KB,实际应用中长度一般为 10~100bytes),在 HBase 内部,行关键字保存为字节数组。所以,理论上任何东西都可以通过表示成字符串或将二进制形式转化为长整型或直接对数据结构进行序列化来作为键值。HBase 中的行关键字只能是一个字段而不能是多个字段的组合。表中的行根据行的键值(也就是表的主键)进行排序,排序根据字节序进行。所有对表的访问都要通过表的主键进行。

行中的列被分成"列簇"(column family)。同一个列簇的所有成员具有相同的前缀,例如 courses: history、courses: math 都属于 courses 这个列簇。在每个列簇中,可以存放很多的列,而每行每列簇中的列数量可以不同,数量可以很大。列是不需要静态定义的,每行都可以动态的增加和减少。HBase 表中的每个列,都归属于某个列簇。列簇是表的 schema(模式)的一部分(而列不是),必须在使用表之前定义,但是新的列簇成员可以随后按需加入。例如,只要目标表中已经有了列簇 courses,那么客户端就可以在更新时提供新的列 courses: english,并存储它的值。

物理上,所有的列簇成员都一起存放在文件系统中。也就是说同一个列簇里所有数据都存放在一个文件中,从而在读写时有效降低磁盘 I/O 的开销,并且由于类似数据存放在一起,提高了压缩比。经过压缩后的数据容量通常达到原来的 1/3 到 1/5,极大节省了存储空间。

HBase 中通过行关键字、列(列簇名和列名)和时间戳的三元组确定一个存储单元。每个 cell 都保存着同一份数据的多个版本。每个 cell 中,不同版本的数据按照时间倒序排序,即最新的数据排在最前面,版本通过时间戳来索引。时间戳的类型是 64 位整型。时间戳可以由 HBase 在数据写入时自动赋值,此时时间戳是精确到毫秒的当前系统时间。时间戳也可以由客户显式赋值。如果应用程序要避免数据版本冲突,就必须自己生成具有唯一性的时间戳。

HBase 是对传统二维关系表的极大扩充。传统二维表有行和列两维。列在设计表结构时必须预先固定,而行可以动态增加,也就是说有一个维度可动态改变。HBase 的多维表有四维,列簇需要在设计表结构时事先确定,而行、列、时间维都可以动态增加。也就是说,有三个维度可动态改变。这种结构非常适合用来表述有嵌套关系的数据。另外,动态增删列的能力也给很多业务带来便利,特别是这些业务在不停地演化,需要的列字段也在不停地增加,多维表结构可以随时进行改变以适应业务发展需求。由于多维表的列可以动态增加,必然导致不同行相同列的数据大部分为空,也就是说这个表是稀疏的。不像传统关系型数据库,HBase 不存放空值,只存放有内容的表格单元,因此可以支持超大稀疏表,而不会带来任何开销。这对传统的表结构设计也带来了观念上的大改变。

简而言之,HBase 是一个面向列的数据库,在表中它由行排序。表模式只能定义列簇,也就是键/值对。一个表有多个列簇以及每一个列簇可以有任意数量的列,后续列的值连续地存储在磁盘上。表中的每个单元格值都具有时间戳。在一个 HBase 中,表是行的集合;

行是列簇的集合；列簇是列的集合；列是键 / 值对的集合。

HBase 自动把表水平划分成"区域"（region）。每个区域由表中行的子集构成。每个区域由它所属于的表、它所包含的第一行及最后一行（不包含这行）来表示。一开始一个表只有一个区域，但是随着区域开始变大，等到它超出设定的阈值，便会在某行的边界上把表分成两个大小基本相同的新分区。在第一次划分之前，所有加载的数据都放在原始区域所在的那台服务器上。随着表变大，区域个数也会增加。区域是在 HBase 集群上分布数据的最小单位。用这种方式，一个因为太大而无法放在单台服务器上的表会被放到服务器集群上，其中每个节点都负责管理表所有区域的一个子集。表的加载也是使用这种方法把数据分布到各个节点。在线的所有区域按次序排列就构成了表的所有内容。

三、HBase 的实现

HBase 有三个主要组成部分：客户端库、主服务器（master）和区域服务器（regionserver）。它用一个 master 节点协调管理一个或多个 regionserver 从属机，如图 10–11 所示。

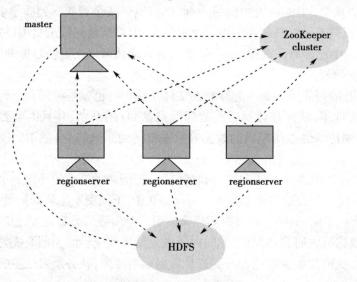

图 10–11　HBase 集群成员

主服务器分配区域给区域服务器并在 ZooKeeper cluster 的帮助下完成这个任务；处理跨区域的服务器区域的负载均衡；它卸载繁忙的服务器和转移区域较少占用的服务器；通过判定负载均衡以维护集群的状态；负责模式变化和其他元数据操作，如创建表和列。

区域服务器负责存储和维护分配给自己的区域，处理来自客户端的读写请求。客户端并不是直接从 master 主服务器上读取数据，而是在获得区域的存储位置信息后，直接从区域服务器上读取数据。其还负责区域的划分并通知主服务器有了新的子区域，这样主控机就可以把父区域设为离线，并用子区域替换父区域。区域服务器是 HBase 具体对外提供服务的进程。一个区域服务器一般是一台单独的计算机，即一个物理节点。一个物理节点一般只运行一个区域服务器，但是它可以管理很多的实例（区域），一个区域服务器上的区域可以是来自于不同的表。

HBase 客户端并不依赖主服务器,而是通过 Zookeeper 来获得区域位置信息,大多数客户端甚至从来不和主服务器通信,这种设计方式使得主服务器负载很小。Zookeeper 是一个很好的集群管理工具,被大量用于分布式计算,提供配置维护、域名服务、分布式同步、组服务等。它用以提供可靠的锁服务,并提供可靠的状态数据小文件的读写。Zookeeper 保证了集群中所有机器看到的视图是一致的。HBase 使用 Zookeeper 服务来进行结点的管理以及表数据的定位。

HBase 通过 Hadoop 文件系统 API 来持久化存储数据。有多种文件系统接口的实现:一种用于本地文件系统;一种用于 KFS 文件系统、Amazon S3 以及 HDFS。多数人使用 HDFS 作为存储来运行 HBase,但是在默认情况下,除非另行指明,HBase 会将存储写入本地文件系统。

四、HBase 与 RDBMS 的区别

HBase 和其他面向列的数据库经常会被拿来和更流行的传统关系数据库进行比较。虽然它们在实现和设计上的出发点有着较大的区别,但它们都力图解决相同的问题。

HBase 是一个分布式的、面向列的数据存储系统。它通过在 HDFS 上提供随机读写来解决 Hadoop 不能处理的问题。HBase 自底层设计开始即聚焦于各种可伸缩性问题:表可以有数十亿个数据行;表可以有数百万个列;水平分区并在上千个普通商用机节点上自动复制。表的模式是物理存储的直接反映,使系统有可能提供高效的数据结构的序列化、存储和检索。RDBMS 强调事务的强一致性、参照完整性、数据抽象与物理存储层相对独立。标准的 RDBMS 是模式固定、面向行的数据库且具有 ACID 性质和复杂的 SQL 查询处理引擎。HBase 与传统的 RDBMS 的区别主要表现为以下几点:

(1)数据类型:RDBMS 采用关系模型,具有丰富的数据类型和存储方式。HBase 则采用了更加简单的数据模型,它把数据存储为未经解释的字符串。

(2)数据操作:RDBMS 中包含了丰富的操作,其中会涉及复杂的多表连接。HBase 操作则不存在复杂的表与表之间的关系,只有简单的插入、查询、删除、清空等,因为 HBase 在设计上就避免了复杂的表和表之间的关系。

(3)存储模式:RDBMS 是基于行模式存储的。HBase 是基于列存储的,每个列簇都由几个文件保存,不同列簇的文件是分离的。

(4)数据索引:RDBMS 中可以很容易地建立二级索引或针对不同列构建复杂的多个索引,执行复杂的内连接和外连接,执行计数、求和、排序、分组等操作,或对表、行和列中的数据进行分页存放。HBase 只有一个索引即行键,通过巧妙的设计,HBase 中的所有访问方法,或者通过行键访问,或者通过行键扫描,从而使得整个系统不会慢下来。

(5)数据维护:在 RDBMS 中,更新操作会用最新的当前值去替换记录中原来的旧值,旧值被覆盖后就不会存在。而在 HBase 中执行更新操作时,并不会删除数据旧的版本,而是生成一个新的版本,旧有的版本仍然保留。

(6)可伸缩性:RDBMS 很难实现横向扩展,纵向扩展的空间也比较有限。相反,HBase 和 Bigtable 这些分布式数据库就是为了实现灵活的水平扩展而开发的,能够轻易地通过在集群中增加或者减少硬件数量来实现性能的伸缩。

第六节 Spark——大数据统一计算平台

Spark 是不断壮大的大数据分析解决方案家族中备受关注的新增成员,也是继 Hadoop 之后的新一代分布式大数据处理框架。它立足于内存计算,以多迭代批量处理为出发点,围绕速度、易用性及统一的设计而建立,兼顾数据仓库、流式分析、机器学习和图形计算等多种计算范式,是大数据系统领域的全栈计算平台。Spark 最初属于伯克利大学 AMP 实验室的研究性项目,后来在 2010 年正式开源,并于 2013 年成为了 Apache 基金项目,到 2014 年便成为 Apache 基金的顶级项目。Spark 以其先进的设计理念,迅速成为社区的热门项目,围绕着 Spark 推出了 Spark SQL、Spark Streaming、MLLib 和 GraphX 等组件,这些组件逐渐形成大数据处理一站式解决平台。

一、Spark 的特点及适用场景

Spark 之所以受到关注,主要是因为其有与其他大数据平台不同的特点,主要表现为运行速度快、易用性好、支持复杂查询和实时流处理、随处运行等。

大数据处理中速度往往被置于第一位,Spark 允许传统 Hadoop 集群中的应用程序在内存中以 100 倍的速度运行,即使在磁盘上运行也能快 10 倍。Spark 通过减少磁盘 IO 来达到性能的提升,它将中间处理数据全部放到了内存中。Spark 使用了弹性分布式数据集(resilient distributed datasets, RDD)数据抽象,这允许它可以在内存中存储数据,只在需要时才持久化到磁盘。这种做法大大地减少了数据处理过程中磁盘的读写,大幅度地降低了运行时间。

Spark 支持多种语言,包括 Java、Scala、Python 及 R,这允许更多的开发者在自己熟悉的语言环境下进行工作,普及了 Spark 的应用范围,它自带 80 多种高等级操作符,允许在 shell 中进行交互式查询,它多种使用模式的特点让应用更灵活。

Spark 生态圈即 BDAS(伯克利数据分析栈)包含了 Spark Core、Spark SQL、Spark Streaming、MLLib 和 GraphX 等组件,其中 Spark Core 提供内存计算框架,Spark Streaming 提供实时处理应用,Spark SQL 提供及时查询,MLLib 或 MLbase 提供机器学习,GraphX 提供图处理,它们都由 AMP 实验室提供,能够无缝地集成并提供一站式解决平台。

除了简单的 Map 及 Reduce 操作之外,Spark 还支持 filter、foreach、reduceByKey、aggregate 以及 SQL 查询、流式查询等复杂操作。Spark 更为强大之处是用户可以在同一个工作流中无缝地搭配这些功能。例如,Spark 可以通过 Spark Streaming 获取流数据,然后对数据进行实时 SQL 查询或使用 MLLib 库进行系统推荐,而且这些复杂业务的集成并不复杂,因为它们都基于 RDD 这一抽象数据集在不同业务过程中进行转换,转换代价小,体现了统一引擎解决不同类型工作场景的特点。

对比 MapReduce 只能处理离线数据,Spark 还能支持实时流计算。Spark Streaming 主要用来对数据进行实时处理,当然在 YARN 之后 Hadoop 也可以借助其他的工具进行流式计算。对于 Spark Streaming,著名的大数据产品开发公司 Cloudera 曾经对 Spark Streaming 有如下评价:简单、轻量且具备功能强大的 API,Sparks Streaming 允许用户快速开发流应用程序;容错能力强,不像其他的流解决方案(如使用 Storm),Spark 无须额外的代码和配置,因为直接使用其上层应用框架 Spark Streaming 就可以做大量的恢复和交付工作,让 Spark 的流计算更适应不同的需求;集成性好,为流处理和批处理重用了同样的代码,甚至可以将流数据保存到历史数据中(如 HDFS)。

Spark 具有很强的适应性,能够以 HDFS、Cassandra、HBase、S3 和 Techyon 为持久层读写原生数据,能够以 Mesos、YARN 和自身携带的 Standalone 作为资源管理器进行调度,来完成 Spark 应用程序的计算。

目前大数据处理场景的类型有:复杂的批量数据处理(batch data processing),偏重点在于处理海量数据的能力,至于处理速度可忍受,通常的时间可能是在数十分钟到数小时;基于历史数据的交互式查询(interactive query),通常的时间在数十秒到数十分钟之间;基于实时数据流的数据处理(streaming data processing),通常在数百毫秒到数秒之间。目前对以上三种场景需求都有比较成熟的处理框架,第一种情况可以用 Hadoop 的 MapReduce 来进行批量海量数据处理,第二种情况可以 Impala 进行交互式查询,对于第三中情况可以用 Storm 分布式处理框架处理实时流式数据。以上三者都比较独立,维护成本比较高,而 Spark 能够一站式满足以上需求。基于以上,Spark 适用于具有以下特点的场景:

(1)Spark 是基于内存的迭代计算框架,适用于需要多次操作特定数据集的应用场合。需要反复操作的次数越多,所需读取的数据量越大,受益越大,数据量小但是计算密集度较大的场合,受益就相对较小。

(2)由于 RDD 的特性,Spark 不适用那种异步细粒度更新状态的应用,例如 Web 服务的存储,或者是增量的 Web 爬虫和索引。

(3)数据量不是特别大,但是要求实时统计分析。

二、Spark 生态圈

Spark 生态圈也称为 BDAS(伯克利数据分析栈),由伯克利 APM 实验室打造,力图在算法(algorithms)、机器(machines)、人(people)之间通过大规模集成来展现大数据应用。伯克利 AMP 实验室运用大数据、云计算、通信等各种资源以及各种灵活的技术方案,对海量不透明的数据进行甄别并转化为有用的信息,以供人们更好地理解世界。该生态圈已经涉及机器学习、数据挖掘、数据库、信息检索、自然语言处理和语音识别等多个领域。

Spark 生态圈以 Spark Core 为核心,从 HDFS、Amazon S3 和 HBase 等持久层读取数据,以 MESSOS(AMP 实验室最初开发的一个集群管理器,提供有效的、跨分布式应用或框架的资源隔离和共享)、YARN 和自身携带的 Standalone 为资源管理器进行调度,完成 Spark 应用程序的计算。这些应用程序可以来自不同的组件,如 Spark Shell/Spark Submit 的批处理、Spark Streaming 的实时处理应用、SparkSQL 的即席查询、BlinkDB 的权衡查询、MLLib/MLbase 的机器学习、GraphX 的图处理和 SparkR 的数学计算等。Spark 设计目的是全栈式解决批处理、结构化数据查询、流计算、图计算和机器学习业务场景。此外,其通用性还体现在对存储层和资源管理层的支持。Spark 生态系统如图 10-12 所示。

（一）Spark Core

作为 Spark 生态系统的核心，Spark 主要提供基于内存计算的功能，不仅包含 Hadoop 的计算模型 MapReduce，还包含很多其他的 API，如 reduceByKey、groupByKey、foreach、join 和 filter 等。Spark 将数据抽象为弹性分布式数据集（RDD），有效扩充了 Spark 编程模型，可以让交互式查询、流处理、机器学习和图计算的应用无缝交叉融合，极大地扩张了 Spark 的应用业务场景。同时，Spark 使用函数式编程语言 scala，让编程更简洁高效。

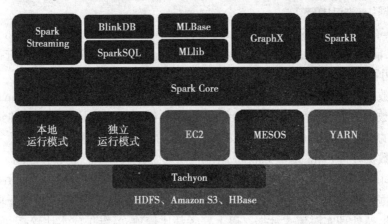

图 10-12　Spark 生态系统

（二）Spark Streaming

Spark Streaming 是基于 Spark 的上层应用框架，使用内建 API，能像写批处理文件一样编写流处理任务，易于使用。它还提供良好的容错特性，能在节点宕机情况下同时恢复丢失的工作和操作状态。

Spark Streaming 是一个对实时数据流进行高通量、容错处理的流式处理系统，可以对多种数据源（如 Kafka、Flume、Twitter、Zero 和 TCP 套接字）进行类似 Map、Reduce 和 Join 等复杂操作，并将结果保存到外部文件系统、数据库或应用到实时仪表盘。

在处理时间方面，Spark Streaming 是基于时间片准实时处理，能达到秒级延迟，吞吐量比 Storm 大，此外还能和 Spark SQL 与 Spark MLLib 联合使用，构建强大的流状态运行即席（ad-hoc）查询和实时推荐系统。

（三）Spark SQL

Shark 是 Spark SQL 的前身，Shark 是为了将 Hive 应用移植到 Spark 平台下而出现的数据仓库。Shark 在 HQL（一般将 hive 上对 SQL 支持的语言称为 HQL）方面重用了 Hive 的 HQL 解析、逻辑计划翻译、执行计划优化等逻辑，可以认为仅将底层物理执行计划从 Hadoop 的 MR 作业转移到 Spark 作业，此外还依赖 Hive Metastore 和 Hive SerDe。这样做会导致执行计划过于依赖 Hive，不方便添加新的优化策略，因此为了减少对 Hive 本身框架的依赖，引入 Spark SQL 解决上述问题。Spark SQL 允许开发人员直接处理 RDD，同时也可查询诸如在 Apache Hive 上存在的外部数据。Spark SQL 的一个重要特点是它能够统一处理关系表和 RDD，使得开发人员可以轻松地使用 SQL 命令进行外部查询，同时进行更复杂的数据分析。

（四）BlinkDB

BlinkDB 是一个用于在海量数据上运行交互式 SQL 近似查询的大规模并行查询引擎。

它允许用户在查询结果精度和时间上作出权衡,其数据的精度被控制在允许的误差范围内。BlinkDB 达到这样目标的两个核心思想分别是提供一个自适应优化框架,从原始数据随着时间的推移建立并维护一组多维样本,另一个是使用一个动态样本选择策略,选择一个适当大小的示例,基于查询的准确性和响应时间来实现需求。

与传统关系型数据库不同,BlinkDB 是一个很有意思的交互式查询系统,就像一个跷跷板,用户需要在查询精度和查询时间上做一权衡;如果用户想更快地获取查询结果,那么将牺牲查询结果的精度;同样的,用户如果想获取更高精度的查询结果,就需要牺牲查询响应时间。用户可以在查询的时候定义一个失误边界。

(五)MLBase/MLLib

MLBase 是 Spark 生态圈的一部分,专注于机器学习,让机器学习的门槛更低,让一些可能并不了解机器学习的用户也能方便地使用 MLBase。MLBase 分为四部分:MLLib、MLI、ML Optimizer 和 MLRuntime。ML Optimizer 会选择它认为最适合的已经在内部实现好了的机器学习算法和相关参数,来处理用户输入的数据,并返回模型或别的帮助分析的结果;MLI 是一个进行特征抽取和高级 ML 编程抽象的算法实现的 API 或平台;MLLib 是 Spark 实现一些常见的机器学习算法和实用程序,包括分类、回归、聚类、协同过滤、降维以及底层优化,该算法可以进行可扩充;MLRuntime 基于 Spark 计算框架,将 Spark 的分布式计算应用到机器学习领域。

总的来说,MLBase 的核心是它的优化器,把声明式的 Task 转化成复杂的学习计划,产出最优的模型和计算结果。与其他机器学习 Weka 和 Mahout 不同的是:MLBase 是分布式的,Weka 是一个单机的系统;MLBase 是自动化的,Weka 和 Mahout 都需要使用者具备机器学习技能,来选择自己想要的算法和参数来做处理;MLBase 提供了不同抽象程度的接口,让算法可以扩充;MLBase 基于 Spark 这个平台。

(六)GraphX

GraphX 是 Spark 中用于图(如 Web 图和社交网络)和图并行计算(如 PageRank 和协同过滤)的 API,可以认为是 GraphLab 和 Pregel 在 Spark 上的重写及优化,跟其他分布式图计算框架相比,GraphX 最大的贡献是,在 Spark 之上提供一站式数据解决方案,可以方便且高效地完成图计算的一整套流水作业。GraphX 最先是伯克利 AMP 实验室的一个分布式图计算框架项目,后来整合到 Spark 中成为一个核心组件。

GraphX 的核心抽象是弹性发布属性图(resilient distributed property graph,RDPG)一种点和边都带属性的有向多重图。它扩展了 Spark RDD 的抽象,有 Table 和 Graph 两种视图,而只需要一份物理存储。两种视图都有自己独有的操作符,从而获得了灵活操作和执行效率。如同 Spark,GraphX 的代码也非常简洁。GraphX 的核心代码只有 3 000 多行,而在此之上实现的 Pregel 模型,只要短短的 20 多行。

(七)SparkR

SparkR 是 AMP 实验室发布的一个 R 开发包,使得 R 摆脱单机运行的命运,可以作为 Spark 的作业运行在集群上,极大地扩展了 R 的数据处理能力。SparkR 提供了 Spark 中弹性分布式数据集(RDD)的 API,用户可以在集群上通过 R shell 交互性的运行 Spark 作业。它支持序化闭包功能,可以将用户定义函数中所引用到的变量自动序化发送到集群中其他的机器上。SparkR 还可以很容易地调用 R 开发包,只需要在装有 R 开发包的集群上执行操作前用 includePackage 读取 R 开发包就可以了。

三、Spark 与 Hadoop 差异

在批处理方面，Spark 与 Hadoop 的区别主要如表 10-1 所示。

表 10-1　Hadoop 与 Spark 的区别

项目	Hadoop	Spark
起源时间	2004 年	2009 年
设计目的	使用分布式算法处理大规模数据	克服 M/R 模型缺陷，能在多场景处理大规模数据
计算模型	Map/Reduce 计算模型	基于内存的抽象数据类型 RDD
主要支持的语言	Java	Scala
处理效率	低	是 Hadoop 处理速度的几十倍
缺点	计算模型单一、效率低	对内存容量要求大，成本较高
适用场景	非迭代批处理	批处理、迭代计算模型
稳定性	高	一般
通用性	较弱，需要与不同框架结合使用	兼容 SparkSQL、Spark Streaming、MLLib 和 GraphX

从表 10-1 中可以看出，发展 10 余年的 Hadoop 解决了处理大数据的问题，但因其设计之初没有考虑到效率，导致在面对迭代计算问题时效率很低，主要原因归结于其 M/R 计算模型太单一且计算过程中的 Shuffle 过程对本地硬盘的 I/O 消耗太大，不能适应复杂需求。不仅如此，当 Hadoop 面对 SQL 交互式查询场景、实时流处理场景以及机器学习场景时就力不从心，不得不跟其他第三方应用框架结合，导致不同类型业务（如流处理和 SQL 交互查询）在衔接过程中因涉及不同的数据格式，数据在共享和转换过程中要消耗大量资源。

Spark 是在借鉴了 MapReduce 之上发展而来的，继承了其分布式并行计算的优点并改进了 MapReduce 明显的缺陷，具体表现如下：

首先，Spark 把中间数据放到内存中，迭代运算效率高。MapReduce 中计算结果需要落地，保存到磁盘上，这样势必会影响整体速度，而 Spark 支持 DAG 图的分布式并行计算的编程框架，减少了迭代过程中数据的落地，提高了处理效率。

其次，Spark 容错性高。Spark 引进了弹性分布式数据集（RDD）的抽象，它是分布在一组节点中的只读对象集合，这些集合是弹性的，如果数据集一部分丢失，则可以根据"血统"（即基于数据衍生过程）对它们进行重建。另外，在 RDD 计算时可以通过 CheckPoint 来实现容错，而 CheckPoint 有两种方式：CheckPoint Data 和 Logging The Updates，用户可以控制采用哪种方式来实现容错。

最后，Spark 更加通用。不像 Hadoop 只提供了 Map 和 Reduce 两种操作，Spark 提供的数据集操作类型有很多种，大致分为 Transformations 和 Actions 两大类。Transformations 包括 Map、Filter、FlatMap、Sample、GroupByKey、ReduceByKey、Union、Count、Join、Cogroup、MapValues、Sort 和 PartionBy 等多种操作。Actions 包括 Collect、Reduce、Lookup 和 Save 等操作。另外，各个处理节点之间的通信模型不再像 Hadoop 只有 Shuffle 一种模式，用户可以命名、物化，控制中间结果的存储、分区等。

参 考 文 献

［1］ALEXANDRU C.TELEA. 数据可视化原理与实践［M］. 2 版. 栾悉道, 谢毓湘, 魏迎梅, 等译. 北京: 电子工业出版社, 2017.

［2］BERNARD MARR. 智能大数据 SMART 准则: 数据分析方法、案例和行动纲领［M］. 秦磊, 译. 北京: 电子工业出版社, 2015.

［3］GHASSEMI M, PIMENTEL MAF, NAUMANN T, et al. A multivariate timeseries modeling approach to severity of illness assessment and forecasting in ICU with sparse, heterogeneous clinical data［C］// Proceedings of the 29th AAAI Conference on Artificial Intelligence. Menlo Park, CA: AAAI, 2015: 446–453.

［4］HL7 International. HL7［EB/OL］.［2019–12–16］. http: //www.hl7.org/.

［5］HOLDEN KARAU, ANDY KONWINSKI, PATRICK WENDELL, et al. Spark 快速大数据分析［M］. 王道远, 译. 北京: 人民邮电出版社, 2015.

［6］IHE International. IHE［EB/OL］.［2019–12–16］. https: //www.ihe.net/.

［7］Chen JH, Altman RB. Automated physician order recommendations and outcome predictions by data–mining electronic medical records［J］. AMIA Summits on Translational Science proceedings, 2014(2014): 206–210.

［8］LARS GEORGE. HBase: The Definitive Guide［M］. 代志远, 刘佳, 蒋杰, 等译. 南京: 东南大学出版社, 2012.

［9］NATHAN YAU. 鲜活的数据: 数据可视化指南［M］. 向怡宁, 译. 北京: 人民邮电出版社, 2012.

［10］National Electrical Manufacturers Association.DICOM［EB/OL］.［2019–11–16］. https: //www.dicomstandard.org/.

［11］NIST Special Publication 1500–4r2. NIST Big Data Interoperability Framework: Volume 4, Security and Privacy version 3［S/OL］.［2019–10］. https: //nvlpubs.nist.gov/nistpubs/SpecialPublications/NIST.SP.1500–4r2.pdf.

［12］NLM. Medical Subject Headings［EB/OL］.［2019–12–25］. https: //www.nlm.nih.gov/mesh/meshhome.html.

［13］LOINC Regenstrief. LOINC［EB/OL］.［2019–10–16］. https: //loinc.org/.

［14］SNOMED International. SNOMED CT［EB/OL］.［2019–12–25］. http: //www.snomed.org/.

［15］Ben Spivey, Joey Echeverria.Hadoop Security: Protecting Your Big Data Platform［M］. Sebastopol, CA: O'Reilly Media, Inc. 2015.

［16］TOM WHITE. Hadoop 权威指南［M］. 3 版. 华东师范大学数据科学与工程学院, 译. 北京: 清华大学出版社, 2015.

［17］WHO.ICD–10 Version: 2010［EB/OL］.［2019–12–25］.https: //icd.who.int/browse10/2010/en.

［18］鲍亮.实战大数据［M］.北京：清华大学出版社，2014.

［19］陈为，张嵩，鲁爱东，等.数据可视化的基本原理与方法［M］.北京：科学出版社，2013.

［20］方滨兴，贾焰，李爱平，等.大数据隐私保护技术综述［J］.大数据，2016（1）：1-18.

［21］冯登国，张敏，李昊，等.大数据安全与隐私保护［J］.计算机学报，2014，37（01）：246-258.

［22］李文杰.面向大数据集成的实体识别关键技术研究［D/OL］.沈阳：东北大学，2014.［2019-12-25］.https：//kns.cnki.net/KCMS/detail/detail.aspx?dbcode=CMFD&dbname=CMFD201602&filename=1016020471.nh&v=Mjc2NjBWRjI2R0xPNkh0WExycCEViUElSOGVYMUx1eFlTN0RoMVQzcVRyV00xRnJJDVVI3cWZZdVJxRnl6Z1c3N0I=.

［23］李渊，骆志刚，管乃洋，等.生物医学数据分析中的深度学习方法应用［J］.生物化学与生物物理进展，2016，43（05）：472-483.

［24］廖虹光.支撑大数据的实时数据集成系统的研究与实现［D/OL］.成都：电子科技大学，2016.［2019-12-25］.https：//kns.cnki.net/kns/detail/detail.aspx?QueryID=2&CurRec=1&recid=&FileName=1016169115.nh&DbName=CMFD201701&DbCode=CMFD&yx=&pr=&URLID=&bsm=.

［25］娄岩.医学大数据挖掘与应用［M］.北京：科学出版社，2015.

［26］卢朝霞.健康医疗大数据理论与实践［M］.北京：电子工业出版社，2017.

［27］罗乐，刘轶，钱德沛，等.内存计算技术研究综述［J］.软件学报，2016，27（08）：2147-2167.

［28］邱南森.数据之美：一本书学会可视化设计：visualization that means something［M］.张伸，译.北京：中国人民大学出版社，2014.

［29］王萌.机器学习常见算法分类汇总［EB/OL］.［2014-06-25］.http：//www.ctocio.com/hotnews/15919.html.

［30］王冕.面向大数据集成的实体识别框架及关键技术的研究［D/OL］.沈阳：东北大学，2013.［2019-12-25］.https：//kns.cnki.net/KCMS/detail/detail.aspx?dbcode=CMFD&dbname=CMFD201701&filename=1015707770.nh&v=MjE4MTVUcldNMUZyQ1VSN3FmWXVScUZ5emhWWTHZPVkYyNkc3UzRHZGJMcjVFYYlBJUjhlWDFmZDhUZuzdEaDFUM3E=.

［31］王淼，于广军，刘海峰，等.基于云平台的区域医联体信息系统研究与实现［J］.中国医院，2017，21（08）：19-23.

［32］夏新，刘博，张靓蓉，等.基于医联体的患者服务管理平台的研究与设计［J］.中国医疗设备，2017，32（06）：138-141.

［33］杨巨龙.大数据技术全解：基础、设计、开发与实践［M］.北京：电子工业出版社，2014.

［34］姚琴.面向医疗大数据处理的医疗云关键技术研究［D/OL］.杭州：浙江大学，2015.［2019-12-25］.https：//kns.cnki.net/KCMS/detail/detail.aspx?dbcode=CDFD&dbname=CDFDLAST2015&filename=1015314705.nh&v=MDI1NzFxRnl6aFdScjI2RzdDTUd0OYk1xcEVIViUElSOGVYMUx1eFlTN0RoMVQzcVRyV00xRnJJDVVI3cWZZdVI=.

［35］于广军.医疗大数据［M］.上海：上海科学技术出版社，2015.

［36］佐佐木达也.NoSQL 数据库入门［M］.罗勇，译.北京：人民邮电出版社，2012.

12杭

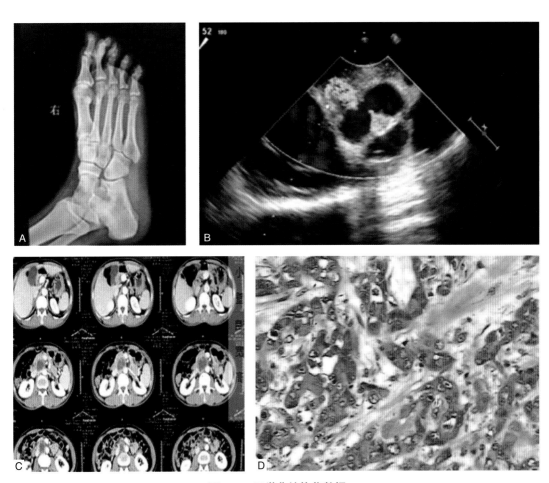

图 1-1　医学非结构化数据

A. X 线　B. 超声　C. CT　D. 病理

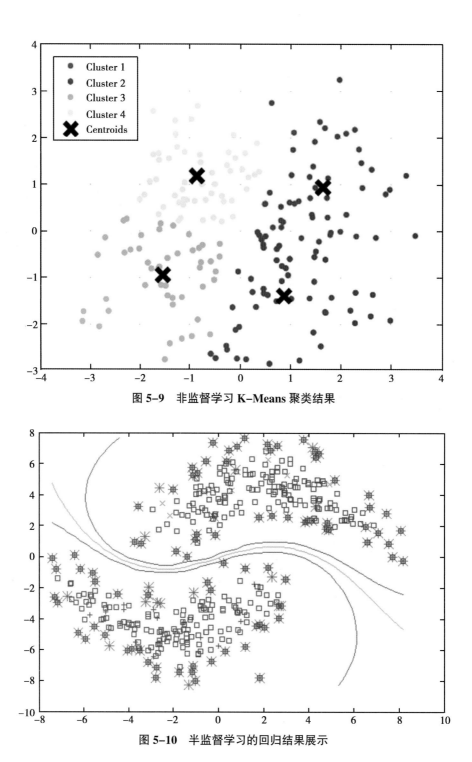

图 5-9 非监督学习 K-Means 聚类结果

图 5-10 半监督学习的回归结果展示

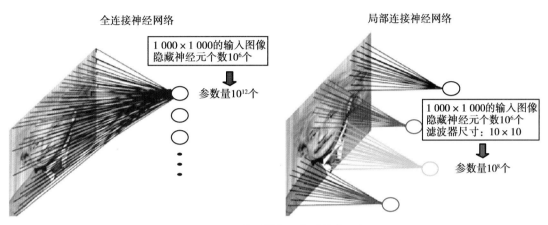

图 5-23　全连接与局部连接（一）

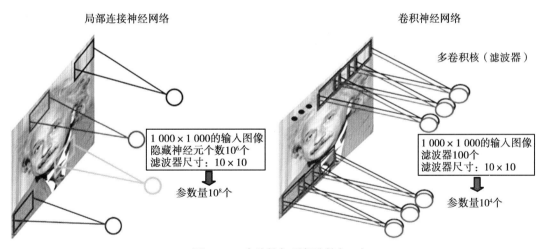

图 5-24　全连接与局部连接（二）

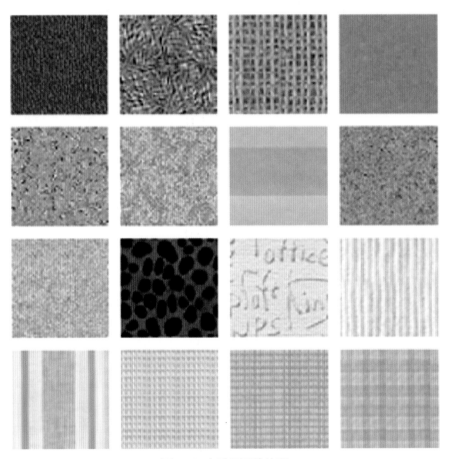

图 6-7　各种不同的纹理

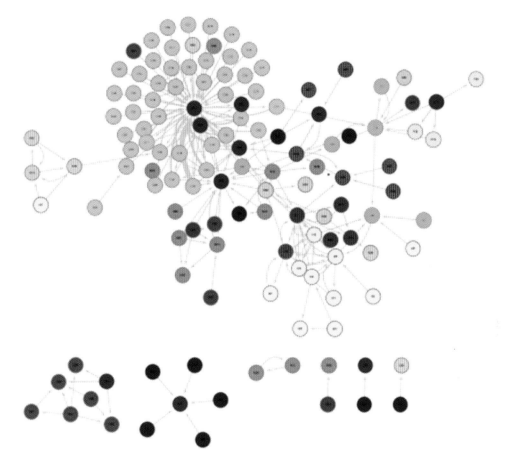

图 6-13 男性患者数据生成的共病网络

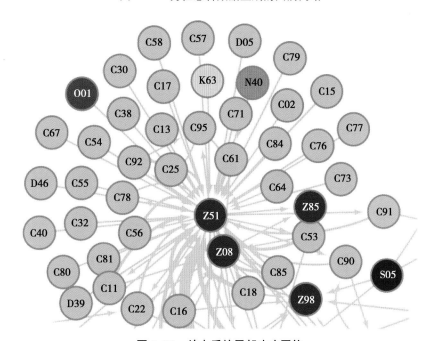

图 6-14 放大后的局部疾病网络

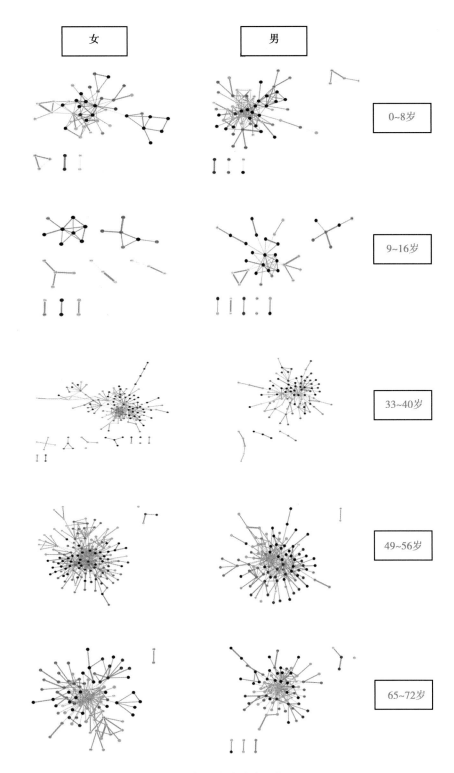

图 6-15 不同年龄段的疾病网络

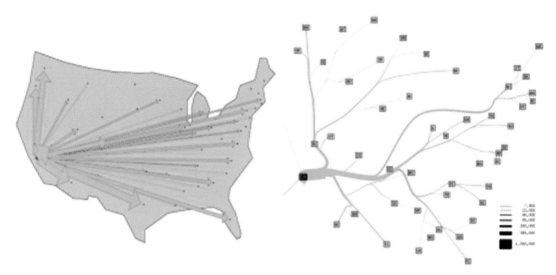

图 6-21　美国加利福尼亚州向其他各州的移民

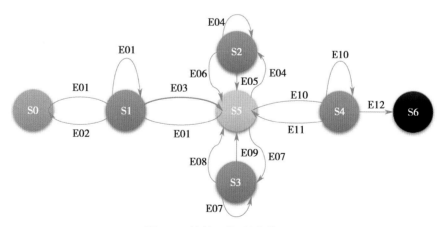

图 7-5　流转环节、状态关系图